W0261022

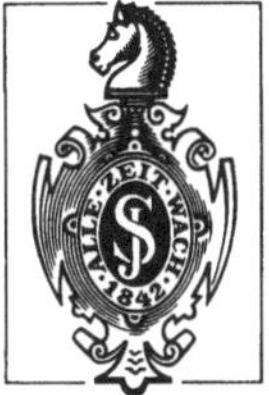

Die zementlose Fixation von Hüftendoprothesen

Herausgegeben von E. Morscher

Mit 230 Abbildungen

Springer-Verlag Berlin Heidelberg GmbH

Prof. Dr. Erwin Morscher
Orthopädische Universitätsklinik
Felix-Platter-Spital, Burgfelderstr. 101
CH-4001 Basel

ISBN 978-3-662-00968-0 ISBN 978-3-662-00967-3 (eBook)
DOI 10.1007/978-3-662-00967-3

CIP-Kurztitelaufnahme der Deutschen Bibliothek. Die zementlose Fixation von Hüftendoprothesen / hrsg. von E. Morscher. Berlin ; Heidelberg ; New York ; Tokyo : Springer, 1983.
ISBN 978-3-662-00968-0

NE: Morscher, Erwin [Hrsg.]

Ursprünglich erschienen bei Springer-Verlag Berlin Heidelberg New York Tokyo 1983
Softcover reprint of the hardcover 1st edition 1983

2124/3140-543210

Vorwort

Das Hauptproblem des alloplastischen Gelenkes ist die Lockerung des Implantates. Obwohl der vor über 20 Jahren von J. Charnley in die Hüftchirurgie eingeführte Knochenzement die enorme Entwicklung auf dem Gebiet der Endoprothetik überhaupt erst möglich gemacht hat, besteht kaum ein Zweifel darüber, daß zur Lösung des Problems der Prothesenlockerung neue Wege eingeschlagen werden müssen, sei es durch Findung neuer Knochenzemente oder durch direkte Verankerung der Endoprothesen in den Knochen ohne Verwendung von Knochenzement. In dieser Richtung ist in den letzten Jahren viel Forschungs- und Entwicklungsarbeit geleistet worden.

Im Sinne einer Standortbestimmung wurden an einem von der Orthopädischen Universitätsklinik Basel vom 24.–26. 6. 1982 organisierten Symposium über „Zementlose Fixation von Hüftendoprothesen" die bisher erprobten und in Erprobung befindlichen Methoden der zementfreien Verankerung von Hüftendoprothesen vorgestellt und diskutiert. Es wurden durch ungezwungenen Austausch der Erfahrungen die verschiedenen Wege zukünftiger, praktisch realisierbarer Möglichkeiten beleuchtet. Neben den biomechanischen Grundlagen der zementfreien Verankerung von Hüftendoprothesen wurde im speziellen auf die einzelnen Modelle im Hinblick auf ihre Biokompatibilität, ihre physikalischen Eigenschaften, ihr Design, die klinische Anwendbarkeit und die bisherigen klinischen Erfahrungen eingegangen. Das vorliegende Buch präsentiert die an jenem Symposium gehaltenen Vorträge.

Juni 1983 E. Morscher, Basel

Inhaltsverzeichnis

Mitarbeiterverzeichnis

Dr. K. Bläsius, Orthopädische Abteilung der Universitätsklinik, Hugstetterstraße 55, D-7800 Freiburg

Prof. Dr. Renato Bombelli, Via Lampugnani, I-20025 Legnano (Milano)

Dr. N. Böhler, Labor für Knochenforschung, Histologisch-Embryologisches Institut, Schwarzspanierstraße 17, A-1090 Wien

Dr. F. Bornand, Avenue Eglantine 5, CH-1006 Lausanne

Prof. Dr. G. Bousquet, F-St. Etienne

Dr. K. E. Brinkmann, Leitender Arzt der Orthopädie-Traumatologie, Rehabilitations-Krankenhaus, D-7516 Karlsbad-Langensteinbach

Dr. G. H. Buchhorn, Orthopädische Universitätsklinik, Robert-Koch-Straße 46, D-3400 Göttingen

Dr. P. De Meester, Department of Metallurgy and Division of Orthopaedic Surgery, Katholieke Universiteit, B-3030 Leuven

Dr. W. Dick, Orthopädische Universitätsklinik, Felix-Platter-Spital, CH-4055 Basel

Dr. K. und Y. Draenert, Histo-Morphologische Arbeitsgruppe der Orthopädischen Klinik Rechts der Isar der Technischen Universität, Alte Landstraße 26, D-8012 Ottobrunn

Prof. Dr. P. Ducheyne, Department of Metallurgy and Division of Orthopaedic Surgery, Katholieke Universiteit, B-3030 Leuven

Dr. K. H. Elsner, Orthopädische Abteilung des Krankenhauses der Augustinerinnen, Jakobstraße 27, D-5000 Köln 1

Prof. Dr. F. Endler, ehemals Primarius der Orthopädischen Station der KFA und des Gottfried-von-Preyerschen-Kinderspitales, Wiedner Hauptstraße 36, A-1040 Wien

Doz. Dr. M. Endler jun., Wiedner Hauptstraße 36, A-1040 Wien

Dr. A. Engelhardt, Facharzt für Orthopädie, Donnersbergstraße 42, D-6000 Frankfurt/M.

Dr. P. Frank, Orthopädisches Krankenhaus Wien-Gersthof, Wielemansgasse 28, A-1180 Wien

Dr. E. Gabriel, Orthopädische Klinik der Universität, Brettreichstraße 11, D-8700 Würzburg

Prof. Dr. J. Galante, Rush-Presbyterian-St. Luke's Medical Center, 1753 W. Congress Parkway, Chicago, IL 60612/USA

Priv.-Doz. Dr. A. Gächter, Department für Chirurgie der Universität, Orthopädische Klinik, CH-4055 Basel

Prof. Dr. R. Ganz, Direktor der Klinik und Poliklinik für Orthop. Chirurgie, Inselspital, CH-3010 Bern

Priv.-Doz. Dr. P. Griss, Oberarzt, Orthopädische Klinik Lindenhof, D-6800 Mannheim

Dr. F. Grundschober, Labor für Knochenforschung, Histologisch-Embryologisches Institut, Schwarzspanierstraße 17, A-1090 Wien

Prof. Dr. J. Harms, Leitender Arzt, Orthopädie-Traumatologie I, Rehabilitationskrankenhaus, D-7516 Karlsbad-Langensteinbach

Dr. W. W. Hermann, Anatomisches Institut, Abteilung für Systematische Anatomie, Bühlstraße 26, CH-3012 Bern

Prof. Dr. G. Hierholzer, Ärztlicher Direktor, BG-Unfallklinik, Grossenbaumer Allee 250, D-4100 Duisburg 28

Dr. Ch. A. Homsy, Direktor Prosthesis Research Labor, Fondren Orthopedic Center, The Methodist Hospital, 6560 Fannin, Houston, Texas 77030/USA

Prof. Dr. K. J. Hüttinger, Institut für Chemische Technik der Universität, Kaiserstraße 12, D-7500 Karlsruhe 1

Dr. W. Hüttner, c/o Fa. Schunk & Ebe GmbH, Postfach 64 20, D-6300 Gießen

Prof. Dr. A. Huggler, Leitender Arzt der Orthopädischen Klinik, Kantonsspital, Loestraße 170, CH-7000 Chur

Dr. H. A. C. Jacob, Klinik Balgrist, Forchstraße 240, CH-8008 Zürich

Dr. H. Jenny, Orthopädische Universitätsklinik, Felix-Platter-Spital, CH-4055 Basel

Doz. Dr. K. Knahr, Orthopädisches Krankenhaus Wien-Gersthof, Wielemansgasse 28, A-1180 Wien

Prof. Dr. W. Küsswetter, Orthopädische Klinik der Universität, Brettreichstraße 11, D-8700 Würzburg

Dr. M. Martens, Department of Metallurgy and Division of Orthopaedic Surgery, Katholieke Universiteit, B-3030 Leuven

Dr. h.c. R. Mathys und R. Mathys jun., Fabrik für Chirurgie-Instrumente, CH-2544 Bettlach

Prof. Dr. E. Mäusle, Institut für Pathologie der Universität des Saarlandes, D-6650 Homburg/Saar

Prof. Dr. H. Mittelmeier, Direktor der Orthopädischen Universitätsklinik und Poliklinik, D-6650 Homburg/Saar

Dr. W. Mönch, Stadtkrankenhaus, Chirurgische Abteilung, D-8940 Memmingen

Prof. Dr. E. Morscher, Vorsteher der Orthopädischen Universitätsklinik, Felix-Platter-Spital, CH-4055 Basel

Dr. J. C. Mulier, Department of Metallurgy and Division of Orthopaedic Surgery, Katholike Universiteit, B-3030 Leuven

Dr. R. Parhofer, Chefarzt, Chirurgische Abteilung Stadtkrankenhaus, Bismarckstraße, D-8940 Memmingen

Dr. D. Parpan, Klinik für Orthopädie, Inselspital, CH-3010 Bern

Prof. Dr. Sr. M. Perren, M. E. Müller-Institut für Biomechanik der Universität, Murtenstraße 35, CH-3008 Bern

Univ.-Doz. Dr. H. Plenk jun., Labor für Knochenforschung, Histologisch-Embryologisches Institut, Schwarzspanierstraße 17, A-1090 Wien

Dr. G. Pflüger, Labor für Knochenforschung, Histologisch-Embryologisches Institut, Schwarzspanierstraße 17, A-1090 Wien

Dr. W. Pommer, Universitätsklinik für Chirurgie, Landeskrankenhaus, Auenbruggerplatz, A-8036 Graz

Prof. Dr. A. Reichelt, Direktor der Orthopädischen Abteilung, Universitätsklinik, Hugstetterstraße 55, D-7800 Freiburg

Prof. Dr. H. Rettig, Direktor der Orthopädischen Universitätsklinik, Klinikum der Justus-Liebig-Universität, Freiligrathstraße 2, D-6300 Gießen

Prim. Dr. G. Rupp, A. ö. Landeskrankenhaus, Unfallabteilung, A-4840 Vöcklabruck

Prof. Dr. M. Salzer, Vorsteher des Orthopädischen Krankenhauses Wien-Gersthof, Wielemansgasse 28, A-1180 Wien

Dr. R. F. Santore, Via Lampugnani, I-20025 Legnano (Milano)

Dr. V. Santner, Universitätsklinik für Chirurgie, Landeskrankenhaus, Auenbruggerplatz, A-8036 Graz

Dipl.-Chem. H. Scharbach, c/o Pfaudler-Werke AG, Scheffelstraße 55, D-6830 Schwetzingen

Prof. R. Schenk, Anatomisches Institut, Abteilung für Systematische Anatomie, Bühlstraße 26, CH-3012 Bern

Dr. S. Schider, Labor für Knochenforschung, Histologisch-Embryologisches Institut, Schwarzspanierstraße 17, A-1090 Wien

Prof. Dr. D. Schöllner, Chefarzt der Orthopädischen Abteilung, Krankenhaus der Augustinerinnen, Jakobstraße 27, D-5000 Köln 1

Prof. Dr. A. Schreiber, Direktor der Orthopädischen Universitätsklinik, Balgrist, Forchstraße 340, CH-8008 Zürich

Dr. H. Seidel, Chefarzt der Chirurgischen Abteilung, Hafenkrankenhaus, Zirkusweg 11, D-2000 Hamburg 4

Dr. A. Semlitsch, c/o Gebr. Sulzer AG, CH-8401 Winterthur

Priv.-Doz. Dr. Y. Suezawa, Klinik Balgrist, Forchstraße 340, CH-8008 Zürich

Dr. O Stampfel, Oberarzt, Universitätsklinik für Chirugie, Landeskrankenhaus, Auenbruggerplatz, A-8036 Graz

Dr. B. Störmer, BG-Unfallklinik, Grossenbaumer Allee 250, D-4100 Duisburg

Dr. T. Stuhler, Orthopädische Klinik der Universität, Brettreichstraße 11, D-8700 Würzburg

Dr. L. Töpfer, Orthopädische Klinik der Universität, Brettreichstraße 11, D-8700 Würzburg

Dr. R. Trauner, Universitätsklinik für Chirurgie, Landeskrankenhaus, Auenbruggerplatz, A-8036 Graz

Prof. Dr. K. Walcher, Chefarzt der Chirurgischen Klinik II der Städt. Krankenanstalten, Kulmbacher Straße 23, D-8580 Bayreuth

Priv.-Doz. Dr. U. Weber, Facharzt für Chirurgie, Oberarzt der Orthopädischen Universitätsklinik, Freiligrathstraße 2, D-6300 Gießen

Prof. Dr. H.-G. Willert, Direktor der Orthopädischen Universitätsklinik, Robert-Koch-Straße 46, D-3400 Göttingen

Dr. A. Zeibig, Rosenthal Stemag Technische Keramik AG, D-8560 Lauf an der Pegnitz

Dr. P. Zoephel, Darmstädter Landstraße 236, D-6000 Frankfurt/M.

Doz. K. Zweymüller, Orthopädische Universitätsklinik, Allgemeines Krankenhaus, Garnisonsgasse 13, A-1090 Wien

Einführung

E. Morscher

Wenn wir heute über die zementlose Fixation von Hüftendoprothesen sprechen, so kehren wir eigentlich in die ersten Anfänge der Hüftarthroplastik zurück. Es geht dabei aber nicht darum, einfach ein „Todesurteil“ über den Knochenzement zu sprechen und diesen zu Grabe zu tragen.

Erstmals in der Hüftchirurgie verwendet wurde das bei den Zahnärzten bereits bekannte Polymethylmethakrylat 1951 von Haboush [9]. 1957, also vor 25 Jahren, haben dann Wiltse et al. [41] selbstpolymerisierendes Polymethylmethakrylat als Fixationsmaterial eigentlich in die Orthopädische Chirurgie eingeführt. 1960 hat Charnley [3] diesen Knochenzement definitiv zur Fixation seiner Hüfttotalprothese verwendet.

Es steht außer Zweifel, daß die Einführung von Methylmethakrylatzement in die Hüftchirurgie die enorme Verbreitung der Totalprothesenarthroplastik überhaupt möglich gemacht hat. Es läßt sich andererseits aber auch nicht leugnen, daß dem Knochenzement eine recht große Zahl von Nachteilen anhaftet. Vor allem aber wissen wir, daß er das Problem einer sicheren und dauerhaften Fixation eines Implantates, mindestens in seiner jetzigen Anwendungsform, bis heute nicht hat lösen können. Aus dieser Erkenntnis heraus sind in den letzten Jahren an verschiedenen Orten sehr intensive Bemühungen um eine wieder zementlose Prothesenfixation aufgenommen worden.

Wenn wir somit für die Zukunft eine zementlose Fixation von Endoprothesen anstreben und damit auf den Knochenzement wieder verzichten wollen, so haben wir uns v.a. vor Augen zu führen, daß die Primärresultate zementfixierter Arthroplastiken durchaus zufriedenstellend sind. Ziel ist es aber, die Langzeitresultate zu verbessern. Um dies zu erreichen, sind für die Schaftprothesen mindestens 5 Jahre, für die Pfannen 8–10 Jahre nötig, bis schlüssige Aussa-

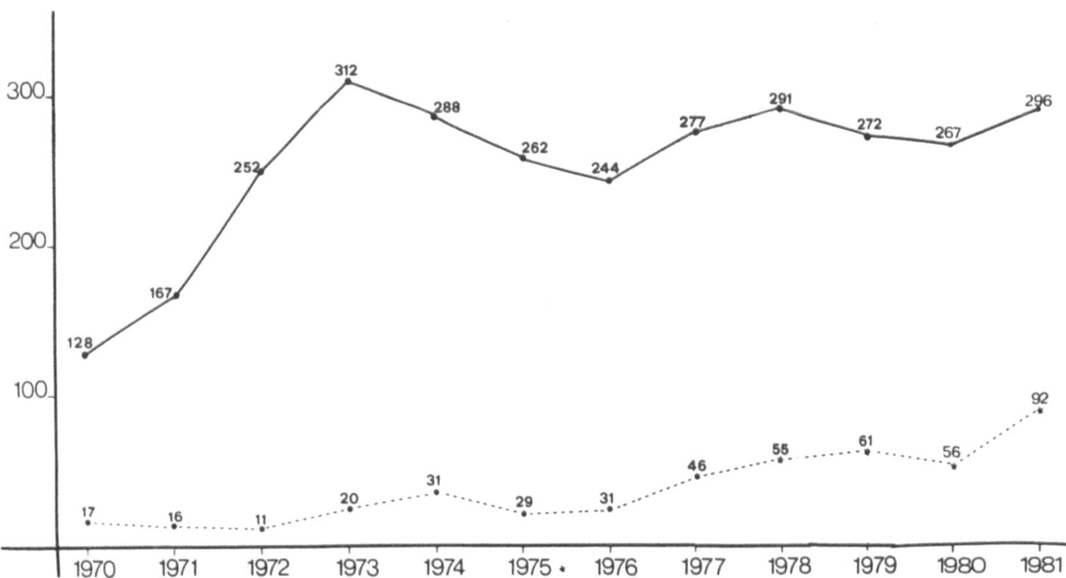

Abb. 1. Statistik der an der Orthopädischen Universitätsklinik Basel pro Jahr durchgeführten Totalprothesenarthroplastiken und Reoperationen von 1970–1981 (●—● Primäroperationen, ●- - -● Reoperationen)

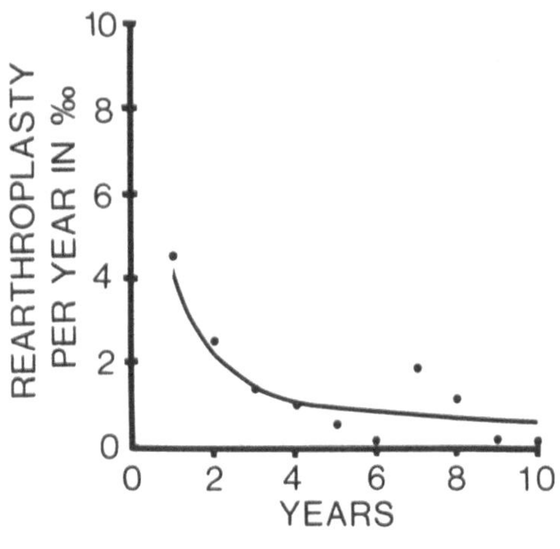

a

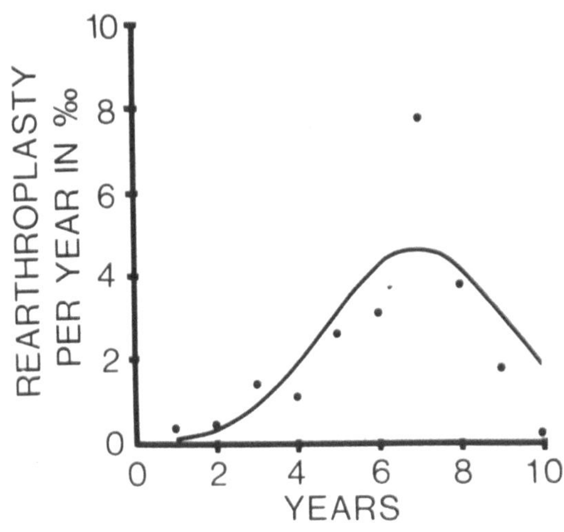

b

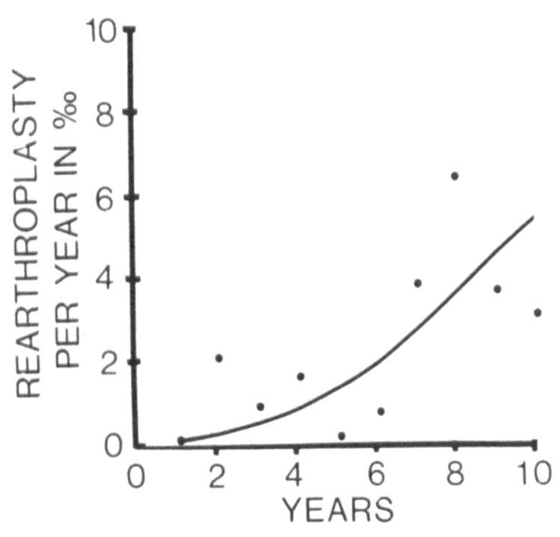

c

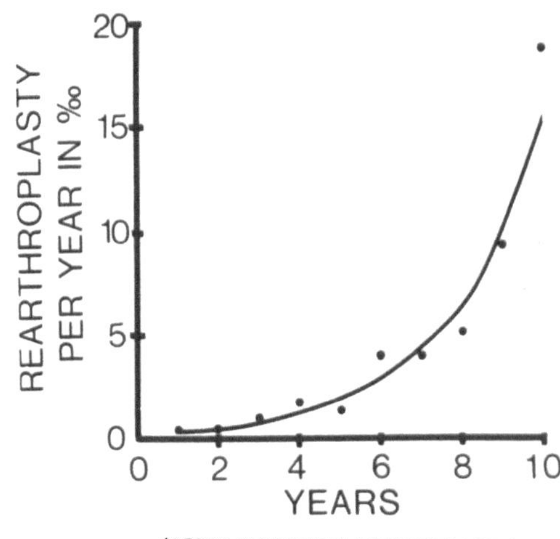

d

Abb. 2a–d. Zeitpunkt der Reoperation in Abhängigkeit von der Ursache des Mißerfolges. **a** Infektion, **b** Prothesenstielbruch, **c** Schaftlockerung, **d** Pfannenlockerung. Zementierte Charnley-Müller-Prothesen, Beobachtungsdauer über 10 Jahre

gen bezüglich der Überlegenheit der einen über die andere Fixationsmethode gemacht werden können.

Das Hauptproblem der Hüftarthroplastik ist die Lockerung und die daraus sich ergebende Reoperation des Patienten. Die Operationsstatistik unserer eigenen Klinik z. B. zeigt, daß die Zahl primärer Hüftarthroplastiken mit etwa 300 Eingriffen pro Jahr seit 1973 ziemlich konstant geblieben ist, daß aber die Zahl der Reoperationen mit jedem Jahr ansteigt (Abb. 1). Daran ändert auch die Tatsache nichts, daß nur etwa 2/3 der zur Reoperation zu uns kommenden Patienten primär auch an unserer Klinik operiert worden sind.

An einem mathematischen Modell versuchten wir, uns aufgrund der von November 1970 bis Februar 1982 (mittlere Beobachtungszeit = 5,4 Jahre) bei an 2669 durchgeführten Arthroplastiken nach Charnley-Müller mit einer Reoperationsrate von 141 (5,3%) ein Bild zu machen, wie die weitere Entwicklung der Reinterventionen nach Hüfttotalprothesenarthroplastiken voraussichtlich aussehen wird. In der gleichen Zeit wurden zusätzlich 235 Reoperationen nach anderen Arthroplastiken (McKee, Wagner-Doppelcup, isoelastische TP usw.) und an von auswärts zugewiesenen Patienten durchgeführt. Kurz zusammengefaßt ergab sich folgendes Bild (Abb. 2a–d):

- Die Zahl der wegen einer Infektion zu reoperierenden Patienten fällt nach dem 2. postoperativen Jahr stark ab.
- Die Zahl der Prothesenstielbrüche nimmt vom 5.–7. postoperativen Jahr zu, um dann ebenso wieder abzunehmen.
- Die Zahl der Schaftlockerungen nimmt mit jedem Jahr ziemlich konstant zu.
- Pfannenlockerungen sind vor dem 5. postoperativen Jahr relativ selten, ihre Zahl steigt mit dem 8. postoperativen Jahr aber exponentiell an. Es besteht deshalb kein Zweifel darüber, daß bezüglich der Langzeitergebnisse die Pfannenlockerung das Hauptproblem der Hüftarthroplastik darstellt.

Eine zementlose Verankerung von Hüftendoprothesen wird sich der Zementfixation somit erst dann als überlegen erwiesen haben, wenn die bisher erreichten Ergebnisse übertroffen sind, wobei aber auch zu berücksichtigen ist, daß mit Verbesserungen der Technologie bezüglich Prothesenmaterialien, Design, Operationstechnik schon in den letzten Jahren Fortschritte erzielt worden sind. Insbesondere ist darauf hinzuweisen, daß eine Verbesserung der Zementtechnik bereits eine dauerhaftere Prothesenverankerung gebracht hat und auch die Entwicklung neuer Knochenzemente eine Verbesserung der Langzeitergebnisse herbeiführen könnte.

Lediglich als Beispiel sei der bioaktive Knochenzement erwähnt [37], der nur zu 30 Gewichtsprozenten aus Polymethylmethakrylat, zu 60 Gewichtsprozenten aber aus Glaskeramik mit einer Korngröße von 80 μ–180 μ, und 10 Gewichtsprozenten silanisierten Glasfasern von 3 mm Länge und 10 μ Durchmesser besteht. Sowohl Schlagfestigkeit als auch Biegefestigkeit sinken gegenüber dem Palacos-R erheblich ab. Eine erhebliche Verbesserung zeigt v. a. der Elastizitätsmodul, der um den Faktor 3 höher liegt als beim Palacos-R und sich damit dem Knochen besser anpaßt. Die maximale exotherme Temperatur wird mit der bioaktiven Glaskeramik außerdem um ca. 10 °C erniedrigt. Interessant ist in diesem Zusammenhang auch kohlenstoffverstärkter Akrylatzement wegen seiner 4fach höheren Dauerschwingfestigkeit, worauf Mittelmeier et al. [23] besonders hingewiesen haben.

Wir haben uns – bei allem Enthusiasmus für die zementlose Prothesenfixation – auch klar darüber zu sein, daß es immer Fälle, z. B. in der Knochentumorchirurgie, geben wird, wo wir auf den Knochenzement nicht werden verzichten können.

Ziel dieses Symposiums ist es, im Sinne einer Standortbestimmung festzuhalten, wie weit die Forschungsergebnisse auf dem Gebiete der zementlosen Fixation gediehen sind, inwieweit diese schon heute eine echte praktikable Alternativlösung zur Zementfixation darstellt, v. a. aber, in welcher Richtung wir uns auf dem Gebiet der Forschung weiter zu bewegen haben.

Wir tun vielleicht gut daran, kurz auf die bisherige Entwicklung der Hüfttotalprothesenarthroplastik zurückzublicken, eingedenk des Spruchs des Philosophen Santayana: „Those who don't remember the past are condemned to repeat it." Denken wir dabei auch an eine treffende Bemerkung meines Vorvorvorgängers im Amte eines Orthopädieprofessors hier in Basel, Prof. Hans Debrunner [5]: „Die Geschichte der Hüftarthroplastik bietet ein prächtiges Bild menschlichen Verhaltens und bestätigt die von A. Gehlen aufgestellte These vom Menschen als eines handelnden Wesens. Die Antriebsüberschüsse zwingen ihn, den Herausforderungen des Lebens handelnd entgegenzutreten. Dies Verhalten befähigt den instinktfreien Menschen, das Dasein zu bestehen, indem er handelnd eingreift, führt ihn aber auch immer wieder an die Grenzen der Daseinsmöglichkeiten und vor die Notwendigkeit, die Ergebnisse seines Handelns nachträglich zu überprüfen."

Die erste Interpositionsarthroplastik überhaupt hat wahrscheinlich Rehn [28] anfangs der 30er Jahre in Freiburg i/Br., also nur wenige Kilometer rheinabwärts von hier, durchgeführt. Weltweite Verbreitung gefunden hat die Interpositionsarthroplastik dann aber mit Smith-Petersen [36].

Die erste Totalprothese der Hüfte wurde bereits 1938 von Philipp Wiles in London eingesetzt. Sie bestand aus zwei Stahlelementen. Der erste publizierte Fall einer intramedullären Verankerung einer Metallprothese stammt von Moore u. Bohlman aus dem Jahre 1943 [25]. Es handelt sich um den Ersatz eines Tumors durch eine speziell angefertigte Metallprothese. Diese Operation hatte am 28. September 1940 stattgefunden.

Bevor sich aber die Erkenntnis durchsetzte, daß für einen langdauernden künstlichen Ersatz eines Hüftgelenkes nur eine Totalprothese, bei der also auch die Pfanne ersetzt wird, einen längerandauernden Erfolg ermöglichen kann, wurden noch gut 1 1/2 Jahrzehnte lang fast ausschließlich Hemiarthroplastiken durchgeführt. Erinnert sei weiter an den unerhörten Arthroplastikboom, den die Gebrüder Judet [16] aus Paris mit ihrer Plexiglaskugel als Ersatz des Femurkopfes nach dem 2. Weltkrieg auslösten. In den Vereinigten Staaten waren es v.a. Metallprothesen nach dem Typus Moore [24], Thompson [38], Leinbach [19] usw., die sich noch längere Zeit großer Beliebtheit erfreuten. Alle diese Prothesenmodelle wurden direkt verankert, wobei größere Löcher und Hohlräume, in die Knochengewebe einwachsen kann, die Fixation erhöhten.

Schon sehr früh hat McKee [17, 18] versucht, eine Totalprothese, bestehend aus 2 Metallkomponenten, zu entwickeln. Das erste Modell geht sogar auf das Jahr 1940 zurück, wurde klinisch aber nie erprobt, das zweite wurde 1951 bei 3 Patienten eingesetzt. Es handelte sich dabei um eine in das Becken eingeschraubte Metallpfanne und einen Metallkopf, der über eine in den Schenkelhals eingeführte Schraube aufgesetzt wurde. McKee's 3. Modell bestand aus einer Metallpfanne, die ebenfalls ins Becken eingeschraubt wurde. Zum Ersatz des Femurkopfes verwendete McKee dann aber eine in den Markraum versenkte Thompson-Prothese. Die Resultate dieser Metallkombinationen wurden jedoch erst mit der Einführung des Knochenzementes besser. McKee schrieb 1970 [17]: „In 1960 methylmethakrylate was used as a cement and immediately success rate was greatly improved and is now over 90 per cent. This is due to the fact that it spreads the load over a wide area of bone, whereas the use of a screw tense to concentrate the load at one point." Damit hat McKee wohl das Kernproblem der Prothesenfixation überhaupt angeschnitten, nämlich die Kräfteverteilung in der Grenzschicht zum Knochen. Die zementlose Metalltotalprothese, die bis heute den wohl dauerhaftesten Erfolg aufzuweisen hat, ist diejenige von Ring [30], bei der die Pfanne ebenfalls ins Becken eingeschraubt und der Kopf durch eine in den Markkanal versenkte Moore-Prothese ersetzt wird. Das erste Modell war 1964 implantiert worden. Die Ring-Prothese ist noch immer in Gebrauch, auch wenn der Autor selbst von der Schraubenfixation der Metallpfanne abgekommen und heute eine Polyäthylenpfanne zementlos einsetzt.

Da Knochenzement in den Vereinigten Staaten bis zu Beginn der 70er Jahre durch die Food and Drug Administration (FDA) nicht allgemein zugelassen war, wurden in den 60er Jahren praktisch ausschließlich nichtzementierte Prothesen eingesetzt, so z.B. in der Kombination eines „Urist-hip-socket"- mit einer Moore- oder Leinbach-Prothese.

In Rußland hatte anfangs der 60er Jahre Siwash [35] eine eigene Prothese entwickelt, die v.a. in östlichen Ländern eine weite Verbreitung fand. Auch die aus Titan (Ti Al 6V4) gearbeitete rumänische Prothese „Etropal", welche in zwei verschiedenen Modellen sowohl mit Zement als auch zementlos in den Knochen verankert werden kann, erinnert stark an die Siwash-Prothese. Die Siwash-Prothese wurde im übrigen auch an unserer Klinik von meinem Vorgänger, Prof. G. Chapchal, bei 15 Patienten eingesetzt. Die meisten Prothesen mußten allerdings wegen Lockerung wieder ausgewechselt werden.

Voraussetzung für die Dauerhaftigkeit einer Alloarthroplastik ist, daß sich zwischen dem Implantat und dem dieses aufnehmenden lebenden Gewebe, also dem Knochen, ein biologischer und mechanischer Gleichgewichtszustand einstellt. Die Vorgänge, die sich dabei abspielen, sind grundsätzlich vergleichbar mit denjenigen bei einer Frakturheilung. Der Unterschied zur Fraktur besteht aber darin, daß bei dieser die Funktion des Implantates mit der Zeit vom Knochen übernommen wird. Bei der Arthroplastik hingegen muß die mechanische Funktion vom Implantat für dauernd und zu 100% übernommen werden. Ein dauerhafter Erfolg ist somit nur gewährleistet, wenn es zu einer permanenten biomechanischen Integration des Implantates kommt. Diese Integration ist in erster Linie eine Funktion der Grenzflächen zwischen Implantat und Knochen. Um ein biomechanisch harmonisches Gleichgewicht zu erreichen, müssen gewisse Bedingungen erfüllt sein, wie Biokompatibilität, Korrosionsbeständigkeit, Festigkeit, Ermüdungsresistenz, Sterilisierbarkeit, primär gute Verankerung und Formgebung in der Art, daß die Kräfte v.a. als Druckkräfte vom Implantat auf den Knochen und umgekehrt übertragen werden und somit keine Relativbewegungen an den Grenzflächen auftreten. Zusätzlich sollte eine Prothese so beschaffen sein, daß sie einfach einzusetzen und – was nicht zu vernachlässigen ist – auch relativ gut reoperierbar sein sollte.

So klar und einfach zu formulieren solche Bedingungen auch sind, so deutlich lassen sich die Erfolge und Mißerfolge der Hüftendoprothetik an der Erfüllung oder Nichterfüllung dieser Bedingungen verfolgen.

Die Gewebeverträglichkeit und damit die biochemischen und zytologischen Reaktionen eines Implantatwerkstoffes müssen bekanntlich im Tierversuch getestet werden. Wie sehr sich aber trotz verschiedenster sorgfältigster Prüfungen im Endeffekt bei der Anwendung in der Klinik doch abweichendes Verhalten bis hin zu katastrophalen Folgen ergeben kann, hat die Geschichte der Endoprothetik mehrfach bewiesen. So mußte auf Teflon, Polyester und Polyacetal – mindestens dort, wo diese Stoffe Gleitfunktionen unter Belastung zu übernehmen haben – definitiv verzichtet werden. Aber selbst „High-density"-Polyäthylen, das sich bis heute am besten bewährt hat, führt als Abriebprodukt in entsprechender Menge zu massiven Osteolysen, wie man dies im besonderen Maße bei „Soft-top"-Prothesen beobachten konnte [39]. Bei dieser als Hemiarthroplastik konzipierten Prothese bewegt sich ein kleinerer Metallkopf in einem großen Kopf aus Polyäthylen, der sich wiederum gegen den Knorpel des Acetabulums bewegt. Dadurch kann massenhaft Abrieb entstehen, der zu ausgedehnten Knochenresorptionen Anlaß gibt.

Auch in bezug auf Korrosionsbeständigkeit, Festigkeit und Ermüdungsresistenz wurden immer wieder die auf ein künstliches Hüftgelenk wirkenden Kräfte unterschätzt. Wenig, wahrscheinlich zu wenig, berücksichtigt wurde bis heute, daß sich neben der mechanischen auch eine chemische Stabilität einstellen muß, um die Dauerhaftigkeit der Implantation eines künstlichen Gelenkes zu gewährleisten.

Da das Hauptproblem der dauerhaften biomechanischen Integration eines Implantates an seiner Grenzfläche zum lebenden Knochen liegt, spielt logischerweise die Beschaffenheit der Oberfläche des Implantates eine zentrale Rolle. Diese Oberfläche muß, um eine möglichst harmonische Übertragung der Kräfte zu gewährleisten, dem Knochen angepaßt sein und die übertragenden Flächen sollten auch möglichst groß sein, um „Streßkonzentrationen", d.h. punktförmige Übertragungen von Kräften und damit übergroße lokale Beanspruchungen des Knochengewebes zu vermeiden. Diese Forderungen müssen durch entsprechende Wahl der Oberflächenbeschaffenheit und des Designs, d.h. der Formgebung des Implantates und den physikalischen Eigenschaften, erfüllt werden.

Einen eigenen Weg der Oberflächenvergrößerung zur besseren Kraftverteilung und damit Druckreduzierung ist z.B. Mittelmeier [22] mit seiner Tragrippenprothese gegangen.

Eine Vergrößerung der Implantatoberfläche erreichten die Gebrüder Judet mit dem Porometall [15]. Zur Überwindung der anfänglich aufgetretenen Mißerfolge mußten inzwischen aber verschiedene Modifikationen der Prothese durch Änderung des Designs, durch zusätzliche Fixation der Pfanne mittels Schrauben und durch Verbesserung der Metallurgie vorgenommen werden.

Beachtenswerte klinische Erfolge teilt uns Lord mit seiner zementlos verankerten Madrepore-Prothese mit [20]. Die Vergrößerung der Implantatoberfläche, die durch Perforationen und Einsenkungen im Makrobereich erreicht werden kann, ist aber relativ geringfügig verglichen mit den Möglichkeiten, die die Mikroporosität diesbezüglich zu bieten vermag. Damit soll Knochengewebe in chemisch stabile offene Strukturen mit Porendurchmesser von mehr als 20 μ einwachsen können [12, 13]. Porendurchmesser von über 100 μ erlauben die Verkalkung der Osteone. Als ideal wird eine Porengröße von 20–300 μ bei einer Porosität von 40–80% angesehen. Vergrößerungen der Poren und des Volumenanteils der Poren fördert das Einwachsen von Knochengewebe.

Basierend auf der Tatsache, daß die Stabilisation eines Implantates von 4 Schlüsselparametern, nämlich der „Chemie des Implantates", der Oberflächengröße und Oberflächengeometrie und den dynamischen Charakteristika abhängig ist, wurde von Homsy das sog. Proplast entwickelt. Damit können Metallprothesen beschichtet werden. Proplast hat eine Porengröße von 100–500 μ und ein Porositätsvolumen von 75%. Die Interporenverbindungen sind 200 μ breit. Chemisch handelt es sich um Polytetrafluoroäthylenpolymer und Glascarbonfiber. Die ersten hier in Basel Mitte der 70er Jahre durchgeführten Verankerungsversuche mit proplastüberzogenen Kopfprothesen bei Schenkelhalsfrakturen konnten allerdings wenig überzeugen, und analoge Beobachtungen mußten auch Sadr u. Arden [31] machen. Anfangs der 70er Jahre berichteten Galante et al. [7] über erste Versuche, Implantatoberflächen mit „fiber-metal", einem gesinterten Titaniumdrahtgeflecht, zu vergrößern.

Wesentliche Beiträge zum Problem der Oberflächenmikroporosität wurden ferner von der kanadischen Forschergruppe aus Toronto von Pilliar et al. [27] geleistet, die Co-Cr-Mo-Überzüge mit einer Porengröße von 20–100 μ und einer Porosität von 35–45% auf die Prothesenoberfläche aufsinterten.

Nicht unerwähnt bleiben darf in diesem Zusammenhang die Arbeitsgruppe in Leuven/Belgien um Ducheyne [6], die poröse Überzüge aus rostfreiem Stahl (AISI 316 L) mit einem Durchmesser von 50–100 μ bei Porositäten von 42–48% auf die Prothesen aufbrachten.

In Frankreich verwendete Boutin 1969 erstmals poröse Keramik („alumine frittée") zur Direktverankerung einer Hüftpfanne im Knochen des Acetabulums und 1975 einen Femurschaft auf Titanium [1, 2].

Im deutschen Sprachraum waren es v.a. Mittelmeier [22], Griss et al. [8] und die Wienergruppe um Salzer [32, 33], die große Erfahrungen mit der Keramik in Forschung und Praxis sammeln konnten.

Voraussetzung für eine Direktverankerung eines Implantates in den Knochen ist die mechanische Ruhe an den Grenzflächen [29]. Das Implantat muß deshalb primär gut verankert werden, und es muß dafür gesorgt sein, daß auch sekundär keine Relativbewegungen auftreten. Die Wahl des geeigneten Werkstoffes in bezug auf seine physikalischen Eigenschaften und das Design der Prothese sind zur Lösung dieses Problems ausschlaggebend.

Mechanische Ruhe kann z.B. dadurch erreicht werden, daß ein steifes Implantat das gesamte Verbundsystem versteift. Damit stellt sich aber die Frage der für rigide Implantate bei der Frakturbehandlung bestehenden Problematik der sog. Streßprotektion. Als einer der ersten scheint Jackson-Burrows (1971) [14] festgestellt zu haben, daß Femurendoprothesen, die den Knochen zu stark entlasten, zu einer Atrophie desselben führen. Andererseits werden bei einem Kunstgelenk immer sämtliche Kräfte vom Implantat auf den Knochen oder umgekehrt übertragen, unabhängig von der Elastizität des Implantates und des Knochens. Mit der Änderung der Elastizität ändert sich demnach v.a. die Kraftverteilung und damit die Art der Kraftübertragung. Die Summe der Kräfte ist bei einer Prothese immer 100%, im Gegensatz zum Implantat bei der Frakturosteosynthese.

Um die Spannung zwischen Prothese und haltendem Knochen, bzw. zwischen der Kontaktfläche des Fixationsmittels und einer artifiziell gebildeten Oberfläche des Knochenbettes und die dadurch veränderten Druckrichtungen, wieder zu normalisieren, schlug der leider allzufrüh verstorbene Hofmann-Daimler [10] 1972 die Anwendung von Federungselementen vor, z.B. in Form eines elastischen Formkörpers, der die Endoprothese an druckaufnehmenden Stellen der Pfanne und des Kopfes umgibt. Diesen Ersatz für die biologische Elastizität erachtete er als geeignet, schädliche Anteile der Druckimpulse zu neutralisieren und die veränderten Druckrichtungen in vektorielle Einzelkräfte aufzuteilen.

Es stellt sich auch die Frage, ob ein großer Unterschied des Elastizitätsmoduls zwischen Implantat und Knochen zwangsläufig Relativbewegungen bedinge, wie Homsy [12] und Sarmiento [34] annehmen. Dies hängt sicher einmal entscheidend von der Art der Kräfte ab. Bei Druckkräften wird der Elastizitätsunterschied weniger eine Rolle spielen. Bei der Übertragung von Biegekräften hingegen muß das Implantat, von dem die Kräfte auf den Knochen übertragen werden, aber sicher steifer sein als der Knochen. Diese Steifigkeit hängt selbstverständlich nicht nur vom Elastizitätsmodul des Prothesenmaterials, sondern ebensosehr vom Prothesendesign ab. Diesbezüglich besteht somit ein wesentlicher Unterschied zwischen den Kräften, die zwischen einer künstlichen Hüftpfanne und dem Becken, und zwischen einer Schaftprothese und dem Femurknochen auftreten. Bei entsprechender Formgebung der Pfanne, v.a. bei Sphärizität, werden die Kräfte vorwiegend als Druckkräfte vom Becken auf das Acetabulum übertragen. Am Femurschaft jedoch wirken erhebliche Biege- und Rotationskräfte. Letztere setzen sich aus Druck- und Zugspannungen zusammen, weshalb mindestens dort, wo die hauptsächlichste Übertragung der Kräfte vom Implantat auf den Knochen erfolgt, nämlich im proximalen Bereich des Schaftes, formfester Schluß und relative Steifigkeit des Implantates vorhanden sein müssen. Damit wird eine wesentliche Deformation mit Entstehung schädlicher Druck- und Zugkräfte, die den Nulldurchgang durchschreiten, vermieden. Eine Prothese, deren Deformation im Halsbereich nicht wesentlich geringer ist als diejenige des sie aufnehmenden Femurknochens, wird unweigerlich ausgelockert [26]. Wie sehr Elastizität des Materials, Formgebung, anatomisch individuelle Form und Beschaffenheit, Aktivität des Patienten und Körpergewicht sich gegenseitig beeinflussende Rollen spielen, zeigten mit aller Deutlichkeit unsere bisher 9jährigen Erfahrungen mit der „isoelastischen Prothese".

Die Probleme, die heute bei der Hüftgelenksarthroplastik anstehen, können weder von einem einzelnen bis in alle Details verstanden, geschweige denn gelöst werden. Es bedarf des Wissens der orthopädischen Chirurgen, der Ingenieure und Techniker, der Biomechaniker und Biochemiker, der Morphologen und Physiologen, v.a. aber der gegenseitigen Information. Dies haben z.B. die Konsensuskonferenzen, wie sie vom NIH in den Vereinigten Staaten und vor einem Monat erstmals auch in Europa von der Schwedischen Medizinischen Gesellschaft durchgeführt wurden deutlich gezeigt. In Zukunft wird man auch mehr noch die Stimme der Geldgeber (wer dies im Gesundheitswesen nun auch immer sei) und die der Patienten selbst zu hören bekommen. Die Entwicklung neuer Technologien ist auch ohne eine enge Zusammenarbeit zwischen Klinik und Industrie gar nicht mehr denkbar. Echte Wissenschaft muß frei sein und sich bis zu einem gewissen Grade losgelöst von Sach- und Finanzzwängen entwickeln und entfalten können. In dieser Beziehung sind wir gerade in den letzten Jahren aber auch an die Grenzen des Machbaren und damit an die Grenzen des Wachstums gestoßen: Die Möglichkeiten des theoretisch Machbaren steigen fast exponentiell, die Kurve der zur Verfügung stehenden Resourcen flacht sich ab, diejenige der Kosten-Nutzen-Relation wird auch asymptotisch. Das gegenseitige Gespräch über die Fachgrenzen hinweg soll mithelfen, die gegenseitige Information zu verbessern, um damit zielgerechter den eigenen Weg weiterschreiten zu können, und damit auch mithelfen, vielleicht eigene Irrwege früh zu erkennen und zu korrigieren.

In einem Symposium soll das offene Wort und die freie spontane Diskussion möglichst ausgiebig genutzt werden. Schonen wir uns nicht gegenseitig mit Kritik. Im Gegenteil rufe ich Ihnen den Spruch eines Wissenschaftlers, dessen Name ich leider vergessen habe, zu:

„I have never learnt anything from a man who agreed with me."

Literatur

1. Boutin P (1972) Arthroplastie totale de la hanche par prothèse en alumine frittée. Rev Chir Orthop 58:229–246
2. Boutin P (1974) Les prothèses totales de la hanche en alumine. L'ancrage direct sans ciment dans 50 cas. Rev Chir Orthop 60:233–245
3. Charnley J (1960) Anchorage of the femoral head prosthesis to the shaft of the femur. J Bone Joint Surg [Br] 42:28
4. Charnley J (1970) Editorial comment. Clin Orthop 72:2
5. Debrunner H (1969) Gedanken zur Hüftarthroplastik. In: Rütt (Hrsg) Die Therapie der Coxarthrose. Thieme, Stuttgart
6. Ducheyne P, Aernoudt E, de Meester P (1978) The mechanical behaviour of porous austenitic stainless steel fibre structures. J Mat Sci 13:2650–2658
7. Galante J, Rostoker W, Lueck R, Ray RD (1971) Sintered fiber metal composite as a basis for attachment of implants to bone. J Bone Joint Surg [Am] 53:101–114
8. Griss P, Andrian-Wehrburg von, Heimke G, Krempien B, Reipa S, Hartung HJ, Lauterbach HJ (1975) Ergebnisse der experimentellen Prüfung und klinischen Anwendungsmöglichkeiten der Aluminiumoxydkeramik in der Alloarthroplastik. Z Orthop 113:756–759
9. Haboush EJ (1953) A new operation for arthroplasty of the hip. Bull Hosp Joint Dis 14:242
10. Hoffmann-Daimler S (1975) Mechanische Faktoren der Implantatlockerung und Möglichkeiten ihrer Beseitigung. Symposium Arbeitskreis Biomechanik zur 59. Tagung der DGOT Berlin 1972. Med Orthop Tech 95:4–5

11. (siehe unter 13)
12. Homsy CA (1973) Implant stabilization, chemical and biomechanical considerations. Orthop Clin North Am 4:295–311
13. Homsy CA, Cain TE, Kessler FB, Anderson MS, King JM (1972) Porous implant systems for prosthesis stabilization. Clin Orthop 89:220–235
14. Jackson-Burrows H (1971) Replacement of tumors affecting the bone by major internal prosthesis. Biomedical engineering and its clinical application in orthopaedic surgery. British Council, London
15. Judet R (1975) Total-Hüftendoprothesen aus Porometall ohne Zementverankerung. Z Orthop 113:828–829
16. Judet J, Judet R (1950) The use of artificial femoral head for arthroplasty of the hip joint. J Bone Joint Surg [Br] 32:166–173
17. McKee GK (1970) Development of total prosthetic replacement of the hip. Clin Orthop 72:85–103
18. McKee GK, Watson-Farrar J (1966) Replacement of arthritic hips by the McKee-Farrar prosthesis. J Bone Joint Surg [Br] 42:245–259
19. Leinbach, IS (1982) Pers. comm.
20. Lord G, Marotte HH, Blanchard JP, Guillamon JL, Gory M (1978) Etude expérimentale de l'ancrage des arthroplasties totales madréporiques de hanche. Rev Chir Orthop 64:459–470
21. Lyman-Smith (1963) Ceramic-plastic material as a bone substitute. Arch Surg 87:653–661
22. Mittelmeier H (1974) Zementlose Verankerung von Endoprothesen nach dem Tragrippenprinzip. Z Orthop 112:27–33
23. Mittelmeier H, Harms J, Hanser U (1980) PMMA cement with carbon fibre reinforcement and apatite ingredients: Mechanical properties and tissue reaction in animal tests. 1. World Biomaterials Congress, Baden/Austria
24. Moore AT (1952) A metal hip joint, a new self-locking vitallium prosthesis. South Med J 45:1015–1019
25. Moore AT, Bohlman HR (1943) Metal hip joint. J Bone Joint Surg 25:668
26. Morscher E, Mathys R (1975) Erste Erfahrungen mit einer zementlosen isoelastischen Totalprothese der Hüfte. Z Orthop 113:745–749
27. Pilliar RM, Cameron HU, Macnab I (1975) Porous surfaced layered prosthetic devices. Biomed Eng 10:126
28. Rehn E (1934) Zur Wiederherstellungschirurgie der Gelenke. Arch Klin Chir 180:395–400
29. Rhinelander FW (1977) A flexible composite as a coating for metallic implants, microvascular and histological studies. Int Orthop 1:7786
30. Ring PA (1968) Complete replacement arthroplasty of the hip by the ring prosthesis. J Bone Joint Surg [Br] 50:720–731
31. Sadr BG, Arden P (1976) A comparison of the stability of proplastcoated and cemented Thompson prostheses in the treatment of subcapital fractures. Injury 8:234–237
32. Salzer M, Zweymüller K, Plenk H, Punzet G (1975) Erste Erfahrungen mit einer Hüftendoprothese aus Biokeramik. Med Orthop Tech 6:162
33. Salzer M, Knahr K, Locke H, Stärk N (1978) Cementfree bioceramic double-cup endoprosthesis of the hip-joint. Clin Orthop 134:80–86
34. Sarmiento A (1972) Austin Moore prosthesis in the arthritic hip. Clin Orthop 82:14–23
35. Siwash KM (1969) The development of a total metal prosthesis for the hip joint from a partial joint replacement. Reconstr Surg Traumatol 11:53–62
36. Smith-Petersen MN (1939) Arthroplasty of the hip. A new method. J Bone Joint Surg 21:269
37. Strunz V, Gross UM, Maenner K, Zuehlke H, Deutscher K, Broemer H, Ege W (1979) Gewebsreaktionen auf bioaktiven Knochenzement. Vortrag Arbeitsgemeinschaft für Kieferchirurgie der Deutschen Gesellschaft für Zahn-, Mund- und Kieferheilkunde, Mai 1979, Bad Homburg
38. Thompson FR (1954) Two and half years' experience with a vitallium intramedullary hip prosthesis. J Bone Joint Surg [Am] 36:489
39. Wegg PJ, Wright KWJ, Winter GD (1980) The monk "soft top" endoprosthesis. J Bone Joint Surg [Br] 62:174–179
40. Wilson JN, Scales JT (1970) Loosening of total hip replacements with cement fixation. Clin Orthop 72:145–160
41. Wiltse LL, Hall RH, Stenehjem JC (1957) Experimental studies regarding the possible use of self-curing acrylic in orthopaedic surgery. J Bone Joint Surg [Am] 29:961–972

Die Knochenzementmanschette: Untersuchung an 80 Autopsiepräparaten mit Hüftendoprothesen

A. Gächter

Einleitung

Der Knochenzement ist trotz intensiver werdender Bestrebungen für zementfreie Implantation nicht mehr aus der Hüftprothetik wegzudenken. Das Polymethylmetakrylat (PMMA) hat wohl den Boom in der Hüftarthroplastik überhaupt ermöglicht. Das Problem der Lockerung von solchen Implantaten wurde aber auch durch das PMMA nicht gelöst.

Als Gründe für solche Lockerungen sind viele Faktoren angegeben worden. neben den technischen Fehlermöglichkeiten beim Implantat und bei der Implantation werden Zementzerrüttung, Einlagerung von Abriebprodukten mit Knochenresorption, Elastizitätsunterschiede zwischen Implantat und Knochen, Infekte, Trauma, Allergie und viele andere genannt. Es schien uns daher interessant, das Zementlager von Femurschaftprothesen bei autoptisch gewonnenen Femora zu untersuchen. Es sollten damit weitere Erkenntnisse gewonnen werden, inwieweit die Zementtechnik als solche und wieweit der Knochenzement selbst für die evtl. eintretende Lockerung einer Schaftprothese verantwortlich gemacht werden kann.

Material und Methodik

Während der Jahre 1977–1979 wurde bei allen, am Institut für Pathologie der Universität Basel, zur Autopsie gelangenden Hüftprothesenträgern das entsprechende proximale Femur entfernt. Die Weichteile wurden schonend wegpräpariert. Die Femora wurden anschließend in 2 Ebenen geröngt. Nach vorsichtiger Extraktion des Prothesenschaftes aus dem Zementköcher wurden die Präparate tiefgekühlt und bis zur Auswertung aufbewahrt. In der genannten Zeitperiode wurden 2893 Autopsien durchgeführt und insgesamt 84 Hüftprothesen ausgebaut. 4 davon waren zementfrei implantiert worden, so daß für die Untersuchung des Zementmantels insgesamt 80 Präparate zur Verfügung standen. Die 84 Hüftprothesen stammten von 69 weiblichen und 15 männlichen Patienten. Es handelte sich dabei um 50 Kopfersatzprothesen und 34 Totalprothesen. 3mal lag ein Status nach Prothesenwechsel und 6mal ein Status nach pathologischer Fraktur (Tumormetastasen) vor. Die Hauptindikation für den Protheseneinbau im vorliegenden Autopsiegut stellte die (Osteoporose-)Fraktur dar. Arthrose und unbekannte Indikationen fanden sich bei 31 Fällen.

Das Implantationsalter lag zwischen dem 40. und dem 93. Lebensjahr. Die Implantationsdauer (Zeit zwischen Letztimplantation und Tod) betrug zwischen 0 Tagen und 13 Jahren. 21 Patienten waren innerhalb der ersten 3 Monate verstorben, 47 überlebten mehr als 1 Jahr. 2 Patienten mit Prothesenwechsel überlebten 1 Jahr, einer 2 Jahre. Das Todesalter der Patienten lag zwischen dem 48. und dem 98. Lebensjahr.

Die erste Untersuchung der Zementköcher – über die hier berichtet wird – befaßt sich mit der makroskopischen Auswertung der Präparate. Zu einem späteren Zeitpunkt wird über die histologische Auswertung berichtet werden. Die makroskopische Beurteilung der Präparate wurde ergänzt durch die Auswertung von Kontaktröntgenbildern im antero-posterioren und im seitlichen Strahlengang. Die radiologische Darstellung wurde somit präziser als bei In-vivo-Aufnahmen, weil zudem noch der oft störende Weichteilmantel entfiel.

Die Femora wurden möglichst exakt in der Frontalebene durch die Lumenmitte des Zementköchers geschnitten. Von den 80 einzementierten Implantaten konnten 63 ideal durch die Lumenmitte hindurch aufgesägt werden. Bei den übrigen kam es entweder bei der Implantatentfernung oder beim Aufsägen zu Beschädigungen des Zementköchers. Da in diesen Fällen keine sichere Beurteilung der Zementmanschette möglich gewesen wäre, wurden sie für die

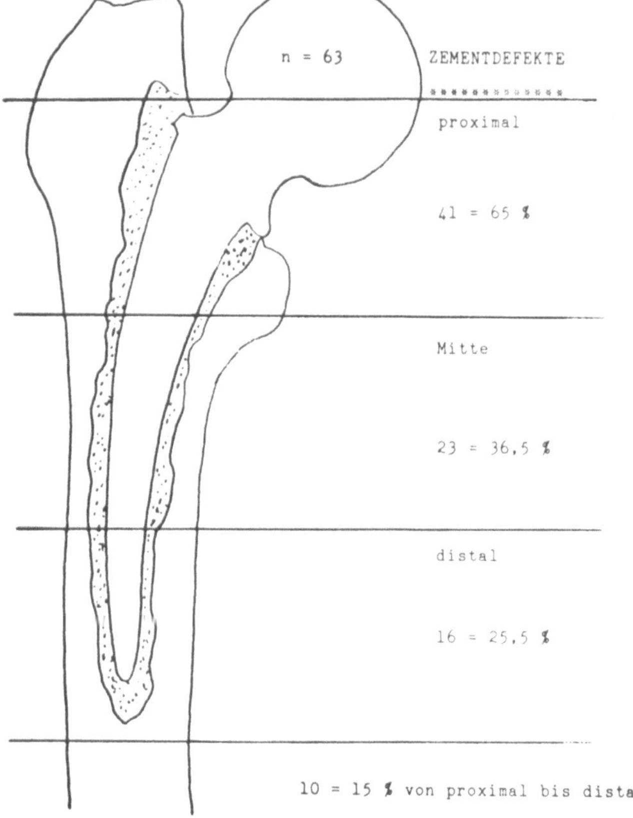

Abb. 1. Einteilung der Autopsiepräparate in 3 Zonen. Die häufigsten Zementdefekte wurden im proximalen Drittel gefunden

Auswertung nicht berücksichtigt. Die Zementköcher wurden inspektorisch und nur makroskopisch auf Defekte, Rißbildungen, Zementverteilung, Blutbeimengungen und Korrosionsprodukte untersucht. Die Farbe des Knochenzementes wurde photographisch festgehalten. Die Schäfte wurden entsprechend ihrer Länge arbiträr in 3 Abschnitte unterteilt: proximales, mittleres und distales Drittel. Die evtl. vorkommenden Defekte wurden den entsprechenden Zonen zugeordnet und aufgelistet (Abb. 1). Für die Gesamtauswertung standen uns die Krankengeschichten der Patienten zur Verfügung.

Resultate

Unter den 84 untersuchten Prothesenschäften fanden sich keine Prothesenschaftfrakturen oder makroskopisch sichtbaren Fissuren. Bei den 80 zementierten Prothesenschäften ergab die Auswertung der Röntgenbilder 24mal eine Varus-, 38mal eine Neutral- und 18mal eine ausgeprägte Valgusstellung. Die seitlichen Aufnahmen zeigten, daß wegen der mehr oder weniger stark ausgeprägten Antekurvation des Femurs die meisten Prothesenschäfte von proximal ventral nach distal dorsal eingebracht worden waren, d.h. die Schaftspitzen zielten gegen die dorsale Schaftkortikalis. Eine sichere globale Schaftlokkerung konnte im Schaftbereich anhand eines breiten Osteolysesaumes nur 3mal diagnostiziert werden. Die übrigen Röntgenbilder zeigten keine manifesten Lockerungszeichen.

25mal (31%) wurde eine Osteolyse, Abrundung oder Rarefizierung im Calcarbereich festgestellt [4]. Die Calcarveränderungen wurden 11mal bei Neutral-, 10mal bei Varus- und 4mal bei Valgusstellung beobachtet. 6mal lag eine eindeutige reaktive Verdickung der distalen Schaftkortikalis vor. 5 davon wiesen gleichzeitig Resorptionsveränderungen am Calcar auf. Besonders ausgeprägt war die Kortikalisverdikkung bei einer seit 10 Jahren implantierten Setzholzprothese (kragenlos, gerader Schaft) (Abb. 3).

Bei der Betrachtung der Zementköcher konnte schon makroskopisch gesehen werden, daß sich mit zunehmendem Implantationsalter die Farbe des Zementes verändert hatte. Bei re-

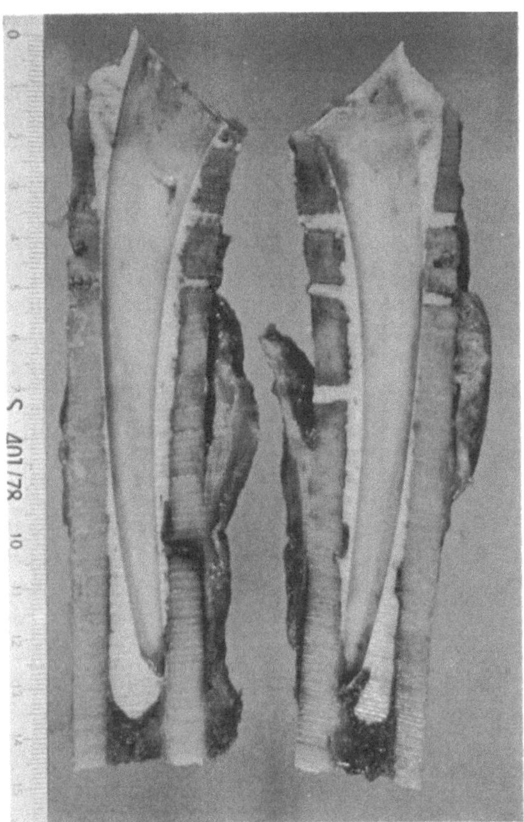

Abb. 2. Autoptisch gewonnenes Aufklappppräparat eines proximalen Femurs. Status nach Einsetzen einer Charnley-Müller-Totalprothese 3 Monate zuvor. Zuvor war eine Osteosynthese einer pertrochanteren Fraktur durchgeführt worden. Zu beachten ist die makroskopisch intakte (wenn auch dünne) Zementmanschette. Der Knochenzement ist in die queren Schraubenlöcher eingedrungen. Die Zementfarbe ist hellgrün

lativ frischen Zementmassen war die Farbe weißlich hell (Abb. 2), mit einem Stich ins Grünliche (meist Palacos oder Refobacin-Palacos). Bei mehrjährig implantierten Prothesen war der Knochenzement hell- bis dunkelbraun verfärbt, und meist auch brüchiger (Abb. 3). In 2 Fällen konnten zudem noch Schwarzverfärbungen im Bereich der distal gelegenen Zementspitze gefunden werden. In einem Fall stammten diese Metallkorrosionsprodukte von einer instabilen Trochantercerclage (Prothesenwechsel), im zweiten Fall kamen sie von Korrosionen am Prothesenschaft (Stahlprothese). Von der Schnittfläche der Zementköcher aus konnten folgende Defektbildungen beobachtet werden: von den insgesamt 63 beurteilbaren Zementköchern fanden sich nur 11 mit einer makroskopisch durchgehend intakten Zementmanschette (17,5%). Alle übrigen Manschetten wiesen Defekte auf (82,5%). Entsprechend der Unterteilung des Zementköchers in ein proximales, ein mittleres und ein distales Drittel verteilten sich die Defekte, bzw. Bruchbildungen, wie folgt:

Proximal bis distal 10, nur proximal 23, proximal und Mitte 8, proximal und distal 0, nur Mitte 5, Mitte und distal 4, nur distal 2 (Abb. 1).

Daraus geht hervor, daß eine Beschädigung des Zementköchers in der überwiegenden Mehrzahl der Fälle im proximalen Bereich zu finden ist, und nur ganz selten Brüche des Zementköchers im distalen Bereich allein vorkommen. Diese Beobachtungen zeigen außerdem, daß es Risse gibt, die durch den gesamten Zementköcher hindurchgehen, und andererseits solche, die nur Teile des Zementköchers betreffen.

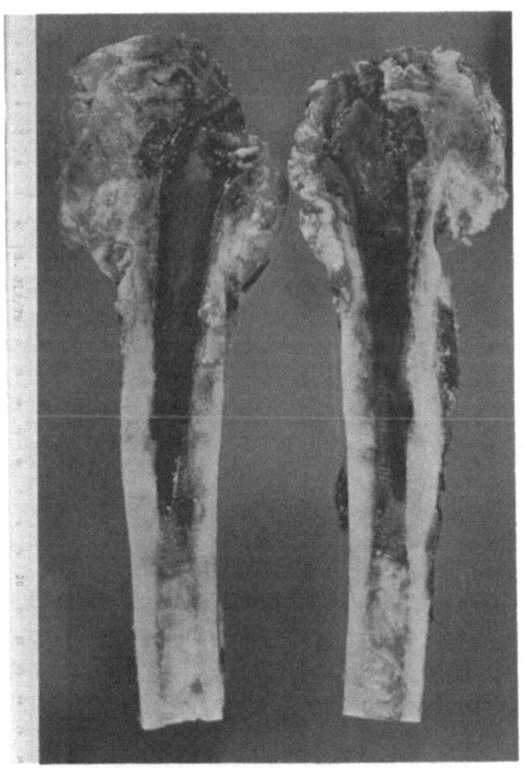

Abb. 3. Im Gegensatz zu Abb. 2 ist der Knochenzement bräunlich verfärbt und brüchig. Zustand 12 Jahre nach Implantation einer sog. Setzholzprothese. Im mittleren und distalen Zementbereich sind die Korrosionsprodukte der Stahlprothese erkennbar. Zu beachten ist die Calcarverminderung und die distale Kortikalisverdickung (kragenlose Prothese)

Die Ursache der Defektbildung war nicht in jedem Fall zu eruieren. Bei einigen Köchern lag die Prothese direkt dem Knochen, bzw. der Spongiosa an, so daß dort eine Zementlücke bestand. Bei anderen Präparaten handelte es sich um eine eigentliche Rißbildung, die nur durch die Sprengwirkung der Schaftprothese erklärt werden konnte. Mehrere Defekte bestanden aus Blutbeimengungen beim Einfüllen des Zementes von Hand. Durch die Blutzwischenlagerung kam es zu einem fehlenden oder ungenügenden Verbund, und damit zu einer gestörten Polymerisation in diesem Bereich. Dies war, wie den Krankengeschichten entnommen werden konnte, v.a. dort der Fall, wo der Zement von Hand bzw. mit dem Finger eingepreßt worden war. Wieder andere Defekte konnten durch das Herausziehen des Redon-Schlauches aus dem Markkanal oder durch Richtungsänderungen beim Einführen der Prothese erklärt werden.

Die *radiologische Auswertung* der Kontaktröntgenbilder zeigte Unterschiede im Vergleich zu den kurz- und den langzeitig implantierten Schäften. Bei den kurzzeitig implantierten Schäften fand sich erwartungsgemäß kaum eine Veränderung der Knochenstruktur. Bei den Langzeitimplantaten (3 Jahre oder mehr) konnte häufig eine Veränderung der Trabekelstruktur im Trochanterbereich gesehen werden, indem sich die Trabekel in der Horizontale stärker verdichteten. Möglicherweise wird doch ein Teil der auf den Trochanter einwirkenden Kräfte über Trabekelstrukturen in den Knochenzement geleitet [3].

Diskussion

Der Knochenzement sollte bekanntlich die Zwischenräume zwischen Knochen und Implantat vollständig ausfüllen. Damit kommt es zu einer Verzahnung des Zementes mit der Trabekelstruktur des umgebenden Knochens. Der Knochenzement wirkt zudem noch als Kraftüberträger und Kräfteverteiler zwischen Implantat und Knochen. Im vorliegenden Autopsiegut handelt es sich bei der Mehrheit der Fälle um Prothesenschäfte vom Typus Charnley-Müller (mit geschweiftem Schaft). Theoretisch müßte also im Idealfall die Endoprothese dauerhaft verankert bleiben. Eine evtl. Lockerung könnte nur durch Knochenresorption oder Zementzerrüttung entstehen.

Es gibt viele Theorien und Beobachtungen darüber, wie es zu solchen Lockerungen kommen kann. Die vorliegende Untersuchung zeigt klar, daß die meisten Zementköcher bereits am Tage des Einbaus schon rein makroskopisch sichtbare Defekte aufweisen. Dazu kommen noch die zusätzlichen Schwachstellen im Zement, wie sie durch schlechte Zementmischung, Lufteinschlüsse und ungenügende Vernetzung der Moleküle entstehen [1, 2]. Die Beanspruchung des Zementköchers erfolgt v.a. durch Scherkräfte, auf Biegung und auf Rotation. Wenn der Zementköcher bereits am Implantationstag Defekte aufweist, können sich durch die Belastung bereits bestehende Fissuren in eigentliche Zementfrakturen ausweiten [11]. Bei osteoporotischen Knochen mit Verdünnung der Kortikalis und Rarefizierung der Trabekel ist die Abstützung zwischen Zement und Knochen vermindert. Bei Prothesen, die nur in einer Schaftbreite erhältlich sind, ist zudem die Relation zwischen Kortikalis, Köcher und Prothesenschaft schlecht, d.h., es müßten allzu dicke Zementmengen verwendet werden, um eine Abstützung an der Kortikalis zu bewirken. Dadurch käme es zu exzessiver Hitzeentwicklung und zu ausgedehnten Knochennekrosen.

Die Ursache der Calcarresorptionen ist immer noch stark umstritten [3, 4, 5]. Ob diese Calcarveränderungen durch eine Über- oder eine Unterbelastung (Bypass), durch Ablagerung von Abriebprodukten mit Osteolyse oder durch vaskuläre Phänomene zustande kommt, ist kontrovers. Sarmiento [8] fand eine geringe Häufigkeit von Calcarresorptionen bei großen Belastungen auf dem Calcar (3%). Bei geringer Streßeinwirkung betrug die Inzidenz von Calcaratrophien jedoch 13%. Die Streßeinwirkung war auch implantatabhängig. Für Titaniumschäfte betrug sie 30%, bei Stahlschäften 21% weniger als beim normalen Femur. Ling [6] fand folgende Faktoren als nicht verantwortlich für die Höhenverminderung des Calcar: „stress protection", Devaskularisierung durch die Osteotomie, Hitzeschaden und Monomertoxizität. Hingegen wurden als Ursachen Infekt, Polyäthylenpartikel und Mikrobewegungen zwischen Zement und Knochen angegeben. In unserem Material war die Calcarresorption häufig mit einer Schaftverdickung distal kombiniert, so daß man annehmen könnte, daß die Calcarresorption nicht zuletzt durch eine Umgehung des Calcar durch die Kraftflußlinien zustande kommen könnte. Bei einigen Langzeitimplantaten fanden wir auch periostale Knochenauflagerungen, v.a. im dorsalen Schaftanteil, die nicht als Linea aspera gedeutet werden konnten, sondern als reaktive Veränderungen interpretiert werden müssen. Bei 2 sog. Minneapolis-Prothesen mit horizontalem Kragenaufsitz war die Aufsitzstelle medial stark verdichtet und es kam sogar zur Apposition von Knochenschalen im peritrochanteren Bereich. Ob diese Beobachtung alleine schon genügt, um die Theorien von Lord [7] bezüglich des horizontalen Kragenaufsitzes zu untermauern, erscheint uns fragwürdig. Die Verfärbungen der Zementmanschetten konnten mit zunehmendem Implantationsalter beobachtet werden. Sie waren in der Regel homogen, dürften also nicht durch Korrosionsprodukte verursacht sein. Wir fanden in einigen Fällen typische lokale Veränderungen durch Reibungskorrosion (Stahlschäfte). Neben der Braunverfärbung war der Zement auch deutlich brüchiger. Es darf also angenommen werden, daß ein fermentativer Abbau des PMMA stattfindet (Abb. 3).

Die Korrosionsprodukte können im Bereich des Femurschaftes wandern. In 2 Fällen fanden wir schwarzes Korrosionsmaterial an der distalen Zementspitze, ausgehend von Korrosionen, die von einer Trochantercerclage und Verschraubung herstammten.

Bei der Untersuchung der Zementköcher auf Defekte waren etwa 2/3 aller Schäden im Bereich des proximalen Drittels situiert. Diese Feststellung gewinnt an Bedeutung, weil die meisten Lockerungen im proximalen Anteil des Schaftes beginnen (Abb. 4 u. 5). Der distale Teil des Schaftes ist häufig sehr fest mit dem umgebenden Knochen verbunden. Durch die Relativbewegungen zwischen Knochenzement und Knochen im proximalen Anteil kommt es hier zur Unruhe. Die Mikrobewegungen bewirken

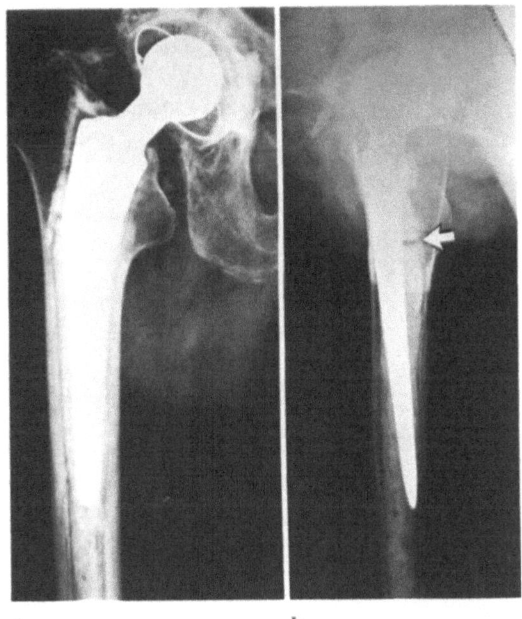

Abb. 4a, b. Sekundär aufgetretene Zementfraktur (*Pfeil*). Schaftprothese bereits 2 Jahre nach Implantation vollständig ausgelockert (Operationsbefund), **b.** Neben der schlechten Zementverteilung wurde auch der Prothesenschaft zu dünn gewählt, **a.** Geradschaftprothese nach Müller

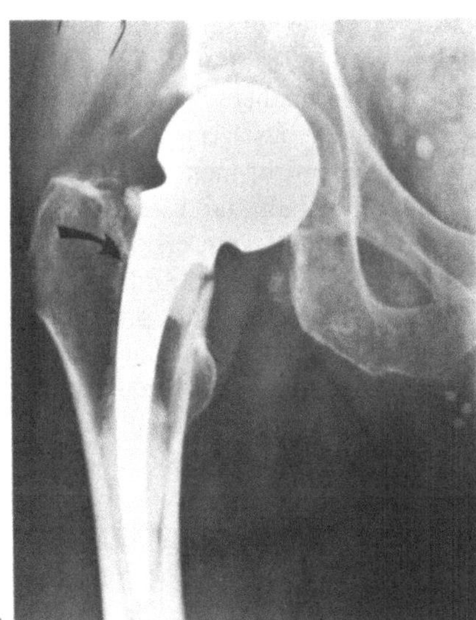

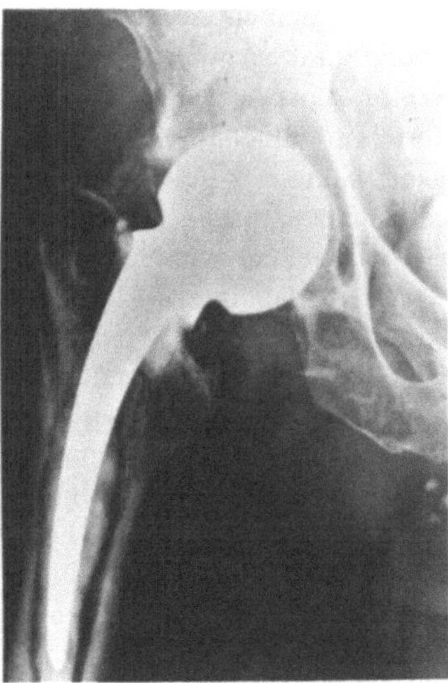

Abb. 5a, b. Ungewöhnlich schlechte Zementverteilung (die auch radiologisch gut sichtbar ist) bei einer Kopfersatzprothese. **a** Bereits 5 Wochen nach Implantation hat der Schaft „nachvarisiert" (*Pfeil*). **b** Nach 16 Monaten ist die Prothese vollständig gelockert

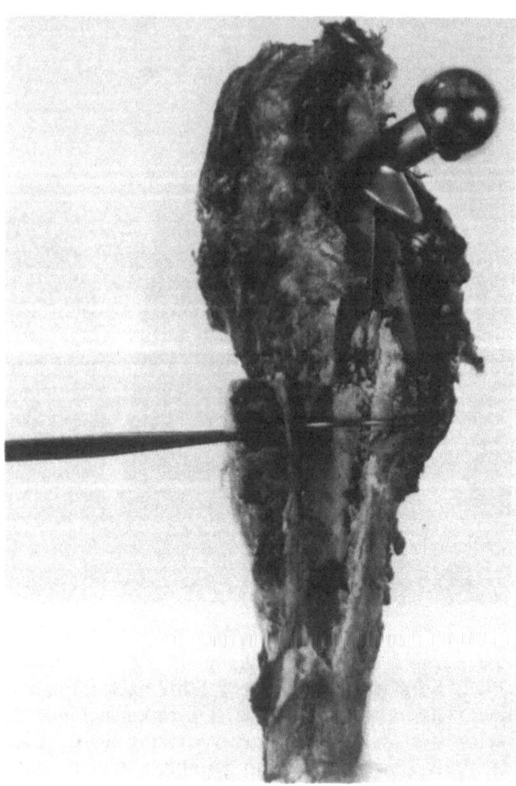

Abb. 6. Präparat 10 Monate nach Einsetzen einer Totalprothese in ein Hundefemur. Wegen der bereits primär vorgelegenen Instabilität (Cerclage nach Schaftsprengung) haben sich die Polyäthylencarbonabriebpartikel bis zur Zementspitze vorgearbeitet. Der distale ventrale Knochendeckel ist nach lateral weggeklappt. Die Zementmanschette ist darunter sichtbar

das Auftreten von Pumpmechanismen, so daß sich Abrieb- und Korrosionsprodukte zwischen Knochenzement und Knochen einlagern können. Willert [10] vertritt die Ansicht, daß ein bestimmtes Quantum von Abriebprodukten über die Lymph- und Blutwege wegtransportiert werden können. Sobald die Abriebprodukte aber ein gewisses Maß überschreiten, käme es zu einer Einlagerung in die Grenzschicht zwischen Knochenzement und Knochen, ausgehend von der Kapsel mit Infiltration, v.a. in den intertrochanteren Bereich. Wir konnten anhand eines Tierversuches mit Polyäthylen-carbonpfannen demonstrieren, daß die Abriebprodukte (in diesem Falle schwarz gefärbt), sich von der Kapsel her in die Calcarregion hinein infiltrativ einnisten. Bei zunehmender Lockerung finden sich diese Abriebprodukte um den ganzen Schaft- und Pfannenbereich (vgl. Abb. 6). Als zusätzliches Argument für die beginnende Lockerung im proximalen Anteil kann auch der Prothesenschaftbruch gelten, wobei es zwischen dem distalen, fest implantierten Prothesenanteil und dem proximal gelockerten Bereich zu einem Ermüdungsbruch des metallischen Schaftes kommt. So gewinnen die häufig vorgefundenen Zementdefekte im proximalen Anteil eine zunehmende Bedeutung, weil Schwachstellen in dieser Region eine beschleunigte Lockerung bewirken könnten. Beim Vergleich der Röntgenbilder mit den Aufklappräparaten konnten wir zudem feststellen, daß das Röntgenbild häufig eine günstige Zementverteilung vortäuscht, die effektiv aber nicht vorhanden ist. Zudem werden auch größere Risse und Defekte im Zement radiologisch häufig nicht dargestellt.

In den letzten Jahren wurde vermehrt auf eine Verbesserung der Technik beim Einfüllen des Zementes geachtet (z.B. Weber [9]). Die Anwendung von Dübeln aus Knochen, Kunststoffen oder Knochenzement an der distalen Prothesenspitze erlaubt die Erzeugung von höheren Druckwerten im Schaftbereich, da durch den distalen Abschluß der Zement nicht entweichen kann. Daß dadurch aber die Impression des Knochenzementes vorwiegend im ohnehin schon favorisierten distalen Anteil begünstigt wird, darauf hat Charnley [5] hingewiesen. Die Erzielung einer bestmöglichen Verankerung im proximalen Anteil sollte angestrebt werden. Das Verteilungsmuster des Knochenzementes wird auch heute noch in allzuvielen Fällen dem Zufall überlassen (Abb. 5).

Der Knochenzement kann in Frühstadien nur dann als eigentlicher Verursacher von Lockerungen angesehen werden, wenn er durch exzessive Hitzeentwicklung, durch toxische Einwirkung oder durch die Auslösung einer „Allergie" den Knochen irreversibel schädigt. In Spätstadien kann er wegen des fermentativen Abbaus die Stützfunktion nicht mehr erfüllen und wird zerrüttet. Im Idealfall stabilisiert der Zement das Implantat bereits vom ersten Tag an. Durch schlechte Zementverteilung, durch Defekte und Rißbildungen, v.a. im proximalen Drittel der Zementmanschette, ist die Prothesenlockerung vorprogrammiert. Zusätzliche Momente, wie Abriebprodukte, Osteolysen, instabilitätsbedingte Infekte usw., beschleunigen die Lockerung.

Eine wesentliche Verbesserung kann nur durch eine gute Zementtechnik, v.a. im proximalen Schaftteil, erzielt werden. Zudem sollten auch optimale Verhältnisse zwischen Knochenquerschnitt, Zement- und Prothesenschaftdicke angestrebt werden. Dies bedeutet, daß von jedem Prothesenmodell auch mehrere Schaftgrößen erhältlich sein müssen.

Bei kragenlosen Prothesenschäften muß der proximale Zement in der Regel mit Fingerkraft in die Markhöhle gepreßt werden. Bei Prothesen, die mit einem breiten Kragen ausgestattet sind, scheint die proximale Füllung besser gewährleistet zu sein, da der Zement nicht nach proximal entweichen kann und somit fest in die Trabekel eingepreßt wird. Die Verhinderung von „Mikrobewegungen“ im proximalen Schaftteil vermindert die Einlagerung von Abriebprodukten. Damit reduziert sich auch die Gefahr einer vorzeitigen Lockerung. Unseres Wissens wurde bisher dem Prothesenschaftkragen als „Preßdeckel“ für den Knochenzement zu wenig Beachtung geschenkt.

Literatur

1. Bayne SC, Lautenschlager EP, Compere CL, Wildes R (1975) Degree of Polymerization of acrylic bone cement. J Biomed Mater Res 9:27–34
2. Beaumont PWR, Young RJ (1977) Strength and fracture of acrylic bone cement and cement-metalinterfaces. Plastics and Rubber: Materials and Applications (Febr. 1977)
3. Bertini G, Calderale PM, Dettoni A, Gallinaro P, Corenzo GL (1980) Cortical bone changes after hip replacement: radiographic study. Acta Orthop Belg 46:735
4. Blacker GJ, Charnley J (1978) Changes in the upper femur after low friction arthroplasty. Clin Orthop 137:15
5. Charnley J (1979) Low friction arthroplasty of the hip. Theory and practice. Springer, Berlin Heidelberg New York
6. Ling (1981) SICOT-Kongress 1981, Rio de Janeiro
7. Lord G, Marotte JH, Blanchard JP, Guillamon JL, Bancel P (1980) Valeur de l'assise horizontale et de l'appui diaphysaire dans la répartition des contraintes du fémur prothésé. Rev Chir Orthop 66:141–156
8. Sarmiento A (1981) SICOT-Kongress 1981, Rio de Janeiro
9. Weber BG, Stühmer G (1979) Improvements in total hip prosthesis implantation technique. Arch Orthop Trauma Surg 93:185–189
10. Willert HG, Semlitsch M (1975) Kapselreaktionen auf Kunststoff-und Metall-Abrieb bei Gelenksendoprothesen. Techn Rundschau 2:1
11. Wright TM, Burstein AH, Robinson RP (1982) Fatigue crack propagation in Polymethylmethacrylate. Transactions, 28th Annual ORS, New Orleans, 1982

Spongiosierungsvorgänge im femoralen Knochenlager konventionell implantierter Hüftendoprothesen*

W. Küsswetter, E. Gabriel, T. Stuhler und L. Töpfer

Zahlreiche klinische und experimentelle Untersuchungen haben sich im Verlauf der letzten Jahre mit dem Problem der aseptischen Lockerung konventionell implantierter Hüftendoprothesen beschäftigt.

Jäger et al. führten 1974 experimentelle Torsionslockerungen an Endoprothesenpfannen durch, die nach verschiedenen Techniken mit Methylmethakrylat implantiert waren. Ebenfalls zum Problem der aseptischen Lockerung unter dem Aspekt des altersabhängigen Knochenumbaus untersuchten Münzenberg u. Dennert 1975 die histomorphologischen Veränderungen des Implantatlagers. Rütt wies 1977 auf die Umbauvorgänge des Knochens bei der aseptischen Lockerung hin. Willert u. Puls führten 1972 an autoptischem und bioptischem Material histomorphologische Untersuchungen im Grenzschichtbereich der femoralen und acetabularen Implantatlager durch und konnten eine Spongiosierung der Knochenkompakta nachweisen. Diese Beobachtungen wurden durch Mach (1982) an Röntgenverlaufsserien zementierter und nichtzementierter Siwash-Endoprothesen bestätigt. Quantifizierende histologische Untersuchungen zu diesem Phänomen fehlten jedoch bisher.

Material und Methode

Wir untersuchten insgesamt 12 autoptische Femora von Patienten, die bis zum Tode klaglos eine Hüftendoprothese getragen hatten. In allen Fällen handelte es sich um konventionell mit Methylmethakrylat implantierte Metallprothesenstiele vom Typ Charnley-Müller. Sämtliche Präparate wiesen bei manueller Prüfung festsitzende Endoprothesenimplantate auf.

7 Präparate wurden einer mikroradiographischen Bildanalyse zugeführt. Die durchschnittliche Prothesenlaufzeit lag bei diesem Untersuchungsgut zwischen 2 und 7 Jahren, und betrug im Durchschnitt 4,5 Jahre. Das Durchschnittsalter der Patienten lag bei 71 Jahren. Die Todesursache stand in keinem Zusammenhang mit der Endoprothesenversorgung; eine länger andauernde Bettlägerigkeit war anamnestisch dem Tode nicht vorausgegangen.

Die 7 Präparate mit implantiertem femoralem Prothesenstiel wurden in 3 Ebenen mit einer Spezialsäge quer durchtrennt (Abb. 1). Dabei lagen die Schnittebenen in Höhe des Prothesenkragens, der Prothesenmitte und der Prothesenspitze. Nach Einbettung in Kunstharz wurden Knochenquerschnitte mit einer Schnittdicke von 120/160 μm hergestellt.

Von den nach dieser Technik angefertigten Knochenquerschnitten wurden Mikroradiogramme angefertigt. Die Auswertung der Mikroradiogramme erfolgte mit einem Bildanalysator Typ Quantimet. Dabei wurden im Kortikalisbereich jeweils medial, lateral, ventral und dorsal die Flächenanteile der Knochenkompakta und die der Hohlräume im Knochen erfaßt. Der Quotient aus beiden Werten, der als Maß für die Strukturauflockerung im kortikalen Bereich

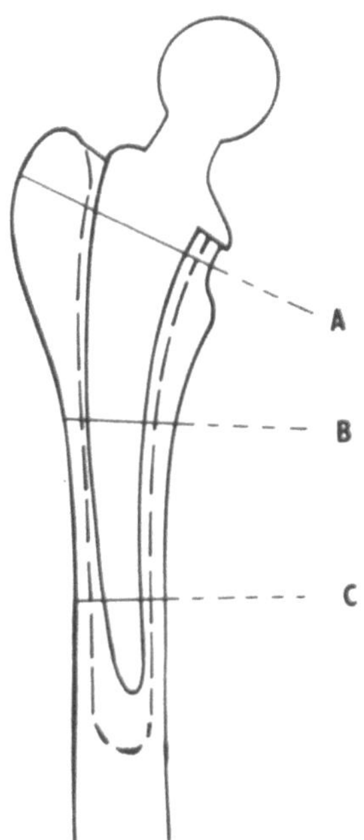

Abb. 1. Lage der Schnittebenen auf Höhe des Prothesenkragens (*A*), der Prothesenmitte (*B*), und der Prothesenspitze (*C*)

* Wir danken Herrn Ing. (grad) T. Oesman und Herrn W. Volk für die Mitarbeit bei der Herstellung unserer Präparate

angesehen werden kann, nimmt mit zunehmendem Knochensubstanzverlust, also mit zunehmender Porosierung, ab.

Nach der gleichen Technik wurden zum Vergleich Knochenquerschnitte des Femurs eines 75jährigen Spenders angefertigt, bei dem keine Implantation erfolgt war. Auch hier wurde die Bestimmung der Knochenporosität in analoger Weise durchgeführt. Die erhaltenen Ergebnisse wurden planimetrisch kontrolliert.

In Ergänzung zu diesen Untersuchungen führten wir bei 5 mit Schaftprothesen versorgten, autoptischen Femora der gleichen Spenderaltersgruppe Serienquerschnitte des Femurschaftes durch. Dabei wurden sowohl im Implantatbereich als auch distal davon Knochenquerschnitte angefertigt. Die Prothesenlaufzeit lag bei diesen Präparaten zwischen 1 Monat und 10 Jahren.

Ergebnisse

Mikroradiogramme

Die Mikroradiogramme der implantattragenden Knochenquerschnitte wiesen eine erheblich Porosierung der kortikalen Knochenstruktur auf. Sie war gegenüber den implantatfreien Vergleichsquerschnitten bereits makroskopisch zu erkennen und in allen Höhen nachweisbar (Abb. 2). Die bildanalytischen und planimetrischen Ergebnisse bestätigten diese Beobachtungen. Während sich bei den implantattragenden Knochen im Verhältnis Knochen-Porenanteil

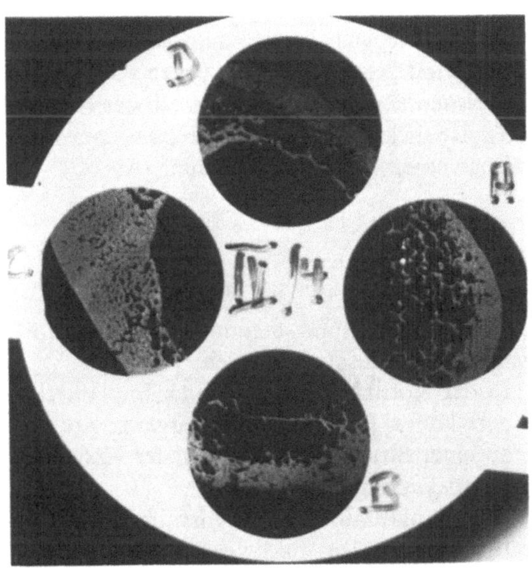

Abb. 2. Mikroradiogramm. Querschnitt Prothesenmitte. 73 Jahre, 5jährige Laufzeit. Deutliche Porosierung der Femurkortikalis in sämtlichen Wandabschnitten

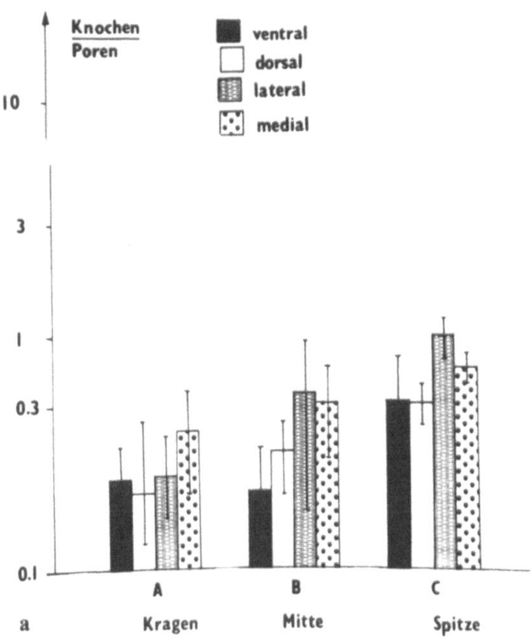

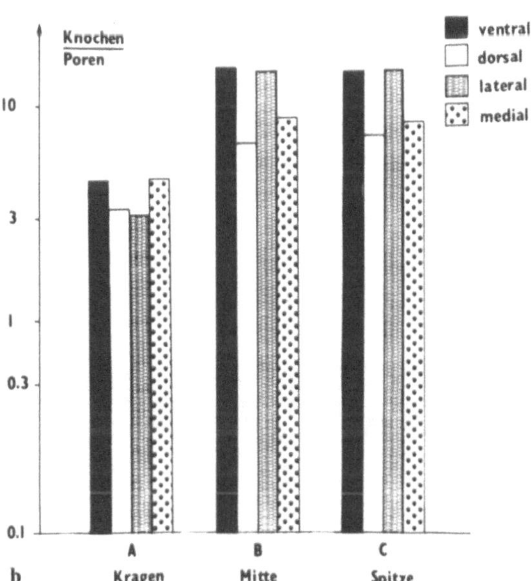

Abb. 3a, b. Quantitative Auswertung des Knochen-Poren-Anteils, logarithmische Darstellung. **a** mit Implantat (n = 7); ohne Implantat (n = 1)

durchschnittliche Werte zwischen 0,21 und 0,76 ergaben, wurden bei den implantatfreien Knochenquerschnitten durchschnittliche Werte zwischen 3,2–17,4 ermittelt. Wie schon vom makroskopischen Aspekt der Radiogramme zu erwarten, lag somit die Porosität bei den implantattragenden Knochenquerschnitten wesentlich über denen der implantatfreien Knochenquerschnitte.

Die strukturelle Auflockerung der Kortikalis zeigte an den implantattragenden Knochenquerschnitten gewisse Regelmäßigkeiten: Während die Auflockerung am unteren und mittleren Prothesenabschnitt an der lateralen Femurwand am geringsten war, fand sich im Bereich des Calcar femoris medial die geringste Porosität. Dagegen war die Kortikalisporosierung der dorsalen und ventralen Femurwand in allen Abschnitten annähernd gleich (Abb. 3a).

Bei den implantatfreien Schnitten zeigte sich ebenfalls die geringere Strukturauflockerung in den Schaftübergangsbereichen an der lateralen Femurwand, während auf Höhe des Prothesenkragens die mediale Femurwand die geringste Porosität aufwies (Abb. 3b).

Sowohl bei den implantattragenden, als auch bei den implantatfreien Knochenquerschnitten nahm die Porosität von proximal nach distal ab.

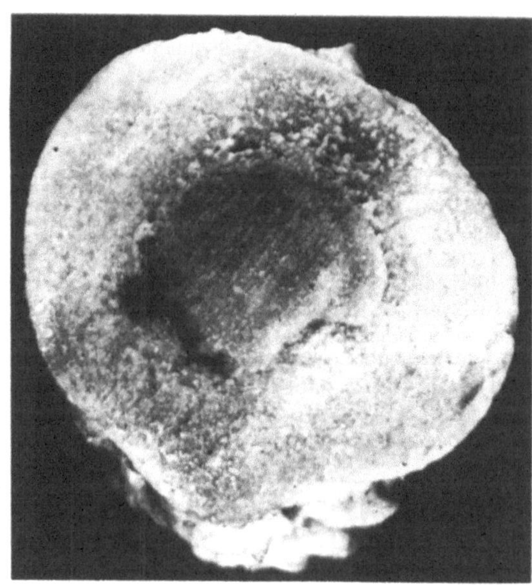

Abb. 5. Querschnitt unterhalb der Prothesenspitze im Bereich der Zementplombe. 85 Jahre, 4wöchige Laufzeit. Die Zementplombe hat engen Anschluß an den kortikalen Knochen. Im Vergleich zu Abb. 4 kaum Porosierung

Serienquerschnitte

Unsere Serienquerschnitte, die wir bisher noch nicht quantitativ auswerten konnten, zeigten vom makroskopischen Aspekt her noch starke Porosierung im Bereich des Zementzapfens unterhalb der Prothese. 2 cm unterhalb der Prothesenspitze ist noch eine weitere Verdünnung der Kortikalis zu beobachten (Abb. 4), während wir 8 cm distal der Prothesenspitze wieder eine Zunahme der Kortikalisdicke und -dichte beobachten konnten.

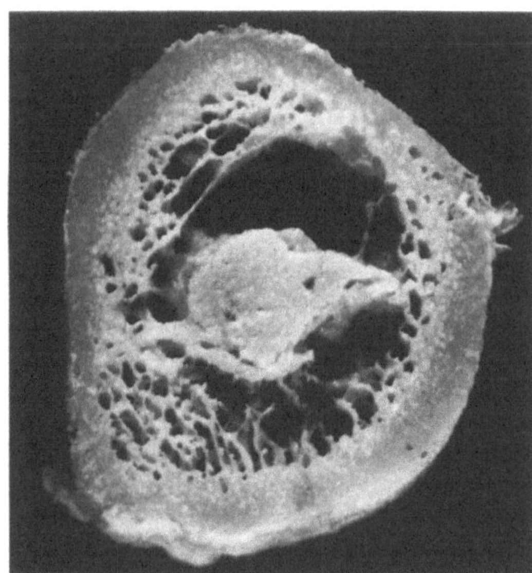

Abb. 4. Knochenquerschnitt unterhalb der Prothesenspitze. 71 Jahre, 6jährige Laufzeit. Erhebliche Porosierung der Femurcorticalis. Große Hohlräume, besonders in der Umgebung der Zementplombe

Im Falle eines 85jährigen Patienten, bei dem es 4 Wochen nach Prothesenimplantation zum Embolietod gekommen war, zeigen die makroskopischen Serienschnitte unterhalb der Prothesenspitze dicke und dichte Kortikalis, ohne Anzeichen einer Strukturauflockerung (Abb. 5).

Diskussion

Unsere Untersuchungsbefunde lassen sich folgendermaßen zusammenfassen:

1. In der Kortikalis des femoralen Implantatlagers laufen Knochenumbauvorgänge ab, die zu einer Strukturauflockerung der Knochenkompakta führen.
2. Die Strukturauflockerung ist im gesamten Implantatbereich nachweisbar und nimmt mit zunehmender Laufzeit zu.
3. Die Knochendichte nimmt distal des Implantat-Zement-Verbundes wieder zu.

Unsere Untersuchungen bestätigen die bisherigen histologischen und röntgenologischen Beobachtungen, daß im Grenzschichtbereich implantierter Femurschaftprothesen Knochenumbauvorgänge im Sinne der Spongiosierung ablaufen. Sie betreffen im femoralen Bereich den gesamten kortikalen Querschnitt in unterschiedlicher Verteilung. Unsere Befunde ähneln den von Gördes et al. (1974) im Bereich von Osteosyntheseplatten nachgewiesenen morphologischen Veränderungen. Im Vergleich zu den implantattragenden Femurquerschnitten konnten wir am altersgleichen implantatfreien Knochen eine durchschnittlich um das 20fache höhere Knochendichte ermitteln. Eine zunehmende Schwächung des Implantatlagers mit zunehmender Laufzeit wird durch diese Spongiosierungsvorgäng im Implantatlager erklärbar. Die Spongiosierung, die wir als Folge der unterschiedlichen Elastizität des Implantat-Zement-Verbundes einerseits, und des Knochens andererseits deuten, muß als ein Faktor für die langfristige, aseptische Lockerung der Hüftalloarthroplastik in Betracht gezogen werden. Die beobachtete Strukturauflockerung des Implantatlagers und die damit verbundene Minderung seiner mechanischen Qualität verschlechtern zwangsläufig die Verankerung der Prothese. Ein Mechanismus, bei dem eine stärkere Druckbelastung der Prothese über Mikrofrakturen im geschwächten Implantatlager zur Auslockerung der Prothese führt, erscheint nach den vorliegenden Befunden vorprogrammiert. Das Phänomen der mit zunehmender Laufzeit ansteigenden aseptischen Prothesenlockerungsrate kann dadurch erklärt werden.

Zusammenfassung

12 autoptische Femora mit implantierten Femurendoprothesen wurden untersucht. Querschnitte wurden angefertigt und die Porosität der Kortikalis bestimmt.

1. In der Kortikalis des femoralen Implantatlagers laufen Knochenumbauvorgänge ab, die zu einer Strukturauflockerung der Knochenkompakta führen.
2. Die Strukturauflockerung ist im gesamten Implantatbereich nachweisbar und nimmt mit zunehmender Laufzeit zu.
3. Die Knochendichte nimmt distal des Implantat-Zement-Verbundes wieder zu.

Literatur

Gördes W, Kossyk W, Bödefeld P (1975) Versuche zur Kalksalzbestimmung an der osteotomierten und stabilisierten Tibia des Kaninchens. Arch Orthop Unfallchir 81:125

Jäger M, Ungethüm M (1976) Korrelation klinischer und technischer Aspekte zur Frage der Endoprothesenlockerung. Orthop Praxis 12:578

Jäger M, Küsswetter W, Rütt J, Ungethüm M, Burkhardt R (1974) Experimentelle Torsionslockerung technisch verschieden implantierter Hüftendoprothesenpfannen. Z Orthop 112:34

Mach J (1982) Zum Problem der Spongiosierung nach Hüftarthrodesen und Hüftgelenksendoprothesenplastiken nach Siwash. Beitr Orthop Traumatol 29:240

Münzenberg KJ, Dennert R (1975) Pfannenlockerung bei Hüftgelenkstotalendoprothese infolge altersabhängigem Knochensubstanzverlust. Z Orthop 113:947

Willert HD, Puls P (1972) Die Reaktion des Knochens auf Knochenzement bei der Alloarthroplastik der Hüfte. Arch Orthop Unfallchir 73:33

Die kausale Histogenese (Pauwels, Kummer) und angrenzende biomechanische Erkenntnisse als Grundlage der zementlosen Verankerung von Hüftendoprothesen

A. Engelhardt

Der sinnvolle strukturelle Aufbau eines Organs wird durch funktionelle Anpassung erreicht. Ein Ersatz defekter Skelettbereiche muß sich in das vorgegebene Schema einpassen. Hierdurch lassen sich störende Effekte vermeiden und möglicherweise, da es sich um ein an das Implantat angrenzend lebendes, also reagierendes Gewebe handelt, entsprechende Reize erhalten. Diese sind als Steuersignale, insbesondere für die Zelle und ihre abhängigen Funktionen notwendig weil über rückgekoppelte Stoffwechselvorgänge die aufgabengerechte Entstehung und Erhaltung der Organe gewährleistet wird. Als Programm dient der genetische Code. Der funktionelle Reiz der statischen und dynamischen Belastung ist quasi als Triggerimpuls anzusehen. Je nach Qualität setzt er direkt oder indirekt Vorgänge in Aktion, die im Rahmen der genetischen Determination die Anpassung an die Beanspruchung vornehmen.

Die Einpassung eines Ersatzstückes in dieses System setzt zunächst zur Vermeidung weiterer Störparameter eine dauerhafte feste, formschlüssige oder besser stoffschlüssige Verankerung voraus. Hierzu sind 3 Schritte erforderlich:

1. die Reparatur des gesetzten Defektes,
2. die Erhaltung der Verankerung,
3. Aufbau und Verbleib eines angrenzenden Gewebes, das in der Lage ist, die über das Implantat eingeleiteten Kräfte aufzunehmen und als Impuls weiterzuleiten.

Schon vor über 100 Jahren (v. Meyer 1867, 1882; Culmann 1866; Wolff 1892; Roux 1895) wurden die Grundlagen gelegt, auf denen Pauwels (1954) und Kummer (1978) mit Korrekturen ihre kausale Histogenese aufbauten, die wiederum ihre Bestätigung, besonders durch die Ergebnisse der konservativen und operativen Frakturtherapie, erhielt. Neuere Befunde können diese These ergänzen und erweitern, soweit es sich um die Frakturlehre handelt und Impulse für die Verbesserung von Implantaten geben.

Der Unterschied bei der Behandlung des Implantat-Knochen-Verbundes liegt darin, daß die vereinfachte Darstellung der Knochenentwicklung über hydrostatischen Druck,

1. entstanden durch äußere Kräfte, die auf ein mesenchymales Gewebe wirken und/oder
2. „durch innere Kräfte, wenn eine Volumenzunahme des Gewebes, die durch Substanzvermehrung oder Quellung bedingt sein kann, gegen allseitigen Widerstand erfolgt“, unvollständig ist (Pauwels 1954).

Hierzu wäre erforderlich, daß in einem abgeschlossenen Raum ein Medium vorliegt, das die physikalischen Grundgesetzmäßigkeiten einer reinen Flüssigkeit erfüllt. Zusätzlich wäre zu fordern, daß der Periostschlauch unverletzt sein müßte, weil die angenommene Flüssigkeit sonst in die kommunizierenden Bereiche der angrenzenden Gewebe gedrückt werden kann.

Letztendlich hätte die Zelle eine Kugelform anzunehmen, was zwar beim Blasenknorpel und bei den Kernen mesenchymaler Zellen denkbar bzw. möglich ist, aber nicht für alle Entwicklungsstufen in dieser vereinfachten Form angenommen werden kann.

Die Theorie der Gestaltsverzerrung, die nach Pauwels zur Bildung von Bindegewebe führt, weil die „Dehnung“ ein mechanischer Reiz ist, auf den die Zelle und v. a. die sie umgebende Interzellularsubstanz mit der Bildung von kollagenen Fibrillen reagieren muß, ist ein weiteres Indiz dafür, daß die Hypothese so unvollständig ist.

Hinzu kommt, daß Perren (1972) et al. zeigten, daß sie bei gut kontaktierenden, vorgespannten Osteosynthesen den allgemein angenommenen Ablauf von Zwischenstufen präossärer Zellen nicht fanden. Knese (1979) beschreibt die Bildung von präkollagenen Vorstufen in Mesenchymzellen; Becker u. Murray (1979), nach Fung (1972), daß ein elektrisches Feld (Piezoelektrizität) für die Aktivierung von Protein synthetisierenden Organellen in osteogenetischen Zellen verantwortlich sei.

Ferner wird über weitere wichtige Möglichkeiten der Entstehung bioelektrischer Signale (Bassett 1972 in: Bourne) berichtet, so z. B.

1. durch strömungselektrische Potentiale,
2. auf der Basis der interzellulären Elektrolytflüssigkeit und
3. durch piezoelektrische (bzw. ferromagnetische) Potentiale.

Betrachtet man noch die Ergebnisse von Reparationsvorgängen nach Frakturen bei Hühnerembryonen, dann ergibt sich folgendes Bild: Stunden nach der Fraktur wandern in das Verletzungsexsudat präossäre, mesenchymale Zellen ein, die sich nach spannungsoptisch darstellbaren Feldlinien orientieren. Bei abgeknickten Knochenfragmenten liegt dann die größte Zelldichte im Bereich der kürzesten Entfernung der Fragmente. Die Zellen sind in Richtung der Feldlinien ausgerichtet.

Es liegt der Schluß nahe, daß bioelektrische Potentiale Moleküle des Verletzungsexsudats ausrichten und damit die erste Gewebsorientierung bestimmen. Das Signal kann durch mechanische Spannungen im Knochen, infolge Muskelkontrakturen, Verletzungspotentiale oder/und chemische bzw. physikochemische Vorgänge entstehen (Becker et al. 1963). Ergänzend sei darauf hingewiesen, daß an biegebeanspruchten Osteonen auf der konvexen Seite ein positives, auf der konkaven Seite ein negatives Potential entsteht. Dieses führt zu Ab- bzw. Anbaureaktionen. Sie werden abgeschlossen, wenn infolge des Umbaus der Spannungs- und Achsenverlauf identisch ist.

Diese Erkenntnisse zeigen, daß Zelle, Faserstruktur und Interzellularsubstanz stärker zu beachten sind und daß insbesondere der fibrillären Struktur als kristalliner Substanz entsprechende Aufmerksamkeit zukommen muß. Es ist bekannt, daß das Kollagen und nicht der Apatit der Generator piezoelektrischer Signale in vivo sein kann.

Aus dem bisher Dargestellten läßt sich der Unterschied in der Betrachtungsweise eines Frakturspalts oder des Interface Implantat/biologisches Gewebe herleiten.

Es ist nicht zu erwarten, daß vom Implantat ohne weiteres ein physiologischer, bioelektrischer oder biochemischer Impuls ausgeht, so daß die Funktion der sog. „tight junctions", der nicht nur eine Verstärkung der mechanischen Verankerung der Zelle im Verbund, sondern auch die Weitergabe von Informationen zugeschrieben wird, an der Kontaktfläche mit dem Implantat endet, bzw. in umgekehrter Richtung unerfüllt bleibt.

Möglicherweise ist das Signalmuster im an das Implantat angrenzenden biologischen Gewebe inkomplett oder der Impuls unterschwellig. Die Folge könnte die Bildung unausgereiften Gewebes sein, langsamere Ausbildung von Strukturen und/oder ein Ungleichgewicht zwischen Synthese und Abbau.

Daraus ergeben sich Forderungen zur biologischen Implantatverankerung:

1. Der operativ gesetzte Defekt sollte so klein wie möglich gehalten werden, um Strukturunterbrechungen der Knochenarchitektur weitgehend zu vermeiden. Je geringer die Verletzung des Verbundbaus, um so kleiner die Störung eines möglichen Impulsmusters, aber auch um so kleiner sind die Abweichungen von den physiologischen mechanischen Spannungsverläufen.
2. Die Implantation hat optimal formschlüssig zu erfolgen, damit das Reparationsvolumen klein ist.
3. Das Implantat ist nicht nur den ebenen, sondern auch 3dimensionalen Abmessungen anzupassen, damit unphysiologische Belastungen, beispielsweise Relativbewegungen, auch im Mikrobereich auf ein minimales Maß herabgesetzt werden können.
4. Die angrenzenden Strukturen sollten durch die operativ bedingten physikalischen und chemischen Einflüsse nicht geschädigt werden (Temperatur, Monomere).
5. Das Implantat ist postoperativ kontrolliert unter steigende Belastung zu bringen, weil einmal fehlende Reize die Ausbildung eines lastaufnehmenden Implantatbettes verhindern, zum anderen situationsgebundene Überlastungen auftreten können. Damit wäre schon in der reparativen Phase ein kraftschlüssiger Verbund beeinträchtigt und die Grundlage zu Relativbewegungen und entsprechender Bindegewebsstimulierung gelegt.

Daß die Adaptation des Knochens an das Implantat im Sinne einer vollbelastungsfähigen Abstützung bis zu 1 Jahr erfordert, konnten wir bei einem mit Kortison behandelten Patienten im Bereich des Schenkelhalses feststellen, womit sich Vermutungen von Huggler u. Schreiber (1978) bestätigen. Dabei stellt allerdings die Set-

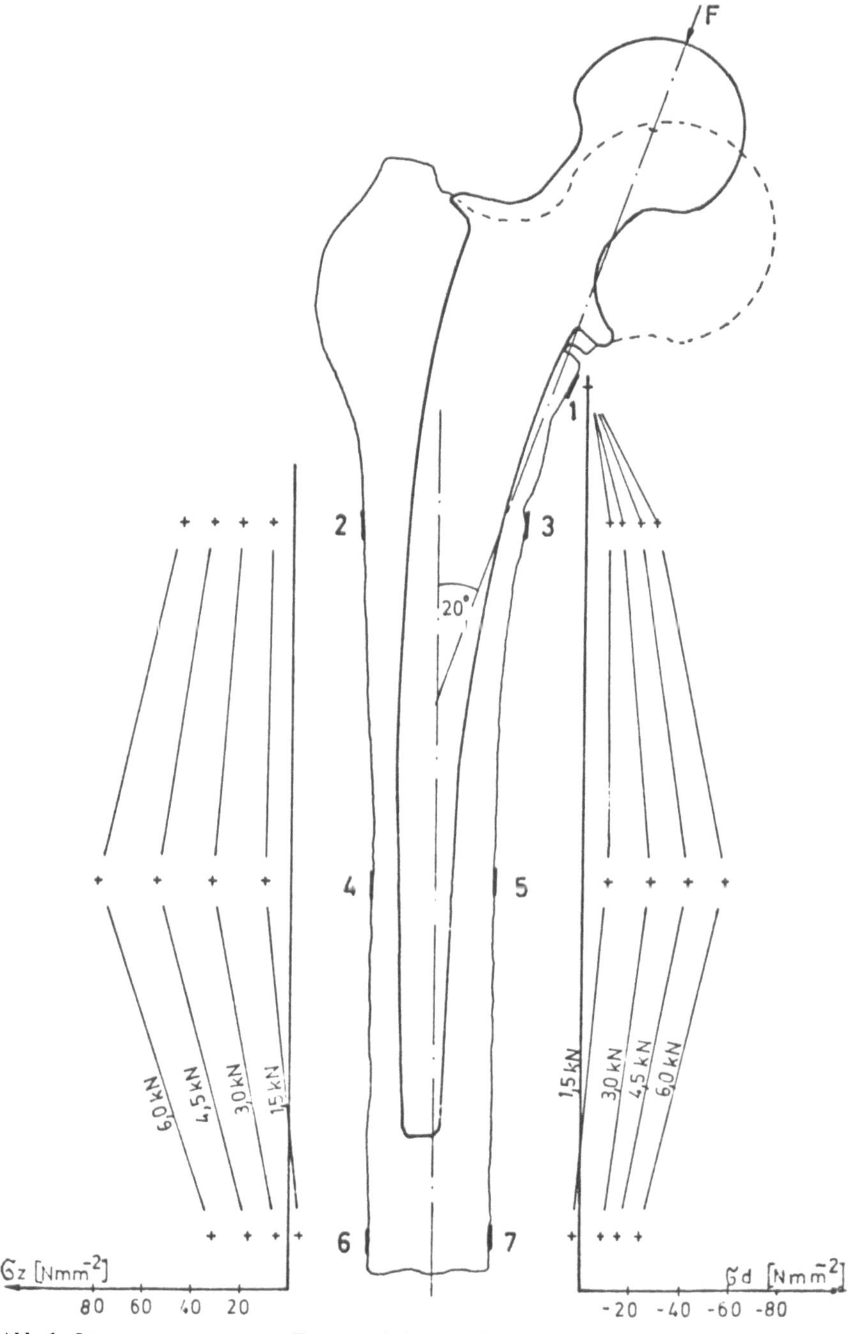

Abb. 1. Längsspannungen am Femur mit konventioneller Prothese. Messungen mit Dehn-Meß-Streifen unter verschiedenen Lasten (Umrißzeichnung und Röntgenbild)

zung einer Schnittebene senkrecht zum Osteonenverlauf die größtmögliche Strukturverletzung dar, während dies beim Einsetzen der Ankerschraube und der Pfanne weitgehend vermieden werden kann.

Ist die primäre feste Fixierung eines Implantats erreicht, garantiert sie bei den möglichen Umbauvorgängen des biologischen Gewebes eine dauerhafte, belastungsfähige Verankerung nicht. Ermüdungsfrakturen an intakten Knochen zeigen, daß unphysiologische Belastungen nach den Lehren der Biomechanik zu Resorptionsvorgängen und damit zu Lockerungen führen müssen.

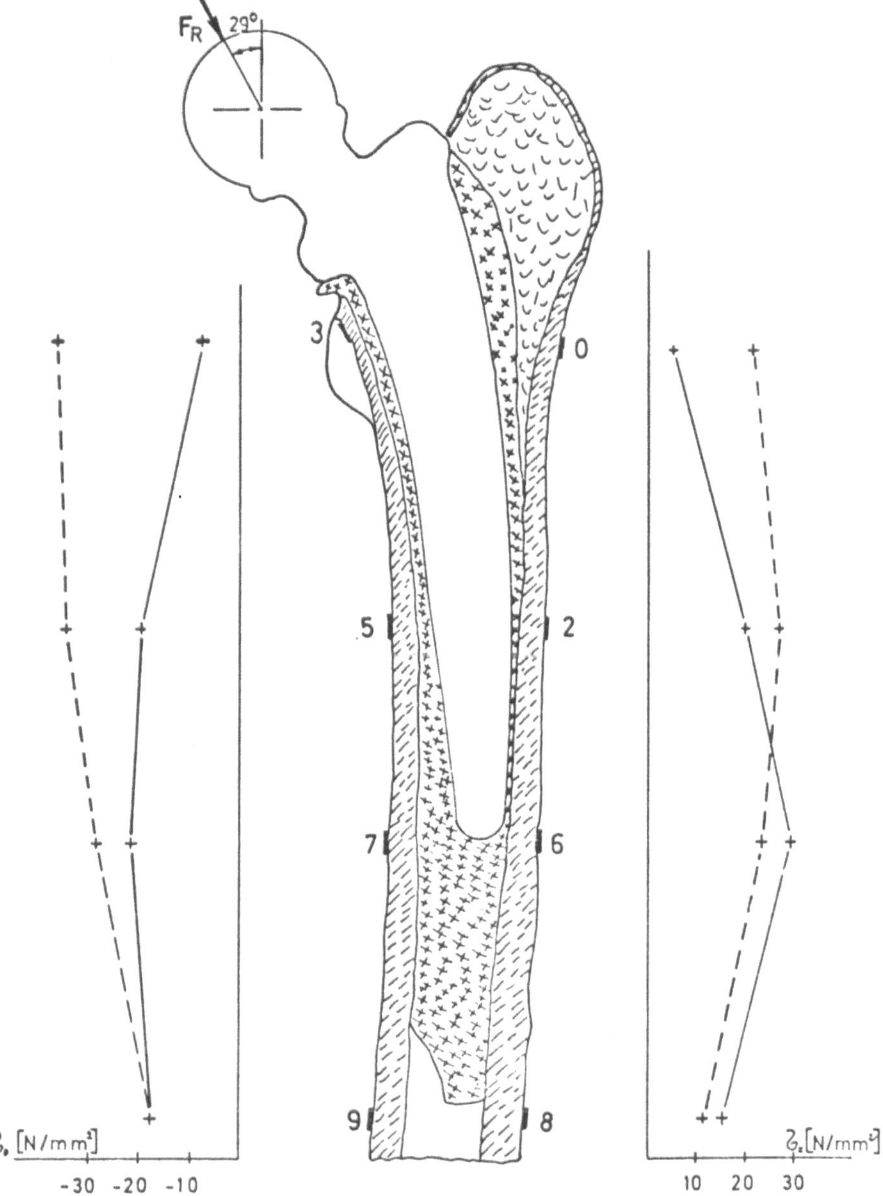

Abb. 2. Messung am Implantatfemur und kontralateralem Femur ohne Endoprothese (s. unterschiedliche Spannungshöhe). *Längsspannungen bei* F_R= 1,75 kN, — *mit Prothese,* --- *ohne Prothese*

Hierfür sind folgende Gründe anzuführen:

1. Knochen ist ein aktives Material, das sich in einem dauernden Umbau befindet. Hierbei ist die sog. Halbwertszeit der verschiedenen Materialien unterschiedlich. Eine einmal gewonnene belastungsstabile Fixierung kann nur erhalten bleiben, wenn die reparativen Vorgänge die Abbauleistung nicht unterschreiten und die Belastungen, wie die Materialdaten, sich äquivalent verhalten.
2. Der Knochen darf bei bleibender Belastung nicht durch Änderung des Kraftflußverlaufs zur Strukturänderung gezwungen werden, weil sonst die Bedingungen zu 1) nicht eingehalten werden können.

Untersuchungen hierzu ergeben folgendes Bild, wenn die heute gebräuchliche Implantatform zugrunde gelegt wird: Für die Ergebnisse wurden ebene und 3dimensionale Berechnun-

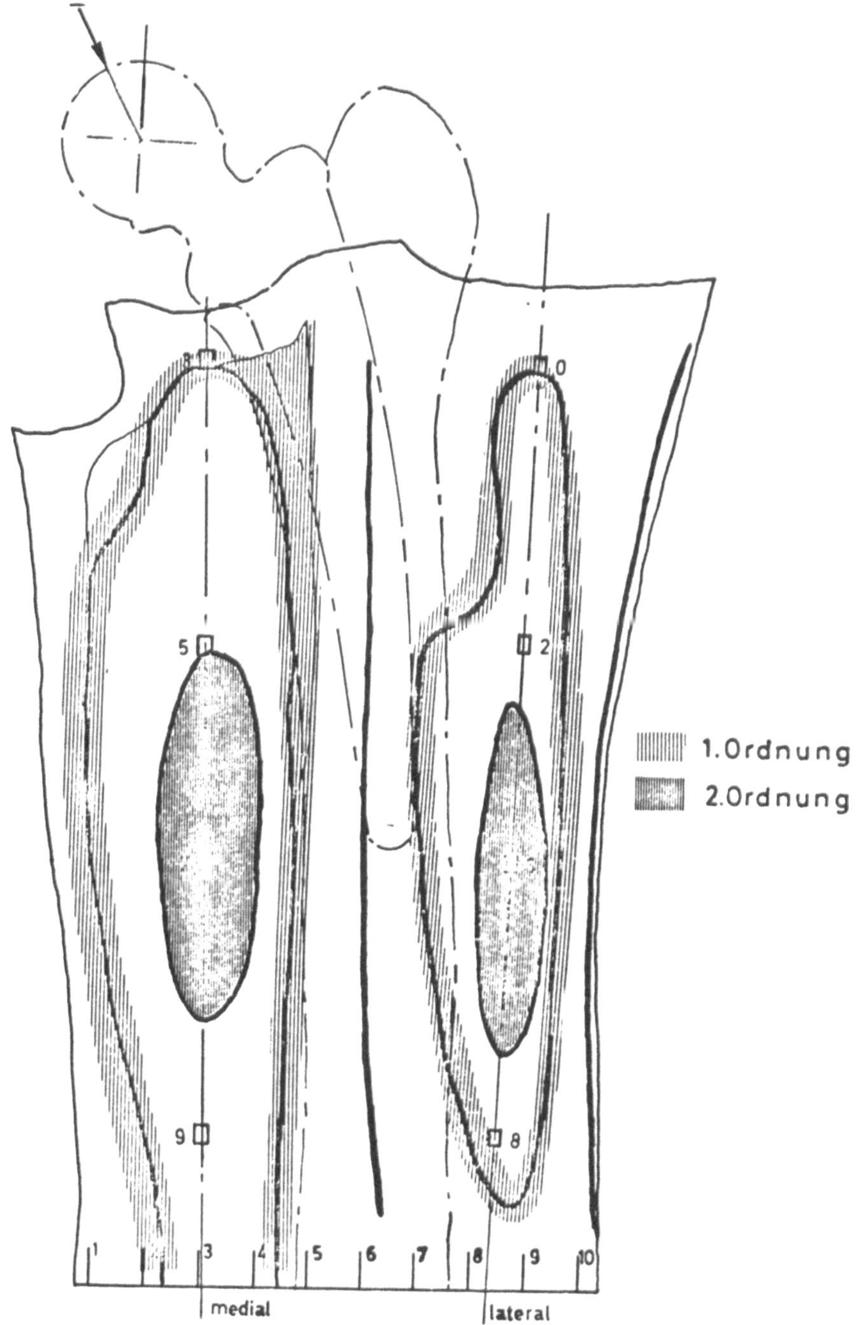

Abb. 3. Darstellung der Oberflächenspannungen am Femur mit Implantat (Kontrolle Implantatfemur s. Abb. 2)

gen sowie Versuche mit Dehn-Meß-Streifen und nach Beschichtung mit photoelastischen Folien zugrunde gelegt (Abb. 1–4). Sie wurden an Leichenknochen vorgenommen, in die zu Lebzeiten Implantate eingesetzt worden waren. Zu Referenzuntersuchungen wurde das kontralaterale Femur verwendet.

Es wurden folgende Ergebnisse erzielt:

1. Bei der Inspektion ergab sich, daß keines der Implantate auf der Resektionsebene auflag. Wir erklären dies mit der Überbestimmung des Systems. Das heißt, die großflächige Fixierung des starren Implantats im Schaftbereich führt zu einer Entlastung des Restkal-

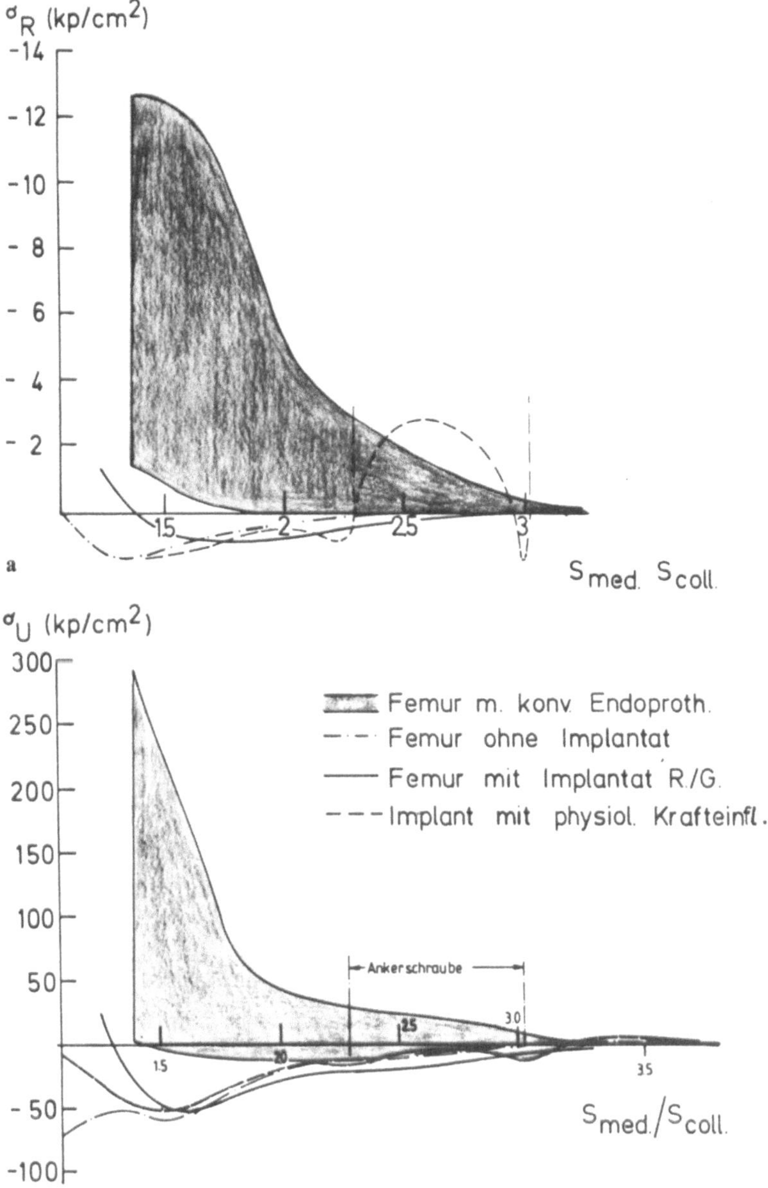

Abb. 4a, b. Teilergebnisse aus Berechnungen mit der finiten Elementmethode (Cosa Dornier). Die vergleichende Darstellung der Spannungsverläufe verschiedener Endoprothesentypen zeigt den unphysiologischen Spannungsverlauf konventioneller Implantattypen, die weitgehende Annäherung des R/G Implantats und die geringe Abweichung bzw. teilweise Übereinstimmung der Spannungsverläufe (s. 4a prox.) bei der Verwendung eines Implantats mit quasi physiologischer Krafteinleitung. **a** Radialspannungen in der medialen Kortikalisinnenwandung. **b** Umfangspannung in der medialen Kortikalisaußenwandung

kars. Nach einer operativ bedingten Resorption der defekten Zellen im Anschnittbereich an der Resektionsebene entsteht damit ein Spalt, der infolge fehlender physiologischer Beanspruchung nicht mehr aufgefüllt wird. Das Ergebnis ist eine Inaktivitätsosteoporose.

2. Die ebene Analyse ergibt, daß Kräftepaar auftritt, dessen eine Komponente das Implantat in die Diaphyse hineintreibt, während die zweite in einem mehr oder minder großen Winkel auf der Osteonenachse steht. Diese Kraft versucht das Implantat proximal nach medial zu drehen. Je nach Einspannung, also Fixierung, beispielsweise durch Zement, kommt bei Wechsellast durch den Gangablauf
   - der Implantatschaft unter Biegespannung, was zu Ermüdungsbrüchen führen kann.
   - Je nach Konfiguration des Implantatendes (Zementköcher oder Schaft) und seiner Anlagerung an den Knochen entstehen im Grenzbereich Spannungsspitzen, die entweder am „bone cement" zu Frakturen führen oder am Knochen zu Resorptionen.
   - Während der proximale Teil nach medial ausschwenkt, kann eine Verlagerung des

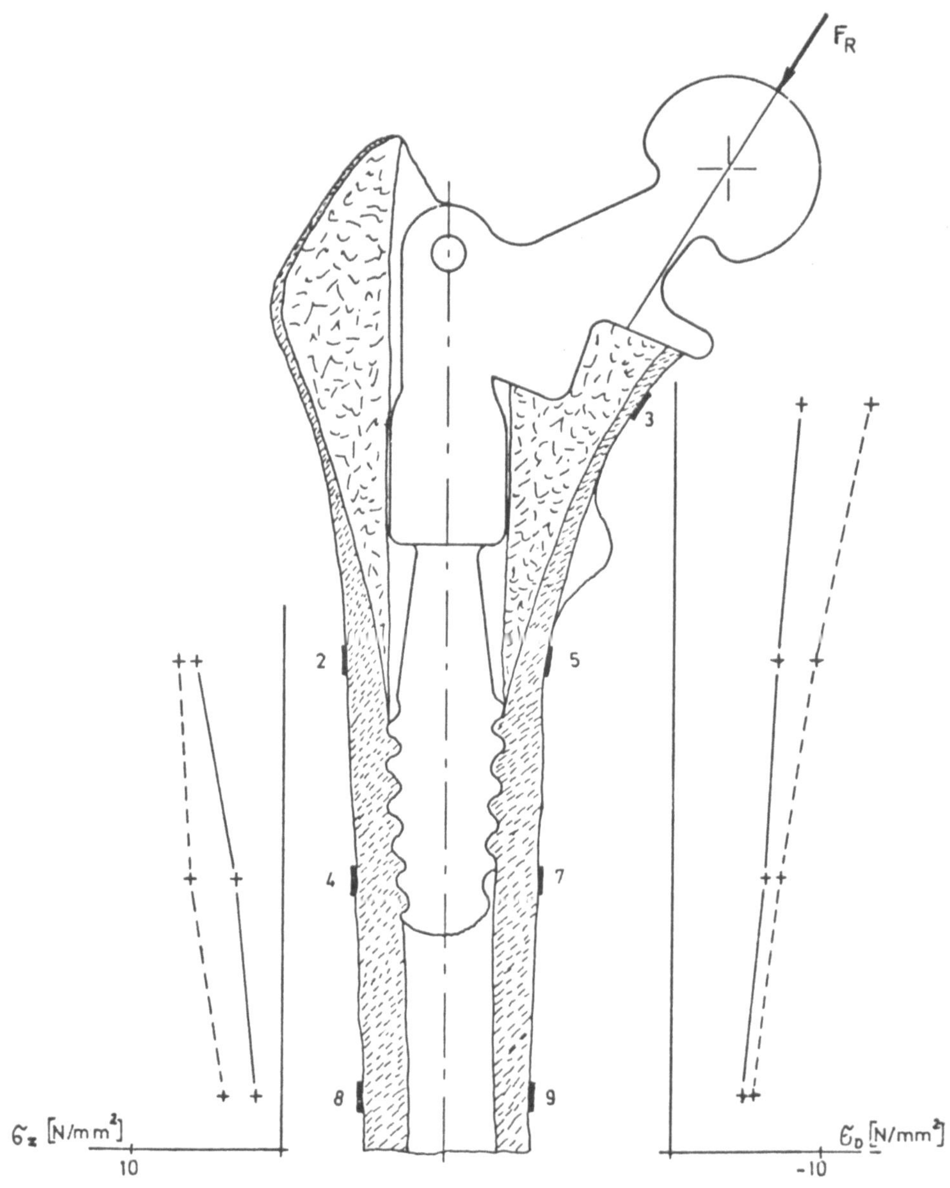

Abb. 5. Kontrolle der Berechnungen (finite Elementmethode) durch Versuche mit Dehnmeßstreifen. *Längsspannungen bei* F_R= 1,75 kN, *— mit Prothese, - - - ohne Prothese*

distalen Teils nach lateral erfolgen. Diese Positionsänderung kann dann, je nach Frequenz und Belastungshöhe, entweder zu Ermüdungsbrüchen des Knochens oder Ausbrechen der Implantatspitze führen.

- Weil aber durch die oben beschriebenen Vorgänge das Implantat in jedem Fall gelockert wird und das Gegenlager des Schenkelhalses atrophisch ist, treibt zumindest die axial wirkende Kraft das Implantat bis zur neuen Verkeilung in den konischen Markraum nach distal. Der beschriebene Vorgang kann sich, wenn die Beanspruchung nicht herabgesetzt wird, wiederholen.

Die 3dimensionale, mit der finiten Elementmethode hergestellte Berechnung bestätigt die beschriebenen Ergebnisse. Es zeigen sich erheblich Abweichungen vom normalen Kraftflußverlauf bei teilweiser Umkehr des Vorzeichens.

Faßt man die dargestellten Ergebnisse unter dem Gesichtspunkt der primären und sekundären Implantatverankerung zusammen, so kann folgendes gesagt werden:

1. Skelettelemente sind nach einem ihrer Funktion entsprechenden Prinzip aufgebaut. An-

und Abbauvorgänge ermöglichen im physiologischen Rahmen, geprägt durch den genetischen Kode, sowohl genotypisch als auch phänotypisch die Adaptation an die vorliegende mechanische Belastung. Damit wird diese zum übergeordneten Baumuster, das die jeweiligen biologischen Abläufe in Gang setzt und kontrolliert.

2. Die grundsätzlichen Aussagen von Wolff (1892), Roux (1895), Pauwels (1948, 1954), Kummer (1978) u.a. sind noch heute als Grundlage der Entwicklung und Erhaltung des knöchernen Gewebes und damit der biologischen Fixierung von Implantaten gültig. Ihre erweiterte Interpretation bezüglich der Signale bzw. der Steuerungsvorgänge dürfte als wenn auch unvollkommene Bestätigung des grundlegenden biomechanischen Konzepts gewertet werden. Unter der einschränkenden Bedingung, daß im Gegensatz zur Fraktur nach Implantation einer Endoprothese dem biologischen Gewebe ein abiologisches Material gegenübersteht, muß auch heute noch die kausale Histogenese Richtlinie für die primäre und sekundäre Endoprothesenverankerung sein.

Die logische Konsequenz ist, daß Konstruktion, Material und therapeutische Maßnahmen in Verbindung mit dem Implantat so ausgelegt sind, daß Steuer- und Regelvorgänge der kausalen Histogenese in Verbindung mit dem genetischen Kode zur funktionellen Anpassung nicht gestört werden. Ihr bestimmender Initialbereich liegt im Verlauf der Kräfte im Endoprothesen-Skelett-Verbund (s. Abb. 5). Die Berücksichtigung dieser Prämisse war Grundlage neuer Implantate mit physiologischer Krafteinleitung, die die Möglichkeit einer dauerhaften zementfreien Endoprothesenverankerung auch bei jungen Patienten ergab.

Literatur

Bassett AL (1966) Electromechanical factors regulating bone architecture. In: Fleisch H, Blackwood HJJ, Owen M (eds) Calcified tissues 1965, Proc. Eur. Symp. 3rd, 1965. Springer, Berlin Heidelberg New York, pp 78–89

Bassett AL (1968) Biologic significance of piezoelectricity. Calcif Tissue Res 1:252–272

Becker RO, Bassett CAL, Bachmann CH (1963) In: Bone biodynamics. Frost H (ed) Bioelectrical factors controlling bone structure. Little, Brown, Boston, pp 209–231

Becker RO, Murray DG (1980) The electrical control system regulating fracture healing in amphibiens. Clin Orthop & Rel Res 73, pp 169–198. In: Fung YC (1981) Biomechanics – mechanichal properties of living tissue, Springer, Berlin Heidelberg New York

Bourne H (1971/72/76) "The Biochemistry and Physiology of Bone", Bd 1–4, Academic Press, New York

Culmann K (1866/1873) Die graphische Statik, Bd 1, 1. Aufl (1866); 2. Aufl (1873). Zürich

Engelhardt A, Flemming M, Scholten R et al. (1972) Kraftflußberechnungen in Knochenstrukturen und Prothesen. Bundesminist. für Bildung und Wiss., Forschungsber.

Engelhardt A, Grell H, Scharbach H et al. (1977) Reasons for loosenings of hip endoprostheses and their consequences for new hip implant designs. S Afr Mech Eng 28:6

Fung YC (1981) "Biomechanics – Mechanical Properties of Living Tissue", Springer Berlin Heidelberg New York

Huggler AH, Schreiber A (1968) Die Alloarthroplastik des Hüftgelenkes mit Femurschaft- und Totalendoprothesen, 2. Aufl. Thieme, Stuttgart

Huggler AH, Schreiber A (1978) Alloarthroplastik des Hüftgelenkes, 2. überarb. und erweiterte Auflage. Georg Thieme Verlag Stuttgart

Knese KH (1979) Handbuch der mikroskopischen Anatomie des Menschen, Bd 2, Teil 5. Springer, Berlin Heidelberg New York

Kummer B (1978) Mechanische Beanspruchung und funktionelle Anpassung des Knochens. Verh Anat Ges 72

Meyer Hv (1867) Die Architektur der Spongiosa. – Reichert, Du Bois-Reymond's Arch 615

Meyer Hv (1882) Statik und Mechanik des menschlichen Knochengerüstes. Cotta, Stuttgart

Pauwels F (1948) Die Bedeutung der Bauprinzipien des Stütz- und Bewegungsapparates für die Beanspruchung der Röhrenknochen. Z Anat 129–166

Pauwels F (1954) Eine neue Theorie über die kausale Histogenese der Stützsubstanzen. Vortrag 52, Vers Anat Ges, Münster

Perren SM, Huggler A, Russenberger M et al (1969a) A method of measuring the change in compression applied to living cortical bone. Acta Orthop Scand [Suppl] 125:7

Perren SM, Huggler A, Russenberger et al. (1969b) A dynamic compression plate. Acta Orthop Scand [Suppl] 125:29

Perren SM, Ganz R, Rüter A (1972) Mechanical induction of bone resorption. 4th Int. Osteological Symp. Prag (contribution)

Rittmann WW, Perren SM (1974) Corticale Knochenheilung nach Osteosynthese und Infektion. Biomechanik und Biologie. Springer, Berlin Heidelberg New York

Roux W (1895) Der züchtende Kampf der Teile oder die „Teilauslese" im Organismus, zugleich eine Theorie der funktionellen Anpassung. Ges Abh Bd I und II, Leipzig

Wolff J (1892) Das Gesetz der Transformation der Knochen. Hirschwald, Berlin

Biokompatibilität und Endoprothesenwerkstoffe

H.-G. Willert und G.H. Buchhorn

Anforderungen an Implantatwerkstoffe

Körperbeständigkeit und Körperverträglichkeit sind aus *biologischer Sicht* die wichtigsten Voraussetzungen, die ein Werkstoff erfüllen muß, wenn er als Material für Implantate geeignet sein soll.

Körperbeständig ist ein Werkstoff im Idealfall dann, wenn auch der Einfluß des aggressiven Körpermilieus keine Änderung seiner chemischen und physikalischen Eigenschaften bewirkt.

Derart hohen Anforderungen können am ehesten Metalle im stabilen, passiven Zustand (durch gut haftende Oxidschichten) und Polymerwerkstoffe mit minimaler Flüssigkeitsaufnahme gerecht werden.

Körperverträglich ist ein Werkstoff im Idealfall, wenn weder das Material selbst, noch daraus evtl. freigesetzte Bestandteile (Abbau- oder Korrosionsprodukte, Abrieb- oder Verschleißprodukte, Zusätze anderer Stoffe usw.) das Gewebe des Implantatempfängers in irgendeiner Weise schädigen oder beeinträchtigen. Zumindest darf die Toleranzgrenze des Gewebes nicht überschritten werden. Es muß eine „friedliche Koexistenz" zwischen Implantat und Gewebe erreicht werden [4].

Außer der Körperverträglichkeit der Werkstoffe ist für eine reizlose Toleranz des Implantats durch das Gewebe des Implantatlagers *mechanische Ruhe* an den Kontaktflächen erforderlich.

Weitere unerläßliche Voraussetzungen für die Eignung als Endoprothesenwerkstoff sind hohe und dauerhafte *mechanische Festigkeit* und *Verschleißfestigkeit.*

Leider erfüllt von allen uns zur Verfügung stehenden Werkstoffen (und wohl auch von denen, die künftig noch entwickelt werden) kaum einer die genannten Anforderungen in idealer Weise. Wir müssen deshalb Zugeständnisse und Kompromisse machen und für die verschiedenen, speziellen Anwendungsgebiete jeweils das relativ am besten geeignete Material auswählen.

Testung von Implantatwerkstoffen

Die Eignungsprüfung eines neuentwickelten Implantatwerkstoffes beginnt mit der *Testung seiner physikalischen Eigenschaften,* indem er den in der Werkstofftechnik üblichen Prüfverfahren unterzogen wird (definierte Probekörper werden auf die Belastbarkeit unter Zug, Biegung, Kerbschlagbiegung, Torsion und Druck untersucht). Soll ein Material als Gleitelement in einer Gelenkendoprothese dienen, so müssen außerdem die tribologischen Eigenschaften (Reibung, Schmierung) geprüft werden.

Die Korrosionsbeständigkeit metallischer Werkstoffe kann durch *elektrochemische Untersuchungen* getestet werden. Diesen technischen Vorprüfungen folgt die Prüfung auf Körperverträglichkeit und Körperbeständigkeit in *biologischen Prüfungen.*

Für die Durchführung der biologischen und der stofflichen Prüfung von Implantatwerkstoffen und Implantaten für die orthopädische Chirurgie hat der Arbeitskreis Biomaterial der DGOT einen Vorschlag ausgearbeitet [40]. Danach sollen die Implantatwerkstoffe in einem stufenförmigen Ablauf getestet und die Ergebnisse jeweils im Vergleich zu bekannten Materialien ausgewertet werden: Hemmhof-, Zell- und Gewebekulturen (in vitro), die verschiedenen, dem späteren Implantationsort entsprechenden Gewebe des Tieres wie Subkutis, Muskulatur, Knochen, Gelenke (in vivo) und schließlich der Bestimmungsort des Implantats im Menschen (klinische Prüfung) sind das *Testmilieu.*

Stäube verschiedener Korngrößen, Bruchpartikel, Probekörper mit geometrisch einfacher Gestalt sowie Körper mit anwendungsbezogener Formgebung sind die verschiedenen *Testim-*

Die zementlose Fixation von Hüftendoprothesen. E. Morscher (Hrsg.)

plantate, die natürlich in sinnvoller Weise mit dem Testmilieu (z.B. nach Größe), aber auch mit *biomechanischen Einflüssen* (unbelastet, belastet) zu kombinieren sind. Es sollen Kurzzeit- und Langzeitversuche, diese aber auch an verschiedenen Tierspezies, durchgeführt werden. Am Ende des Tierversuchs sollen u.a. die Gewebe in Umgebung der Implantate makroskopisch und mikroskopisch untersucht, und die zellulären und geweblichen Bestandteile in örtlicher und zeitlicher Beziehung erfaßt werden.

Hier sind beispielsweise Granulozyten, Lymphozyten und Plasmazellen, Histiozyten, Fremdkörperriesenzellen, Bindegewebszellen, Fasern und Gefäße in ihrem zeitlichen Auftreten und ihrer Persistenz als Parameter für die Einheilung und Fremdkörperreaktion um die Testimplantate von Bedeutung.

Das Gewebe soll auch analytisch untersucht werden auf evtl. vom Implantat an das Gewebe abgegebene Bestandteile des Werkstoffes. Und schließlich soll auch der Werkstoff selbst nach Entnahme des Probeimplantats auf Oberflächenbeschaffenheit, stofflichen Aufbau sowie physikalischen und chemischen Zustand untersucht werden.

Mit der Implantation am Menschen sollte erst begonnen werden, wenn die Tierversuche abgeschlossen sind. Die dann beginnende *klinische Prüfung* soll in einer prospektiven Studie überwacht werden.

Dieses Testverfahren ist sehr aufwendig. Je genauer die einzelnen Untersuchungen durchgeführt werden, desto eher scheint es aber möglich, Gefahrenquellen rechtzeitig aufzudecken und spätere Fehlergebnisse und böse Überraschungen zu vermeiden. Im wesentlichen kommt jedoch sowohl den In-vitro- als auch tierexperimentellen In-vivo-Prüfungen nur die Bedeutung von Screeningtests zu, die mit äußerstem Vorbehalt auf die Gegebenheiten im menschlichen Körper übertragen werden können. Denn die Bedingungen und Beanspruchungen, denen das Implantat unter der Funktion im menschlichen Körper ausgesetzt ist, können weder in werkstofftechnischen noch in biologischen Tests annähernd anwendungsgetreu simuliert werden [42].

Die Entscheidung darüber, ob sich ein Werkstoff für ein bestimmtes Implantat eignet, fällt deshalb meist erst, wenn es sich als Kurzzeitimplantat (Platten, Schrauben, Nägel usw.) oder als Langzeitimplantat (z.B. Gelenkendoprothesen) über Jahre im menschlichen Körper bewährt hat. Dabei kommt sogar bei gleichem Werkstoff den unterschiedlichen Konstruktions-

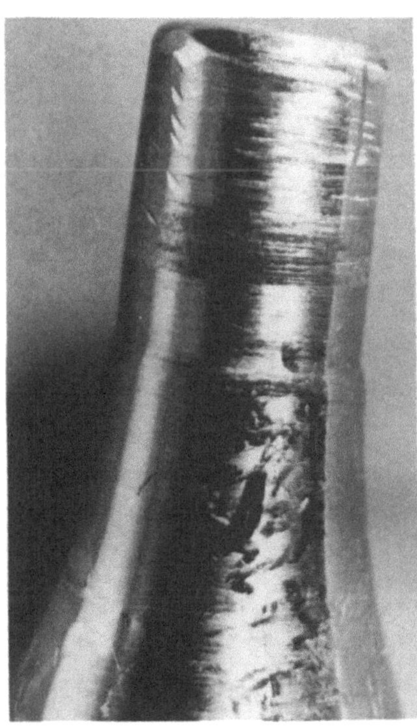

a

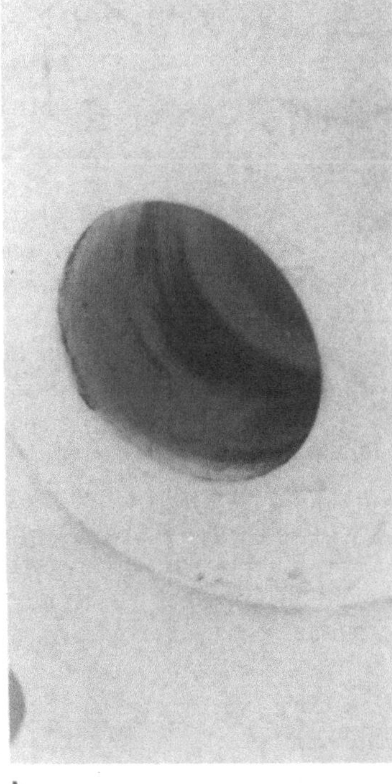

b

Abb. 1 a, b. Eine von der originalen Sulzer-Feldmühle-Entwicklung abweichende Auslegung der Konus-Steckverbindung ergab hier nur eine unzureichende Klemmung. Es kam zum Metallabtrag am Konus, deutlich zu erkennen an **a** den ausgeprägteren Riefen im Metall (neben den Bearbeitungsspuren und Verletzungen während der Reoperation), und **b** der entsprechenden Schwarzfärbung der Keramik 387/77

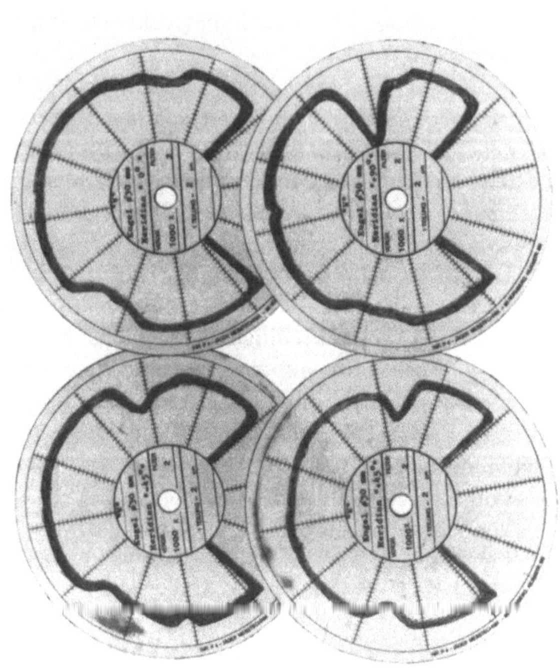

a

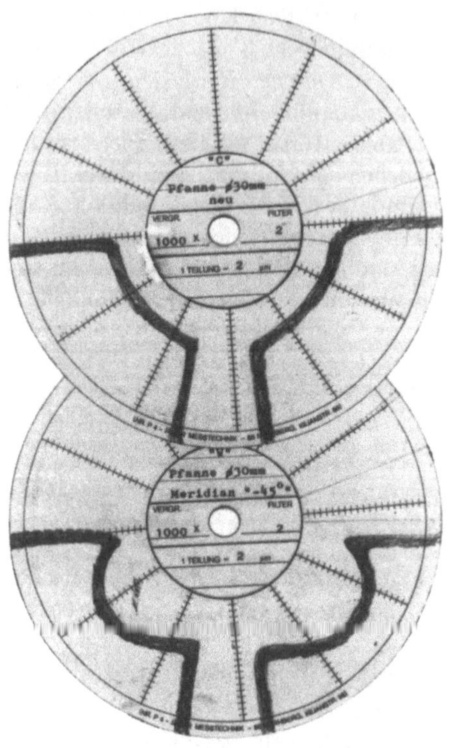

b

Abb. 2a, b. Fertigungstechnische Schwachstellen, wie z. B. Inkongruenzen, ungünstige Auslegung von Spiel und Korngröße, führen zu verstärktem Verschleiß von Keramik-Keramik-Paarungen. Die Abbildung zeigt Diagramme der Rundheitsprüfung einer Al_2O_3-Hüftkugel und der entsprechenden Al_2O_3-Hüftpfanne. **a** Hier sind die verschleißbedingten Abweichungen als tiefe Furchen auf der ganzen Kugelfläche erkenntlich; das Diagramm einer optimalen Kugel sollte bei dieser Messung eine Kreislinie darstellen. **b** Das Diagramm einer neuen Hüftpfanne (oben) erlaubt den Vergleich mit der verschlissenen Pfanne (unten). Als Ursache für den beobachteten Verschleiß dieses Gelenkes wird ein ungünstig kleines Spiel zwischen Kugel und Pfanne angenommen (Für diese Untersuchungen und die Überlassung der Resultate möchten wir an dieser Stelle herzlich Herrn Dipl.-Ing. J. Hinterberger, Labor für Biomechanik, Orthopädische Klinik München, danken.) 387/77

merkmalen der Implantate oft entscheidende Bedeutung zu!

Wir haben in der Vergangenheit wiederholt die Erfahrung machen müssen, daß Werkstoffe, die bei Vorprüfungen sehr gut abgeschnitten hatten und dann (z. T. mit viel Vorschußlorbeeren) in die klinische Erprobung gingen, als Endoprothesenteil im menschlichen Körper keineswegs den in sie gesetzten Erwartungen entsprachen.

Beispiele sind Teflon [7], Polyester [34] und neuerdings bestimmte Endoprothesenteile aus Al_2O_3-Keramik, evtl. auch in Kombination mit Metallschäften [10, 11, 12, 23–25, 29]. Die Versager gingen dabei natürlich nicht allein zu Lasten des Werkstoffes; auch bestimmte Konstruktionsmerkmale trugen dazu bei, daß der Werkstoff Bedingungen ausgesetzt wurde, denen er nicht gewachsen war (Abb. 1 und 2).

Implantatwerkstoffe für die zementfreie Implantation

Für die zementfrei zu verankernden Endoprothesenmodelle findet eine ganze Reihe von *Implantatmaterialien* Verwendung.
Es sind dies:
- metallische Werkstoffe: CoCrMo-Legierungen, CoNiCrMo-Legierungen, TiAlV-Legierungen und die Reinmetalle Ti, Ta, Nb
- Polymerkunststoffe: Polyäthylen, Polyacetal, Polytetrafluoräthylen und Silikonkautschuk
- Keramische Werkstoffe: Al_2O_3-Keramik und Glaskeramik
- Kohlenstoffe

Hinsichtlich der Biokompatibilität liegen in der Literatur zu allen, derzeit als Implantatmaterial gebräuchlichen Werkstoffen mehr oder weniger umfangreiche Untersuchungen vor.

Für einige Werkstoffe, so z. B. Stainless Steel AISI 316 L, CoCr-Basislegierungen und Ti-Legierungen sowie für Silikonkautschuk, Polyacetal und Polyäthylen, verfügen wir bereits auch über z. T. jahrelange klinische Erfahrungen als Kurz- und Langzeitimplantate für ganz unterschiedliche Zwecke, aber auch für Endoprothesen, die direkt ohne Zwischenschaltung von Knochenzement ins Gewebe eingepflanzt wurden.

Für andere Werkstoffe reichen für den speziellen Anwendungsbereich als zementfreie Implantate die Kenntnisse über ihre Bewährungsfähigkeit noch nicht aus, um ein endgültiges Urteil fällen zu können. Hier müssen wir deshalb auch noch auf Erfahrungen zurückgreifen, die aus dem Einsatz bei einzementierten Prothesen stammen.

An dieser Stelle soll nicht näher auf die materialspezifischen Details eingegangen werden, sondern es wird auf die Literatur verwiesen [3, 5, 8, 9, 17, 36, 38, 46–48]. Dabei sind z. B. die kürzlich erschienenen, von Williams herausgegebenen mehrbändigen Werke „CRC Series in Biocompatibility" besonders hervorzuheben, in dem Kenner der Materie jeweils eines ihrer Spezialgebiete abgehandelt haben.

Spezielle Probleme der Biokompatibilität von Werkstoffen für zementlos fixierte Endoprothesen

Wenn beim künstlichen Gelenkersatz eine Verankerung der Endoprothesen ohne Knochenzement angestrebt wird, so geschieht das, um die *Nebenwirkungen und Nachteile* des in situ auspolymerisierenden Polymethylmethakrylats zu vermeiden. Solche unerwünschte Effekte sind:

- die lokale Gewebstoxizität,
- die systemische Toxizität des Methylmethakrylatmonomers,
- die Gefahr einer Zerrüttung des Zementbettes infolge seiner geringen Festigkeit,
- die riesenzellige Fremdkörperreaktion des Implantatlagers auf Polymethylmethakrylat – sowohl als intaktes Implantat als auch in Form von Fragmenten und Partikeln, und
- mögliche Überempfindlichkeitsreaktionen.

Alle diese Effekte können evtl. eine Lockerung der Implantate begünstigen und dadurch den dauerhaften Erfolg eines künstlichen Gelenkersatzes in Frage stellen.

Mit dem Verzicht auf Knochenzement entfallen aber auch einige wesentliche *Vorteile* der Zementierung:

- Umhüllung der Endoprothesenverankerungsteile,
- Ausgleich von Inkongruenzen zwischen Implantat und Lager,
- Möglichkeit der Orientierung der Prothesenteile unabhängig von der Form des knöchernen Lagers, und
- sofortige stabile Fixation der Endoprothesenteile im Knochen durch Knochenzement.

Bei zementlos fixierten künstlichen Gelenken können *zwei Kontaktbereiche zwischen Implantatwerkstoff und Gewebe* unterschieden werden:

1. Der Kontaktbereich zwischen den *Gelenkteilen* und der umgebenden Gelenkkapsel
2. Der Kontaktbereich zwischen den *Verankerungsteilen* und dem Implantatlager

1. Kontakt zwischen Gelenkteilen und Kapsel

Im Gelenkbereich ist die Problematik bei zementfreier Implantation von Endoprothesen im Prinzip die gleiche wie bei der Verwendung von Knochenzement: In unmittelbarer Nachbarschaft der Gelenkflächen haben die *Implantatwerkstoffe* direkten Kontakt mit dem Kapselgewebe und werden auch von einer Gelenkflüssigkeit umspült, sofern diese von der Synovialisinnenschicht der Kapsel gebildet wird.

Aus den sich gegeneinander bewegenden Gelenkflächen lösen sich (durch Adhäsion, Abrasion, Ermüdung, Erosion oder Korrosion) kleine und kleinste *Partikel* der Endoprothesenwerkstoffe ab. Dieses Phänomen ist ein *Verschleißvorgang*, der aus der Technik beispielsweise in den Lagern von Maschinen wohl bekannt ist. Für die verschiedenen Endoprothesenwerkstoffe liegen über das Verschleißverhalten an den Gelenkflächen und die Auswirkungen auf das umgebende Gewebe umfangreiche Erfahrungen vor, die allerdings zum größten Teil an einzementierten Kunstgelenken gewonnen wurden: Die Verschleißpartikel gelangen in die Gelenkhöhle und werden von der Gelenkkapsel aufgenommen, wo sie eine Fremdkörperreaktion auslösen. Die Partikel können in den Lymphspalten des periartikulären Gewebes abtransportiert werden (Abb. 3). Solange die Men-

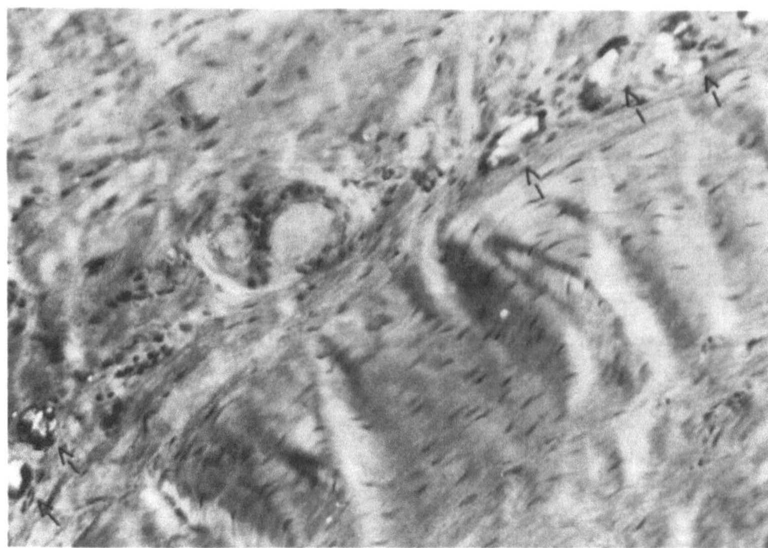

Abb. 3. Abtransport kleinster Abriebteilchen in periartikulären Lymphspalten (*Pfeile* zeigen hell aufleuchtende Polyäthylenpartikel), Kapselgewebe, polarisiertes Licht. Vergrößerung 145fach 14/71

ge der entstehenden Verschleißteilchen die Fähigkeit des Gewebes zum Abtransport nicht überfordert, kann sich ein Gleichgewichtszustand zwischen Materialverschleiß und Gewebereaktion einstellen, der offensichtlich über lange Zeit eine störungsfreie Funktion des Kunstgelenkes ermöglicht [39, 43].

An den *mit Knochenzementen verankerten Endoprothesen* beobachteten wir, daß der Gleichgewichtszustand gestört wird, wenn größere Mengen von Abriebprodukten anfallen, die eine so starke granulomatöse Fremdkörperreaktion im periartikulären Gewebe auslösen, daß Phagozytose und Abtransport dekompensieren. Dann werden auch Gewebe an anderen Stellen der Implantatumgebung in die Fremdkörperspeicherung mit einbezogen. Es sind dies besonders das retikuloendotheliale System im Knochenmark und das Bindegewebe der Knochen-Zement-Grenze. Hier entwickelt sich ebenfalls ein Fremdkörpergranulationsgewebe, das allerdings befähigt ist, den Knochen zu resorbieren und damit zu einer Lockerung des Implantatlagers Anlaß geben kann. Die Einbeziehung des knöchernen Implantatlagers in die granulomatöse Fremdkörperreaktion auf Verschleißprodukte haben wir für die Werkstoffe Teflon, Fluorosint, Polyester, Polyäthylen, Metallegierungen auf CoCr-Basis sowie für Silikonkautschuk und Polymethylmethakrylat nachgewiesen. Dabei variiert zwar die gewebliche Reaktion hinsichtlich Zellgehalt, Faserbildung, Granulomcharakter usw. je nach Art des gespeicherten Materials. Die größere Bedeutung für Art, Ausmaß und Intensität der Gewebereaktion kommt unseres Erachtens nach aber der Menge und Größe der Partikel, weniger der chemischen Zusammensetzung des Materials zu.

Hier gewinnt die Frage der Körperbeständigkeit und Körperverträglichkeit eine weitere Dimension: Diese als solides Implantat an sich sehr beständigen und verträglichen Werkstoffe entfalten in partikulierter Form eine Wirkung, die zum Versagen der Gelenkendoprothese führen kann.

Der Zusammenhang zwischen Materialverschleiß, Knochenresorption und Implantatlokkerung zeigt gleichzeitig auch, wie unsinnig die Vorstellung ist, man könne bei zu starkem Verschleiß die Gelenkteile der Endoprothesen einfach auswechseln. Wenn ein exzessiver Materialverschleiß röntgenologisch oder klinisch in Erscheinung tritt, weist der Knochen des Implantatlagers in der Regel auch schon so starke Resorptionserscheinungen auf, daß die Implantate, wenn das überhaupt noch möglich ist, vollkommen neu verankert werden müssen. Ein künstliches Gelenk versagt i. allg. nicht, weil die Bewegungsteile verschlissen sind, sondern weil das umgebende Gewebe überstrapaziert ist und sich die Verankerung lockert.

Da für die Gelenkflächen *zementfrei zu implantierender Endoprothesenteile* im wesentlichen die gleichen Werkstoffe verwendet werden wie für die herkömmlichen, zementierten

Kunstgelenke, dürfte hierbei dem Problem des Materialverschleißes immer noch die gleiche Bedeutung zukommen.

Der Verzicht auf Knochenzement schließt allerdings extreme Formen des Verschleißes aus, die durch die Schmirgelwirkung von Methylmethakrylat und Röntgenkontrastmittel erzeugt werden, wenn beispielsweise Zementteile bei der Implantation versehentlich zwischen den Gelenkflächen belassen wurden oder wenn bei zerrüttetem Zementimplantat die Akrylatpartikel aus dem Implantatlager in das Gelenkcavum und damit ebenfalls zwischen die Gelenkflächen gerieten.

Daß auch bei der *zementfreien Implantation* Verschleißpartikel von den Gelenkflächen bis in das knöcherne Implantatlager gelangen und hier Reaktionen mit Rückwirkung auf die Festigkeit der Verankerung auslösen, haben Plenk[1] et al. [20–22, 25] im Tierexperiment und an Humanimplantaten für *Stahl und* Al_2O_3*-Keramik* sowie für *Tantal* und *Polyäthylen* nachgewiesen: Bei der *Kombination Keramikimplantat-Stahlschraube* im Tierexperiment entstanden durch Lockerung der Implantate Abriebpartikel, die sich (4 Monate post implantationem) sowohl um die Schraube als auch in der breiten Bindegewebsschicht um die Keramikpfanne ansammelten. Die massive Speicherung von Abrieb verhinderte an diesen Stellen das Heranwachsen des Knochens an das Implantat, obwohl fluoreszenzmikroskopisch Knochenbildung nachweisbar ist [20]. Die Elektronenstrahlmikroanalyse ergab neben Aluminium Bestandteile von rostfreiem Stahl.

In der Umgebung von Al_2O_3*-Keramikfemurkappen* konnten Plenk et al. [20] bei massivem Abrieb (infolge Bruchs der Pfanne) ebenfalls die Einlagerung von Keramikpartikeln in das Bindegewebe zwischen Knochen und dem noch stabil sitzenden Keramikimplantat nachweisen.

Das gleiche fanden diese Autoren bei *Hüftgelenktotalendoprothesen* am Humanpatienten [25]. Anläßlich der Reoperation wegen eines gelockerten Schaftes konnte auch aus der Umgebung einer klinisch festsitzenden Al_2O_2-Keramikpfanne ein mehr oder weniger dickes Bindegewebshäutchen gewonnen werden, das die Rillenstruktur des Implantats nachformte und keramische Abriebteilchen enthielt. Knochengewebe war weit von den Rillen entfernt, dürfte aber durch Überwachsen des Pfannenrandes doch für Stabilität gesorgt haben. Auch hier also bei zementfreier Implantation Interferenz von Abriebmaterial mit der gewünschten Knochenneubildung.

Bei zementlosen *Tantalfemurendoprothesen* kam es im Tierexperiment am Tantalkopf zum massiven Abrieb (Plenk H Jr 1982, persönliche Mitteilung), der schon nach 6 Wochen eine Verfärbung der Kapsel (Metallose) bewirkte. Nach 7 Monaten behindert das den Abrieb speichernde Granulationsgewebe, v.a. am proximalen Ende der Endoprothese, das Heranwachsen von Knochen an das zementfrei fixierte Implantat. Schließlich fanden Plenk et al. [21] in Tierversuchen im Bindegewebe der Umgebung von Polyäthylenschraubpfannen (Typ Endler) massenhaft Polyäthylenabriebpartikel, so daß auch hier Fremdkörpergranulationsgewebe mit der Knochenneubildung an einem zementlosen Implantat interferierte.

Diese Untersuchungsergebnisse von Plenk et al. zeigen, daß bei exzessivem Materialverschleiß im Prinzip gleiche Vorgänge bei Implantaten in Abwesenheit von Knochenzement auftreten können, wie wir sie für die Knochen-Zement-Grenze beschrieben haben.

Welche Bedeutung der Anfall von Verschleißrodukten an den Gelenkflächen von Endoprothesen für die zementfreie Verankerung im Knochen auf lange Sicht erhält, wird erst die Zukunft erweisen. Es soll aber an dieser Stelle schon darauf hingewiesen werden, daß unbedingt versucht werden muß, bei eventuellen Reoperationen zementfreier Implantate Gewebe von der Implantat-Knochen-Grenze zur sachgerechten morphologischen und analytischen Untersuchung zu gewinnen. Die Oberflächen der entfernten Implantate sind ebenfalls genau mit werkstofftechnischen Methoden zu untersuchen!

2. Kontakt zwischen Verankerungsteilen und Implantatlager

An den *Verankerungsteilen* der Gelenkimplantate steht der Werkstoff bei zementfreier Implantation als solider Körper mit dem Gewebe des Implantatlagers in direktem Kontakt, denn

1 Für die freundliche Unterstützung und die Überlassung von Material zu diesem Thema sei an dieser Stelle Herrn Prof. Dr. H. Plenk jr., Wien, sehr herzlich gedankt.

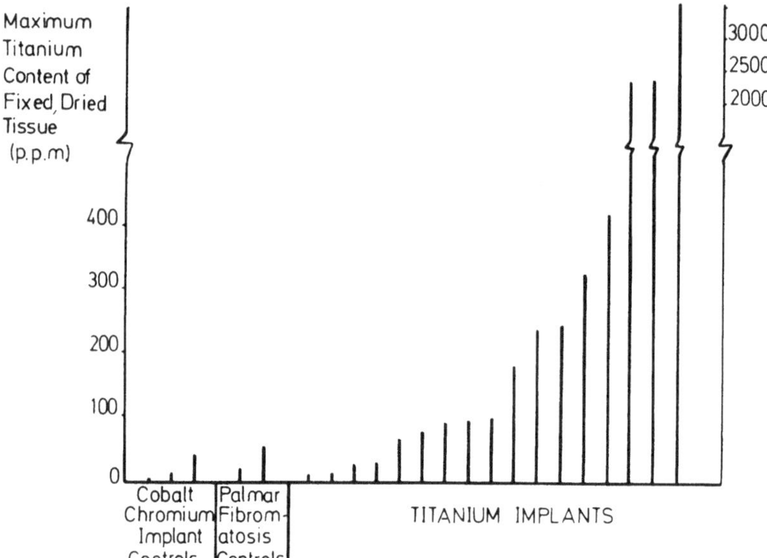

Abb. 4. Die Menge von Metallverbindungen in dem das Implantat umgebenden Gewebe ist bei verschiedenen, von Meachim [16] untersuchten Titanimplantaten sehr unterschiedlich

durch den Verzicht auf Knochenzement fällt die (schützende) Ummantelung der Implantatwerkstoffe weg. Das Material ist dadurch direkt dem (aggressiven) Körpermilieu ausgesetzt. Dabei ist auch eine Oberflächenvergrößerung bei Strukturierung der Verankerungsteile oder Beschichtung, z. B. mit porösem Material, zu berücksichtigen.

Die Ausbildung chemisch und mechanisch stabiler Passivschichten gewährleistet die Beständigkeit der heute gebräuchlichen *Metallegierungen* gegenüber dem Körpermilieu. Die hauptsächlich aus Oxiden von Legierungselementen bestehende Schutzschicht verhindert oder verlangsamt die Materialzersetzung durch elektrochemische Reaktionen. Mit zunehmender Korrosionsbeständigkeit des Werkstoffes wirken sich auch sehr ungünstige Umgebungsbedingungen (Sauerstoffmangel, Cl^--Ionen) weniger aus [30]. Ob die Diffusion von Metallionen aus der Legierung wegen der geringeren Konzentration nur eine untergeordnete Bedeutung hat [8], wird durch neuere Untersuchungen in Zweifel gezogen (Abb. 4) [17]. Mechanische Verletzungen der Passivschichten treten sowohl durch die Reibung der Gleitpartner des Gelenkes als auch durch die Reibung von Verankerungskomponenten mit dem Implantatlager auf (sei es nun PMMA-Knochenzement oder Kontaktgewebe) [31, 32].

Die mechanische Festigkeit und die Haftfähigkeit einer Passivschicht auf dem Implantat sind bestimmend für die Art der durch Abtrag der Schutzschichten entstehenden Produkte. Diese treten sowohl mikroskopisch als auch makroskopisch in Erscheinung [16]. Biochemische Reaktionen mit organischen Verbindungen und enzymatische Reaktionen wurden in vitro nachgewiesen, intrazelluläre Ansammlungen sind im Gewebe aus der Umgebung entnommener Implantate nachzuweisen [verschiedene Autoren in 46–48]. Besonders die Co- und Ti-Legierungen bilden nach Verletzung ihrer Oberfläche spontan eine neue Passivschicht [30, 45]. Dieser Vorgang einer begrenzten Korrosion setzt Legierungsbestandteile frei, die nicht zur Bildung der Oxidschichten beitragen. In Körpergeweben sind deshalb neben den Abriebprodukten auch Korrosionsprodukte durch mikroanalytische Methoden nachzuweisen [39].

Die selektiven Ausscheidungen bestimmter Metallsalze aufgrund deren besonderer Löslichkeit (Urin, Stuhl, Haare und Nägel) führen im Gewebe zur Anreicherung von solchen Metallionen, die entweder in schwer löslichen Oxiden und Salzen oder organischen Gewebebestandteilen gebunden sind. Dieses ist z. B. für die Elemente Co und Cr im Fall von CoCrNi-Legierungen besonders auffällig durch die Umkehrung der Metallionenkonzentration zugunsten des Cr [39].

Die *Polymerwerkstoffe* unterliegen zwar nicht einer elektrochemischen Zersetzung wie Metalle, erleiden aber durch die Aufnahme von Körperflüssigkeiten Veränderungen des Materialverbundes (Oxidation, Hydrolyse, Quellen,

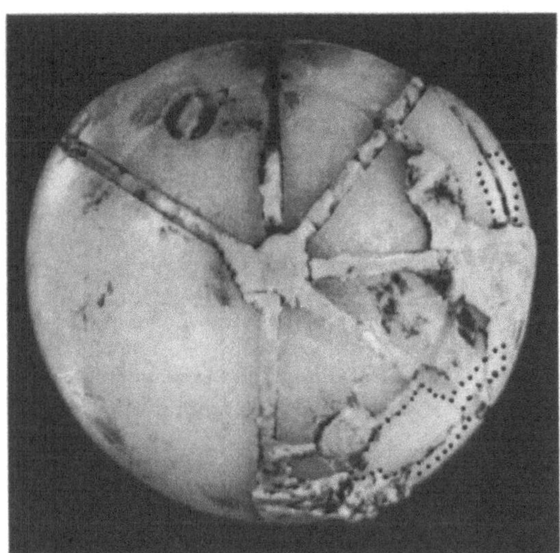

Abb. 5. Die Aufsicht auf die Außenfläche einer Polyäthylenhüftpfanne zeigt eine starke Deformation und eine fast vollständige schwache Verfärbung (. . . *unverfärbte Zone*). In den Verankerungsrillen und noch teilweise aufgelagert befindet sich Knochenzement. Rauhigkeiten und Vertiefungen sind durch dunkle Blutreste aufgefüllt 410/77

Eluation usw.) [2, 13]. Neben der Verfärbung – einem Anzeichen für das Eindringen von Substanzen (häufig beobachtet bei Polyester und Silastik) – muß der Verringerung der mechanischen Festigkeit durch Degradation der Polymere Aufmerksamkeit geschenkt werden [1, 26, 27, 35]. Die Veränderungen wurden bislang nur bei der Diskussion des Abriebverhaltens der Gleitlager berücksichtigt. Bei der Verwendung von Polymerwerkstoffen für Verankerungsteile muß aber gewährleistet sein, daß einer mit der Zeit eintretenden Materialermüdung durch konstruktive Vorsichtsmaßnahmen entgegengewirkt wird. Dieses gilt sowohl für den Abtrag mikroskopisch kleiner Teilchen von der Oberfläche als auch für den Bruch der Komponente oder deren makroskopischer Oberflächenstrukturen (Abb. 5).

Initiale *mechanische Ruhe* an den Kontaktflächen zwischen Implantat und Gewebe ist nur durch eine von vornherein feste Verankerung der Endoprothesenteile im Knochen zu erzielen [49]. Ist diese Bedingung erfüllt, kann das Implantat stabil im knöchernen Lager einheilen [6, 14, 15, 28, 33].

Kann sich das Implantat bei lockerem Sitz gegen das knöcherne Lager bewegen, so entsteht an der Grenzschicht eine mehr oder weniger dicke Bindegewebsmembran [12, 18, 37].

Durch Bewegungen des Implantats kann es an den Verankerungsflächen zu Verschleißerscheinungen kommen, in deren Folge Bestandteile des Werkstoffes an das Gewebe abgegeben werden und hier eine entsprechende Reaktion auslösen. Deshalb muß das zementfreie Implantat auch an den Verankerungsteilen absolut abriebfest sein.

Ein Beispiel für die Veränderungen an Implantat und Lager durch lockeren Sitz geben die Silastikendoprothesen, die zum künstlichen Ersatz von Hand- und Fingergelenken dienen. Sie werden mit Stielen in die Markhöhle der Röhrenknochen eingesetzt, aber nicht befestigt. Bei Bewegungen kann daher eine ständige Verschiebung zwischen Knochen, Weichteilen und Implantat stattfinden, die Swanson als „Piston-Effekt" bezeichnet (Abb. 6). Um das Silastikimplantat bildet sich dann eine isolierende Bindegewebsschicht. Trotzdem kommt es zum Abrieb von Silikonkautschukpartikeln, die von diesem Bindegewebe gespeichert werden und eine granulomatöse Fremdkörperreaktion auslösen. Ausgedehnte Resorptionen des Knochenlagers sind die Folge der Bindegewebsproliferation.

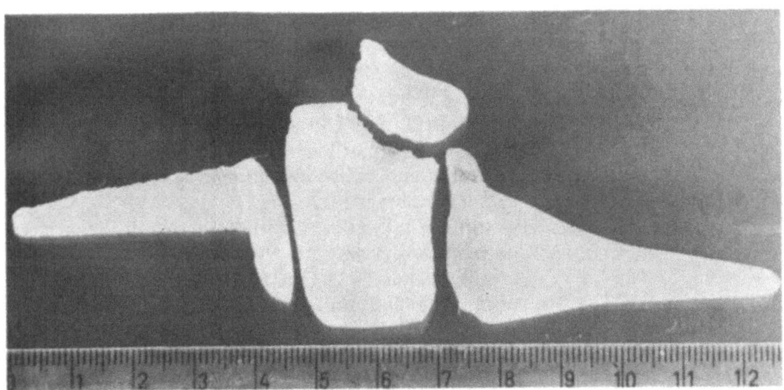

Abb. 6. Gebrochenes Silastikellenbogenimplantat mit deutlich aufgerauhtem Verankerungsstiel (links) 4/72

Zusammenfassung

Ein Werkstoff kann als Biomaterial bezeichnet werden, wenn er über die Dauer der Implantation körperbeständig und körperverträglich bleibt. Beim Einsatz als Endoprothesenwerkstoff muß das Material außerdem den mechanischen und ggf. auch den tribologischen Beanspruchungen gewachsen sein. Diese Eigenschaften müssen sowohl durch materialtechnische als auch biologische Prüfungen nachgewiesen sein.

Eine Verankerung der Endoprothesenteile ohne PMMA-Knochenzement wird angestrebt, um Nebenwirkungen und materialbedingte Nachteile des Zementes auszuschließen. Dabei entfallen aber gleichzeitig wesentliche Vorteile der Einzementierung.

Auch bei zementlos fixierten künstlichen Gelenken müssen 2 Kontaktbereiche unterschieden werden: 1. Die artikulierenden Gelenkflächen und umgebendes Kapselgewebe und 2. Verankerungsteile und das knöcherne Implantatlager (Knochen-Implantat-Grenze).

Die Aufnahme von Produkten des Materialverschleißes in die Gelenkkapsel bewirkt eine Fremdkörperreaktion und beeinträchtigt die Funktion des Kapselgewebes in Abhängigkeit von der Menge der Fremdkörper. Bei übermäßigem Materialverschleiß gelangen die Partikel auch ins Knochenmark und an die Knochen-Implantat-Grenze, wo Knochenresorption durch Granulationsgewebe die knöcherne Verankerung des Implantats schwächen kann.

Aus dem direkten Kontakt zwischen den Verankerungsteilen und dem Implantatlager ergeben sich – besonders bei Oberflächenvergrößerung durch Strukturierung und Porositäten – Möglichkeiten einer direkten Beeinflussung zwischen Implantat und Gewebe (z. B. durch Korrosion der Metalle oder Degradation der Polymerwerkstoffe).

Voraussetzung für eine dauerhafte Verankerung des Implantats ist neben der Biokompatibilität des Werkstoffes die „mechanische Ruhe" in den implantattragenden Zonen der Knochen-Implantat-Grenze.

Diese Arbeit wurde teilweise durch die Förderung der Deutschen Forschungsgemeinschaft ermöglicht (Wi 346).

Literatur

1. Anderson JM, Barenberg S, Hiltner A (1981) Prosthetic valve wear products-embolization and systemic presentation. In: Weinstein A, Gibbons D, Brown S, Ruff W (eds) Implant retrieval: Material and biological analysis. NBS, Special publication 601, U.S. Department of Commerce, pp 283–298
2. Autian J (1964) Toxicity, untoward reactions and related considerations in the medical use of plastics. J Pharm Sci 53/11:1289–1301
3. Black J (1981) Biological performance of materials, fundamentals of biocompatibility. Dekker, New York Basel
4. Brown S (1979) Developing biocompatibility test methods ASTM committee F-4. Medical device and diagnostic industry, vol 1, No. 5, pp 25–32
5. Bruck SD (1980) Properties of biomaterials in the physiological environment. CRC Press, Boca Raton
6. Cameron HU, Pilliar R, Macnab I (1973) The effect of movement on the bonding of porous metal to bone. J Biomed Mater Res 7:301–311
7. Charnley J (1963) Tissue reactions to polytetrafluorethylene. Lancet II:1379
8. Conzen H, Straumann F, Paschke E (1967) Grundlagen der Alloplastik mit Metallen und Kunststoffen. Thieme, Stuttgart
9. Dumbleton JH (1981) Tribology of natural and artificial joints. Elsevier, Amsterdam Oxford New York
10. Geduldig D, Dörre E, Happel M, Lade R, Prüssner P, Willert HG, Zichner L (1975) Welche Aussicht hat die Biokeramik als Implantatmaterial in der Orthopädie? Med Orthop Technik 6:138–143
11. Hinterberger J, Ungethüm M (1978) Untersuchungen zur Tribologie und Festigkeit von Aluminiumoxydkeramik-Hüftendoprothesen. Z Orthop 116/3:294–303
12. Knahr K, Salzer M, Plenk H Jr, Grundschober F, Ramach W (1981) Experience with bioceramic implants in orthopaedic surgery. Biomaterials 2/4:98–104
13. Leininger RI (1972) Polymers as surgical implants. CRC Press, Boca Raton, pp 333–381
14. Linder L, Lundskog J (1975) Incorporation of stainless steel, titanium and vitallium in bone. Br J Accident Surg 6/4:277–285
15. Lundskog J (1972) Heat and bone tissue – An experimental investigation of the thermal properties of bone tissue and threshold levels for thermal injury. Elanders, Göteborg
16. Meachim G (1976) Histological interpretation of tissue changes adjacent to orthopaedic implants. In: Williams D (ed) Biocompatibility of implant materials. Sector, London, pp 120–127
17. Mears DC (1979) Materials and orthopaedic surgery. Williams & Wilkins, Baltimore
18. Muhr G, Stockhusen H, Müller O (1976) Die Hüftarthroplastik mit isoelastischen Totalendoprothesen im Tierexperiment. Arch Orthop Unfallchir 86:115–128
19. Pflüger N, Böhler F, Grundschober H, Plenk H Jr, Schider S (1980) Die Verankerung von porös beschichteten bzw. Oberflächenstrukturierten Tantal-Totalendoprothesen im Tierexperiment. In: Jäger M, Hackenbroch MH, Refior HJ (Hrsg) Grenzschichtprobleme der Verankerung von Implantaten unter besonderer Berücksichtigung von

Endoprothesen. Thieme, Stuttgart New York, S 166–172
20. Plenk H Jr, Locke H, Punzet G, Salzer M, Zweymüller K (1980) Tissue reactions to debris from bioceramic endoprostheses. In: Winter GD, Leray JL, de Groot K (eds) Evaluation of biomaterials. Wiley & Sons, Chichester New York Brisbane Toronto, pp 431–439
21. Plenk H Jr, Endler M, Gritler D, Grundschober F, Schnabl A (1981) Tissue reaction to a cement-free screw type HDPE socket endoprosthesis for the hip joint. Secon European Conference on biomaterials, Gothenburg, pp 71–72
22. Plenk H Jr (1982) Persönliche Mitteilung
23. Plitz W, Griss P (1981) Clinical, histo-morphological and material related observations on removed alumina-ceramic hip joint components. In: Weinstein A, Gibbons D, Brown S, Ruff W (eds) Implant retrieval: Material and biological analysis. NBS, Special publication 601, U.S. Department of Commerce, pp 131–156
24. Salzer M, Knahr K, Locke H, Stärk N (1978) Cement-free bioceramic double-cup endoprosthesis of the hip-joint. Clin Orthop 134:81–86
25. Salzer M, Knahr K, Plenk H Jr (1981) Long-term clinical and histological evaluation of bioceramic total hip endoprosthesis. Intern Orthopedics 4/11:1231–1240
26. Scales JT (1972) Some aspects of Stanmore total hip prostheses and their development. In: Chapchal G (ed) Arthroplasty of the hip. Thieme, Stuttgart, S. 113–120
27. Schoen FJ, Titus JL, Lawrie GM (1981) Materials degeneration causing late failure of mechanical heart valve prostheses: problems and promise. In: Weinstein A, Gibbons D, Brown S, Ruff W (eds) Implant retrieval: Material and biological analysis. NBS, Special publication 601, U.S. Department of Commerce, pp 269–282
28. Schroeder A, Pohler O, Sutter F (1976) Gewebsreaktion auf ein Titan-Hohlzylinderimplantat mit Titan-Spritzschichtoberfläche. SMfZ/RMSO 86/7:713–727
29. Stock D, Gottstein J, Harms P, Kuhlmann GP (1982) Gewährleisten die zur Verfügung stehenden Aluminiumoxyd-Keramik-Hüftendoprothesenmodelle beim derzeitigen Stand der Entwicklung eine ausreichende Zuverlässigkeit? Med Orthop Techn 1:14–17
30. Süry P, Semlitsch M (1978) Corrosion behaviour of cast and forged cobalt based alloys for double – alloy joint endoprostheses. J Biomed Mater Res 12/5:723–741
31. Thull R (1978) Implantatwerkstoffe für die Endoprothetik. Schiele & Schön, Berlin
32. Thull R, Schaldach M (1980) Mechanisch induzierte Korrosion an Gleit- und Fixierungselementen hoch belasteter Endoprothesen. In: Jäger M, Hackenbroch MH, Refior HJ (Hrsg) Grenzschichtprobleme der Verankerung von Implantaten unter besonderer Berücksichtigung von Endoprothesen. Thieme, Stuttgart, S. 161–165
33. Uhthoff HK (1973) Mechanical factors influencing the holding power of screws in compact bone. J Bone Joint Surg [Br] 55/3:633–639
34. Weber BG, Stühmer G, Semlitsch M (1974) Erfahrungen mit dem Kunststoff Polyester als Komponente der Rotationstotalprothese des Hüftgelenkes. Z Orthop 112/5:1106–1112
35. Weightman B, Paul JL, Rose R, Simon S, Radin EL (1973) A comparative study of total hip replacement prostheses. J Biomech 6:299–311
36. Weinstein A, Gibbons D, Brown S, Ruff W (1981) Implant retrieval: Material and biological analysis. NBS, Special publication 601, U.S. Department of Commerce
37. Willert HG, Schreiber A (1969) Unterschiedliche Reaktionen von Knochen- und Weichteillager auf autopolymerisierende Kunststoffimplantate. Z Orthop 106/2:231–252
38. Willert HG, Semlitsch M (1980) Biomaterialien und orthopädische Implantate. In: Witt AN, Rettig H, Schlegel KF, Hackenbroch M, Hupfauer W (Hrsg) Orthopädie in Praxis und Klinik, Bd II: Allgemeine Orthopädie. Thieme, Stuttgart
39. Willert HG, Semlitsch M, Buchhorn G, Kriete U (1978) Materialverschleiß und Gewebereaktion bei künstlichen Gelenken. Orthopäde 7:62–83
40. Willert HG, Buchhorn G, Ungethüm M (1980) Proposed guideline for the biological testing of orthopaedic implant materials and implants. Biomaterials 1/10:179–182
41. Willert HG, Buchhorn G, Semlitsch M (1980) Die Reaktion des Gewebes auf Verschleißprodukte von Gelenk-Endoprothesen der oberen Extremitäten. Orthopäde 9:94–107
42. Willert HG, Buchhorn U, Prüssner P (1981) Aussagewert biologischer Tests im Rahmen der Überprüfung von Biomaterial. In: Rettig H, Weber U (Hrsg) Symposium über Biomaterialien. Gentner, Stuttgart
43. Willert HG, Buchhorn G, Buchhorn U, Semlitsch M (1981) Tissue response to wear debris in artificial joints. In: Weinstein A, Gibbons D, Brown S, Ruff W (eds) Implant retrieval: Material and biological analysis. NBS, Special publication 601, U.S. Department of Commerce, pp 239–267
44. Willert HG, Buchhorn G, Semlitsch M (1981) Recognition and identification of wear products in the surrounding tissues of artificial joint prostheses. In: Dumbleton JH (ed) Tribology of natural and artificial joints. Elsevier, Amsterdam Oxford New York, pp 381–419
45. Williams DF (1977) Titanium as a metal for implantation, part 1: Physical properties. J Med Eng Technol 1/4:195–198, 202
46. Williams DF (1981) Systemic aspects of biocompatibility, vol 1, 2. CRC series in biocompatibility. CRC Press, Boca Raton
47. Williams DF (1981) Biocompatibility of clinical implant materials, vol 1, 2. CRC series in biocompatibility. CRC Press, Boca Raton
48. Williams DF (1982) Biocompatibility of orthopaedic implants, vol 1, 2. CRC series in biocompatibility. CRC Press, Boca Raton
49. Zweymüller K, Semlitsch M (1982) Concept and material properties of a cementless hip prosthesis system with Al_2O_3 ceramic ball heads and wrought Ti-6Al-4V stems. Arch Orthop Trauma Surg 229–236

Induktion der Knochenresorption bei der Prothesenlockerung

S.M. Perren

Die Prothesenlockerung stellt eine wesentliche Komplikation des künstlichen Gelenkersatzes dar. Bei der Untersuchung der unerwünschten Lockerung von Osteosyntheseimplantaten (Perren et al. 1975) haben wir beobachtet, daß Mikrobewegungen – in der Kontaktzone zwischen Plattenschrauben und Knochen – zur oberflächlichen Resorption und damit zur sekundären Instabilität führten. Eine Endoprothese lockert sich infolge einer Änderung der Kontaktzonengeometrie (Knochen, Zement, Implantat). Dies kann Folge einer mechanischen Überlast oder eines biologischen Knochenabbaus sein. Im folgenden wenden wir die Erkenntnis aus Osteosyntheseexperimenten, wo mechanisch Knochenresorption induziert worden war, auf die Prothesenlockerung an.

Bewegungsinduzierte Knochenresorption

Der Knochen deformiert sich beim Gehen, damit läßt sich in vivo, wie Abb. 1 zeigt, eine relative Verschiebung zwischen einem freien Plattenende und dem Knochen erzeugen. Wird das eine Plattenende nur lose mit dem Knochen verschraubt, so resultieren dauernd kleine Kippbewegungen der Schraube gegenüber dem Knochengewinde. Diese Kippbewegungen finden um eine Drehachse in der Gegenkortikalis (Abb. 2) statt. Diesseits und jenseits der Drehachse wird durch die wechselweise Belastung der Schraube jeweils die Kontaktzone komprimiert oder entlastet. Findet dabei ein Nulldurchgang der Kraft statt, wird die Kontaktzone geöffnet. Die resultierenden Relativbewegungen zwischen Knochen und Metall können sehr klein sein (Mikrometer), sie lösen aber regelmäßig Knochenresorption und damit Lockerung des Implantats aus, sofern sie eine wesentliche Bewegungskomponente quer zur Kontaktzone aufweisen.

Wird das freie Plattenende in Abb. 1 mit einer Schraube versehen, die nur leicht angezogen ist, resultiert bei jedem Schritt eine seitliche Verschiebung der Schraube. Die Drehachse befindet sich am wahrscheinlichsten in der gegenüberliegenden Kortikalis.

Die durch Mikrobewegung ausgelöste oberflächliche Knochenresorption und der Ersatz des Knochens durch Bindegewebe und Knorpel

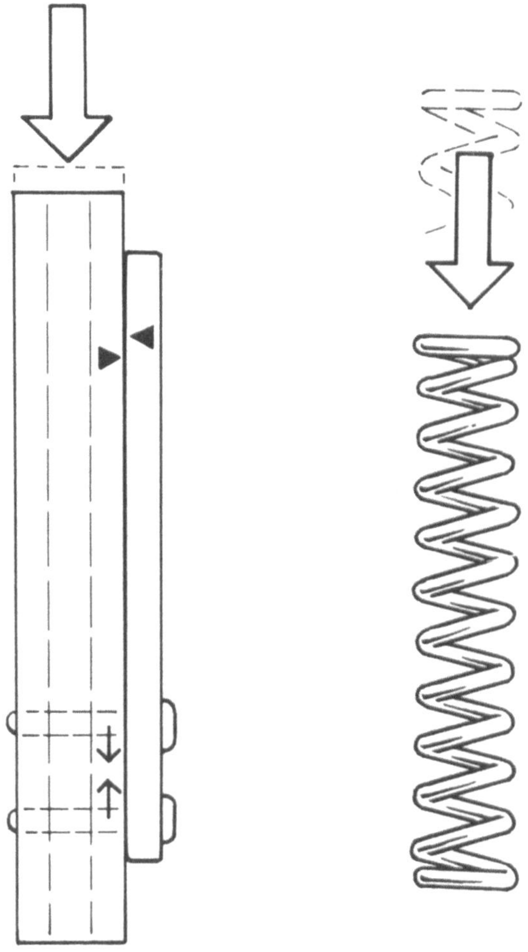

Abb. 1. Erzeugung von Mikrobewegung in vivo

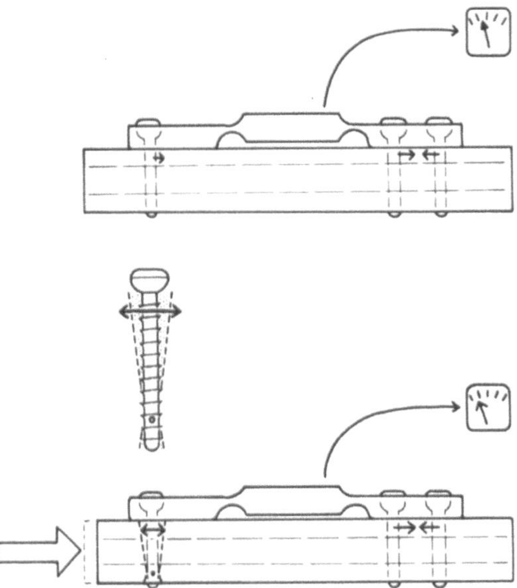

Abb. 2. Bewegung einer Plattenschraube in vivo. Wird ein Röhrenknochen durch eine Platte überspannt, die nur am einen Ende mit dem Knochen fixiert ist, so bewirkt die Belastung des Knochens durch das Körpergewicht, daß sich die Knochenoberfläche gegenüber dem freien Plattenende geringfügig verschiebt

ist in Abb. 4 schematisch dargestellt. Die primäre mechanische Mikroinstabilität hat hier durch Knochenresorption zur erkennbaren Lockerung des Implantats mit makroskopisch erkennbaren Bewegungen geführt. Jene Experimente, in denen die Kontaktzonen vorgespannt waren und keine Öffnung der Kontaktzone zwischen der Schraube und dem Knochen erlaubten, ließen keine Resorption erkennen. Interessant ist das Verhalten des Knochens in den Zonen nahe der Drehachse der Kippbewegung: hier tritt trotz tangentieller Verschiebung der Kontaktzonen keine Resorption auf (Abb. 5).

Es liegt nahe, die 2 verschiedenen Arten der Knochenreaktion mit dem Verhalten des Knochens um eine Prothese zu vergleichen: Es ist bekannt, daß die Schulter einer Prothese, die der Abstützung der Prothese unter axialer Last dienen soll, infolge Resorption des Knochens ein Einsinken der Prothese nicht zuverlässig verhindert und infolge ihrer Wirkung als asymetrisches Auflager ein Kippen der Prothese und Last begünstigt (Schneider 1982). Das klinisch interessante Verhalten der „kragenlosen“

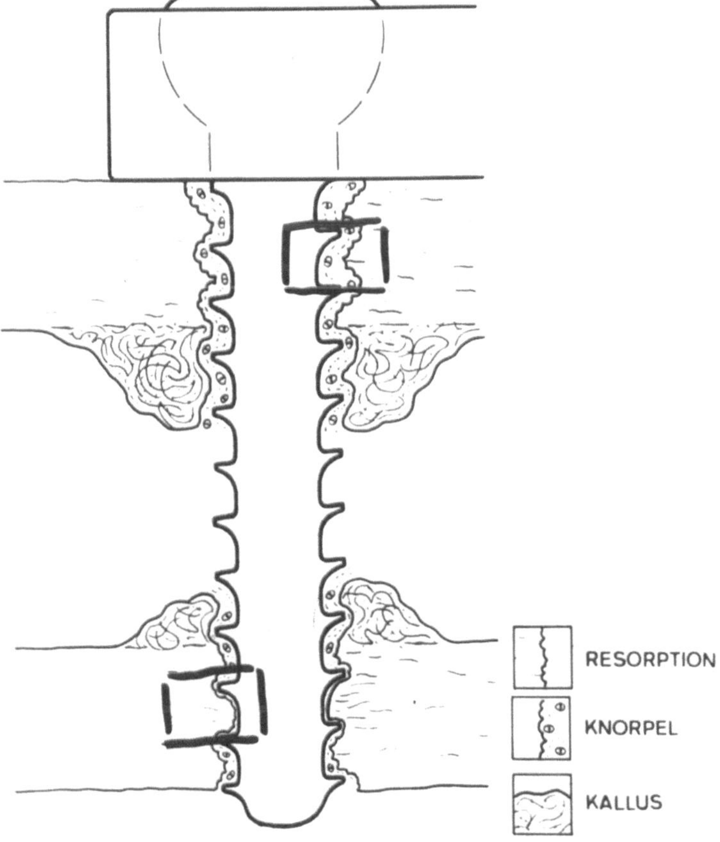

Abb. 3. Übersicht über die Knochenreaktion. In der Umgebung einer Knochenschraube, die auf seitliche Kippung belastet war, trat Knochenresorption auf. Die Orte an denen die Aufnahmen für die Abb. 4 und 5 angefertigt wurden, sind eingezeichnet

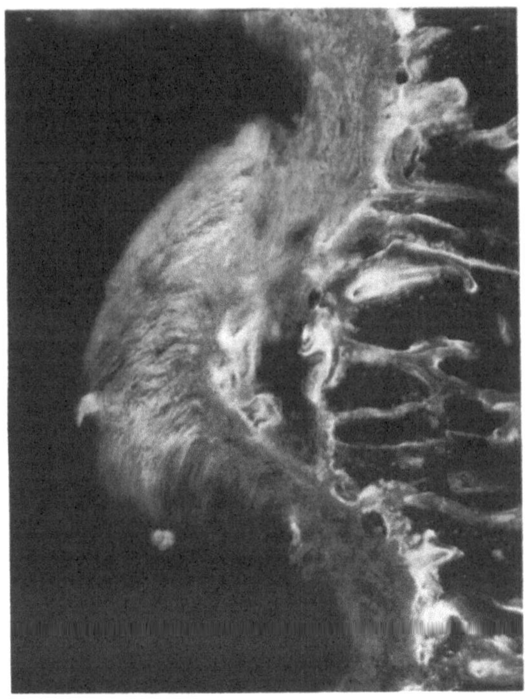

Abb. 4. Biologische Reaktion des Knochens auf Mikrobewegung in der Kontaktzone zu einem Implantat. Der Dünnschliff aus der Zone des Gewindes mit Mikrobewegungen: oberflächliche Resorption des Knochens und Ersatz durch Bindegewebe und Knorpel. Die Schraube hat sich sekundär gelockert. Diese Bewegungsart vergleichen wir mit jener der Prothesenschulter zum Knochen (intermittierendes Anschlagen)

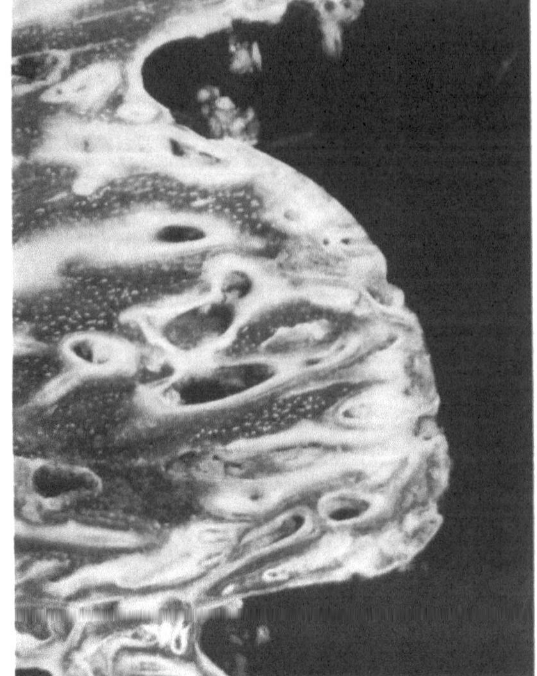

Abb. 5. In der Nähe des Drehpunkts der Kippbewegung erfolgt keine Resorption. Hier bewegt sich die Implantatoberfläche im wesentlichen nur tangentiell. Diese Bewegung wird mit jener zwischen Knochenköcher und Prothesenschaft bei kragenloser Geradschaftprothese verglichen

Geradschaftprothesen (Müller 1979) kann man sich mechanisch durch Sekundärverklemmung, aber auch – wie hier gezeigt werden soll – durch ein biologisch unterschiedliches Verhalten des Knochens unter 2 verschiedenen Typen der Relativbewegung erklären. Inwiefern quantitative Unterschiede allein und/oder qualitative Unterschiede zwischen tangentieller Verschiebung und Verschiebung mit Normalkomponente wichtiger sind, bleibt derzeit offen.

Zusammenfassung

An der Kortikalis des Schafes konnte durch Mikrobewegung quer zur Kontaktzone Oberflächenresorption des Knochens ausgelöst werden. Der Befund, daß in den Zonen tangentieller Verschiebung keine Resorption auftrat, wird auf die Kontaktzone zwischen Prothesenschaft und Femur extrapoliert und Unterschiede im Verhalten von Hüftprothesen unterschiedlicher Bauart diskutiert.

Literatur

Müller ME, Elmiger B (1979) Coxarthrose. 10-Jahres-Ergebnisse der sog. Setzholz-Totalprothese. Orthopäde 8:73

Perren SM, Ganz R, Rüter A (1975) Oberflächliche Knochenresorption um Implantate. Med Orthop Techn 95:6–10

Schneider R (1982) Die Totalprothese der Hüfte. Huber, Bern Stuttgart Wien

Biochemie der Implantation: Bindung von lebendem Knochengewebe an belastete Endoprothesen – Eine Übersicht

G.P. Zöphel und A. Engelhardt

Die Entwicklung zementlos fixierbarer Endoprothesen aus Metall-Keramik-Verbundwerkstoffen und aus sog. bioaktiven Gläsern hat neue Hoffnungen bei der Erforschung langzeitstabiler Implantatsysteme geweckt [6, 7, 8, 9, 11, 20, 22, 25]. Trotz aller Fortschritte ist das größte Problem der Endoprothetik immer noch der fehlende belastungsfähige stoffschlüssige Verbund zwischen abiologischem Implantat und lebendem Gewebe [1, 2, 4, 5, 15, 23, 24, 26, 27, 28]. Eine derartige Verbindung sollte an die Qualität des originären Gewebes heranreichen. Dies gilt besonders für die möglichst fehlende Mikrotoxizität und die Übertragung von kombinierten Zug-, Scher- und Druckkräften. Bei der Implantation darf das biochemische und biophysikalische Impulsmuster des lebenden Gewebes nur minimal gestört werden. In dieser Arbeit sollen daher die uns wichtig erscheinenden biochemischen Grundlagen der Implantatverankerung erläutert werden.

Unserer Ansicht nach ist eine stoffschlüssige, d.h. chemische Bindung zwischen einer belasteten Endoprothese des Stütz- und Bewegungsapparates und lebendem Knochengewebe bisher nicht in überzeugender Weise bewiesen worden. Es ist daher bezeichnend, daß über das theoretisch mögliche und praktisch erreichbare Ausmaß einer „Bindung" zwischen Knochen und Implantat eine verwirrende Vielfalt von Vorstellungen herrscht [10, 13, 14, 16, 18, 19, 21, 25]. Begriffe wie „enge Nachbarschaft von Knochen und Implantat", „enge Verzahnung", „*echte* Bindung", „polare Wechselwirkungskräfte", „Adhäsion", „Dispersionskräfte", „Interdiffusion geladener Gruppen", spiegeln die Unmöglichkeit wider, dem Phänomen einer chemischen Bindung mit rein morphologischem Instrumentarium beizukommen.

Bei diesen Begriffsbildungen wird kaum erwähnt, welche *Atome* oder *Atomgruppen* welcher Strukturelemente chemisch verbunden sein sollen.

Wie bekannt, läßt sich die chemische Bindung auch elektronenoptisch nicht direkt darstellen. Nachweise könnten hier nur durch oberflächenspektroskopische Verfahren erbracht werden, die ohne Modifikation nicht auf das Problem einer In-vivo-Bindung angewendet werden können. Eine Implantat-Gewebe-Bindung müßte also mittels biochemischer Verfahren bewiesen werden. Wir wagen zu behaupten, daß solche Versuche rasch die Insuffizienz aller bislang behaupteten Implantat-Knochen-Verbindungen erweisen würden.

Der Verankerungsgrad von Endoprothesen kann grob in den formschlüssigen und den stoffschlüssigen Verbund unterteilt werden. Der Nachweis eines stoffschlüssigen Verbundes ist allerdings nur auf molekularer Ebene möglich. Ein Teil der bisher behaupteten „Bindungen" scheint uns eher auf die Präparationstechnik als auf chemische Bindungskräfte zurückführbar zu sein. Es konnte gezeigt werden, daß bei den von Harms und Mäusle untersuchten Metallen und nichtmetallischen Werkstoffen die Präparationstechnik entscheidend war [16]. Bei den unbelastet eingebrachten Probekörpern war in allen Fällen elektronenmikroskopisch eine Schicht von Makrophagen zwischen Gewebe und Implantat nachweisbar. Es ist klar, daß zelluläre Elemente keinen belastungsfähigen stoffschlüssigen Verbund ermöglichen. Erst seit der Entwicklung der bioaktiven Gläser wird die Möglichkeit der chemischen Verbindung zwischen Implantat und Knochen ernsthaft diskutiert [6, 9, 10, 11, 13, 14, 16, 18, 19, 20, 21, 22, 25]. Aus biochemischer Sicht sind jedoch die bis dato vorgelegten Argumente und Versuchsergebnisse bei bioaktiven Gläsern nicht zufriedenstellend.

1. Der behauptete „enge Verbund" oder die vorzügliche Haftung der bioaktiven Gläser am Knochen ist von der Löslichkeit (Auslaugung) der Gläser abhängig.
   Der Einfluß der ausgelaugten Ionen auf das Kompartiment der osteogenetischen Zellen

ist noch zu wenig bekannt. Aus der geringen Gesamtkonzentration freigesetzter Stoffe darf man nicht auf deren toxikologische Unbedenklichkeit schließen.

Die meisten toxikologischen Testverfahren von Biomaterialien sind grob vereinfachende Kurzzeitversuche und sagen über das Langzeitverhalten von Fremdmaterial im Körper zu wenig aus [17, 29].

Es gibt zu wenig dynamische, biochemische Messungen der speziellen synthetischen Aktivitäten höher differenzierter Zellen.

2. Die ausgelaugte aktive Grenzschicht des Implantats hat durch ihre Porosität eine verringerte mechanische Stabilität.
3. Die bindenden Elemente zwischen Knochen und Keramik bzw. Glas werden nicht benannt. Auf diesbezügliche Spekulationen ist noch einzugehen.
4. Reduziert man die Löslichkeit der Gläser und Keramiken, so bildet sich der „gute Verbund" zwischen Stützgewebe und Implantatmaterial nicht mehr aus. Die Vorteile gegenüber konventionellen Implantatmaterialien schwinden dadurch zusehends.
5. Die Existenz des besagten „guten Verbunds" unter physiologischen Lastbedingungen ist nicht bewiesen [12, 16].

Danach erscheint es uns fraglich, ob der behauptete enge Verbund mehr ist als eine zweifellos geglückte, enge formschlüssige „Verzahnung" von Biomaterial und Knochen durch die Löslichkeit der Materialoberfläche. Nach unseren eigenen klinischen Ergebnissen und aus biochemischer Sicht stellen aber Gläser und Glaskeramiken im Verbund mit metallischen Prothesenkernen die bislang zweifellos günstigste Werkstoffgruppe zur Erzielung langzeitstabiler Endoprothesen des menschlichen Stütz- und Bewegungsapparates dar. Bei siliziumoxidhaltigen Werkstoffen stehen für eine chemische Verbindung zwischen Implantat und Gewebe prinzipiell nur die Silanolgruppen der Oberfläche zur direkten Bindung zur Verfügung. Daneben kommen in geringerem Maße die Metallhydroxide oder Metallkomplexcluster der Siliziumoxidkeramikoberfläche in Betracht. Allerdings müssen alle Oberflächengruppen zunächst durch geeignete hydrolytische Verfahren in eine reaktive Form gebracht werden. Zur Hydrolyse dieser Bindungen sind energische Bedingungen nötig, wie sie in vivo nicht ohne weiteres vorkommen.

Auf seiten des lebenden Gewebes stehen die organischen Bestandteile der Knochenmatrix, das Typ-I-Kollagen mit geringen Anteilen von Glykosaminoglykanen und nicht-kollagenen Proteinen, sowie die kristalline Phase des Knochenminerals, ein Apatit wechselnder Zusammensetzung, zur Verfügung. Es sind Versuche unternommen worden, die strukturelle Kontinuität von Implantat mit lebendem Gewebe über die mineralische Phase des Stützgewebes herzustellen [13, 18, 20, 21]. Jedoch können aus einem Verbundwerkstoff nicht einfach Teile entnommen oder belassen werden, will man die Eigenschaften des „Verbunds" vollgültig erhalten. Entsprechende Konzepte beruhen auf einer Verkennung der biochemischen Abläufe bei der Entwicklung und Regeneration von Stützgewebe. Dazu kommt die Gleichsetzung von Kalziumphosphaten gleicher chemischer Bruttoformel oder in *einem Punkt* identischer physikalischer Parameter als struktur- und damit auch funktionsgleich. Da in aller Regel unphysiologisch hohe Konzentrationen an Knochenmineral zur Resorption führen und so die Unterlage des synthetischen Apatits verbleibt, braucht die Frage nicht beantwortet zu werden, wie ein lösliches Kristallgitter in wäßrigem Milieu eine stabile chemische Verbindung zwischen Knochen und Implantat zuwege bringen sollte.

Zur Fixierung von Endoprothesen am lebenden Gewebe verbleiben also nur noch die eigentlich form- und strukturgebenden Komponenten des Stütz- und Bindegewebes in Form der kollagenen Matrices. Chemische Gruppen auf Seiten der Proteine sind z. B.:

- die Aminogruppe $-NH_2$, basischer Aminosäurerest in Seitenketten
- die Alkoholgruppe –OH, ebenfalls in Seitenketten anzutreffen
- die Thiolgruppe –SH, der schwefelhaltigen Aminosäurereste, soweit nicht in Disulfidbrücken (-S-S-) gebunden
- die Carboxylgruppe –COOH, saurer Aminosäuren,

und einige reduktive bzw. oxidative Abwandlungen der oben genannten Gruppen. Diese Gruppen, und *nur* diese, müssen nun in vivo, mit ihrer Hydrat- und Salzhülle, mit Begleitpolymeren und Schutzgruppen in nächster Nachbarschaft, mit den oben erwähnten Silanol- (oder Metallhydroxid-)Gruppen der Glas- oder Keramikoberfläche in einen so engen Kontakt gebracht werden, daß dort eine hydrolysestabile Si-O-C-(Si-C-)Bindung entstehen kann.

In der Tat ist es so, daß prinzipiell alle inter- und intramolekularen Wechselwirkungskräfte elektrischer Natur sind. In der Größe und damit Reichweite derartiger Kräfte bzw. Potentialfelder gibt es jedoch ganz erhebliche Unterschiede. In der Natur werden zur Fixierung mechanisch hochbelasteter und dauerfester Strukturen fast ausschließlich homöopolare (kovalente) Bindungen verwendet (Quervernetzung in Kollagen, Fibrin, Elastin und andere Biopolymere). Alle anderen Formen der physikochemischen Bindung sind dieser an Festigkeit prinzipiell unterlegen und spielen ihre Rolle bezeichnenderweise dort, wo es nur auf vorübergehende Fixierung, auf Flexibilität in einem anderweitig geschützten Kompartiment ankommt (Tertiär- und Quartärstrukturen von Proteinen und Enzymen, DNS-, RNS-Raumstrukturen u.v.a.m.). Neben den Ion-Ion-Wechselwirkungen in salzhaltigen Kristallen und der metallischen Bindung ist die Wechselwirkung permanenter Dipole in Form der Wasserstoffbrückenbindung zweifellos eine relativ stabile Bindungsform. Ihre Domäne ist jedoch die temporäre und sekundäre Stabilisierung von *Konformationen*, d.h. bestimmter räumlicher Anordnungen in vielen Biopolymeren ohne größere Belastung oder unter geschützten Bedingungen. Eine echte Hydrolysestabilität besitzt diese Bindungsform jedoch nicht. Ihre Labilität in wäßrigem Milieu ist jedoch gerade eine Eigenschaft, die sie für ihre biologische Verwendung prädestiniert. Gegenüber den elektrostatischen Coulomb-Wechselwirkungen, deren potentielle Energie umgekehrt proportional der Entfernung ist, und der Ion-Dipol-Wechselwirkung mit einem Potential proportional r^{-4}, sind die sog. Van-der-Waals-Wechselwirkungen (Dipol-Dipol-Wechselwirkung, dipolinduzierter Dipolwechselwirkung, London-Dispersionskräfte und Überlappungsenergien) nur bei sehr enger Annäherung von Molekülen von Bedeutung. Ihre potentielle Energie ist der 6. Potenz des Abstandes umgekehrt proportional.

Das grundsätzliche Problem bei derartigen Kräften läßt sich mit einem Satz von Buonocore treffend charakterisieren: „The key to lasting adhesion lies not only in bringing surfaces into molecular proximity but also in maintaining it" [3]. Wie dies unter den biochemischen Bedingungen der Implantation, mit verunreinigtem Wundbett, mit Relativbewegungen im Interfacebereich und mit organischen Biomolekülen funktionieren kann, ist bislang nicht überzeugend bewiesen worden. Das grundlegende Problem des mechanischen Lösungsversuchs, also des verbesserten Formschlusses durch konstruktiv ausgefeilte Oberflächengestaltung von Implantaten, ist zum einen die Veränderlichkeit des lebenden Implantatbettes und zum anderen die mangelhafte Übertragung von Zug- und Scherkräften. Das fehlende physiologische Reizmuster im Interfacebereich ist für uns der Grund für die häufig beobachtete Resorption und die Einsenkung von Endoprothesen in den Knochen. Das veränderte Reizmuster wird mit Sicherheit ein Auslöser für veränderte metabolische Prozesse am Interface sein, die bis zur Synthese insuffizienter Matrix reichen könnten.

Außer den rein biomechanischen und wahrscheinlich bioelektrischen Faktoren ist auch das Problem der biochemischen Toxizität von Biomaterialien nicht gelöst. Die wichtigen Fragen sind: 1. Wo ist die „Endlagerstätte" von Abrieb, von herausgelaugten Ionen und Molekülen aus Abrieb und Implantat? 2. Auf *welche Zellkompatimente* wirken *welche Applikationsformen* von Stoffen über *längere Zeit* in *welcher Weise?*

Entscheidende Hinweise zur Konstruktion langzeitstabiler Implantatsysteme mit der Möglichkeit einer biologisch stabilen chemischen Verbindung von Implantat und Körpergewebe sind nur aus der sorgfältigen Analyse der Biosynthese des Stützgewebes zu erhalten. In einer Serie komplexer und störanfälliger Einzelleistungen werden zellulär weitgehend „vorgefertigte" Aggregate von Knochenkollagen extrazellulär zu den Faserbündeln des Osteoids vereinigt. Dabei ist vermutlich die Anheftung von wachsenden Fasern an der Zelloberfläche und den Basalmembranen eine Voraussetzung. Zur endgültigen Struktursicherung wird danach die gebildete Matrix mineralisiert.

Gelingt es, den wachsenden Fasern eine chemische Verankerung mit dem abiologischen Prothesenmaterial anzubieten, so ist das Problem der In-vivo-Fixation von Implantaten seiner Lösung ein Stück nähergebracht. Knochen ist der ideale Verbundwerkstoff für belastete Stützelemente des menschlichen Körpers. Eine Endoprothetik, die den Verlauf seiner Synthese nicht beachtet und zu imitieren versucht, wird auf lange Sicht das Problem der fehlenden

Langzeitstabilität im Interfacebereich von Implantaten nicht lösen können.

Literatur

1. Asshof H (1980) Beitrag zur Vermeidung der Hüftprothesenlockerung. Z Orthop 118:134–136
2. Bryan WJ, McCaskill BL, Tullos HS (1981) Hip endoprosthesis stabilization with a porous low modulus stem coating. Clin Orthop 157:125–132
3. Buonocore MG (1981) Retrospection on bonding. Dent Clin North Am 25:241–255
4. Carlsson AS (1981) 351 total hip replacement according to Charnley. Acta Orthop Scand 52:339–344
5. Chandler HP (1981) Total hip replacement in patients younger than thirty years old. J Bone Joint Surg [Am] 63:1426–1434
6. Ebert R, Baurschmidt P, Schaldach M (1980) Keramische Werkstoffe in der Ersatzteilchirurgie. Biomed Tech (Berlin) 25:74–80
7. Engelhardt A (1982) Endlich eine ausgereifte Total-Endoprothese? Ärztl Prax 8:226–233
8. Engelhardt A, Sencar M, Scharbach H, Grell H, Andreef J (1981) Erfahrungen mit zementlos verankerten Implantaten. Z Orthop 119:789–791
9. Fuchs GA (1982) Biologische und biomechanische Eigenschaften glaskeramikbeschichteter Metallimplantate als einfaches Modell belasteter zementloser Hüft-Endoprothesen. Biomed Tech (Berlin) 27:24–29
10. Fuchs GA, Deubel K (1981) Glass-ceramic coated implant. Arch Orthop Trauma Surg 98:121–126
11. Griss P, Heimke G (1981) Five years experience with ceramic-metal composite hip endoprostheses. Arch Orthop Trauma Surg 98:157–171
12. Griss P: Die Aussagefähigkeit histologischer Befunde zur Beurteilung von Knochenersatzwerkstoffen.
13. Gross UM, Strunz V (1980) The anchoring of glass ceramic of different solubility in the femur of the rat. J Biomed Mater Res 14:607–618
14. Gross UM (1981) The ultrastructure of the interface between glass ceramic and bone. J Biomed Mater Res 15:291
15. Gschwend N, Debrunner MU (Hrsg) (1976) Total hip prosthesis. Huber, Bern
16. Harms J, Mäusle E (1980) Biokompatibilität von Implantaten in der Orthopädie. Springer, Berlin Heidelber New York
17. Hench LL (1981) Guest editorial. J Biomed Mater Res 15:3–7
18. Hench LL, Ogino M (1980) Formation of calcium phosphate films on silicate glasses. J Non-Crystalline Solids 38, 39:673–678
19. Hench LL (1971) Bonding mechanisms at the interface of ceramic prosthetic materials. J Biomed Mater Res 2:117–141
20. Hench LL (1977) Analysis of bioglass fixation of hip prostheses. J Biomed Mater Res 11:267–282
21. Hench LL (1980) Compositional dependance of the formation of calcium phosphate films on bioglass. J Biomed Mater Res 14:55–64
22. Hench LL (1981) Toxicology and biocompatibility of bioglasses. J Biomed Mater Res 15:805–817
23. Holz U, Weller S, Lohfert H (1980) Erfahrungen mit dem alloplastischen Gelenkflächenersatz am Hüftgelenk. Z Orthop 118:681–690
24. Jolley MN, Salvati EA, Brown GC (1982) Early results and complications of surface replacement of the hip. J Bone Joint Surg [Am] 64:366–377
25. Köhler S, Retemeyer K, Berger G (1981) Untersuchung zur Haftvermittlung von Bio-Vitrokeramik und Titan im tierischen Knochen. Z Exp Chir 14:139–143
26. Ring PA (1981) Uncemented total hip replacement. J R Soc Med 74:719–724
27. Salvati EA (1981) A ten-year follow-up study of our first one hundred consecutive Charnley total hip replacements. J Bone Joint Surg [Am] 63:753–767
28. Stock D (1982) Gewährleisten die zur Verfügung stehenden Aluminiumoxyd-Keramik-Hüftendoprothesen beim derzeitigen Stand der Entwicklung eine ausreichende Zuverlässigkeit? Med Orthop Techn 102:14–17
29. Williams D (1976) Biocompatibility of implant materials. Pitman Turnbridge Wells

Möglichkeiten und Grenzen einer zementfreien Verankerung von Endoprothesen*

K. Draenert und Y. Draenert

Die Entwicklung der Technik unterscheidet sich von der Phylogenese biologischer Wesen darin, daß sie mittelbar vom Intellekt des Menschen vollzogen wird; die biologische Entwicklung läßt sich aufgrund der Gesetzmäßigkeit zwischen Form und Funktion zurückverfolgen. Sie vollzieht sich kontinuierlich. Bei technischen Entwicklungen werden im Fortschreiten die Probleme, die zu ihrem Einsatz geführt haben, oftmals aus den Augen verloren. Die Verankerung einer Femurkopfprothese mit Hilfe von Polymethylmetacrylaten durch Charnley (1960) stand am Ende vieler Versuche, Gelenkteile oder Gelenke durch künstliche zu ersetzen. Sowohl die ersten Versuche von Groves (1890, zit. nach Oest et al. 1975) als auch die Judet-Prothesen (1956), sowie die „mould arthroplastic" von Smith-Petersen (1939, 1948) scheiterten an der Verankerung im Knochen. Die Einführung der von Charnley (1960) benannten Knochenzemente wurde als „therapeutische Großtat" (Schlegel 1975) gefeiert. Die Erfolge der Zementverankerung begründete man mit der großen Oberfläche, die für die Kraftübertragung geschaffen wurde: „Mechanical tests have shown an improvement of 200 times in loadbearing capacity of the prosthesis compared with the condition without cement" (Charnley 1970).

Die experimentellen und pathologisch-histologischen Untersuchungen von künstlichen Implantaten zeigten sehr unterschiedliche Ergebnisse; die Autoren kamen jedoch alle zu dem Schluß, daß Polymethylmetacrylate bindegewebig eingescheidet werden (Feith 1975; Charnley 1965). Auf der anderen Seite wurde in den letzten Jahren von sog. bioaktiven Oberflächen über feste Knochenimplantatkontakte mit Insertion der Kollagenfasern im Implantat berichtet (Hench 1970).

In einer Reihe von Tierversuchen an Kaninchen, Hunden und Affen, und anhand der pathologisch-histologischen Untersuchung von Gewebsproben, die beim Prothesenwechsel sowie von Leichenprothesen entnommen wurden, konnten 2 grundlegende Erkenntnisse gewonnen werden:

1. Körpereigenes Gewebe kann sich niemals in einem künstlichen Implantat verankern. Faserinsertionen an einer Keramikoberfläche dürfen nicht dahingehend interpretiert werden, daß hier molekulare Verbindungen entstehen; vielmehr kommt es, je nach Oberfläche, zu einer ausgeprägten Verzapfung in der Grenzzone, die geringen Zugkräften standhält.
2. Alle Implantate haben eine Masse, die den Schwerkräften unterliegt. Zementierte Implantate stellen einen Massenkomplex dar, da der Zement während der Polymerisation auf das Implantat auf- und vom knöchernen Lager wegschrumpft.

Die knöcherne Verankerung eines Implantates hängt weniger von der bioaktiven Eigenschaft als vielmehr von der Beanspruchung des Interfaces und der Richtung der Kraftübertragung ab. Im Modellversuch, in dem Femora von Tieren mit Knochenzement aufgefüllt wurden, konnte der direkte Knochenzementkontakt eindeutig nachgewiesen werden (Draenert 1981). Die knöcherne Verankerung des Implantates hängt einmal von der Oberflächenverschiebung der Grenzflächen ab, und zum anderen von der Kraftübertragung über die Grenzzone. Oberflächenverschiebungen führen zunächst zur Demineralisation, Relativbewegungen in einem Spannungsfeld zum Knochenab- und umbau, zum Ersatz des ursprünglich stabilen Lamellenknochens durch einen schnell gebildeten Geflechtknochen, und schließlich zum Ersatz des knöchernen Lagers durch Bindegewebe. Je nach

* Danksagung: Die Studie entstand mit Unterstützung der Deutschen Forschungsgemeinschaft, Projekt DR 121/1

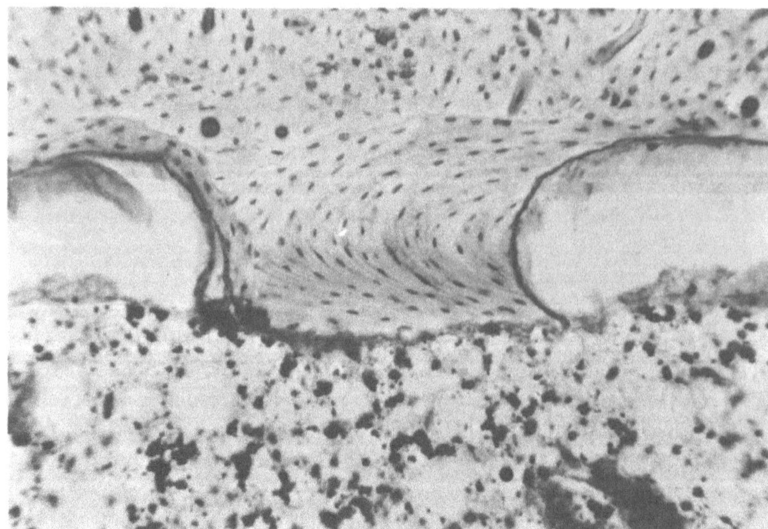

Abb. 1. Das morphologische Äquivalent der knöchernen Verankerung eines Implantates ist das trajektoriell ausgerichtete Knochenbälkchen, welches ohne Interposition von Bindegewebe senkrecht auf der Implantatoberfläche steht. Ausschnitt aus der dorsalen Zirkumferenz eines nativen Querschliffes vom Kaninchenfemur im polarisierten Strahlengang. Markraumfüllung mit Knochenzement (1 Jahr)

spezifischer Beanspruchung wird ein straffes Faserbindegewebe oder z. T. auch Faserknorpelgewebe entstehen.

Die auf ein Implantat einwirkende Kraft wird von diesem aufgenommen und entsprechend seiner Materialeigenschaften z. T. absorbiert, z. T. auf das Implantatbett übertragen. In einem solchen System, in dem eine Verbindung auf molekularer Basis nicht zustande kommen kann, können ausschließlich Druckkräfte optimal übertragen werden. Sobald an einem künstlichen Interface Zugkräfte zum Tragen kommen, wird sich der Spalt öffnen; nur bei Druckkräften senkrecht zur Oberfläche schließt sich das Interface.

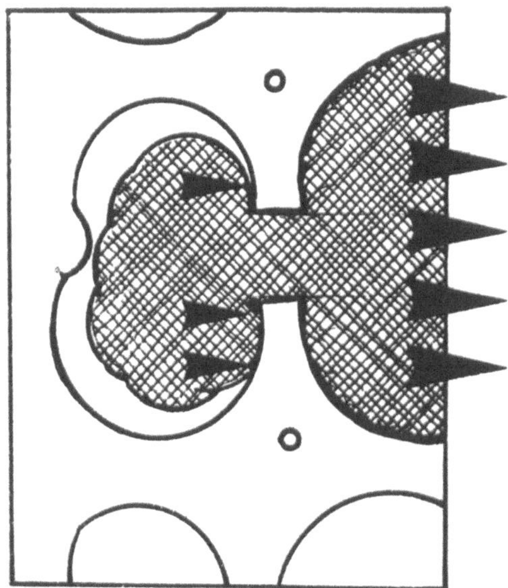

Abb. 2. Durch Verblockung des Zementimplantates können in begrenztem Rahmen Zugkräfte aufgefangen werden. Die Kraft, die übertragen wird, ist auch in diesem Falle Druck

Alle knöchern verankerten Implantate zeigen Trabekel, die senkrecht zur Oberfläche ausgerichtet sind (Abb. 1). Die Kraftlinien, die die Kraftübertragung vom Knochen auf das Implantat und vom Implantat auf das knöcherne Lager bestimmen, ergeben sich aus den resultierenden Kräften aus Muskelkraft und Körpergewicht. Am Beispiel eines künstlichen Gelenkersatzes kann hieraus gefolgert werden, daß eine optimale Kraftübertragung nur im Verlauf der Drucktrajektorien erfolgen kann. Eine einwirkende Zugkraft kann nur indirekt durch Verblockung des Implantates kompensiert werden; 2 Prinzipien sind dabei denkbar:

1. Die Knochenbälkchen durch eine Zementverankerung mit der plastischen Zementmasse zu umschließen, so daß zu einer einwirkenden Zugkraft eine druckaufnehmende Fläche am Knochenbälkchen korrespondiert (Abb. 2). Die spezifische Kraftübertragung stellt aber auch in diesem Fall Druck dar.
2. Das Prinzip der Vorspannung, wie es von der AO bei den Osteosynthesen verwandt wird, führt dazu, daß ein primär angelegter höherer Druck durch Zug den Nullpunkt nicht erreicht.

Dieses Prinzip kann überall da erfolgreich angewandt werden, wo der Druckabbau aufgrund der Viskoelastizität des Knochens und als Folge des Remodelling nur sehr langsam erfolgt (Perren et al. 1969). Die Vorspannung im Bereich des proximalen Femurs ist für die Prothesenverankerung deswegen problematisch, weil die Knochenstruktur des Femurs einmal für eine radiäre Kraftaufnahme nicht konzipiert ist, und zum anderen Langzeitimplantate wie Gelenkprothesen die Phänomene der Viskoelastizität und des Remodelling nicht umgehen können.

Das viskoelastische Verhalten des Knochenmaterials führt sehr schnell zum Abbau der Vorspannung, das Remodelling setzt diesen fort, so daß die Kraftübertragung im Kompaktaknochen danach im wesentlichen passiv entlang der druckaufnehmenden Oberflächen erfolgt. Im Bereich des spongiösen Knochens wird die Vorspannung aufgrund der Elastizität der Knochenbälkchen sofort abgebaut; hieraus kann kein Prinzip für eine dauerhafte Verankerung entwickelt werden.

Die histomorphologische Analyse, welche sich topographisch-anatomisch orientiert, bestätigt diese Befunde. Entlang der Drucktrajektorien werden knöcherne Kontakte gefunden, wobei hier ein reifer Lamellenknochen zur Ausbildung kommt, während an den Stellen, wo Zugkräfte einwirken, Relativbewegungen zwischen Implantat und Knochen den Abbau der Knochensubstanz zeigen. Hier findet sich schließlich als Ersatz des knöchernen Lagers straffes Bindegewebe.

Die vom Implantat auf den Knochen übertragenen Kräfte und die dynamische Deformierung des Knochens bestimmen die Beanspruchung der Grenzflächen. Die Größe dieser Kraftmomente wird bestimmt durch die Hebelarme und die Materialeigenschaften des Implantates, sowie der Oberfläche, die für seine Verankerung zur Verfügung steht.

Aus diesen Überlegungen heraus ergeben sich für die Verankerung der Pfanne eines künstlichen Hüftgelenkes andere Konsequenzen als für die Femurkopfüberkappung oder eine Femurschaftprothesenverankerung.

Der Masse eines Implantates und der Schwerkraft, der diese unterworfen ist, wurde bislang wenig Beachtung geschenkt. Sie stellt jedoch die Hauptursache für die Pfannenlockerung dar. Die große druckaufnehmende Fläche, die das Acetabulum bietet, kann als Verankerungsauflage für eine künstliche Pfanne dienen. Massenverteilungen, asymmetrisch zur resultierenden Kraft R, haben jedoch von vornherein eine Kopflastigkeit des Implantates zur Folge und führen unweigerlich zu dessen Auslockerung (Abb. 3). Hierbei ist zu berücksichtigen, daß Pfanne und Zement einen Massenkomplex darstellen.

Nur eine Massenverteilung, symmetrisch zur resultierenden Kraft R, kann am Hüftgelenk eine optimale Voraussetzung für eine knöcherne Verankerung bieten. Die auf die Grenzfläche einwirkenden Kräfte, die sich aus den Reibungsmomenten der Gelenkkomponenten ergeben, werden dadurch allerdings nicht eliminiert. Aufgrund der Erkenntnis, daß nur Druckkräfte über das Interface übertragen werden können, ist eine Verankerung der Pfanne nur massensymmetrisch in Richtung der resultierenden Kraft R sinnvoll (Abb. 4a und b). Eine zementfreie Verankerung ist denkbar.

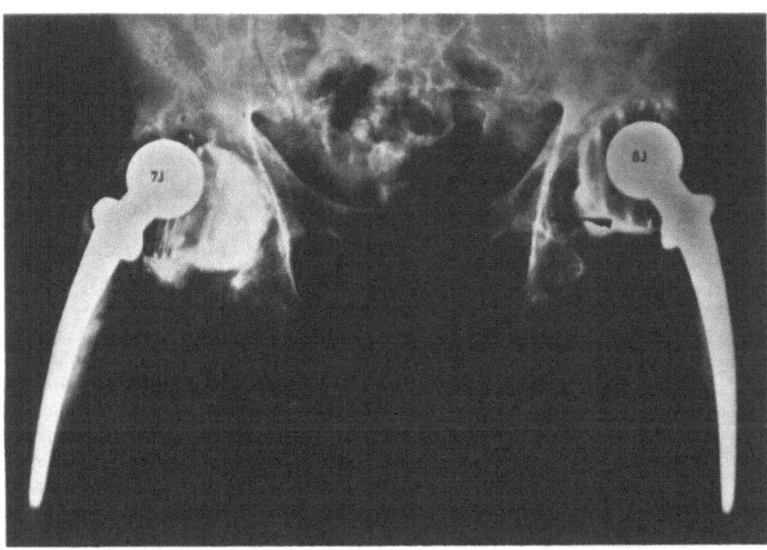

Abb. 3. Massenanordnungen asymmetrisch zur Resultierenden aller Kräfte bedeuten eine Kopflastigkeit des Implantates und führen zu seiner Auslockerung

Am Beispiel der Femurschaftprothese ergeben sich die Möglichkeiten für eine reine Druckaufnahme nur im Bereich seiner mediodorsalen Zirkumferenz, dem Calcar femoris. Eine Vergrößerung dieser druckaufnehmenden Oberfläche kann für eine Schaftprothese nur dadurch erreicht werden, daß mit einer plastischen Masse die Querverankerung des Implantates im Knochen erreicht wird. Über solche Querausleger werden druckaufnehmende Oberflächen geschaffen. Außerdem sind sie geeignet, Relativbewegungen so weit zu reduzieren, daß es zur knöchernen Umklammerung kommen kann.

Oberflächenbewegungen im Bereich von Druckspannungen führen zur Knochenresorption. Um solche Oberflächenverschiebungen zu verhindern, wäre es auch möglich, die Prothese zu verschrauben. Die für die Druckübertragung zur Verfügung stehende Oberfläche ist bei einer Zementverankerung ungleich größer. Die Vorstellung, daß hochporöse Oberflächen, wie sie Keramikimplantate oder Porometallbeschichtungen bieten, zu einem Knocheneinwuchs im Bereich des proximalen Femurköchers führen, kann so lange nicht erfüllt werden, wie störende Schwerkräfte im Interface die Differenzierung des pluripotenten Mesenchymgewebes zum Knochengewebe verhindern.

Die temporäre Fixation einer Femurschaftprothese mit Schrauben nach den Prinzipien der AO ist technisch schwierig und ungeheuer aufwendig, demgegenüber ist die Verankerung mit dem plastischen Knochenzement einfach. Die stark voneinander abweichenden Ergebnisse, die mit der Zementiertechnik bei künstlichen Hüftgelenken erzielt wurden, deuten darauf hin, daß die Technik von ganz entscheidender Bedeutung für die erfolgreiche Langzeitimplantation ist. Aufgrund der Materialeigenschaften des Knochenzementes ist dieser über längere Zeit nur auf Druck beanspruchbar. Da auch die Kraftübertragung vom Körper auf das Implantat und vom Implantat auf den Knochen nur senkrecht zu dessen Oberfläche erfolgen kann,

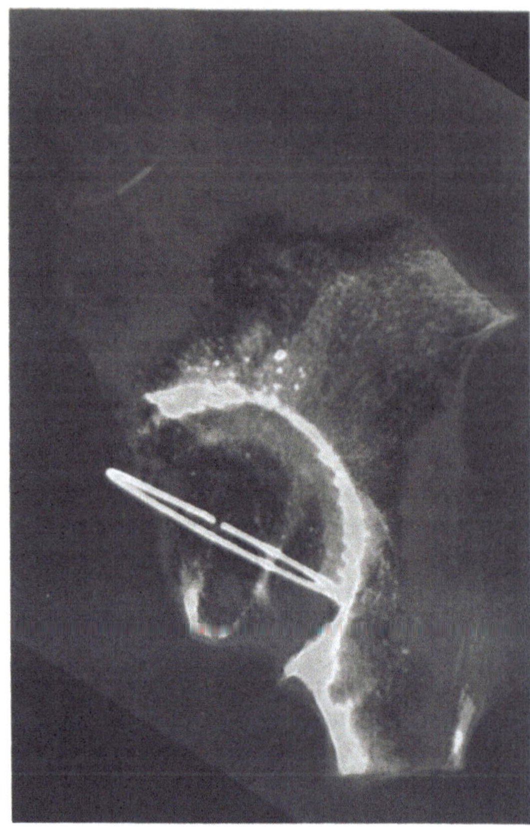

a

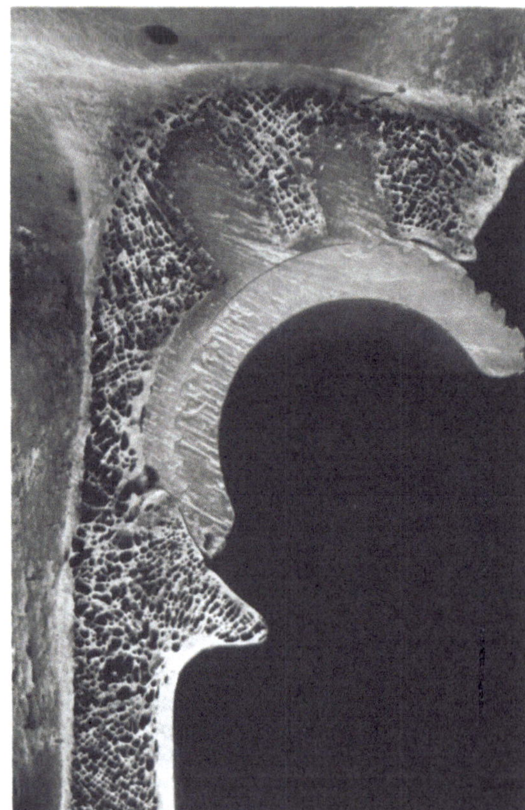

b

Abb. 4a und b. a Die korrekte Pfannenimplantation am Hüftgelenk ist die, bei der eine Massenanordnung symmetrisch zur resultierenden Kraft R erreicht werden konnte. (Agfa-Kontur Bild eines Präparates). **b** Eine Verankerung der künstlichen Pfanne mit Knochenzement ist nur im Pfannendach sinnvoll, da nur hier Druckspannungen auf das knöcherne Lager übertragen werden können (Mazerationspräparat)

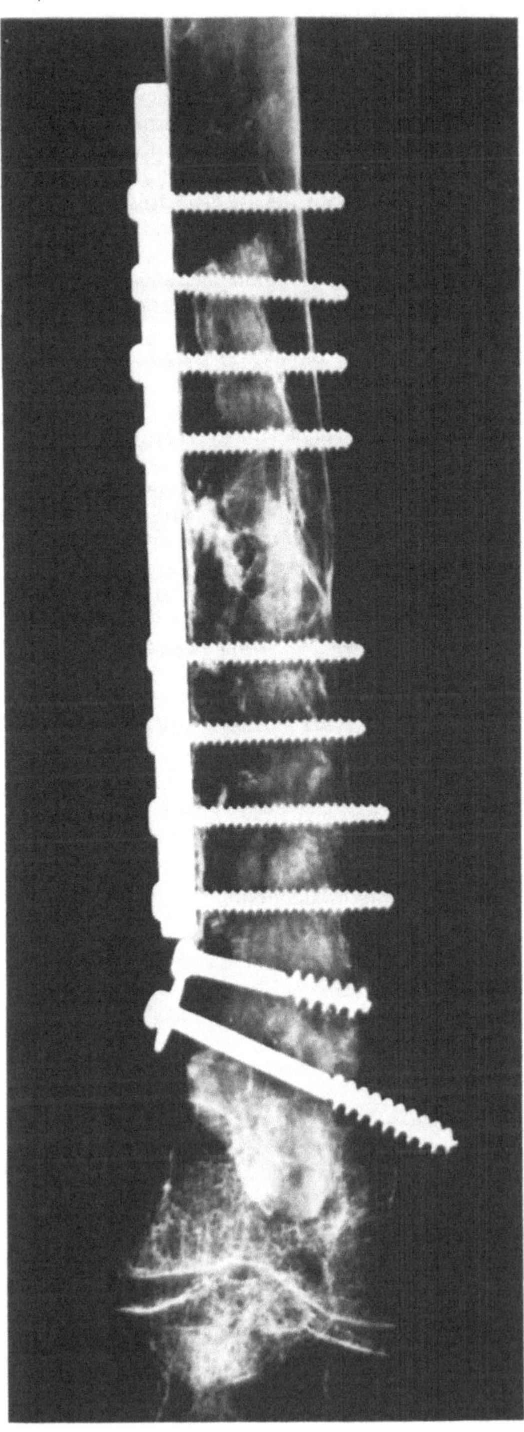

Abb. 5. Verbundosteosynthese 19 Jahre nach der Operation. Der Knochenzement ist langzeitig nur auf Druck beanspruchbar. Unter diesen Voraussetzungen kann er jedoch nach bisherigen Erfahrungen über lange Jahre reaktionslos seine Funktion als Kraftträger erfüllen. Die intramedulläre Zementfüllung wird in ganzer Länge von kräftigen Knochentrabekeln senkrecht zu seiner Oberfläche abgestützt

ist auch hier die Druckkraft die einzige, die optimal übertragen werden kann. Am Beispiel der Verbundosteosynthesen läßt sich am eindrucksvollsten belegen, daß Zementimplantate, die überwiegend Druckkräfte aufnehmen, lange Jahre stabil verankert bleiben (Abb. 5).

Schlußfolgerungen

Die morphologischen Befunde der Knochen-Zement-Grenze belegen die biomechanische Konzeption von Perren (1982), daß Relativbewegungen zwischen Implantat und Knochen zur Knochenresorption führen.

Eine Kraft kann von einem Implantat nur senkrecht zu seiner Oberfläche optimal übertragen werden. Hieraus kann direkt abgeleitet werden, daß physiologische Implantationswinkel im Bereich der Pfanne nicht nachgeahmt werden dürfen. Dieselbe Erkenntnis hat aufgrund der Erfahrungen am Beispiel des Femurschaftes bereits zu einer Aufrichtung des Prothesenhalswinkels geführt.

Die Beanspruchung der Grenzzone ist der Oberfläche, die zur Kraftübertragung zur Verfügung steht, umgekehrt proportional. Diese ist bei den zementierten Implantaten ungleich größer als bei zementfreien Prothesen.

Das Pfannendach bietet die Möglichkeit für eine zementfreie Verankerung. Die sphärische Konfiguration macht jedoch eine Verblockung oder Verschraubung im Pfannendach notwendig.

Unter Berücksichtigung der der Schwerkraft unterworfenen Masse sind bei der Pfannenverankerung Kopflastigkeit durch große mediale Zementmassen und steile Implantationswinkel zu vermeiden.

Im Bereich des proximalen Femurköchers ist die zementierte Verankerung einer Femurschaftprothese im Moment noch die einzige Möglichkeit, genügend große Oberflächen zu schaffen, die für die reine Druckübertragung geeignet sind. Die Materialeigenschaften eines Implantates bestimmen die Kraftübertragung im Interface; isoelastische Materialien haben im Hinblick auf die Oberflächenverschiebung günstige Eigenschaften, dürfen jedoch nicht zu der Vorstellung verleiten, daß über das Interface aufgrund des Materialverhaltens andere als Druckkräfte übertragen werden können.

Zusammenfassend kann gesagt werden, daß das ursprünglich von Julius Wolff (1892) aufgestellte Gesetz, daß nämlich starker Druck zum Knochenabbau führt, nicht zutrifft (Matzen 1952; Müller u. Perren 1972).

Zur Knochenresorption kommt es aufgrund von Relativbewegungen zwischen den Fragmentenden (Müller u. Perren 1972), bzw. zwischen Implantat und Implantatlager (Perren, im Druck). Die morphologischen Befunde beschränken die Kraftübertragung vom Implantat auf das knöcherne Lager auf die Kräfte, die sich senkrecht zur Oberfläche auswirken.

Literatur

Charnley J (1960) Anchorage of femoral head prosthesis to the shaft of the femur. J Bone Joint Surg [Br] 42:28–30

Charnley J (1965) A biochemical analysis of the use of cement to anchor the femoral prosthesis. J Bone Joint Surg [Br] 47:354–363

Charnley J (1970) Acrylic cement in orthopaedic surgery. Livingstone, Edinburgh London

Draenert K (1981) Histomorphology of the bone-to-cement interface: remodelling of the cortex and revascularization of the medullary canal in animal experiments. In: Salvati EA (ed) The Hip. Proceedings of the ninth open scientific meeting of the Hip Society. Mosby, St. Louis Toronto London

Feith R (1975) Side effects of acrylic cement implanted into bone. Doctoral dissertation. Brakkenstein Nijmegen

Hench LL, et al. (1970) Investigations of bonding mechanism at the interface of prosthetic material. Report XO, 1–6. U.S. Army Med Res Dev Command Contract No 17–70 0001/75

Judet J, Judet R (1956) The use of an artificial femoral head for arthroplasty of the hip joint. J Bone Joint Surg [Br] 32:166

Matzen PF (1952) Vom Einfluß mechanischer Einwirkungen auf die Kallusbildung. Brun's Beitr Klin Chir 184:147–179

Müller ME, Perren SM (1972) Callus und primäre Knochenheilung. Monatsschr Unfallheilkd 75:442–454

Oest O, Müller K, Hupfauer W (1975) Die Knochenzemente. Enke, Stuttgart, S 53

Perren SM (1983) Reaktion des Knochengewebes auf Implantate. In: Morscher E (Hrsg) Die zementlose Fixation von Hüftendoprothesen. Springer, Berlin Heidelberg New York Tokyo

Perren SM, Straumann F, Müller ME, Allgöwer M (1969) A method of measuring the change in compression applied to living cortical bone. Acta Orthop Scand [Suppl] 125:7–16

Schlegel KF (1975) Geleitwort. In: Oest O, Müller K, Hupfauer W (Hrsg) Die Knochenzemente. Enke, Stuttgart

Smith-Petersen MN (1939) Arthroplasty of the hip. A new method. J Bone Joint Surg [Br] 21:269

Smith-Petersen MN (1948) Evolution of mould arthroplasty of the hip joint. J Bone Joint Surg [Br] 30:59

Wolff J (1892) Das Gesetz der Transformation der Knochen. Hirschwald, Berlin

Histologische Untersuchungen über die Einheilung zementfrei eingebrachter Implantate*

R.K. Schenk und W. Herrmann

Einleitung

Das Studium der knöchernen Einheilung von Prothesen ist an die Bedingung gebunden, daß die Grenzschicht zwischen Implantat und Gewebe der mikroskopischen Untersuchung zugänglich gemacht wird. Zementfrei eingebrachte Implantate bieten dafür i. allg. bessere Voraussetzungen als Knochenzement, der bei der üblichen histologischen Verarbeitung leicht herausgelöst wird. Wesentlich günstiger liegen die Verhältnisse bei Prothesen aus schwer auflösbaren Kunststoffen (Polyäthylen, Polyacetal), welche Präparate liefern, die bereits mit den für unentkalkte Knochenpräparate entwickelten Einbettungsverfahren gesägt, geschliffen und mit gewissen Einschränkungen auch geschnitten werden können. Mit neu entwickelten Verarbeitungsmethoden können aber auch Metalle im Kontakt mit dem Gewebe dargestellt und bis in höhere Auflösungsbereiche lichtmikroskopisch untersucht werden. Damit eröffnet sich die Möglichkeit, an zementfrei eingebrachten Implantaten generelle Einsichten in die Gewebsreaktion auf Prothesen zu erhalten, sei es aufgrund von Tierexperimenten oder anhand von autoptisch oder bioptisch, z. B. bei Prothesenwechsel, entnommenem Untersuchungsgut.

Im vorliegenden Beitrag wird nicht eine vergleichende Evaluation verschiedener Prothesentypen und Materialien angestrebt. Es geht vielmehr darum, die Grundzüge der Gewebsreaktionen auf ausgewählte Implantate aufzuzeigen und einen Einblick in die Möglichkeiten zu geben, welche eine verbesserte mikroskopische Untersuchungstechnik eröffnen kann.

Methodik

Die Fixierung und Einbettung der Präparate erfolgt nach den für die Verarbeitung von unentkalkten Knochen bewährten Methoden. Das frisch entnommene Material inkl. Implantat wird in auf 4–7 °C vorgekühlten 40%igen Alkohol gebracht und bis zur völligen Infiltration im Kühlschrank aufbewahrt (1–5 Tage). Anschließend erfolgen die Entwässerung in der aufsteigenden Alkoholreihe, und über 2- bis 3mal gewechseltes Xylol die Übertragung in Methylmetakrylat, dem als Weichmacher 25% Plastoid N beigemengt sind. Erst nach gründlicher Infiltration, die sich über 2–3 Wochen erstrecken kann, wird das Präparat in die Einbettungsmischung gelegt, der noch 2% Benzoylperoxyd als Katalysator zugesetzt sind. Auf eine Entfernung des Stabilisators im Metakrylat wird verzichtet, und bei größeren Proben wird die spontane Polymerisation bei Zimmertemperatur abgewartet, was die Gefahr der Blasenbildung durch Überhitzung wesentlich reduziert. Im Gegensatz zu früheren Angaben (Schenk 1965) verzichten wir auf die mit der Entwässerung verbundene Stückfärbung mit basischem Fuchsin, da diese bei den unvermeidlich hohen Schnittdicken von über 100 µm im durchfallenden Licht zu starken Überlagerungen der oberflächlichen und tiefen Strukturen führt. Von den so erhaltenen Blökken werden mit einer Kreissäge oder mit Diamanttrennschneiden (z. B. Buehler ISOMET) Schnitte von 0,5–0,7 mm Dicke hergestellt. Mit der Mikrofräse (Firma Jung, Nußloch b. Heidelberg) wird die für die Untersuchung bestimmte Fläche plangefräst, der ganze Schnitt oberflächlich eingefärbt und dann die untere, nicht für die Untersuchung vorgesehene Fläche mit der Fräse abgetragen. Durch die einseitige Oberflächenfärbung wird es bei geeigneter mikroskopischer und mikrophotographischer Technik möglich, Zellen und Gewebsstrukturen mit einer Auflösung sichtbar zu machen, wie sie sonst nur

* Danksagung: Die dieser Mitteilung zugrunde liegenden Arbeiten werden unterstützt durch den Ausbildungs- und Förderungsfonds der Arbeitsgemeinschaft für Osteosynthese AO

mit Semidünnschnitten erreichbar ist. Im Prinzip wurde die Oberflächenfärbung bereits durch Gross u. Strunz (1977) beschrieben, über die mit der Einführung der Mikrofräse möglich gewordenen Verbesserungen und Modifikationen wird an anderer Stelle berichtet (Schenk et al. in Vorbereitung).

Befunde

Beobachtungen an isoelastischen Femurkopfprothesen

Erste histologische Beobachtungen über die Gewebsreaktion um eine Femurkopfprothese bei einer 6 Wochen nach der Operation verstorbenen, 86 Jahre alten Patientin zeigten bereits eine intensive knöcherne Kallusbildung um den Prothesenstiel und eine trabekuläre Auffüllung des ihn umgebenden Markraums (Morscher et al. 1981). Im unmittelbaren Kontakt zum Polyacetalharz wurde dagegen regelmäßig eine 30–120 µm breite Bindegewebsschicht mit relativ kräftigen kollagenen Fasern und mäßiger Zelldichte gefunden. Stellenweise traten Fremdkörperriesenzellen auf, entweder im Kontakt mit der Implantatoberfläche oder losgelöst im umgebenden Knochenmark. Straffes Bindegewebe oder Faserknorpel, die auf eine manifeste Mikroinstabilität hingewiesen hätten, wurden nicht beobachtet. Analoge Verhältnisse ergab auch die Untersuchung des Femur einer 7,5 Wochen nach der Operation verstorbenen, 76 Jahre alten Patientin, bei der die Verhältnisse durch eine während der Operation aufgetretene Sprengung der stark osteoporotischen Kortikalis kompliziert waren. Sowohl im Frakturbereich als auch im Markraum um den Prothesenstiel war eine knöcherne Kallusbildung im Gang, ein Teil der Frakturspalte war bereits knöchern überbrückt. Die mit der Operation erreichte Primärstabilität und die Schienung durch den Prothesenstiel haben hier offenbar ausgereicht, um eine primäre Ossifikation zu erlauben. In beiden Fällen blieb aber die Frage offen, wie diese Primärstabilität morphologisch begründet war.

Bei einem dritten Fall – der 95jährige Patient war 4 Wochen nach der Operation an einem Herzversagen gestorben – wurden deshalb systematisch über die ganze Länge des Prothesenstiels Querscheiben als Stichproben entnommen (Abb. 1 A–G). Dabei stellte sich heraus, daß im distalen Drittel mit dem Einpassen der Prothese ein primärer Preßsitz erzielt worden war. Querschnitte aus dieser Partie zeigen, daß der zylindrisch aufgebohrte Markraum hier fast völlig vom Implantat ausgefüllt ist, dessen Oberfläche breitflächig mit der Knochenkompakta im Kontakt steht (Abb. 1 B–D). Beim Einpressen sind leichte gegenseitige Verformungen von Implantat und Knochen entstanden, die auf der Implantatseite stärker ausgeprägt sind. Die durch die Vorbereitung des Prothesenbettes und das Einbringen des Implantates erfolgte Zerstörung der Markgefäße hat allerdings zur Folge, daß die Kortikalis in beträchtlicher Ausdehnung asvaskulär ist und nach 4 Wochen nur wenig vitale Reaktionen zeigt. In die offen gebliebenen Spalträume sind dagegen bereits wieder medulläre Gefäße vorgedrungen. In ihrer Umgebung findet sich regelmäßig lockeres, relativ zellreiches Bindegewebe, und im Kontakt mit der Innenfläche der Kortikalis und entlang der Oberfläche von ortsständigen oder losgetrennten Spongiosabälkchen erfolgt eine lebhafte, reaktive Ossifikation. Diese leitet das Auffüllen der Spalten zwischen Implantat und Kortikalis ein, und hat insbesondere auch in den Vertiefungen der Implantatoberfläche ein beachtliches Ausmaß erreicht (Abb. 1 E–G). Im direkten Kontakt mit dem Polyacetalharz ist aber nirgends neue Knochensubstanz abgelagert worden. Die Grenzschicht zum Implantat besteht aus einem zarten, feinfaserigen Bindegewebe, das stellenweise Riesenzellen enthält. Die

Abb. 1 A–G. Isoelastische Femurprothese bei einem 95jährigen, 4 Wochen nach der Operation verstorbenen Patienten (aus der Klinik von Prof. R. Bombelli). **A** Autopsiepräparat mit vorbereiteten Entnahmestellen. *B*, *E* = Lage der Querschnitte. **B** Distaler Querschnitt mit Preßsitz, 1,9:0,75. **C** Ausschnitt mit ausgedehnter Flächenpressung zwischen Implantat und Kortikalis, 11:0,75. **D** Die Flächenpressung führt zu einer leichten Deformation des Implantats durch die Konfiguration der Innenfläche der Kortikalis, 60:0,75; *1* = avaskuläre, devitalisierte Osteone, *2* = Kanäle mit vitalem Inhalt und reaktiver Knochenbildung (neu angebauter Knochen ist dunkel angefärbt). **E** Ausschnitt aus einem proximalen Schaftquerschnitt mit reaktiver Knochenbildung im Bereich einer Rinne des Prothesenstiels, 11:0,75. **F** „Implantopetale" Knochenbildung, 45:0,75; *3* = ursprüngliches Spongiosagerüst, *4* = reaktiver Faserknochen, *5* = Implantat. **G** Grenzschicht Gewebe zu Implantat, 120:0,75; *6* = Osteoid, *7* = Bindegewebe

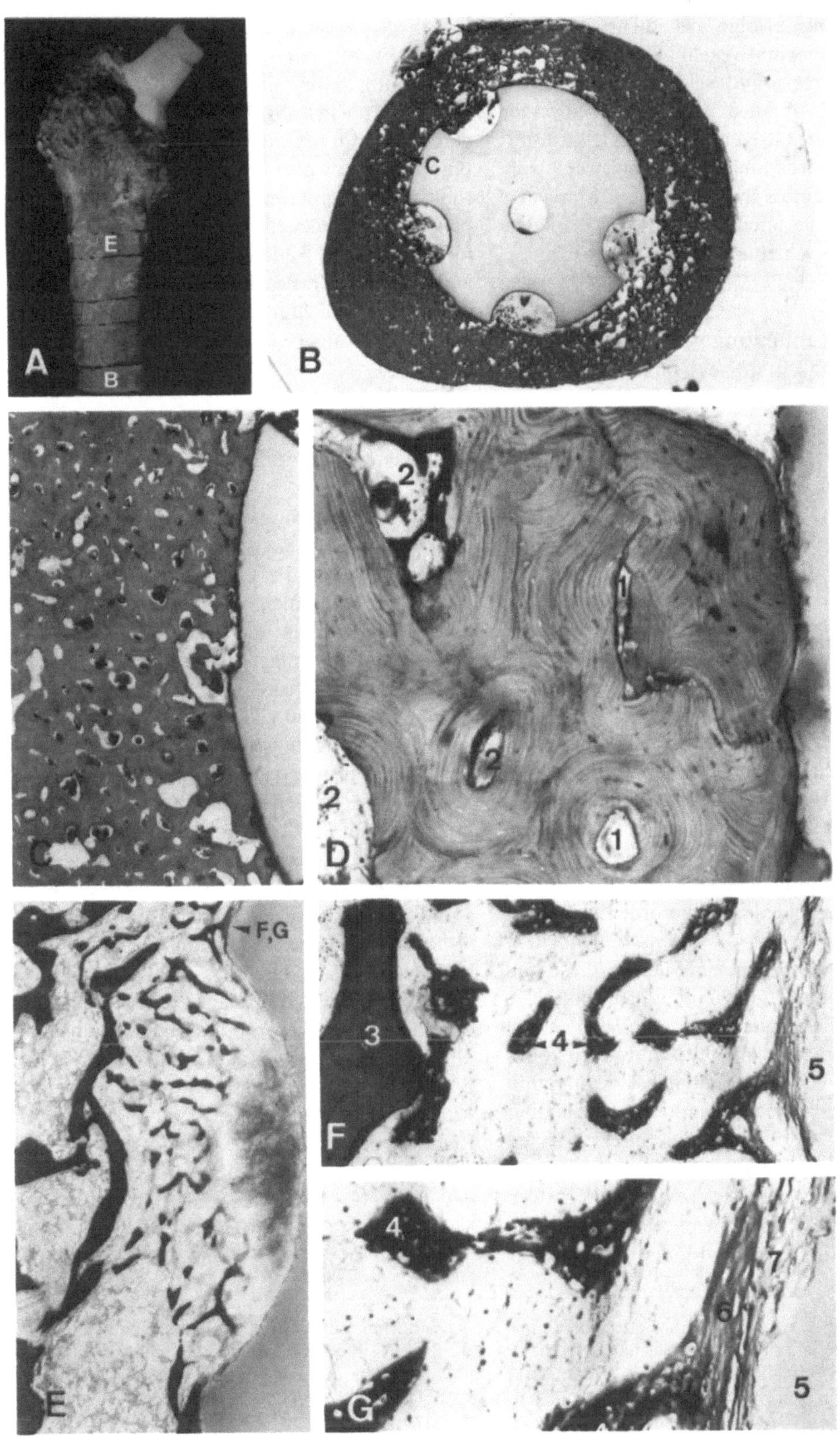
A
E
B
B
C
C
2
1
2
2
1
D
E
F,G
3
4
5
F
4
7
6
G
5

Knochenbildung erfolgt bis dicht an diese Grenzflächen, beginnt regelmäßig auf der Seite des Knochenlagers und schreitet in Richtung Fremdkörper fort. An den Stellen, wo direkter Knochen- Implantat-Kontakt vorliegt, wird dieser von vorbestehendem Knochengewebe vermittelt, mit dem das Implantat beim Einpassen oder während der unter der Belastung erfolgten sekundären Verschiebungen in Kontakt kam.

Befunde zur Einheilung von Implantaten mit Titanspritzschichtoberfläche

Untersuchungen über die Einheilung von titanplasmabeschichteten Hohlzylinderimplantaten im Unterkiefer haben gezeigt, daß schon nach kurzer Zeit eine sehr gute knöcherne Verankerung eintritt (Schroeder et al. 1976, 1978). Dazu trägt anscheinend nicht nur das inerte Metall, sondern auch die durch die Beschichtung erzielte Oberflächenreliefierung bei. Es lag deshalb nahe, diese günstige Gewebsreaktion im Tierversuch auch an Femurkopfprothesen zu untersuchen. Für die Experimente wurde eine Hohlzylinderschalenprothese entwickelt, die mit einem speziellen Instrumentarium im Collum femoris von Hunden formschlüssig eingepaßt wird (Sutter et al. 1982). Aus dieser Serie haben wir jetzt 6 Fälle mit einer Verweildauer von 8 Wochen histologisch ausgewertet (Abb. 2A–G). Bei diesen fällt neben der außerordentlich guten Gewebsverträglichkeit die intensive Knochenneubildung in der Umgebung der Prothese und im Kontakt mit der Metalloberfläche auf. Die im Hohlzylinder angebrachten Bohrungen mit einem Durchmesser von 3 mm sind bereits weitgehend mit neuer Spongiosa aufgefüllt (Abb. 2C, D). Besonders eindrucksvoll ist aber die direkte Abstützung der neugebildeten Trabekel auf der Metalloberfläche. An den gefärbten Schnitten läßt sich zwischen Knochen und Metall kein Zwischengewebe auffinden, osteozytenhaltige, mineralisierte Knochenmatrix liegt dem Titanplasma unmittelbar an (Abb. 2F). Mit Hilfe der Fluorochromsequenzmarkierung kann einwandrei gezeigt werden, daß der Knochen direkt auf das Metall abgelagert wird und von dort „metallofugal" die Verbindung zum knöchernen Implantatlager herstellt. Der unmittelbare Kontakt zwischen Implantat und Knochen schafft die Voraussetzung für eine direkte Einleitung der unter Belastung auftretenden Kräfte in das umgebende Knochengerüst, und führt so schon frühzeitig zu einer echten Integration der Implantate in der Spongiosa.

Diskussion

Die Differenzierungsvorgänge entlang der Grenzflächen zwischen Implantat und Gewebe werfen die grundsätzliche Frage auf, inwieweit sie durch Materialeigenschaften bedingt sind oder durch mechanische Einflüsse im Rahmen von mehr oder weniger ausgeprägten Relativbewegungen. Zur Diskussion dieser Frage kann man auf Vorstellungen und Hypothesen über die Gewebsdifferenzierung während der Frakturheilung zurückgreifen. Die klassischen Konzepte von Roux, Pauwels, Krompecher u.a. über den Einfluß mechanischer Bedingungen auf Gewebsdifferenzierung sind heute zumindest insofern gesichert, daß die Knochenbildung an mechanisch neutrale Zonen gebunden ist, also Ruhe und Stabilität voraussetzt. Wenn Mikrobewegungen [oder Relativbewegungen nach Schneider (1982)] auftreten, reagiert das Knochengewebe mit Resorption (Perren et al. 1975), und aus dem Granulationsgewebe entstehen Bindegewebe und Faserknorpel. Bezweifelt wird heute dagegen die Annahme, daß die Richtung der einwirkenden Kräfte (Zug, Druck, evtl. Abscherung) für die Entstehung von Bindegewebe oder von Knorpel maßgebend ist. Man neigt eher zur Auffassung, daß das lokale Ausmaß der Gewebsverformung über die Bin-

Abb. 2A–G. Experimentelle Hohlzylinderschalenprothese für Hundefemora mit titanplasmabeschichteter Oberfläche. Verweildauer 8 Wochen. **A** Demonstrationspräparat mit gefrästem Prothesenlager und teilweise eingesetzter Prothese. **B** Übersicht eines operierten Hundefemurs, 2,0:0,79. *C, D* = Lage der Bohrungen. **C** Mit neugebildeten Trabekeln ausgefüllte proximale Bohrung mit Abstützung auf alte Spongiosa (*1*), 24:0,79. **D** Von neuer Spongiosa durchwachsene distale Bohrung mit Abstützung auf Knochenkompakta (*2*), 24:0,79. **E** Durch direkte Knochenapposition erstellte Verbindung zwischen Implantat und alten Spongiosabälkchen (*1*), 63:0,79. **F** Grenzschicht Knochen zu Metall. Die weißen Räume entsprechen Osteozytenlakunen und enthalten vitale Zellen, 122:0,79. **G** „Implantofugale" Knochenbildung, Osteoidsäume an Stellen mit fortschreitender Knochenapposition (*Pfeile*)

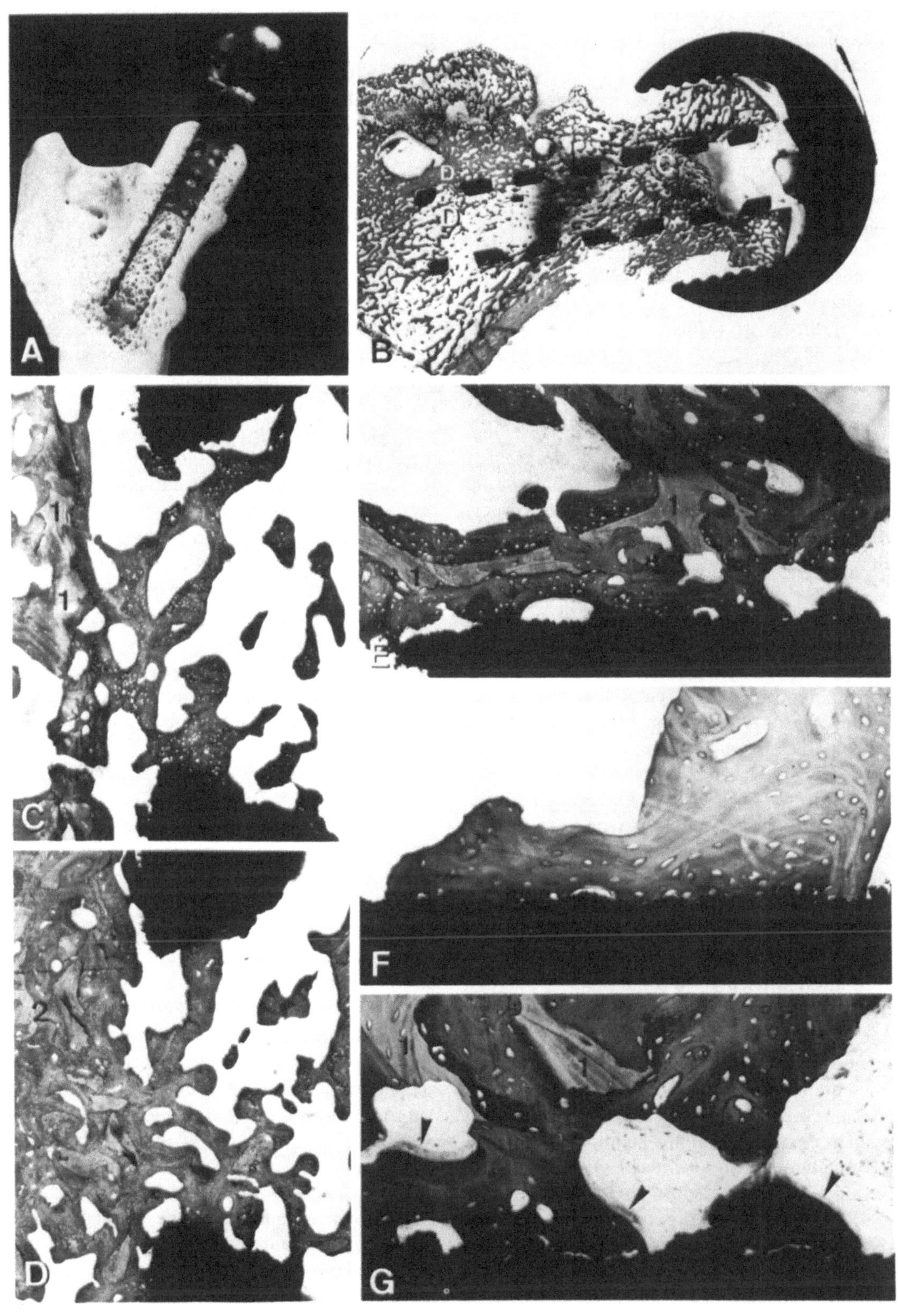
A
B
D
D
C
C
1
1
E
1
1
F
D
2
G
1
1

degewebs- oder Knorpelbildung entscheidet (Perren u. Cordey 1977). Das Auftreten von Binde- und Knorpelgewebe im Verlauf einer spontanen oder verzögerten Bruchheilung ist immer intermediär, d.h. es wird am Übergang zu den Fragmentenden oder im Anschlußgebiet an den knöchernen Kallus auf dem Wege der desmalen oder der chondralen Ossifikation durch Knochengewebe ersetzt. Beim Faserknorpel wird diese Substitution eingeleitet durch Mineralisationsvorgänge, deren Stillstand ein wesentliches Merkmal für die Entstehung einer Pseudarthrose ist (Müller et al. 1968; Schenk et al. 1968).

Die Kenntnis dieses Reaktionsmusters erleichtert die Abgrenzung gegenüber einer bindegewebigen Umhüllung oder Einkapselung, die durch Materialeigenschaften hervorgerufen wird. Zu der Gruppe der biokompatiblen Stoffe rechnet man Verbindungen, die an die Körperflüssigkeit Substanzen abgeben, welche in der freigesetzten Konzentration wohl eine Fremdkörperreaktion auslösen, aber keine gewebsschädigende Wirkung aufweisen (Rahn, persönliche Mitteilung). Die Gewebsreaktion auf solche Substanzen ist gekennzeichnet durch die Ausbildung eines faserigen Bindegewebes, begleitet vom Auftreten von Makrophagen und evtl. von Riesenzellen. Dagegen fehlen rundkernige oder polymorphkernige Zellinfiltrate oder gar Nekrosen, wie sie für Unverträglichkeits- oder Entzündungsreaktionen typisch sind. Derartigen Fremdkörperreaktionen begegnet man bei einigen Knochenzementen (Restmonomer?), aber auch bei den hier vorgestellten Prothesen aus Polyacetal (Formaldehydreste?). Nur so läßt sich erklären, daß trotz guter Primärstabilität und in unmittelbarer Nachbarschaft zu stabilen Kontaktzonen die knöcherne Spaltheilung ausschließlich in Richtung auf das Implantat („implantopetal") erfolgt, die Oberfläche zum Prothesenmaterial aber durch eine, meist unter 100 μm breite Bindegewebsschicht vom angebauten Knochen getrennt bleibt. Für diese Interpretation spricht auch das Fehlen von Faserknorpel, der nach mehrwöchiger Verweildauer bei instabilen Verhältnissen immer zu erwarten ist. Für eine intermediäre Stützgewebsbildung gelten die für die Spaltheilung bei Frakturen gültigen Prinzipien. Schneider (1982) hat für die durch Relativbewegungen ausgelösten Vorgänge entlang der Knochenzementgrenze das Konzept des dekompensierten und des kompensierten Nulldurchgangs entwickelt und überzeugend dargelegt, wie durch die Spaltheilung auch nach Jahren noch eine direkte knöcherne Abstützung erzielt werden kann. Eine postoperative Beobachtungszeit von 8 Wochen reicht sicher nicht aus, um das langfristige Resultat der Einheilung von Prothesen aus Polyacetal vorauszusagen. In dieser Hinsicht aufschlußreich sind umfangreiche Versuche mit isoelastischen Hüftgelenkstotalprothesen an Schafen, bei denen histologische Untersuchungen bis zu 51 Wochen nach der Operation durchgeführt wurden (Muhr et al. 1976). Bei diesen Tierexperimenten traten bei den Femurkomponenten aus konstruktiv-anatomischen Gründen häufig Lokkerungen auf, die Acetabula waren dagegen klinisch stabil. In allen Fällen blieb aber die Prothese durch ein straffes Bindegewebslager vom Knochen getrennt. Die Faserarchitektur in der Bindegewebsmanschette war bei den Pfannen auf die Belastungsrichtung abgestimmt und wurde als Bindegewebspufferzone interpretiert, zumal auch rundzellige Elemente und Riesenzellen fehlten. An instabilen Femurprothesen wurde auch Knorpelbildung beobachtet, „insbesondere an den Kanten, dort wo Implantate und Wirtslager eng benachbart sind". Auf dem Hintergrund dieser Befunde bleibt die Beurteilung der Chancen für die Herstellung eines Knochenkontakts weiteren langfristigen Untersuchungen vorbehalten.

Im Vergleich zu diesem Einheilungsmuster illustrieren die titanplasmabeschichteten Hohlzylinderimplantate ein anderes Extrem. Titan hat sich klinisch und experimentell als bioinert erwiesen, auch wenn es gelegentlich zu einer schwärzlichen Verfärbung des Gewebes führt und in kleinen Partikeln von Makrophagen aufgenommen und abtransportiert wird. Mit der Titanplasmabeschichtung erhält die Oberfläche eine Mikrostruktur, welche die direkte Knochenapposition begünstigt und eine wesentliche Vergrößerung der Verankerungsoberfläche bewirkt. In allen bisher geprüften Versuchsanordnungen war innerhalb eines knöchernen Implantatlagers ein direkter Metall – Knochen-Kontakt die Regel, und eine bindegewebige oder knorpelige Grenzschicht eine seltene, nur bei manifester Instabilität beobachtete Ausnahme. Die verbesserte Haftung zwischen Knochen und Metall hat sich durch Messungen der Lösemomente von Kortikalisschrauben bestätigt (Hutzschenreuter et al. 1976). Ob sie rein mechanisch durch die Vergrößerung der Grenzfläche oder zusätzlich durch eine Interaktion auf stofflicher Ebene bedingt ist, bleibt abzuklären.

Es wurde bereits darauf hingewiesen, daß mit der Etablierung des direkten Kontakts die belastenden Kräfte direkt vom Metall auf den Knochen abgeleitet werden. In der Konstruktion und in der Einheilungsphase ist dies zu berücksichtigen, wenn Überlastungsschäden innerhalb des im Aufbau befindlichen knöchernen Anschlußbereichs vermieden werden sollen. Bei Experimenten mit Kieferimplantaten kann ein belastungsfreies postoperatives Intervall leicht eingehalten werden. Die für die Femurkopfprothesen verwendeten Hunde belasteten dagegen schon nach wenigen Tagen die operierte Extremität voll. Dennoch trat nur in 1 der 6 Fälle ein Ausbruch der Prothese auf, der zumindest mitbedingt war durch eine ausgedehnte avaskuläre Zone im Femurhals als Folge einer bei der Operation gesetzten Arterienverletzung. Das Fehlen einer Bindegewebspufferzone hat sich somit nicht nachteilig ausgewirkt, und der direkte Knochenkontakt scheint tatsächlich die funktionelle Anpassung des Spongiosagerüsts an die über die Prothese eingeleiteten Kräfte so zu begünstigen, daß ähnlich wie bei Kieferimplantaten am Menschen von einer Osseointegration (Brånemark et al. 1977) gesprochen werden kann.

Zusammenfassung

Fortschritte in der histologischen Präparationstechnik, insbesondere die Anwendung der Mikrofräse und der Oberflächenfärbung, ermöglichen es, die Differenzierungsvorgänge an der Grenze zwischen Gewebe und Implantat für die mikroskopische Untersuchung besser darzustellen. Anhang von autoptisch gewonnenen Präparaten von isoelastischen Femurprothesen wird der Aufbau einer Knochenmanschette und die Ausbildung der Bindegewebsumhüllung während der ersten 8 Wochen demonstriert und auf dem Hintergrund der Hypothesen über die Gewebsdifferenzierung bei der Frakturheilung diskutiert.

Der knöcherne Einbau von Femurkopfprothesen, die aus einer Titanlegierung gefertigt und mit Titanplasma beschichtet sind, wurde experimentell an Hunden untersucht. Dabei konnte die direkte Knochenablagerung auf die Titanplasmaschicht beobachtet werden, die zum frühzeitigen Anschluß an die ans Prothesenlager grenzende Spongiosa oder Kompakta führt und in einer festen knöchernen Verankerung resultiert, welche ohne Ausbildung einer Pufferzone die belastenden Kräfte direkt in den Knochen einleitet.

Literatur

Brånemark PI, Hansson BO, Adell R, Breine U, Lindström J, Hallén O, Oehman A (1977) Osseointegrated implants in the treatment of the edentulous jaw. Scand J Plast Reconstr Surg [Suppl] 11:16

Gross UM, Strunz V (1977) Surface staining of sawed sections of undecalcified bone containing alloplastic implants. Stain Technol 52:217

Hutzschenreuter P, Claes L, Pohler O (1976) Lösemomente bei Corticaliszugschrauben mit unterschiedlicher Oberfläche und ihre histologischen Korrelate. Helv Chir Acta 43:765

Morscher E, Bombelli R, Schenk R, Mathys R (1981) The treatment of femoral neck fractures with an isoelastic endoprosthesis implanted without bone cement. Arch Orthop Traum Surg 98:93

Muhr G, Stockhusen H, Müller O (1976) Die Hüftarthroplastik mit isoelastischen Totalprothesen im Tierexperiment. Arch Orthop Unfallchir 86:115

Müller J, Schenk R, Willenegger H (1968) Experimentelle Untersuchungen über die Entstehung reaktiver Pseudarthrosen am Hunderadius. Helv Chir Acta 35:301

Perren SM, Cordey J (1977) Die Gewebsdifferenzierung in der Frakturheilung. Unfallheilkunde 80:161

Perren SM, Ganz R, Rueter A (1975) Oberflächliche Knochenresorption um Implantate. Med Orthop Tech 75:6

Schenk R (1965) Zur histologischen Verarbeitung von unentkalkten Knochen. Acta Anat (Basel) 60:3

Schenk R, Müller J, Willenegger H (1968) Experimentell-histologischer Beitrag zur Entstehung und Behandlung von Pseudarthrosen.Hefte Unfallheilkd 94:15

Schneider R (1982) Die Totalprothese der Hüfte. Ein biomechanisches Konzept und seine Konsequenzen. Aktuel Probl Chir Orthop 24

Schroeder A, Pohler O, Sutter F (1976) Gewebereaktion auf ein Titan-Hohlzylinderimplantat mit Titan-Spritzschichtoberfläche. SSO Schweiz Monatsschr Zahnheilkd 86:713

Schroeder A, Stich H, Straumann F, Sutter F (1978) Über die Anlagerung von Osteozement an einen belasteten Implantatkörper. SSO Schweiz Monatsschr Zahnheilkd 88:1051

Sutter F, Schenk R, Butler H, Schürch H, Straumann F (1982) Entwicklung einer Hohlzylinder-Schalenprothese als Femurkopfersatz. Med Orthop Tech 82:103

Metallische Implantatwerkstoffe für zementierte und zementfrei verankerte Hüftendoprothesen

M. Semlitsch

Einleitung

Für die Herstellung von künstlichen Hüftgelenken werden seit den 40er Jahren und auch heute noch in überwiegendem Maße metallische Werkstoffe verwendet. In den 60er Jahren wurden künstliche Hüftgelenkpfannen auch aus Polymerkunststoff hergestellt, der in den 70er Jahren auch bei Femurkomponenten erprobt wurde. Die ebenfalls in den 70er Jahren eingeführte Aluminiumoxidkeramik hat heute bei diversen Hüftprothesenmodellen als Pfannen- und Kugelmaterial ihren festen Platz. Seit einigen Jahren wird auch der Kohlenstoff als Werkstoff für Hüftprothesenkomponenten erprobt (Willert u. Semlitsch 1981).

Auswahl metallischer Implantatwerkstoffe

Die heutige Auswahl an Implantatlegierungen (Semlitsch u. Willert 1981) zur Herstellung von künstlichen Hüftgelenken ist relativ groß (Tabelle 1). Anfänglich beschränkte man sich hauptsächlich auf die CoCrMo-Gußlegierung ISO 5832-4 und den rostfreien Stahl ISO 5832-1B, sowie die TiAlV-Schmiedelegierung ISO 5832-3 für ganz wenige Hüftprothesenmodelle.

Ergänzt wurden diese 3 Legierungen auf Kobalt-, Eisen- und Titanbasis anfangs der 70er Jahre mit der CoNiCrMo-Schmiedelegierung ISO 5832-6. Diese hochfeste und äußerst korrosionsbeständige Schmiedelegierung erbrachte nach 10jähriger klinischer Erfahrung mit über 450 000 Hüftprothesen den Beweis für bruchsichere Verankerungsschäfte aus der Serienproduktion (Abb. 1a–d).

Gegen Ende der 70er Jahre folgte die nach dem pulvermetallurgischen bzw. Schmiedeverfahren hergestellte CoCrMo-Legierung. Diese hochfeste Implantatlegierung ist bezüglich chemischer Zusammensetzung mit der CoCrMo-Gußlegierung ISO 5832-4 praktisch identisch.

Tabelle 1. Metallische Werkstoffe für künstliche Hüftgelenke

Standard	Condition	Composition
ISO 5832-1B -1C	WF CW WF	Fe-18Cr-14Ni-3Mo Fe-18Cr-14Ni-3Mo-N
ISO Proposal	CW WF	Fe-21Cr-9Ni-4Mn-3Mo-Nb-N
ISO 5832-3 –	WF C	Ti-6Al-4V
– – –	C WF WF	Ti-5Al-2,5Fe Ti-
ISO 5832-4 ASTM Proposal	C PM WF	Co-28Cr-6Mo
ISO 5832-6 ASTM 562-78	WF CW	Co-35Ni-20Cr-10Mo
ISO 5832-7 ISO Proposal	WF C	Co-20Cr-17Ni-7Mo
–	WF	Ni-45Ti
ASTM F 560-78 –	PM PM	Ta 100 Nb 100

C.....cast CW....cold worked
WF....wrought + forged PM....powder metallurgy

Diese 3 Kobaltbasislegierungen wurden durch eine weitere, hauptsächlich in Frankreich verwendete CoCrNiMo-Guß- und Schmiedelegierung ISO 5832-7 ergänzt.

Anfangs der 80er Jahre ließ man im Rahmen der ISO-Norm 5832-1 auch eine mit Stickstoff legierte Stahlvariante ISO 5832-1C zu. Außerdem erfolgte ein ISO-Vorschlag zu einem FeCrNiMnMoNbN-Stahl mit erhöhter Festigkeit und Korrosionsbeständigkeit (Smethurst 1981).

Seit kurzem erprobt man zur Herstellung von Hüftprothesen für Tierversuche auch die NiTi-Memorylegierung (Bensmann 1979), sowie die pulvermetallurgisch hergestellten Reinmetalle Tantal und Niob (Schider u. Bildstein 1982).

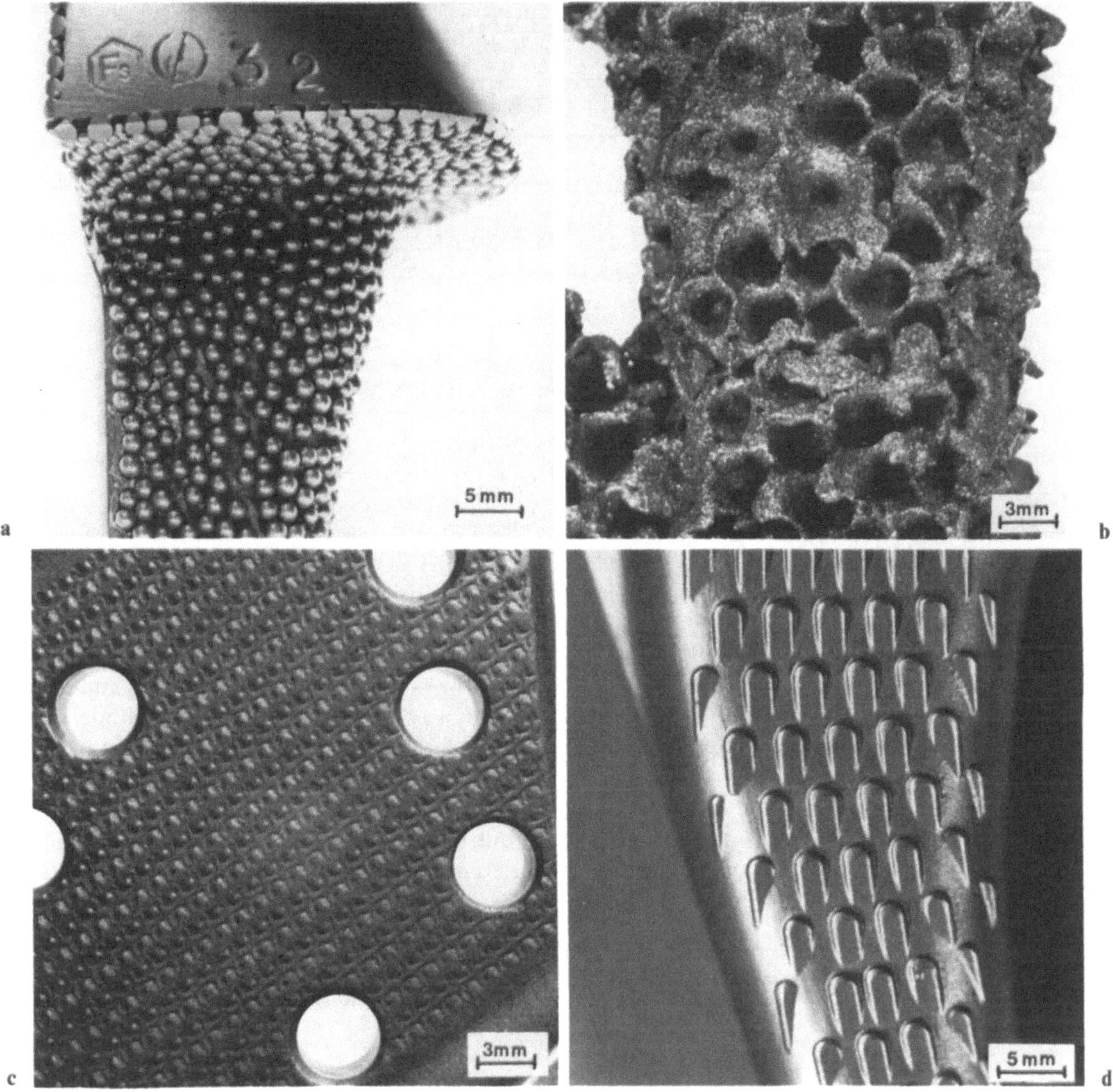

Abb. 1 a–d. Feinstrukturierte Metalloberflächen von zementlos implantierten Hüftendoprothesen. **a** Mitangegossene CoCrMo-Kügelchen beim Lord-Modell; **b** mitangegossene CoCrNiMo-Krater beim Judet-Modell; **c** mechanisch bearbeitete TiAlV-Feinstruktur beim Zweymüller-Modell; **d** tropfenförmige TiAlV-Feinstruktur beim Parhofer-PM-Modell

Gegenwärtig sind als Ergänzung der seit den 50er Jahren klinisch bewährten TiAlV-Implantatlegierung (Laing 1981, persönliche Mitteilung) weitere Titanbasislegierungen, wie z. B. TiAlFe im Guß- und Schmiedezustand, zur Hüftprothesenherstellung in Diskussion (Zwikker et al. 1980).

Bei 10 zementfrei verankerten Totalhüftendoprothesen mit direktem Knochenkontakt von Metallschäften und z. T. auch künstlichen Pfannen aus Metall bestehen diese 2 Implantatkomponenten aus den beiden gegossenen CoCrMo- und CoCrNiMo-Legierungen, sowie TiAlV im Schmiede- als auch Gußzustand (Tabelle 2).

Verschleißeigenschaften

Eine implantierte Hüftprothese ist im Körper sowohl korrosiven als auch starken mechanischen Beanspruchungen ausgesetzt (Abb. 2). Letztere ergeben sich aus der millionenfachen Bewegung der Kugel in der Pfanne. wobei es im Laufe der Jahre zu Verschleißerscheinungen an

	seit	Schaft		Kugel		Pfanne			
		Metall		Metall	Keramik	Polymer	Metall		Keramik
		GL	SL	GL			GL		
SIVASH	1965		TiAlV	CoCrMo		(PE)	CoCrMo	TiAlV	
RING	1967	CoCrMo		CoCrMo			CoCrMo		
URIST-MOORE	1969	CoCrMo		CoCrMo			CoCrMo		
SBARBARO-MOORE	1970	CoCrMo		CoCrMo			CoCrMo		
JUDET	1971	CoCrNiMo		CoCrNiMo		PE	CoCrNiMo		
LORD	1973	CoCrMo		CoCrMo	(Al_2O_3)	PE	CoCrMo		
MITTELMEIER	1974	CoCrMo			Al_2O_3				Al_2O_3
BOUTIN	1975		TiAlV		Al_2O_3				Al_2O_3
ZWEYMÜLLER	1979		TiAlV		Al_2O_3	PE			
PARHOFER (PM)	1980		TiAlV		Al_2O_3	PE		TiAlV	

Metall GL .... Gusslegierungen Ti-6Al-4V, Co-28Cr-6Mo, Co-20Cr-17Ni-7Mo
SL .... Schmiedelegierung Ti-6Al-4V
Keramik Al_2O_3 .... Sinterkeramik
Polymer PE .... Ultrahochmolekulares Polyäthylen
( )....alternativ

Tabelle 2. Totalhüftendoprothesen mit direktem Knochenkontakt von Metallschäften und künstlichen Pfannen aus Metall oder Keramik bzw. Polyäthylen

diesen beiden Komponenten des künstlichen Hüftgelenkes kommen kann (Willert et al. 1978). Seit Beginn der Totalhüftendoprothesen bewährten sich verschiedene Werkstoffpaarungen (Tabelle 3) im klinischen Einsatz.

Die Metall-Metall-Paarung (CoCrMo-Guß ISO 5832-4) weist bei optimalem Spiel von etwa 0,2 mm bei der Original Mueller-Hüftprothese nach 10jähriger Implantation nur minimale Verschleißerscheinungen auf. Dieses Paarungskonzept wurde jedoch wegen einer sog. Mikrofitpassung von Kugel und Pfanne eines anderen Hüftprothesendesigns (McKee 1982) Ende der 60er Jahre stark angegriffen, da diese dünnwandige Pfanne zu Verzugerscheinungen neigte und zum Klemmen der Metallkugel führte.

Als Folgeerscheinung war ein starker Metallabrieb mit Fremdkörperreaktionen im Gewebe. Außerdem kam es auch zur Auslockerung von Pfanne und Schaft, da die erhöhten Reibungskräfte auf die Verankerungszone zwischen Akrylatzement und Knochen übertragen wurden.

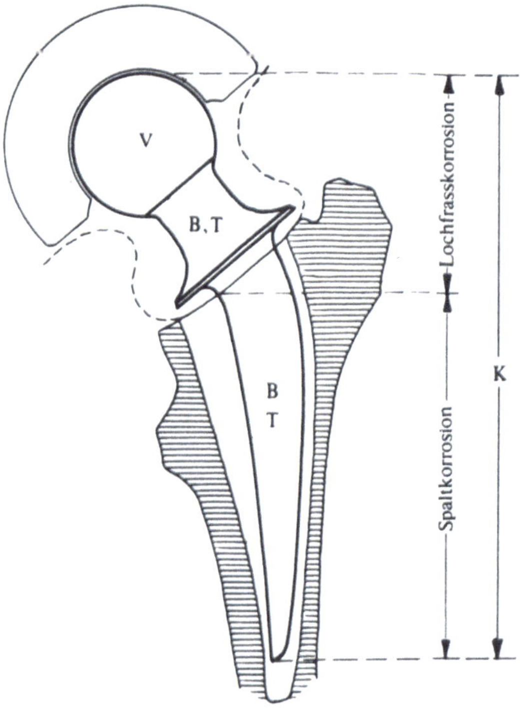

Abb. 2. Mechanische und chemische Einflüsse, die auf eine im Körper implantierte Hüftendoprothese einwirken. *V* = Verschleiß (mechanische Depassivierung), *B* = Biegung (Korrosionsermüdung), *T* = Torsion, *K* = Allgemeiner Korrosionsangriff

Tabelle 3. Werkstoffpaarungen für Pfanne und Kugel von Totalhüftendoprothesen

Pfanne	Kugel
Co Cr Mo - GL	Co Cr Mo - GL
UHMW-Polyäthylen	Fe Cr Ni Mo - SL Fe Cr Ni Mn Mo - SL
	Co Cr Mo - GL Co Cr Ni Mo - GL
	Hartchrom auf Co Ni Cr Mo - SL
	Ti Al V - SL
	Al_2O_3-Keramik
Al_2O_3-Keramik	Al_2O_3-Keramik
Kohlenstoff isotrop	Kohlenstoff SiC-infiltriert

GL.......... Gusslegierung
SL.......... Schmiedelegierung

Tabelle 4. Korrosionswiderstand von Implantatlegierungen

Implant Alloys	Structure	Elements in Weight % C	Cr	Mo	N	Corrosion Resistance Index Cr + 3.3 Mo + 16 N	Level 1 L / 2 M / 3 H
Fe Cr Ni Mo AISI - 316 L	Austenite	0,03	18	3	-	28	
Fe Cr Ni Mo Mn Nb N St. St. ORTRON - 90	Austenite	0,05	21	3	0,4	37	
Co Cr Mo PROTASUL - 2 PROTASUL - 21 WF	Austenite plus Carbides	0.25	28	6	-	45	
Co Ni Cr Mo PROTASUL - 10	Austenite	0,025	20	10	-	53	

3... High 2... Medium 1... Low Corrosion Resistance Level

Tabelle 5. Elastizitätsmodul E von Implantatkeramik, Metallen, Kohlenstoffen und Polymerkunststoffen mit dem von Knochen

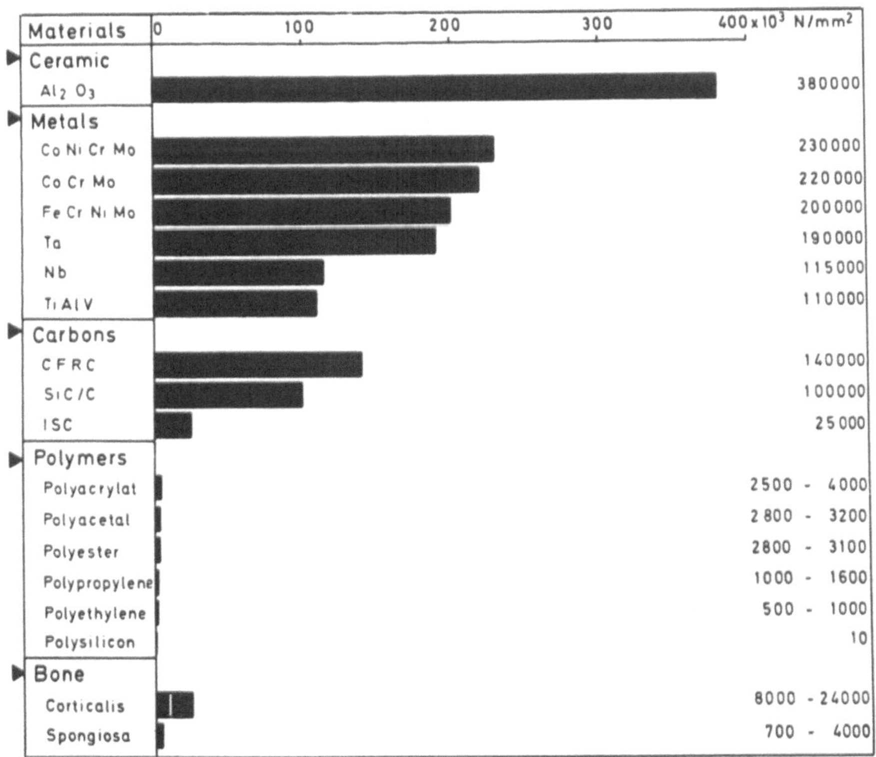

Der Großteil der heutigen Totalhüftendoprothesen verfügt über eine Metall-Polyäthylen-Paarung für Kugel und Pfanne. Dabei muß man realistisch mit einer jährlichen Verschleißrate von 0,05–0,25 mm an der Polyäthylenpfanne rechnen. Eine Kugel aus hochreiner und hochfester Al_2O_3-Keramik (z. B. Biolox-Qualität) in Paarung mit Polyäthylen (Semlitsch et al. 1976) läßt seit Mitte der 70er Jahre eine Verschleißreduktion an der Polyäthylenpfanne langfristig erwarten (Niederer et al. 1978; Weber 1981).

Weiterhin stehen dem Kliniker als Alternative zu den erwähnten Werkstoffpaarungen die Keramik/Keramik- und Kohlenstoff-/Kohlenstoff-Paarungen zur Verfügung.

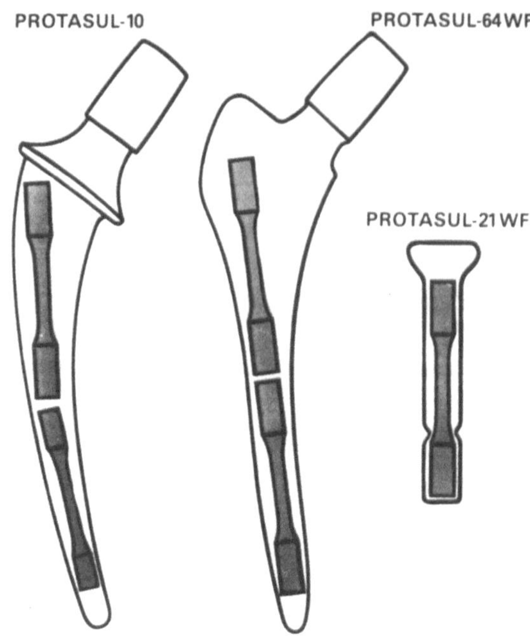

Abb. 3. Entnahmeort von zylindrischen Proben aus geschmiedeten Implantatfemurkomponenten

Korrosionseigenschaften

Da eine im Körper implantierte Hüftprothese den in Abb. 2 gezeigten Korrosionsangriffen

Tabelle 6. 0,2% Streckgrenzwerte von Implantatlegierungen für künstliche Hüftgelenke

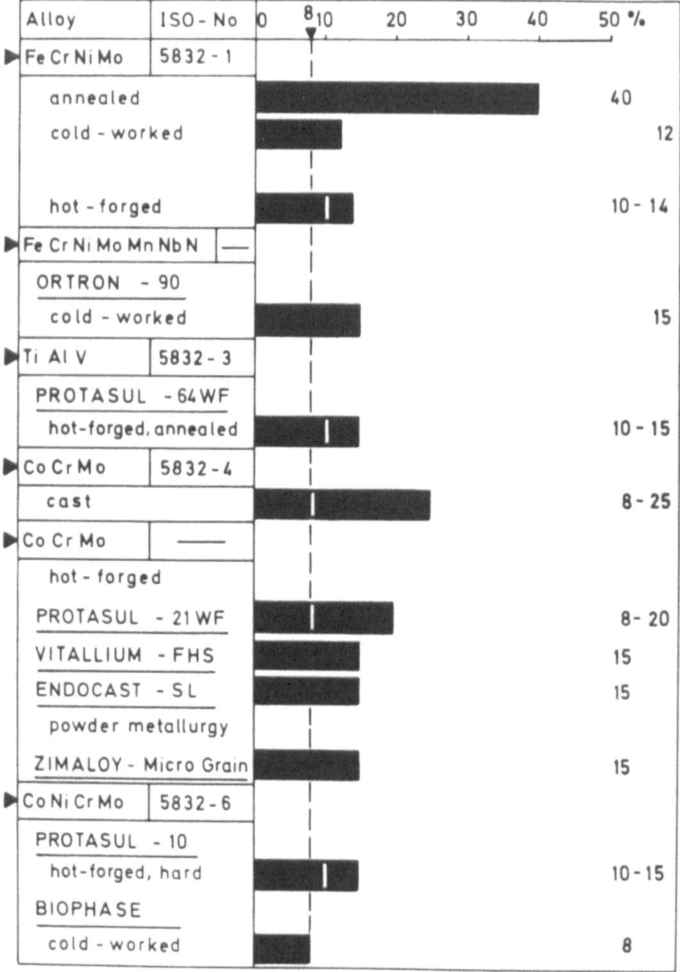

Alloy	ISO-No	0 – 50 %
Fe Cr Ni Mo	5832-1	
annealed		40
cold-worked		12
hot-forged		10-14
Fe Cr Ni Mo Mn Nb N	—	
ORTRON-90		
cold-worked		15
Ti Al V	5832-3	
PROTASUL-64WF		
hot-forged, annealed		10-15
Co Cr Mo	5832-4	
cast		8-25
Co Cr Mo	—	
hot-forged		
PROTASUL-21WF		8-20
VITALLIUM-FHS		15
ENDOCAST-SL		15
powder metallurgy		
ZIMALOY-Micro Grain		15
Co Ni Cr Mo	5832-6	
PROTASUL-10		
hot-forged, hard		10-15
BIOPHASE		
cold-worked		8

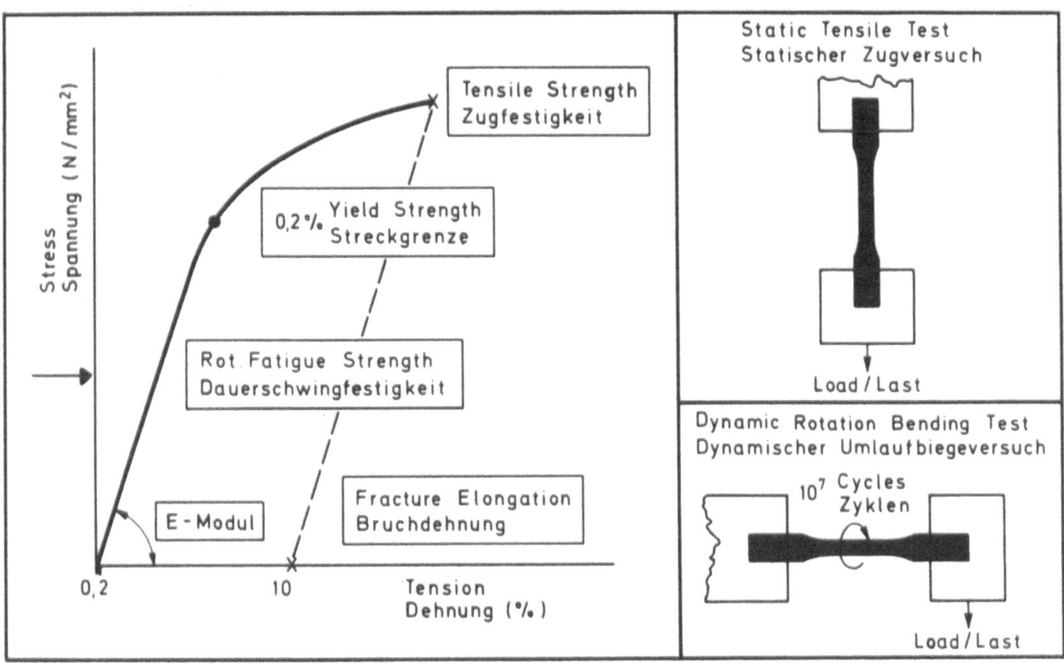

Abb. 4. Mechanische Kennwerte von metallischen Werkstoffen im Zug- und Umlaufbiegeversuch

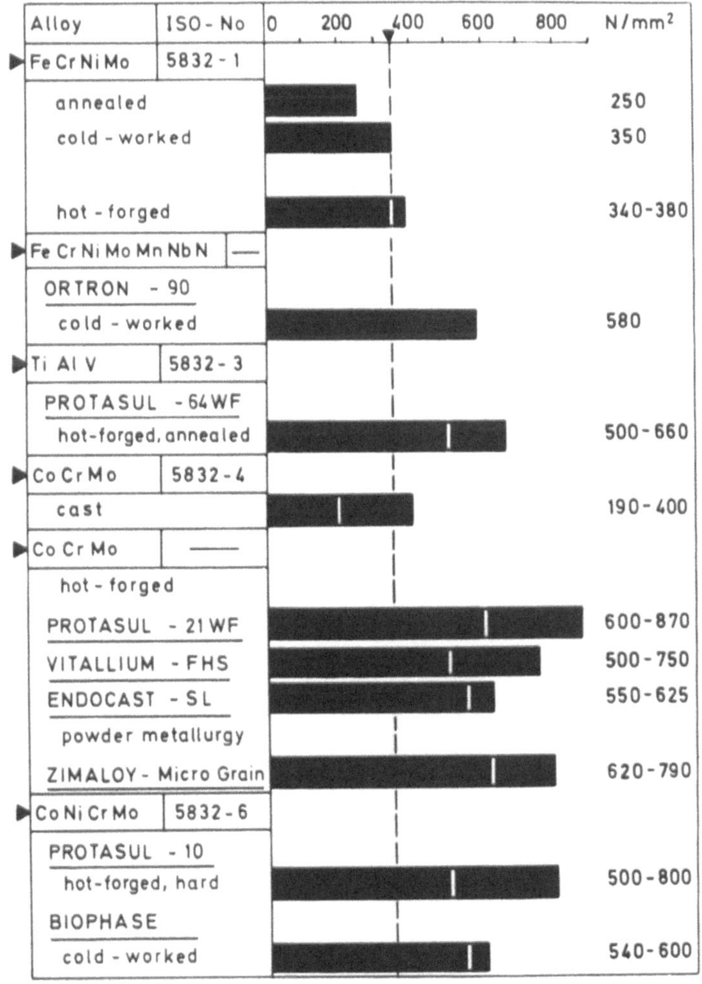

Alloy	ISO-No	N/mm²
Fe Cr Ni Mo	5832-1	
annealed		250
cold-worked		350
hot-forged		340-380
Fe Cr Ni Mo Mn Nb N	—	
ORTRON -90		
cold-worked		580
Ti Al V	5832-3	
PROTASUL -64 WF		
hot-forged, annealed		500-660
Co Cr Mo	5832-4	
cast		190-400
Co Cr Mo	——	
hot-forged		
PROTASUL -21 WF		600-870
VITALLIUM -FHS		500-750
ENDOCAST -SL		550-625
powder metallurgy		
ZIMALOY-Micro Grain		620-790
Co Ni Cr Mo	5832-6	
PROTASUL -10		
hot-forged, hard		500-800
BIOPHASE		
cold-worked		540-600

Tabelle 7. Zugfestigkeitswerte von Implantatlegierungen für künstliche Hüftgelenke

ausgesetzt ist, sollte der Werkstoffwahl für ein Langzeitimplantat größte Aufmerksamkeit geschenkt werden. Es ist allgemein bekannt, daß Kobalt- und Titanbasislegierungen über einen höheren Korrosionswiderstand als hochlegierte Eisenbasislegierungen verfügen. Bei Kobalt- und Eisenbasislegierungen läßt sich dies als Korrosionswiderstandsindex ausdrücken (Tabelle 4). Durch die Kombination ungeeigneter metallischer Werkstoffe bei einer Hüftprothesenkonstruktion könnte es zu galvanischen Korrosionserscheinungen kommen (z. B. Eisen-ISO-5832-1 mit Kobalt- oder Titanbasislegierungen). Hingegen können die gegenwärtig im klinischen Einsatz befindlichen Kobalt- und Titanbasislegierungen problemlos miteinander kombiniert werden, da sie über einen hohen Korrosionswiderstand im Körper verfügen.

Mechanische Kennwerte

Die mechanischen Kennwerte einer Implantatlegierung dienen als Grundlage zur Konstruktion eines bruchsicheren Hüftprothesenschaftes. Diese im statischen Zugversuch und dynamischen Umlaufbiegeversuch ermittelten Festigkeitsdaten (Abb. 3) sollen vorteilhaft von zylindrischen Probestäben aus den Komponenten stammen (Abb. 4). Den einzelnen Kennwerten kommt dabei folgende Bedeutung zu:

- *Elastizitätsmodul E* als Maß für die Elastizität bzw. Steifheit eines Implantates,
- *0,2% Streckgrenze* $R_{p\,0,2}$ als Maß für die Sicherheit eines Implantates gegen bleibende Verbiegung,
- *Zugfestigkeit* R_m als Maß für das Bruchrisiko eines Implantates bei gewaltsamer Beanspruchung,

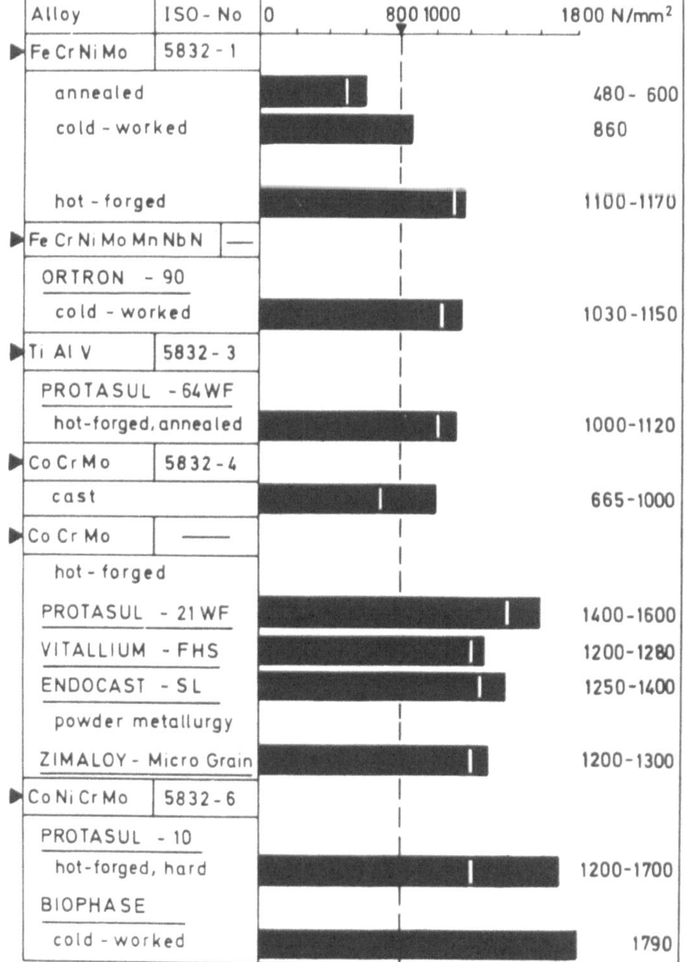

Tabelle 8. Bruchdehnungswerte von Implantatlegierungen für künstliche Hüftgelenke

- *Bruchdehnung* A_5 als Maß für die Zähigkeit eines Implantates,
- *Dauerschwingfestigkeit* σ_{bW} im Umlaufbiegeversuch als Maß für die Bruchsicherheit eines millionenfach auf Ermüdung beanspruchten Implantates.

Im Vordergrund der Diskussion von zementlos implantierten Hüftendoprothesen, speziell von Verankerungsschäften, steht immer wieder der Elastizitätsmodul des Implantatwerkstoffes (Tabelle 5). Letzterer wird stets mit dem Elastizitätsmodul des angrenzenden Knochen verglichen (Abb. 5). Richtigerweise sollte man von der Elastizität bzw. der Steifheit eines Implantatquerschnittes im Vergleich zum umgebenden Knochenquerschnitt sprechen, um das Ausmaß der Relativbewegungen zwischen Implantat und Knochen abschätzen zu können.

Aufgrund der mechanischen Kennwerte (Tabellen 6–9) können die heute im klinischen Einsatz befindlichen Implantatlegierungen in 3 Festigkeitsgruppen, nämlich niedrig-, mittel- und hochfest, unterteilt werden (Tabelle 10). Aus wirtschaftlichen Gründen werden niedrigfeste Implantatlegierungen von einigen Herstellern nach wie vor zur Herstellung von hochbeanspruchten Hüftprothesenschäften verwendet. Dabei ist besonders auf massivere Schaftquerschnitte zur Reduktion von auftretenden Schaftrückenspannungen unter der Beanspruchung im Körper zu achten. Die hochfesten Implantatlegierungen erlauben eine wesentlich größere Konstruktionsfreiheit bei hoher Bruchsicherheit des Implantates.

Dauerfestigkeit von Hüftendoprothesen

Aufgrund 10jähriger Erfahrung mit über 450 000 in Serie produzierten, bruchsiche-

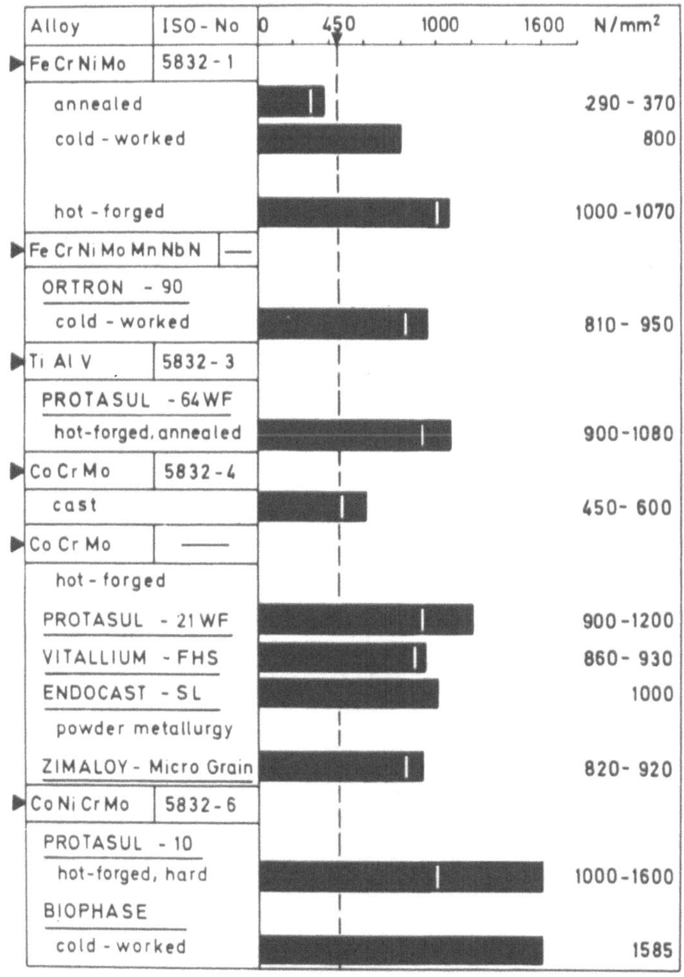

Alloy	ISO-No	0 – 450 – 1000 – 1600 N/mm²
FeCrNiMo	5832-1	
annealed		290 - 370
cold-worked		800
hot-forged		1000 - 1070
FeCrNiMoMnNbN	—	
ORTRON - 90		
cold-worked		810 - 950
TiAlV	5832-3	
PROTASUL - 64WF		
hot-forged, annealed		900 - 1080
CoCrMo	5832-4	
cast		450 - 600
CoCrMo	—	
hot-forged		
PROTASUL - 21WF		900 - 1200
VITALLIUM - FHS		860 - 930
ENDOCAST - SL		1000
powder metallurgy		
ZIMALOY - Micro Grain		820 - 920
CoNiCrMo	5832-6	
PROTASUL - 10		
hot-forged, hard		1000 - 1600
BIOPHASE		
cold-worked		1585

Tabelle 9. Umlaufbiegefestigkeitswerte von Implantatlegierungen für künstliche Hüftgelenke

Tabelle 10. Mechanische Kennwerte von metallischen Werkstoffen im statischen Zugversuch und dynamischen Umlaufbiegeversuch

	Implant Alloy	0.2% Yield Strength	Ult. Tensile Strength	Fatigue Strength	Strength Level
		1 2 3 4 5	1 2 3 4 5	1 2 3 4 5	1 2 3 4 5
		L M H	L M H	L M H	Low Medium High
S	AISI - 316 L annealed				
	cold - worked				
	hot - forged				
	St. St. ORTRON - 90 cold - worked				
T	PROTASUL - 64 WF hot - forged, annealed				
C	Co Cr Mo - Alloy cast				
	PROTASUL - 21 WF hot - forged				
	PROTASUL - 10 hot - forged, hard				
	BIOPHASE cold - worked				

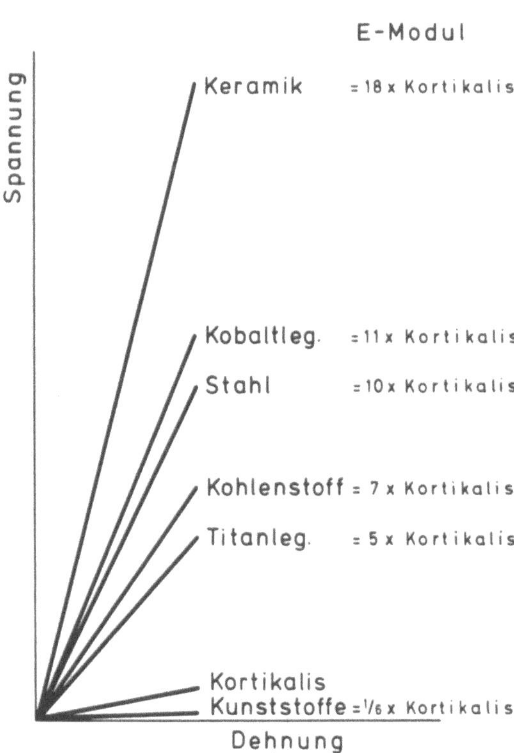

Abb. 5. Elastizität verschiedener Implantatwerkstoffe, ausgedrückt als Vielfaches der Elastizität von kortikalem Knochen

ren Hüftprothesenschäften aus hochfesten PROTASUL-Schmiedelegierungen empfiehlt es sich mit jedem neuen Schaftdesign Formfestigkeitsuntersuchungen auszuführen. Hierzu wird der Hüftprothesenschaft in Neutralstellung im Normfemur nach Ungethüm plaziert (Abb. 6). Die Fixation des Schaftes erfolgt bis 50 mm unter die Halskrause, um eine starke Lockerung zu simulieren. Es kann nämlich bei keiner implantierten Hüftendoprothese eine Schaftlockerung mit vollständiger Sicherheit ausgeschlossen werden. Im Lockerungsfall beginnt ein Schaftbruch immer am stark überbeanspruchten Schaftrükken. Deshalb sind die Schaftrückenspannungen unter statisch aufgebrauchter Last F (1000–11 000 N) von besonderem Interesse. Die Spannungen in der Schaftrückenfaser kann man mittels aufgeklebter Dehnmeßstreifen bestimmen (Abb. 7). Mit zunehmender Last F treten die maximalen Biegespannungen immer am Übergang (Meßpunkt Nr. 3) von fixiertem zu vollständig gelockertem Schaftteil auf. Von dort würde im Falle eines gelockerten Schaftes auch der Ermüdungsanriß ausgehen.

Mit zunehmendem Querschnitt des Zweymüller-Schaftes (Abb. 7 a, b) kann dieser mit einem Vielfachen von 3000 N (ca. 3faches Körpergewicht von 100 kg) belastet werden, ohne

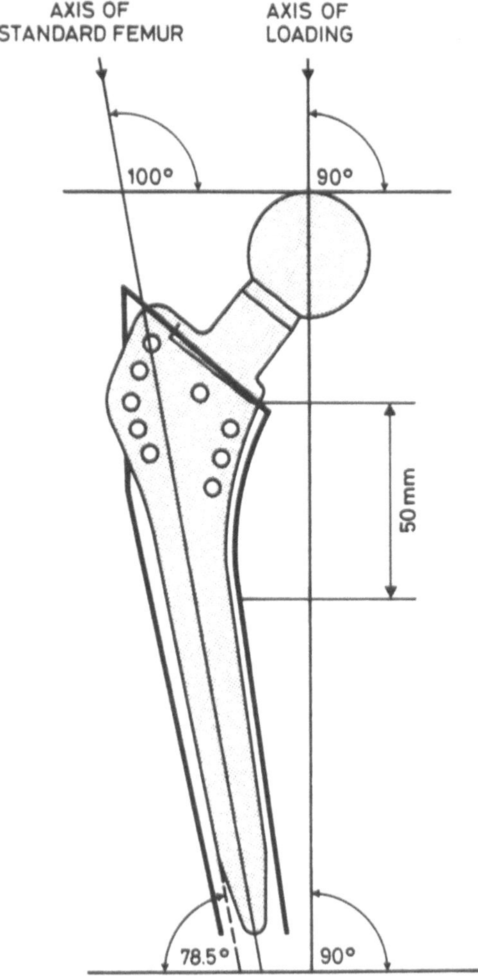

Abb. 6. Position einer auf 50 mm Länge simuliert gelockerten Zweymüller-Hüftendoprothese im Standardfemur

sich bleibend zu verformen. Je höher außerdem die 0,2% Streckgrenze des verwendeten Schaftmaterials ist (900–1080 N/mm² für die Ti-6Al-4V Schmiedelegierung PROTASUL-64 WF), desto höher ist auch die elastische Belastbarkeit des Schaftes (8000 bzw. 11 000 N entsprechend 760 bzw. 720 N/mm² Rückenfaserspannung).

Die Formfestigkeit eines simuliert gelockerten Hüftprothesenschaftes soll zur Bestimmung des Bruchsicherheitsfaktors außerdem noch unter dynamischen Lastbedingungen geprüft werden (Semlitsch et al. 1981).

Diese Prüfung erfolgt in belüfteter, physiologischer Ringer-Kochsalzlösung von 37 °C bei einer Frequenz von 5–10 Zyklen bis zu 5–10 Mill. Lastzyklen (Abb. 8, rechts). Die Prüfresultate von 20 Zweymüller-Hüftprothesen zweier Modelle sind in ein Woehler-Diagramm eingetragen (Abb. 8, links). Daraus geht hervor, daß das kleinste Modell 10 der Baukastenserie von 7 Schäften mit 5500–6000 N (6faches Körpergewicht von 90–100 kg) unter diesen extrem ungünstigen Versuchsbedingungen schwellbelastet werden kann, ohne zu brechen. Beim nächstgrößeren Modell 12,5 S erhöht sich die Schwellbelastbarkeit auf 9000–9500 N. Diese beiden Werte entsprechen einem hohen Bruchsicherheitsfaktor, der z. B. von einigen zementlos zu implantierenden Hüftprothesenmodellen längst nicht erreicht wird.

Aufgrund langjähriger klinischer Erfahrungen gilt ein gelockerter Hüftprothesenschaft erst dann als bruchsicher, wenn unter den angegebenen Prüfbedingungen eine Schwellbelastbarkeit von mindestens 2800 N (pulsierend zwischen 300 N untere Last und 3100 N obere Last) erreicht wird. Eine höhere Belastbarkeit von Hüftprothesenschäften kann durch Zunahme

- des Querschnitts des Schaftes (Design),
- des Elastizitätsmoduls (Materialwahl) und
- der mechanischen Kennwerte (Materialbehandlung)

erreicht werden und ist absolut anstrebenswert. Es ist allgemein bekannt, daß ein gelockerter und außerdem gebrochener Hüftprothesenschaft ungleich schwieriger und für den Patienten risikoreicher zu entfernen ist, als ein hochfester Verankerungsschaft ohne Bruch.

Schlußfolgerungen

Für die Herstellung zementlos zu implantierender Hüftendoprothesen stehen heute mehrere hochfeste Implantatlegierungen hoher Korrosionsbeständigkeit zur Verfügung. Langjährige Erfahrungen mit zementierten Hüftprothesen versetzen den Konstrukteur in die Lage, Werkstoffkombinationen für Pfanne, Kugel und Schaft optimal zu nutzen, und dem Patienten ein hohes Maß an Funktionssicherheit zu bieten. Langfristig ist es sicherlich sinnvoll, bei einem sehr großen Kostenaufwand für die Implantation und Nachbehandlung eines künstlichen Hüftgelenkes, nicht am falschen Ort – den Kosten für das Langzeitimplantat – zu sparen, und damit den Langzeiterfolg für den Patienten aufs Spiel zu setzen.

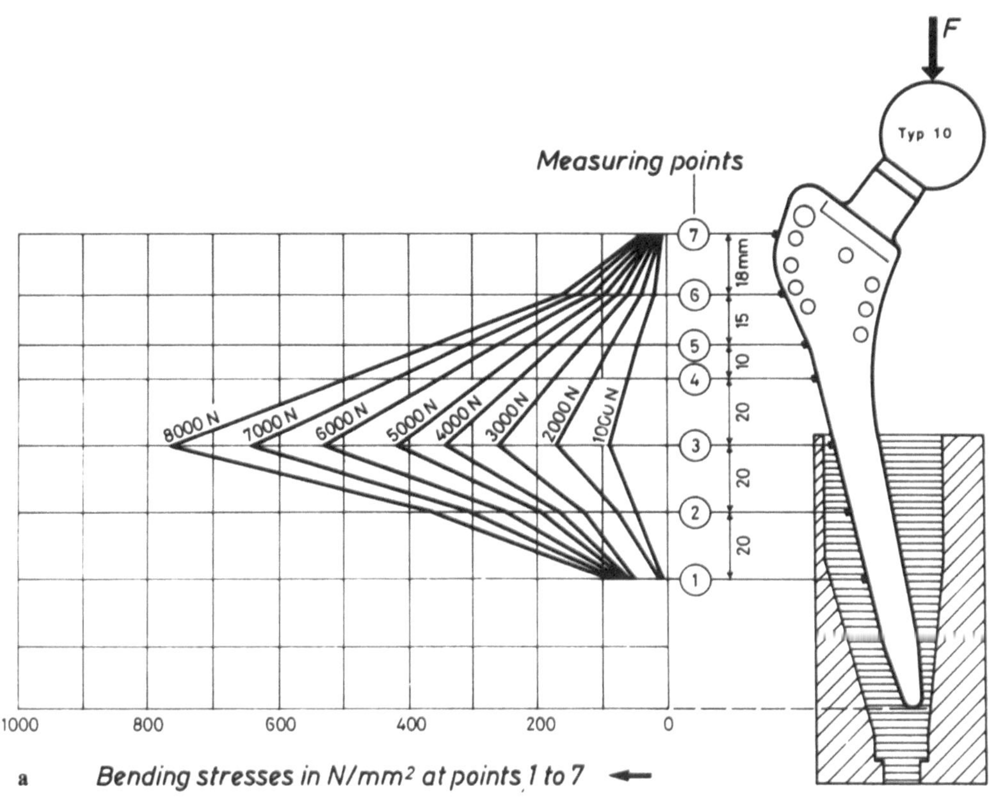

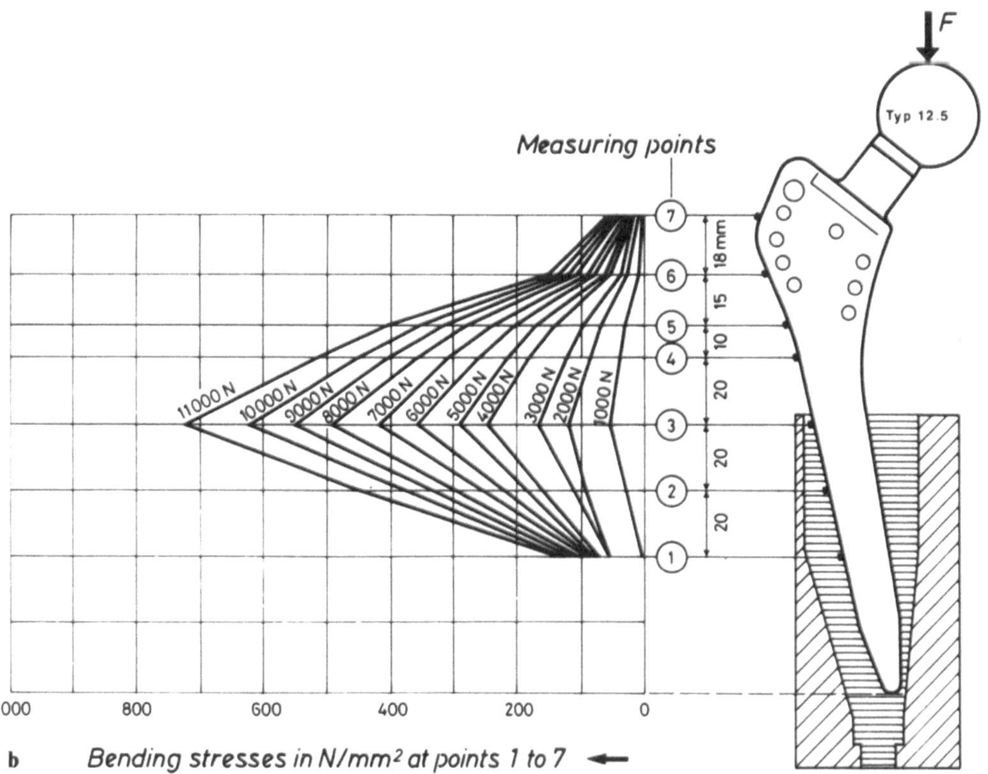

Abb. 7 a, b. Verteilung von Biegespannungen am Schaftrücken der simuliert gelockerten Zweymüller-Hüftendoprothese. **a** Modell 10 und **b** Modell 12,5 S unter statisch aufgebrachten Lasten von 1000 – 11 000 N

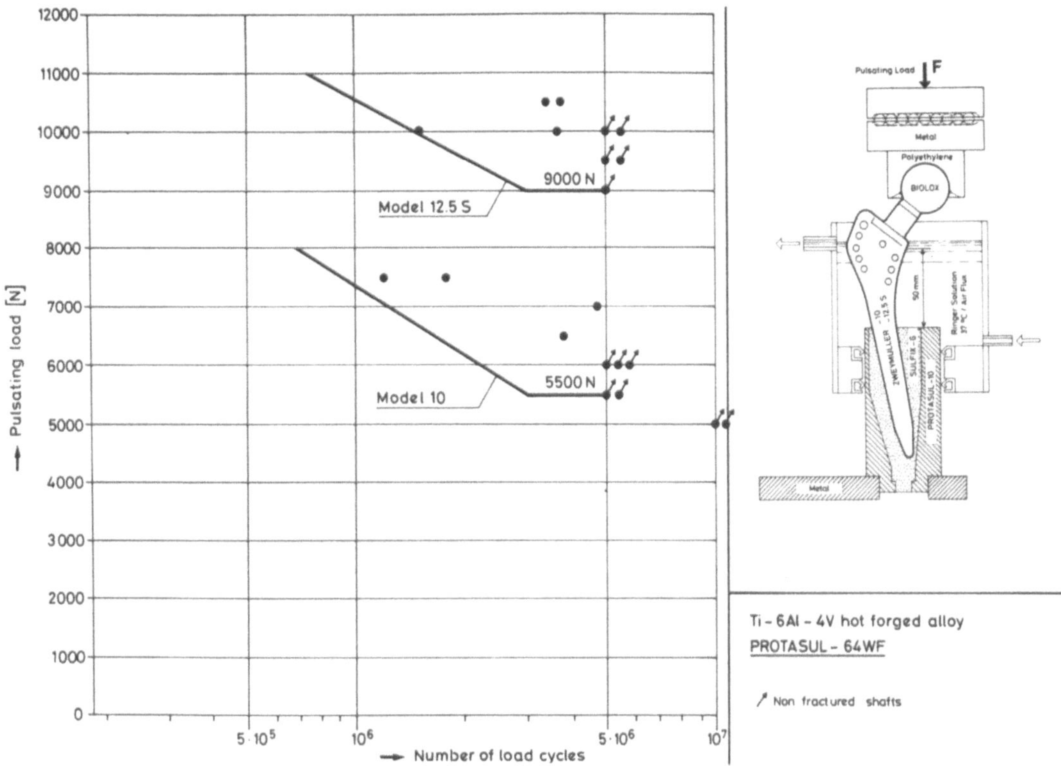

Abb. 8. Sicherheitsgrenzen der funktionellen Korrosionsschwellbelastbarkeit der simuliert gelockerten Zweymüller-Hüftendoprothese der Modelle 10 und 12,5 S. *Rechts:* Prüfbedingungen

Literatur

Bensmann G, Baumgart F, Hartwig J (1979) Untersuchungen der Memory-Legierung Nickel-Titan und Überlegungen zu ihrer Anwendung im Bereiche der Medizin. Forschungsbericht. Tech Mitt Krupp 37/1:21–34

McKee GK (1982) Total hip replacement – last, present and future. Biomaterials 3:130–135

Niederer PG, Semlitsch M, Doerre E, Dietschi C (1978) Total hip arthroplasty (M.E. Müller) with ceramic-polyethylene articulation. 14. World SICOT Congress, Kyoto/Japan, Scientific Exhibit (Oktober 1978)

Schider S, Bildstein H (1982) Tantalum and Niobium as potential prosthetic materials. In: Advances in biomaterials 1980. Wiley, Chichester New York, pp 13–20

Semlitsch M, Willert HG (1981) Biomaterialien für Implantate in der orthopädischen Chirurgie. Medizintechnik 101:3, 66–72

Semlitsch M, Lehmann M, Doerre E, Willert HG (1976) Neue Perspektiven zu verlängerter Funktionsdauer künstlicher Hüftgelenke durch Werkstoffkombination Polyäthylen-Aluminiumoxidkeramik-Metall. Med Orthop Techn 96:152–160

Semlitsch M, Panic B, Weber H, Schoen R (1981) Dynamic testing of the dimensional stability of artificial hip joints made of cobalt- and titanium-base high strength wrought Protasul alloys. Biomed Techn Ergänzungsband 26:94

Smethurst E (1981) A new stainless steel alloy for surgical implants compared to 316 S 12. Biomaterials 2:2

Weber BG (to be published) Total hip replacement, rotating versus fixed, metal versus ceramic heads (against polyethylene). Orthop. Res. Society Las Vegas (April 1981)

Willert HG, Semlitsch M (1981) Biomaterialien und orthopädische Implantate. In: Orthopädie in Praxis und Klinik, Bd II. Thieme, Stuttgart New York

Willert HG, Semlitsch M, Buchhorn G, Kriete U (1978) Materialverschleiß und Gewebereaktion bei künstlichen Gelenken. Orthopäde 7:62–83

Zwicker U, Buehler K, Mueller R (1980) Mechanical properties and tissue reactions of a titanium alloy for implant material. 4. Int. Titankonferenz, Kyoto (Mai 1980)

Die Verwendung von Kunststoffen in der Endoprothetik

R. Mathys sen. und R. Mathys jun.

Einführung

Die von der technischen Anwendung her bekannten überragenden Eigenschaften der Kunststoffe, nämlich die Chemikalienbeständigkeit und die günstigen Gleiteigenschaften, haben deren Einführung als Implantatwerkstoffe in der Endoprothetik bewirkt.

1946 führten die Gebr. Judet [5] das Polymethylmethakrylat als Werkstoff für Kopfendoprothesen ein. 1958 verwendete Charnley „Teflon" als Implantatmaterial für die Hüftpfanne, welche mit dem kaltaushärtenden Polymethylmethakrylat im Acetabulum fixiert wurde. Infolge des großen Verschleißes des PTFE führte Charnley [2, 3] dann 1963 das hochdichte Polyäthylen als Pfannenmaterial ein.

Aufbau

Die Kunststoffe lassen sich in 2 Hauptgruppen, die Duroplaste und die Thermoplaste, einteilen. Bei der Polymerisation der Duroplaste entsteht ein räumlich vernetztes Makromolekül (Abb. 1). Wenn einmal erhärtet, können diese Kunststoffe nicht mehr erweicht werden, auch nicht durch Erwärmen. Bedingt durch diese Eigenschaft ist bei den Duroplasten die Urformgebung meistens gerade mit dem Polymerisationsvorgang verbunden.

Die thermoplastischen Kunststoffe liegen nach der Polymerisation als fadenförmige, lineare Makromoleküle vor (Abb. 1). Diese kettenförmigen Moleküle können entweder als regelloser Knäuel (amorpher Zustand) vorliegen,

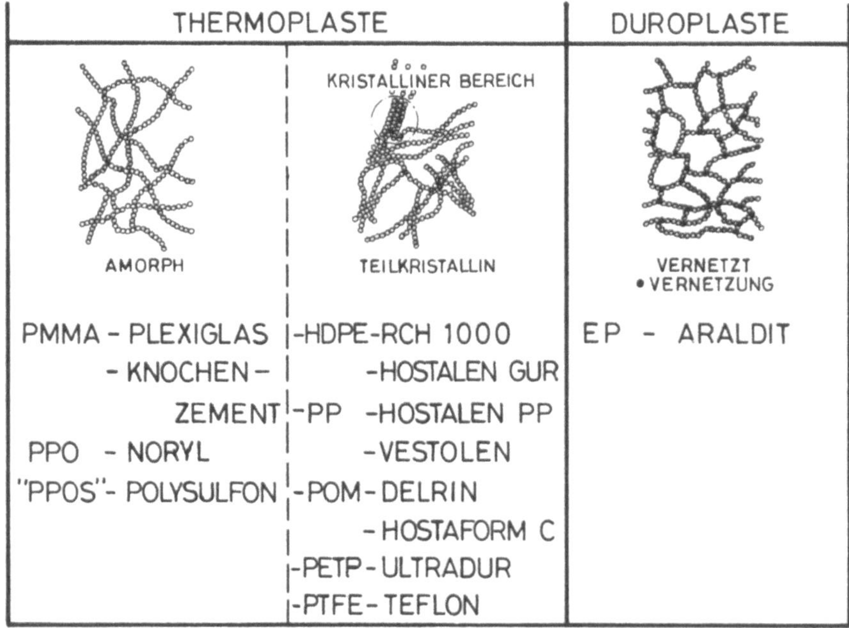

Abb. 1. Struktur von Kunststoffen. Thermoplaste: Amorph und teilkristallin. Duroplaste: Räumlich vernetzt

Tabelle 1. Chemischer Aufbau von Kunststoffen

Bezeichnung	Strukturformel	Dichte g/cm³	Kristallinität [in %]	Molekulargewicht
Polyäthylen (PE)(HDPE)	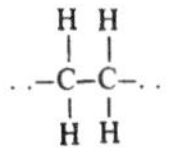 H H ..-C-C-.. H H	0,915 0,935 0,965	55 70 95	$3{,}5 \cdot 10^6$ $4 \cdot 10^6$
Polypropylen (PP)	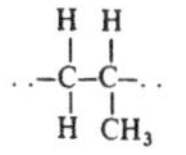 H H ..-C-C-.. H CH₃	0,900 0,907	60 70	$4 \cdot 10^5$ $8 \cdot 10^5$
Polytetrafluoräthylen (PTFE)	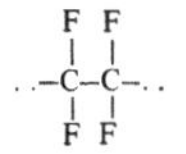 F F ..-C-C-.. F F	2,0 2,3	55 62	$4 \cdot 10^5$ $8 \cdot 10^5$
Polyacetal (POM) Homopolymer	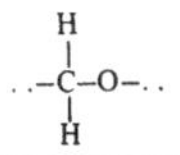 H ..-C-O-.. H	1,41 1,42	70 80	$4 \cdot 10^4$ $9 \cdot 10^4$
Copolymer	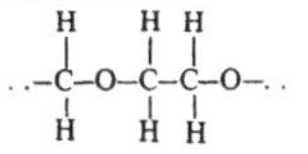 H H H ..-C-O-C-C-O-.. H H H	1,41	70 75	$4 \cdot 10^4$ $9 \cdot 10^4$
Polyäthyleneglycolterephthalat (PETP)	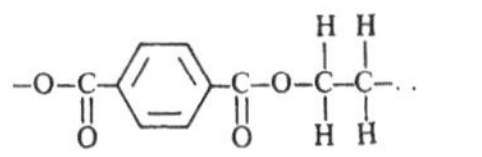 -O-C(=O)-C₆H₄-C(=O)-O-C(H H)-C(H H)-..	1,38	30 40	$3 \cdot 10^4$ $4 \cdot 10^4$
Polymethylmethakrylat (PMMA)	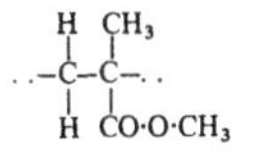 H CH₃ ..-C-C-.. H CO·O·CH₃	1,18	Amorph	$1 \cdot 10^6$ $1{,}5 \cdot 10^6$
Polyphenylenoxid (PPO)	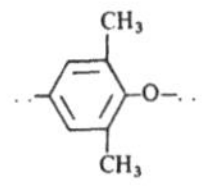 CH₃ ..-C₆H₂-O-.. CH₃	1,06	Amorph	
Polysulfon („PPOS“)	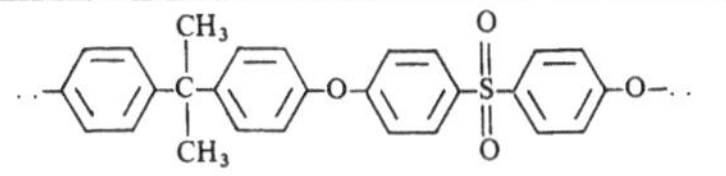 ..-C₆H₄-C(CH₃)(CH₃)-C₆H₄-O-C₆H₄-S(=O)(=O)-C₆H₄-O-..	1,24	Amorph	
Epoxidharz (EP)	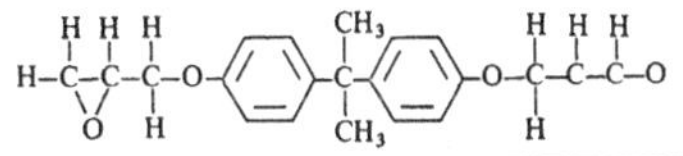 H H H CH₃ H H H H-C-C-C-O-C₆H₄-C-C₆H₄-O-C-C-C-O \O/ H CH₃ H	1,2	Vernetzt	

oder aber sich eng aneinander legen und dabei kristalline Bezirke (teilkristalliner Zustand) bilden. Die thermoplastischen Kunststoffe haben alle einen charakteristischen Schmelzpunkt, welcher durch die Kovalentbindungsenergie der Atome bestimmt wird.

Im Dünnschnittpräparat lassen sich die kristallinen Bezirke der teilkristallinen Kunststoffe mittels polarisiertem Durchlicht darstellen. Diese werden als Sphärolite bezeichnet.

Die Molekularstrukturen von Polymeren, welche heute als Implantatwerkstoffe verwendet werden, reichen vom einfachen linearen Polyäthylen hoher Dichte bis zum vernetzten Epoxidharz (Tabelle 1).

Gewebeverträglichkeit

Im allgemeinen wird die grundsätzliche Eignungsprüfung eines neuen Werkstoffes in vitro, d. h. in der Zellkultur, durchgeführt.

Die eigentliche Gewebeverträglichkeitsprüfung erfolgt dann durch Implantation eines Formkörpers beim Tier. Im Labor für experimentelle Chirurgie (Davos) [4] z. B. wird mit einem hantelförmigen Prüfkörper im Durchmesser von 4 mm und einer Länge von 7 mm gearbeitet. Im Vergleich zu bekannten Biomaterialien kann dann anhand der vorhandenen Zellen die Eignung eines neuen Werkstoffes abgeschätzt werden (Abb. 2).

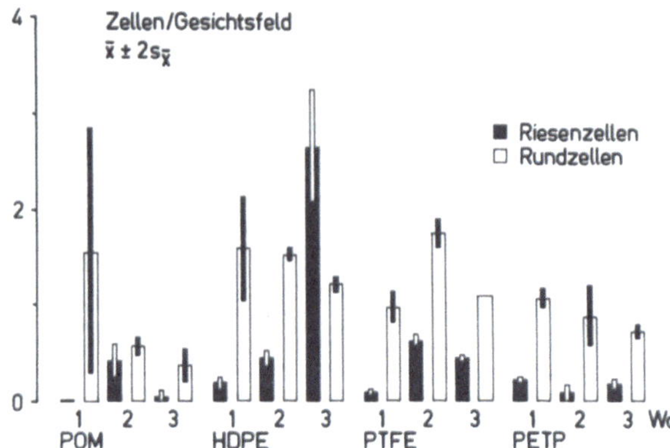

Abb. 2. Gewebeverträglichkeit. Anzahl der Zellen pro Gesichtsfeld bei Polyoxymethylen, UHMW-Polyäthylen, Polytetrafluoräthylen, Polyäthylenterephtalat. 1, 2 und 3 Wochen nach Implantation. (Laboratorium für experimentelle Chirurgie, Davos)

Festigkeitseigenschaften

Die Festigkeitseigenschaften der Polymere sind im Vergleich zu denjenigen der Metalle etwa 10fach geringer. Eine Angabe über eindeutige Werte bei der Prüfung des teilweise stark viskoelastischen Verhaltens einiger Kunststoffe ist nicht möglich.

Im Vergleich zur Zugfestigkeit des Knochens [1] (Bruchfestigkeit = 10 N/mm^2–150 N/mm^2) liegen die „weichen" Kunststoffe im unteren Bereich. Die typischen Konstruktionspolymere dagegen liegen in der Mitte des Festigkeitsbereiches des Knochens. Dasselbe kann auch im Vergleich des Elastizitätsmoduls beobachtet werden. Durch Faserverstärkung der Polymere lassen sich Festigkeit und Elastizitätsmodul stark erhöhen (Abb. 3). Die maximal erreichbare Zugfestigkeit des kaltpolymerisierenden Methylmethakrylats liegt etwa bei 60 N/mm^2. Wird der Knochenzement bei dessen Implantation mit Flüssigkeit durchmischt und überlappt, so wird dadurch die Festigkeit sehr stark reduziert.

Neben der Biokompatibilität sind für die Selektion von Kunststoffen für Prothesenkomponenten die zulässige Spannung, bei welcher das Material eine bestimmte Deformation nicht überschreitet (Zeit-Dehn-Spannung, Abb. 4a), sowie die Ermüdungsfestigkeit die entscheiden-

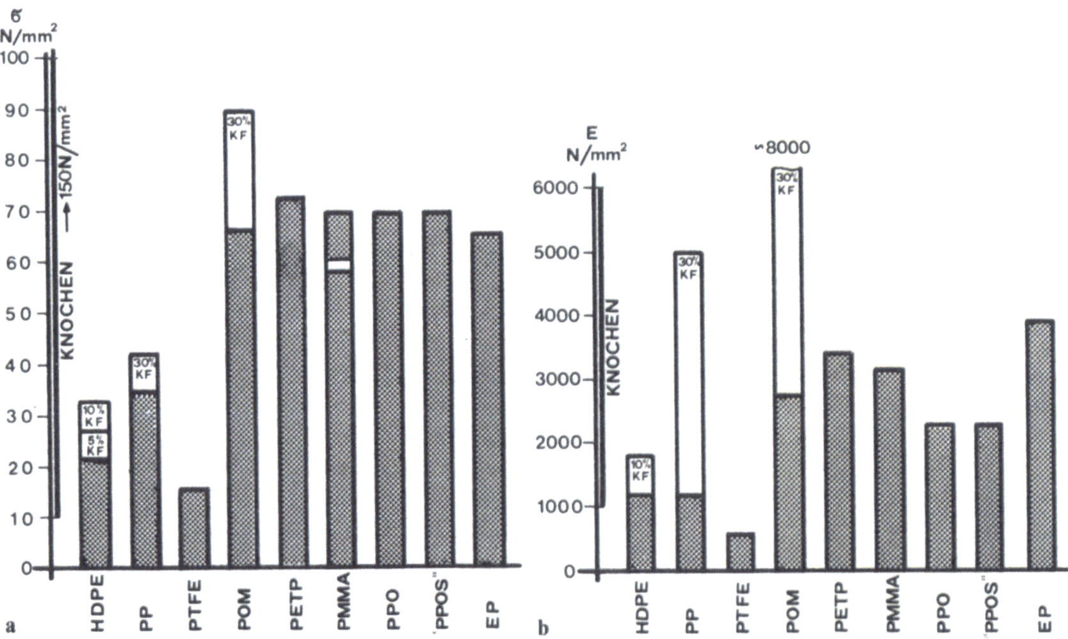

Abb. 3 a, b. Festigkeitseigenschaften. **a** Streckspannung (Zugfestigkeit *RT*): Knochen 10–150 N/mm^2 **b** Elastizitätsmodul: Knochen 1000–6000 N/mm^2

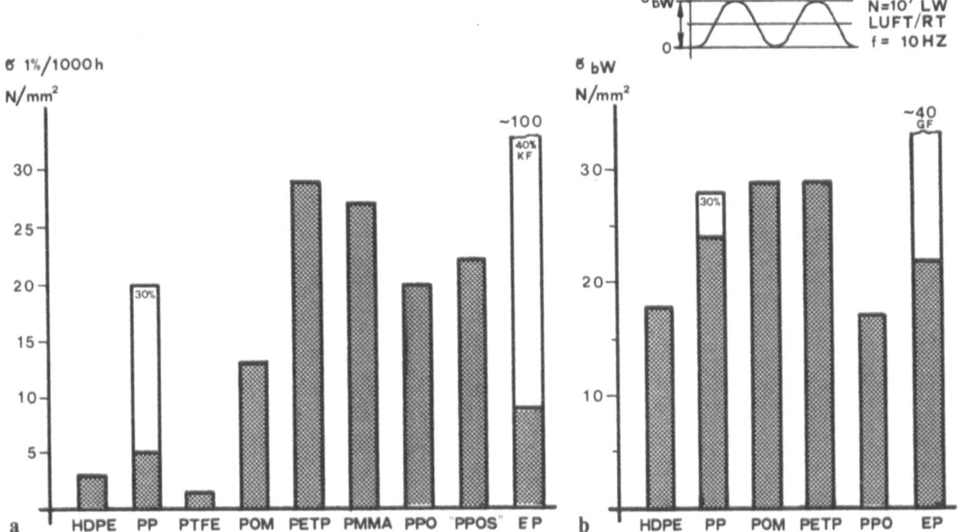

Abb. 4 a, b. Festigkeitseigenschaften. **a** Zeit-Dehn-Spannung: Spannung, welche nach 1000 h eine Verformung von 1% erwirkt hat; **b** Biegewechselfestigkeit: 10^7 Lastwechsel (*LW*) an Luft, Prüffrequenz f = 10 HZ

den Kriterien (Abb. 4b). Gehen wir davon aus, daß bei einer Belastung von 3000 N im Hüftgelenk auf die Projektionsfläche einer Kugel mit 32 mm Durchmesser ein Druck von 3,7 N/mm² entsteht, sehen wir, daß Teflon, Polyäthylen und Polypropylen bei Beanspruchung bereits geringfügig deformiert werden.

Die Ermüdungsfestigkeitsprüfung der Kunststoffe ist recht schwierig, und die mit Prüffrequenzen von f = 10 Hz gewonnenen Werte sind für die klinische Anwendung der Polymere nicht ohne weiteres anwendbar, denn die Prüfdauer für 10^7 Lastwechsel ist auf ca. 300 h reduziert und läßt somit die plastische Verformung der Werkstoffe weitgehend außer acht. Dies gilt insbesondere für Polyäthylen und Polypropylen. Die zulässige Zeit-Dehn-Spannung ist unserer Meinung nach auch für dynamisch beanspruchte Komponenten von Gelenkendoprothesen maßgebend.

Reibung und Verschleiß

Eine der hervorragenden Eigenschaften der Kunststoffe ist deren Gleitfähigkeit in Kombination mit anderen Werkstoffen. Die Werte der dynamischen Reibungskoeffizienten von Kunststoffen in Kombination mit Metallen liegen im Bereich von 0,1–0,2 [7]. Die Paarung zweier verschiedener Kunststoffe als Gleitpartner dagegen ergibt Gleitreibungskoeffizienten von 0,05–0,1 (Tabelle 2).

Je nach Wahl des Werkstoffes für die betreffende Lagerkomponente ergeben sich z. B. für den Hüftgelenkersatz folgende Verschleißbilder (Abb. 5): Besteht die Endoprothese aus einem Metallkopf und einer Kunststoffpfanne, so kommt es praktisch nur zum Verschleiß der Kunststoffkomponente. Die Metallkugel sinkt in die Pfanne ein. Die Lagergeometrie bleibt dabei aber erhalten und lediglich der Bewegungsum-

Tabelle 2. Dynamischer Reibungskoeffizient μ. p = 2,5–22,5 Kp/cm², v = 10 m/min μ

Probe	Welle	μ
Polyäthylen HDPE	Stahl	0,15 ÷ 0,20
Acetal-Copolymer POM	Stahl	0,15 ÷ 0,20
Polyester PETP	Stahl	0,15
Acetal-Copolymer POM	Polyester PETP	0,05 ÷ 0,10
Polyester PETP	Acetal-Copolymer POM	0,05 ÷ 0,08

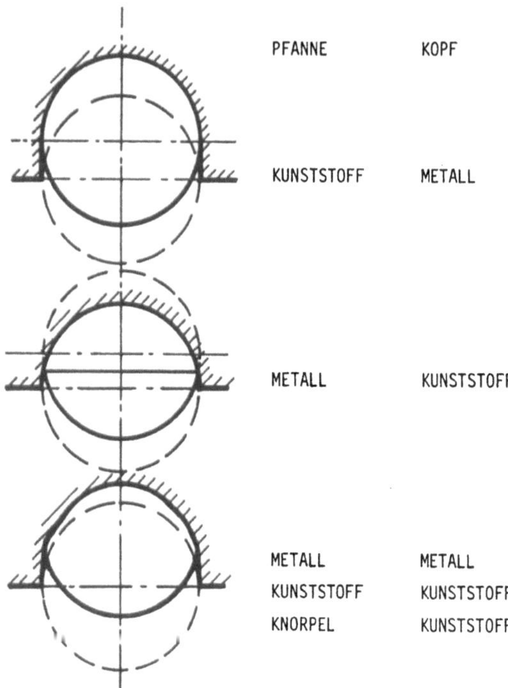

Abb. 5. Typische Verschleißbilder von Hüftendoprothesen. Werkstoffkombinationen (Hüftprothese) der Pfanne und beim Kugelkopf

fang des Gelenkes wird dadurch verringert. Besteht umgekehrt die Pfanne aus Metall und der Kopf aus Kunststoff, so ist praktisch nur die Kugel dem Verschleiß unterworfen. Das Kugelzentrum wandert tiefer in die Pfanne. Dabei verringert sich die Lagerfläche, Pfanne und Kopf bleiben aber kongruent. Sind Kopf und Pfanne der Totalprothese aus demselben Werkstoff hergestellt, so sind beide Komponenten in gleichem Maße dem Verschleiß unterworfen. Durch Anfressen der Laufflächen sind diese dann nicht mehr kongruent und werden zudem noch kleiner. Dies hat auch für die Al_2O_3-Al_2O_3-Keramik-Paarung Gültigkeit.

Wie sich bei Teflon gezeigt hat, bürgt die gute Gleitfähigkeit nicht auch für geringen Verschleiß und eingehende Abklärungen sind zur Überprüfung der Eignung eines Kunststoffes notwendig.

Mit Hilfe eines einfachen, leicht reproduzierbaren Versuchs haben wir [7] nach geeigneten Werkstoffkombinationen gesucht. Der Versuch beschränkte sich auf eine Hin-und-her-Rotation einer Welle in Ringer-Lösung. Der Kunststoffprobekörper wurde dabei mit konstanter Last (100 N) auf die Welle gepreßt. Der Verschleiß äußerte sich dann im Querschnitt als Kreisabschnitt, bei dem die Sehnenlänge S mit der Zeit zunahm (Abb. 6). Dies bedeutete eine Zunahme der Auflagefläche, was einer dauernden Abnahme der Flächenpressung gleichkam.

Die Darstellung der Verschleißrate, wie sie nach 5stündiger Versuchsdauer nach Eliminierung der plastischen Verformung ermittelt worden ist, weist darauf hin, daß das Polyäthylen sowohl mit Metallen als auch mit Kunststoffen kombiniert, der geeignetste Gleitpartner ist (Abb. 7). Diese Ergebnisse sind durch die klinische Erfahrung bestätigt worden. Charnley [3] gibt Verschleißraten für Polyäthylen und Stahl von 0,09 mm/Jahr bis 0,3 mm/Jahr an, für Teflon mit Stahl 2,4 mm/Jahr bis 3,6 mm/Jahr. Die von uns ausgemessenen Pfannen aus Acetalharz ergaben Verschleißraten von 0,5 mm/Jahr bis 1,4 mm/Jahr. Die teilweise weit auseinandergehende Erfahrung zwischen Versuch und Klinik verdeutlichten einmal mehr das Problem der Übertragung von Versuchsergebnissen in die Praxis.

Beständigkeit

Die allgemeine chemische Beständigkeit der Kunststoffe ist bekanntlich sehr gut. Die Resi-

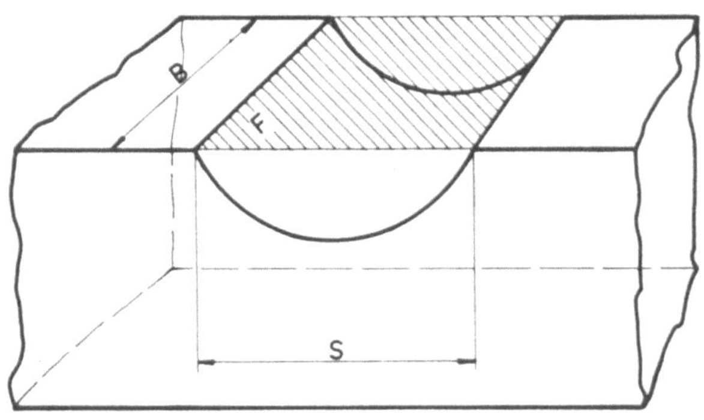

Abb. 6. Verschleißprobe. Anhand der Sehnenlänge *S* wird der Verschleiß gemessen. *B* = Breite, *S* = Sehne, *F* = Lagerfläche

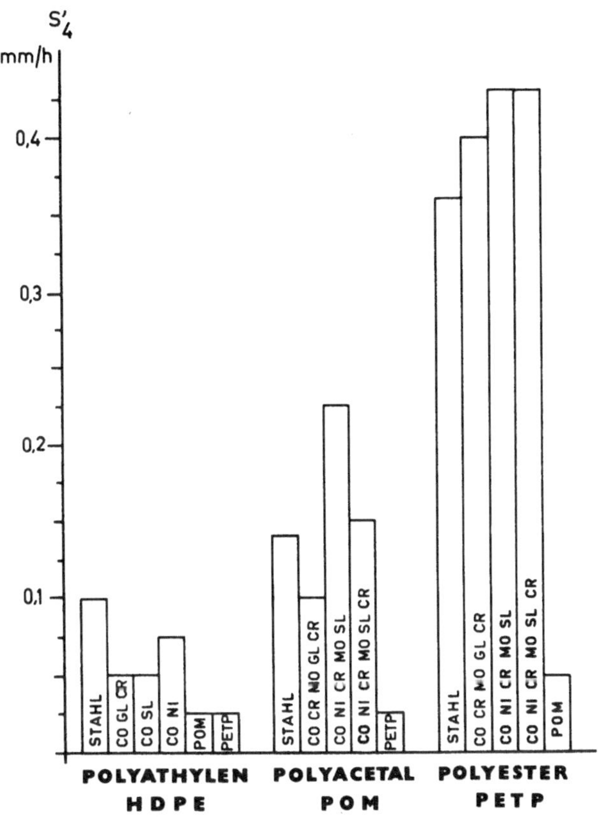

Abb. 7. Verschleißrate. S'_4 Verschleißrate nach 5 h Prüfdauer nach Elimination der plastischen Verformung. *GL* = Gußlegierung, *SL* = Schmiedelegierung

stenz gegenüber chemischen Einflüssen ist aber doch teilweise beschränkt oder sehr polymerspezifisch. Nicht mehr wegzudenken ist die Verwendung der Kunststoffe, z. B. in der Haushaltstechnik. Aus der Sicht der Anwendung der Polymere in der Technik sind die grundsätzlichen Wirkungsmechanismen, welche zu einer Degradation des Werkstoffes führen können, bekannt. Man kennt den thermischen Abbau, den chemischen und biologischen Abbau, sowie die Veränderung der Kunststoffe bei Einwirkung von Strahlen. Man kann sich natürlich auch vorstellen, daß gleichzeitig mehrere dieser Einflüsse auftreten [11].

Abbau von Kunststoffen

- Thermischer Abbau
- Chemischer und biologischer Abbau
- Mechanischer Abbau
- Photodegradation/Photooxidation
- Abbau durch hochenergetische Strahlen ($\alpha/\beta/\gamma$)

→ Kettenbruch
→ Vernetzung

Die Chemikalienbeständigkeit der Polymerwerkstoffe variiert sehr stark zwischen dem praktisch inerten Polytetrafluoräthylen und dem doch recht instabilen Epoxidharz (Abb. 8a). Als indirekten Hinweis für die chemische Beständigkeit eines Polymers kann auch dessen Feuchtigkeits- bzw. Wasseraufnahme dienen (Abb. 8b).

Die thermische Beständigkeit der Kunststoffe ist weitgehend durch deren Molekularstruktur bestimmt. Der Anwendungsbereich ist allerdings, bedingt durch den Erweichungspunkt, noch mehr eingeschränkt, so daß bei Polyäthylen (HDPE) bereits bei 60 °C die Formstabilität nicht mehr gewährleistet ist. Für die thermische Stabilität ist das umgebende Medium auch noch von sehr großer Bedeutung, da insbesondere oxidierende Medien schädigend sind.

Thermischer Abbau von Kunststoffen

Typische kovalente Bindungsenergie	
[O-O]	–147 kJ/MOL
[C-H]	320–420 kJ/MOL
[C-C]	260–400 kJ/MOL
[C-O]	330 kJ/MOL

Implantate: Thermische Sterilisation beschränkt
Körpertemperatur ~ 40 °C = ₵

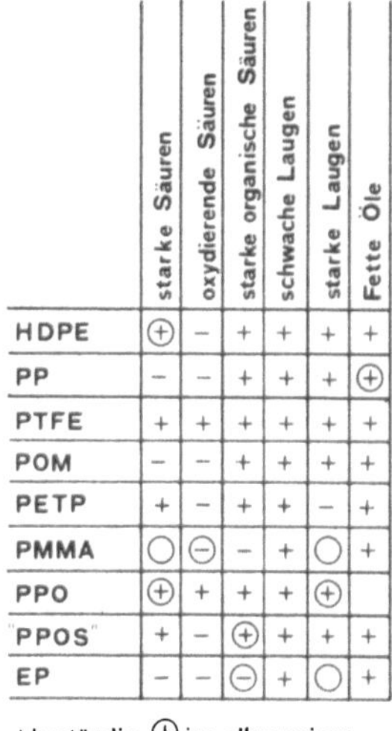

	starke Säuren	oxydierende Säuren	starke organische Säuren	schwache Laugen	starke Laugen	Fette Öle
HDPE	⊕	–	+	+	+	+
PP	–	–	+	+	+	⊕
PTFE	+	+	+	+	+	+
POM	–	–	+	+	+	+
PETP	+	–	+	+	–	+
PMMA	○	⊖	–	+	○	+
PPO	⊕	+	+	+	⊕	
"PPOS"	+	–	⊕	+	+	+
EP	–	–	⊖	+	○	+

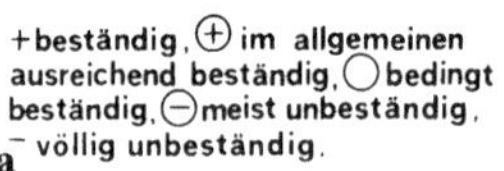

+ beständig, ⊕ im allgemeinen ausreichend beständig, ○ bedingt beständig, ⊖ meist unbeständig, – völlig unbeständig.

a

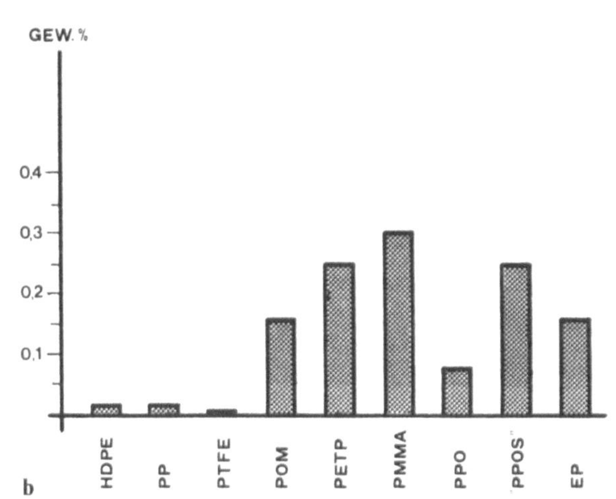

b

Abb. 8a, b. Chemische Beständigkeit. **a** Chemikalienbeständigkeit von Kunststoffen; **b** Feuchtigkeitsaufnahme bei 50% relativer Feuchtigkeit/23 °C

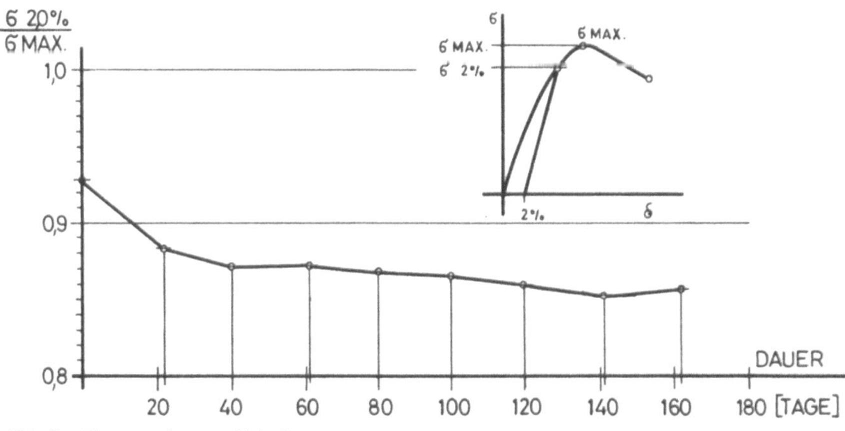

Abb. 9. Alterungsbeständigkeit von POM + R

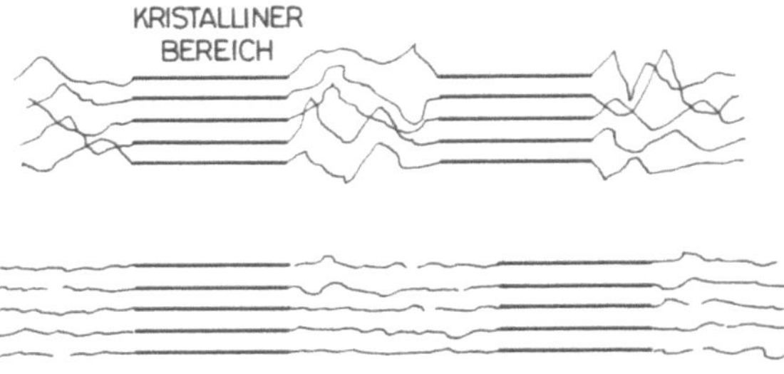

Abb. 10. Mechanischer Abbau von Kunststoffen, (teilkristalline Polymere). Kettenbruch in den mechanisch schwächeren nichtkristallinen Bereichen

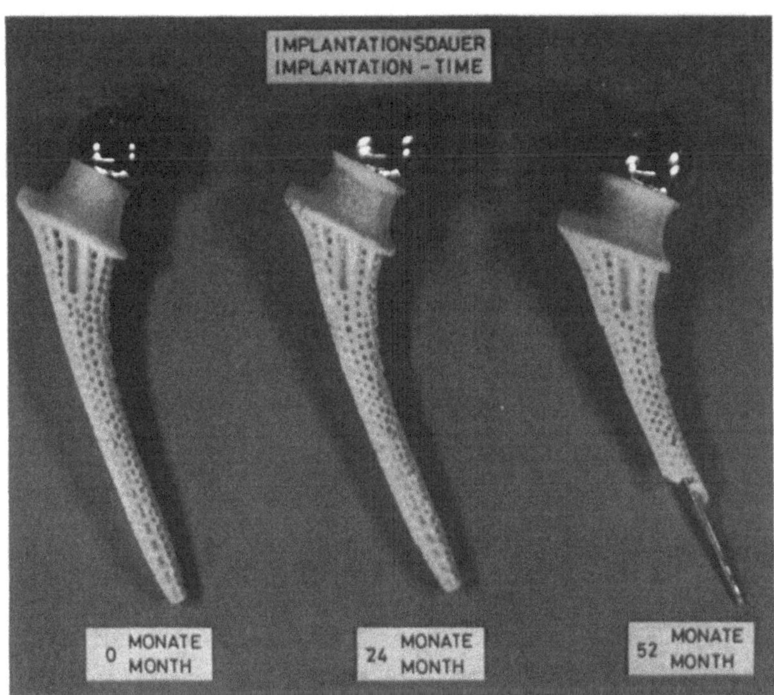

Abb. 11. Implantation von Kunststoffprothesen. Keine sichtbare Veränderung nach Implantationsdauer von 24 und 52 Monaten. Diese Prothese mußte bei der Reoperation beschädigt werden, da der in die Vertiefungen eingewachsene Knochen eine Entfernung der Prothese verhinderte

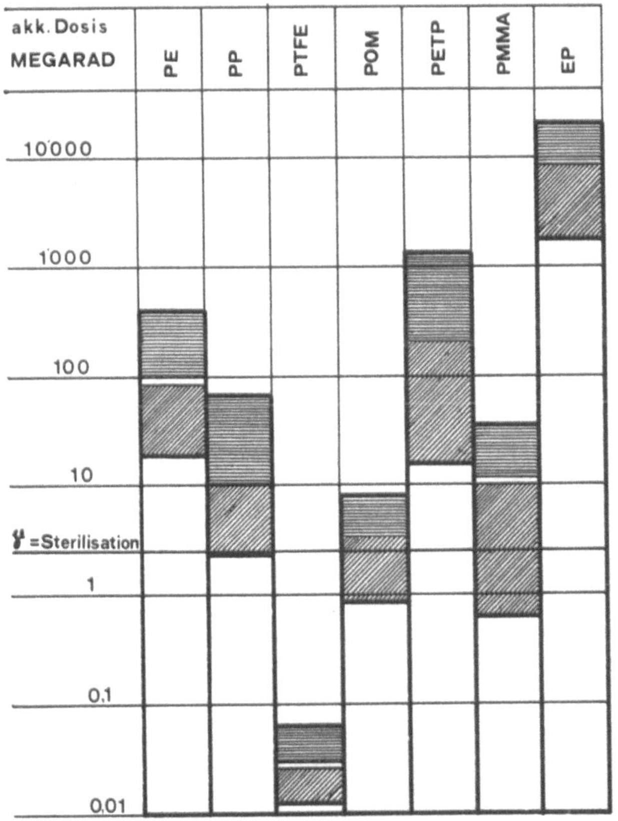

Patientendosis < 0,01 Mrad = 10'000 cGy

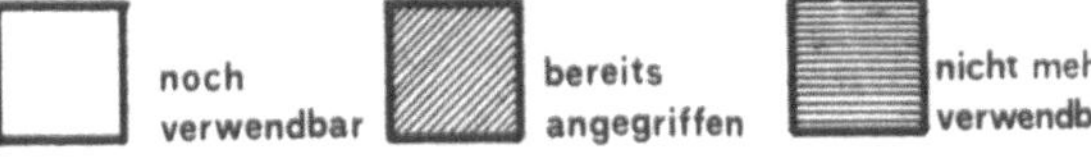

Abb. 12. γ-Strahlen-Beständigkeit. Strahlensterilisation (2,5 Mrad) ist nicht möglich für Polypropylen, Polytetrafluoräthylen, Polyoxymethylen, Polymethylmethakrylat

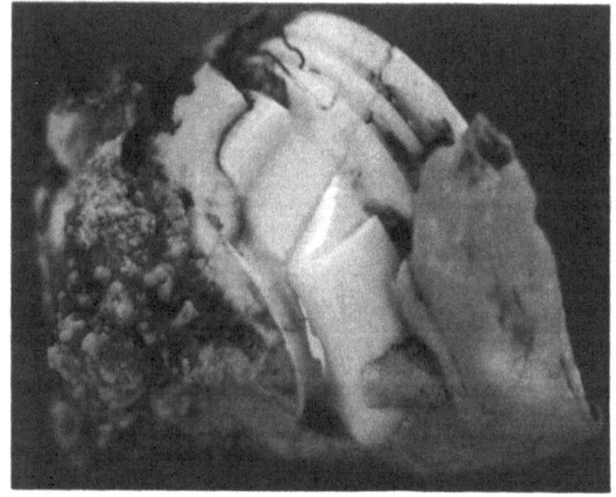

a

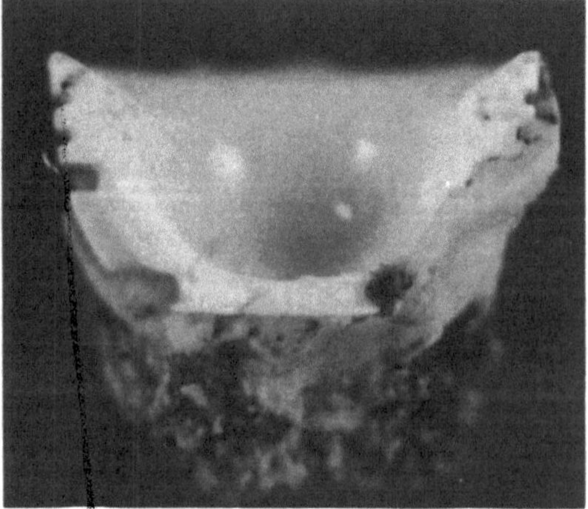

b

Abb. 13 a, b. Polyäthylenterephtalatpfanne. **a** Sprödbruch, **b** Verschleiß

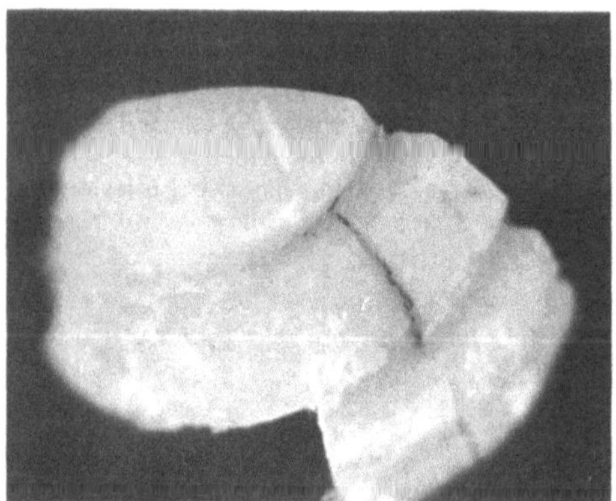

a

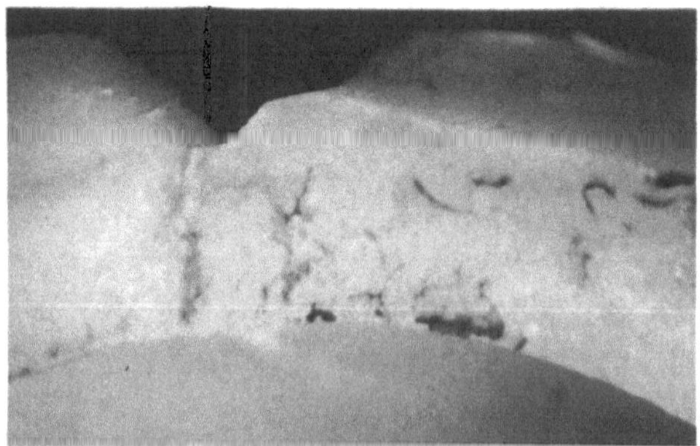

b

Abb. 14 a, b. UHMW-Polyäthylen-Pfanne. Ermüdungsbruch entlang der Rillen

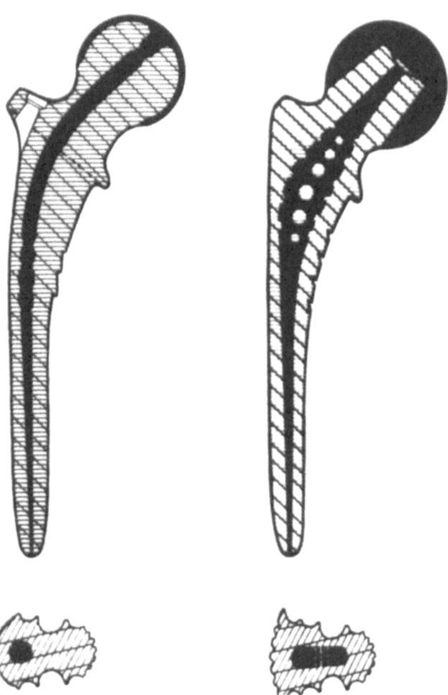

Abb. 15 a, b. Aufbau der isoelastischen Prothese. **a.** Modell 1973, **b** Modell 1975

Zur Überprüfung der chemisch-thermischen Stabilität des Polyoxymethylens haben wir dieses während 160 Tagen in siedender Ringer-Lösung ausgekocht. Als Kriterium für die Veränderung der mechanischen Kenngrößen haben wir das Verhältnis zwischen Zugfestigkeit und der Festigkeit bei 2% Dehnung betrachtet. Daraus geht hervor, daß das Acetalharz nicht versprödet und die Festigkeit praktisch nicht beeinträchtigt wird (Abb. 9).

Der mechanische Abbau der Polymere kann insbesondere bei den teilkristallinen Kunststoffen beobachtet werden. Steht ein Bauteil unter dauernder mechanischer Beanspruchung, so werden die Polymerketten in den schwächeren, nichtkristallinen Bereichen zerrissen (Abb. 10).

Bei Kunststoffhüftgelenkprothesen nach 24monatiger und 52monatiger Implantation konnte sowohl makroskopisch als auch am Dünnschnitt keine Veränderung des Acetalharzes festgestellt werden (Abb. 11).

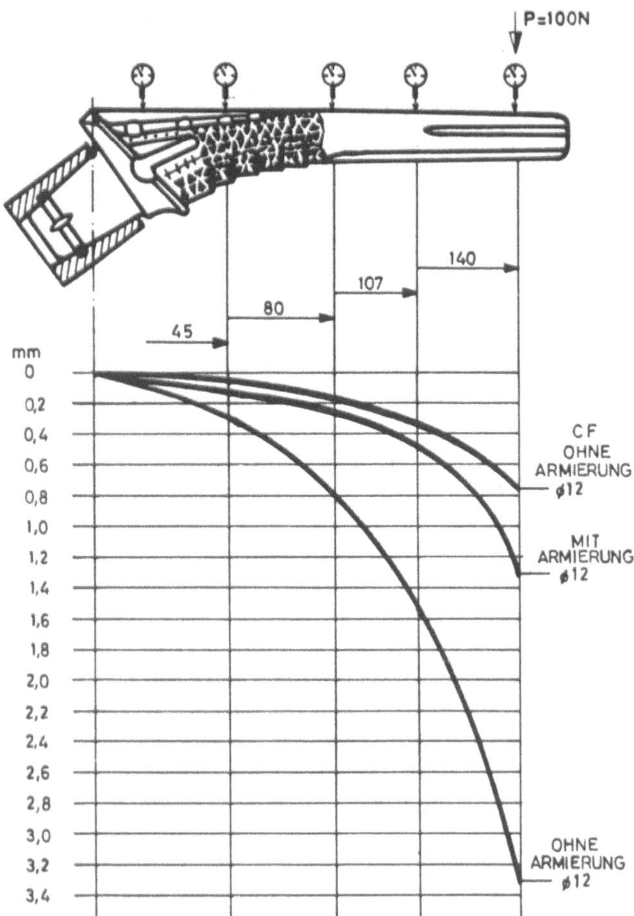

Abb. 16. Elastizität des Prothesenschaftes. Versuchsanordnung. Kunststoffprothese, Durchmesser 12 mm

Die UV-Stabilität ist bei vielen Kunststoffen mehr oder weniger stark reduziert. Durch UV-Bestrahlung werden die Molekülketten zusätzlich vernetzt, was zu Versprödung des Materials führt. Für Implantate dürfte diese Beanspruchungsart allerdings nicht von großer Bedeutung sein.

Photodegradation – Photooxidation
von Kunststoffen

UV-Strahlen
Vernetzung → Versprödung
Kettenbruch → Reduziertes Molekulargewicht
Implantate: Lagerung

Sehr polymerspezifisch ist auch die Beständigkeit bei Beanspruchung durch ionisierende Strahlen. Die Sterilisation durch γ-Strahlen ist demnach bei Teflon, bei Polymethylmethakrylat, bei Polyoxymethylen und bei Polypropylen nicht möglich (Abb. 12).

Abbau durch jonisierende Strahlen

α-β-γ-Strahlen
Vernetzung → Versprödung
Implantate:
-γ-Sterilisation 2,5 Mrad
-Tumorbestrahlung < 10 000 rad (cGy)
-Rö-Diagnostik

Diese Polymere verspröden, und die Funktion derselben ist dadurch beeinträchtigt. Durch Tumorbestrahlung (Co 60), bei welcher eine maximale Patientendosis 10 000 cGy (rad) nicht überschritten wird, wird nur das Polytetrafluoräthylen negativ beeinflußt.

Daß die Wirkungsmechanismen die im menschlichen Körper auf die Werkstoffe, insbesondere die Polymere wirken, mit Sicherheit noch nicht ganz geklärt sind, sei an 2 Beispielen demonstriert. Die Polyesterpfanne versprödet und verschleißt übermäßig unter dem mecha-

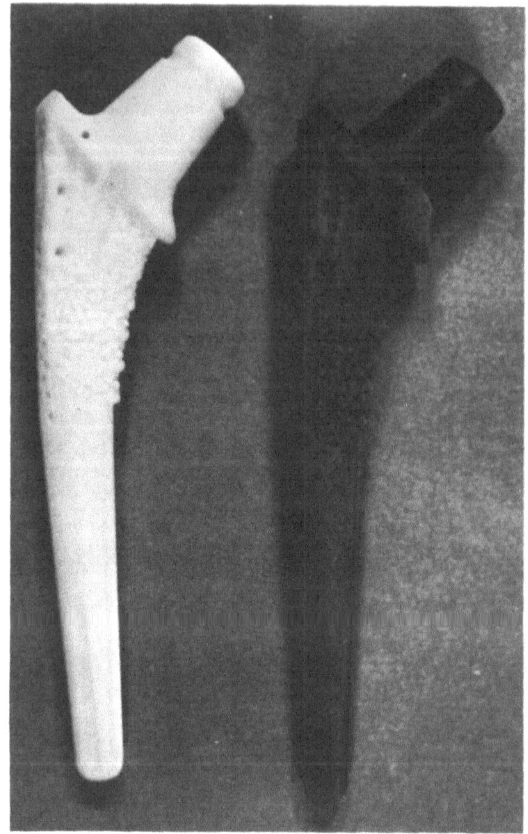

Abb. 17. Kunststoffprothese. *Links:* Metallarmierung; *Rechts:* Kohlenfaser (kurz) verstärkt

nisch- und biochemischen Einfluß und der Temperatur (Abb. 13a, b). Auch bei Polyäthylenpfannen kann der Ermüdungsbruch, der übermäßige Abrieb und zusätzliche Vernetzung (Versprödung) beobachtet werden (möglicherweise mehrfach γ-Sterilisation!) (Abb. 14a, b).

Die Konstruktion der sog. isoelastischen Kunststoffprothese ist dadurch geprägt, daß die äußere Form, welche aus Acetalharz besteht, durch eine innere Metallarmierung verstärkt ist [6]. Diese Metallarmierung kann je nach Formgebung die Prothese an der gewünschten Stelle versteifen oder aber flexibel belassen, ohne daß die Außenform der Prothese geändert werden muß (Abb. 15). Die klinische Erfahrung hat gezeigt, daß das erste Prothesenmodell aus dem Jahre 1973 im Hals-Kragen – und proximalen Stielbereich zu elastisch war, und sich somit im Bereich dieser Partie lockerte [8, 9, 10]. Das Prothesenmodell von 1975 wurde dann durch geeignete Formgebung der Armierung in diesem Abschnitt versteift, wobei aber im Hals eine gewisse Flexibilität erhalten blieb. Wie schon früher erwähnt, ließe sich aus Acetalharz durch Kohlefasern verstärken (Abb. 16 u. 17); dies ist aber nicht unbedingt erwünscht, denn der distale Stielabschnitt sollte eine große Flexibilität haben.

Auf Grund der heutigen Kenntnisse in der Anwendungstechnologie der Kunststoffe sind wir überzeugt, daß deren weitere Verbreitung auch im Prothesenbau möglich ist; dies umsomehr, weil durch Verbundsysteme mit Metall oder Fasern beanspruchungsgerechtere Prothesenkonstruktionen ermöglicht werden.

Literatur

1. Bourgeois R, Wagner J, Burny F (1973) Détérmination des propriétés mécaniques locales des os longs à l'aide de micro-éprouvettes. Acta Orthop Belg [Suppl] 1 39:25
2. Charnley J (1966) Total prosthetic replacement of the hip joint using a socket of high density polyethylene. Center for hip surgery, Wrightington Hospital, publication 1
3. Charnley J (1979) Low friction arthroplasty of the hip. Springer, Berlin Heidelberg New York
4. Geret V, Rahn BA, Mathys R et al. (1979) A method for testing tissue tolerance for impoved quantitative evaluation through reduction of relative motion at the implant tissue interface. In: Winter G (ed) Advances in biomaterials. Wiley, New York, p 351
5. Judet J, Judet R (1950) The use of an artificial femoral head for arthroplasty of the hip joint. J Bone Joint Surg [Br] 32:166
6. Mathys R (1973) Stand der Verwendung von Kunststoffen für künstliche Gelenke. Aktuel Traumatol 3:253
7. Mathys R sen, Mathys R jun (1974) Die Grenzflächen (Metall-Metall, Metall-Kunststoff, Kunststoff-Kunststoff. In: Hartmann F (Hrsg) Biopolymere und Biomechanik von Bindegewebssystemen. Springer, Berlin Heidelberg New York S 401
8. Morscher E, Mathys R (1974) La prothèse totale de hanche isoélastique fixée sans ciment. Premiers résultats cliniques. Acta Orthop Belg 40:639
9. Morscher E, Mathys R (1975) Erste Erfahrungen mit einer zementlosen isoelastischen Totalprothese der Hüfte. Orthop. 113/4:745
10. Morscher E, Mathys R, Henche HR (1976) Isoelastic endoprosthesis – A new concept in artificial joint replacement. In: Schaldach M (ed) Engineering in medicine, vol 2. Advances in hip and knee joint technology. Springer, Berlin Heidelberg New York
11. Schnabel W (1981) Polymer Degradation. Hanser, München Wien

Verwendung von Kohlenstoff als Implantatmaterial*

W. Hüttner und K.J. Hüttinger

Einleitung

Kohlenstoff wurde als Biomaterial vor mehr als 10 Jahren eingeführt. Wegbereiter war zweifelsohne Bokros [1] mit der Entwicklung von Herzklappen, von denen bis heute mehr als 400 000 Stück implantiert sind [2]. Sie werden durch Abscheidung von siliziumlegiertem Kohlenstoff auf vorgefertigten Graphitsubstraten hergestellt. Ebenfalls sind solche Kohlenstoffprodukte für Hautdurchführungen und Zahnsockelimplantate in der Erprobung. Für die letzteren Anwendungen wird neben dem Pyrokohlenstoff Glaskohlenstoff vorgeschlagen und erprobt [3, 4]. Kohlenstoffasern in Form von Geweben finden Anwendung als Band-, Sehnen- und Bauchdeckenersatz [5, 6, 7], kohlenstoffaserverstärkte Verbundkörper werden in Tierversuchen als Knochenplatten getestet [8, 9, 10].

Seit Mitte der 70er Jahre werden, mit Unterstützung des Bundesministeriums für Forschung und Technologie der Bundesrepublik Deutschland, verstärkt Anstrengungen unternommen, die Vorteile des Kohlenstoffs, wie Biokompatibilität, chemische Inertheit, in weiten Bereichen variierbare mechanische Eigenschaften und hervorragende tribologische Eigenschaften, gezielt für die Herstellung von Hüftgelenksendoprothesen zu nutzen. Hierbei sind für den Schaftteil einer Hüftgelenksendoprothese kohlenstoffaserverstärkte Polymere mit Matrices aus Epoxidharz [11] und Triazinharz [12, 13] und kohlenstoffaserverstärkte Kohlenstoffe als reine Kohlenstoffprodukte in der Entwicklung [14, 15]. Als Gleitkomponenten wurden ein hochfester, isotroper Kohlenstoff und ein Kohlenstoff/Siliziumcarbid-Verbundwerkstoff entwickelt [14, 16, 17]. Die Werkstoffentwicklung des Kohlenstoff/Siliziumcarbid-Verbundwerkstoffes ist so weit abgeschlossen, daß die ersten klinischen Prüfungen 1980 durch Implantation von Zweischalenprothesen begonnen werden konnten [18, 19].

In den folgenden Abschnitten werden die Eigenschaften der reinen Kohlenstoffwerkstoffe und der hieraus konstruierten Hüftgelenksendoprothesen gemäß dem derzeitigen Stand der Entwicklung dargestellt und diskutiert.

Gleitkomponenten aus Kohlenstoff-Siliziumcarbid und isotropem Kohlenstoff

Die Abb. 1 und 2 zeigen die Struktur des hochfesten, isotropen Kohlenstoffs (ISO-C) und des Kohlenstoff-Siliziumcarbid-Verbundwerkstoffes (C/SiC) in polarisiertem Licht. Der ISO-C verfügt über sehr kleine anisotrope Bereiche in einer isotrop erscheinenden harten Matrix. Der Werkstoff hat eine Porosität von 6%. Beim C/SiC kann man deutlich das isotrop reflektierende, verschleißfeste und harte SiC sowie den anisotropen, schmierfähigen Graphit erkennen. Beide Phasen durchdringen sich vollständig; die Porosität ist $< 0{,}5\%$.

In Tabelle 1 sind die mechanischen Eigenschaften beider Werkstoffe zusammengefaßt; Abb. 3 zeigt die dynamische Festigkeit unter Biege-Schwell-Belastung. Die statische Festigkeit des isotropen Kohlenstoffs beträgt

Tabelle 1. Mechanische Eigenschaften des ISO-C und C/SiC

		Iso C	C/SiC
φ	g/cm³	1,8	2,7
$\sigma_{st.}$	N/mm²	140	220
$\sigma_{dyn.}$		70 – 75% $\sigma_{st.}$	75 – 80% $\sigma_{st.}$
E	kN/mm²	2,3	140

* Danksagung: Dank gilt dem BMFT, welches die Arbeiten unter dem Kennzeichen MT 290 und MT 03 fördert

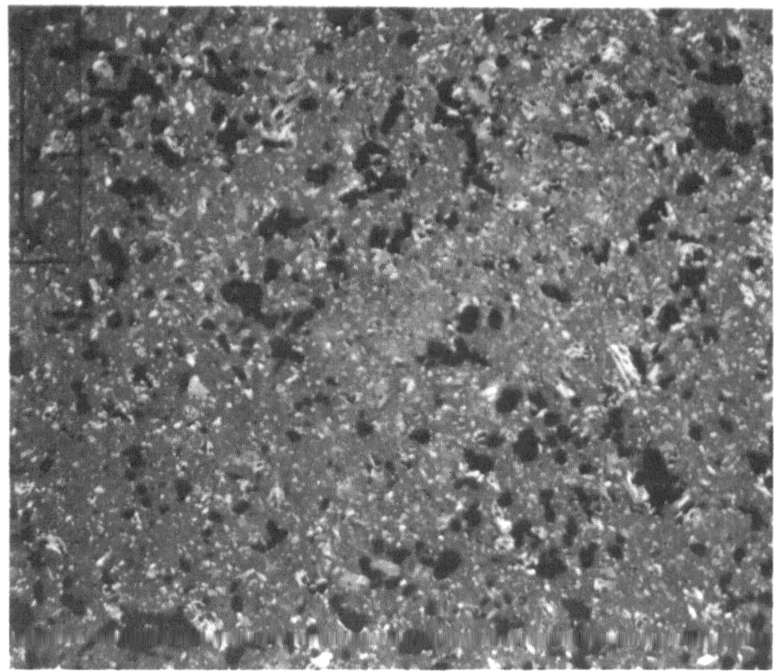

Abb. 1. Struktur des isotropen Kohlenstoffs (ISO-C) in polarisiertem Auflicht. Balken = 100 μ

140 N/mm², der E-Modul 2,4 kN/mm²; beim C/SiC liegt die Biegebruchfestigkeit bei 220 N/mm², der E-Modul ist mit 140 kN/mm² wesentlich höher als beim ISO-C.

Die Ermüdungsfestigkeit des ISO-C liegt bei 70–75%, die des C/SiC bei 75–80% der statischen Festigkeit. In allen Fällen bleiben nach 10^4 Lastspielzahlen die dynamischen Biege-Schwell-Festigkeiten konstant, d. h. mit steigender Lastzyklenzahl ist kein weiterer Abfall der dynamischen Festigkeit zu beobachten. Diese Ergebnisse sind unabhängig vom Prüfmilieu Luft, destilliertem Wasser und physiologischer Kochsalzlösung.

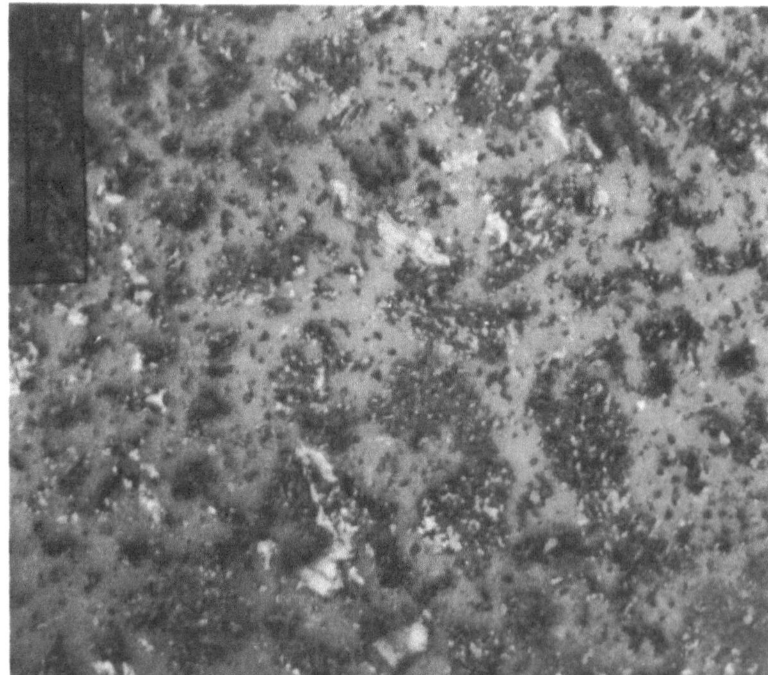

Abb. 2. Struktur des Kohlenstoff-Siliziumcarbid-Verbund-Werkstoffes (C/SiC) in polarisiertem Auflicht. Balken = 100 μ

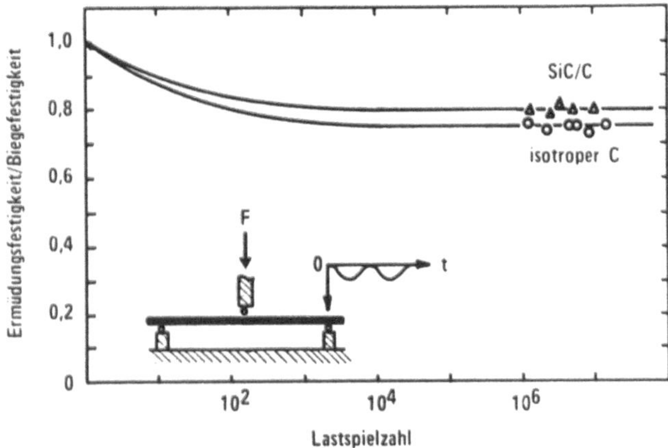

Abb. 3. Biege-Schwell-Festigkeit der Kohlenstoffwerkstoffe ISO-C und CSiC

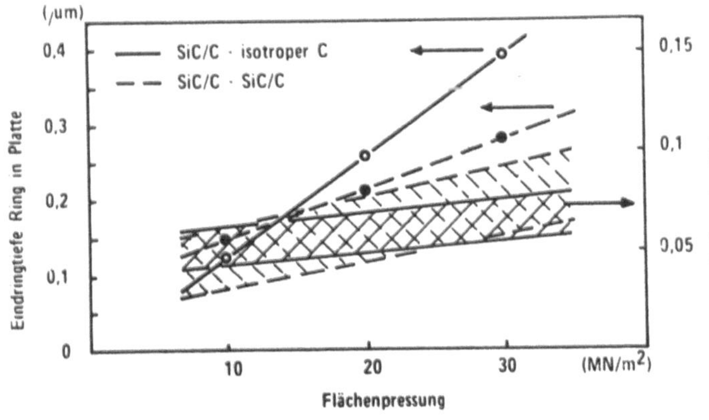

Abb. 4. Eindringtiefe und Reibungskoeffizient der Gleitpaarungen ISO-C mit C/SiC und C/SiC mit C/SiC in Abhängigkeit der spezifischen Flächenpressung (Versuchsanordnung: Ring-auf-Platte) — *SiCC-isotroper C; – – SiC-C-SiC-C*

Tabelle 2. Tribologische Eigenschaften der Gleitpaarungen ISO-C mit C/SiC und C/SiC mit C/SiC bei einer Hertz-Flächenpressung von 20 N/mm² (Versuchsanordnung: Ring-auf-Platte)

Versuchsbedingungen	C/SiC-isoC	C/SiC-C/SiC
Spezifische Flächenpressung	20 N/mm²	20 N/mm²
Oszillierende		
Frequenz/Ausschlag	2 Hz/±30°	2 Hz/±30°
Ring ∅ innen	13 mm	13 mm
Ring ∅ außen	19 mm	19 mm
Schmiermedium	Ringer-Lösung	Ringer-Lösung
Weg pro Zyklus	16,7 mm	16,7 mm
Weg pro Versuch	12,0 km	12,0 km
Dauer pro Versuch	87 h	87 h
Ergebnisse		
Eindringtiefe pro 10^7 Zyklen	4,3 µm	3,7 µm
Eindringtiefe pro 10^5 m Weg	2,7 µm	2,2 µm
Reibungskoeffizient	0,06–0,05	0,07–0,05

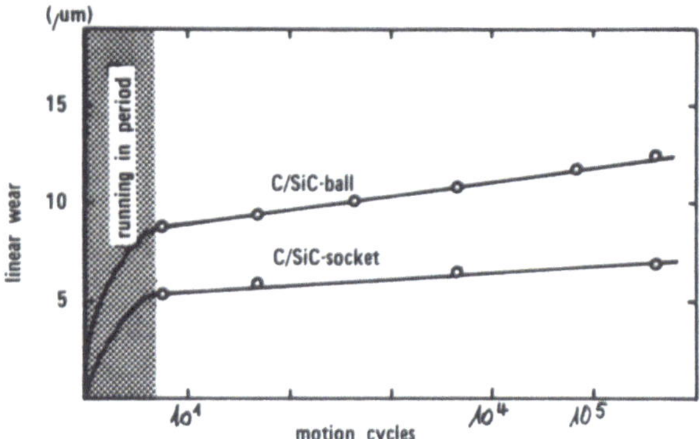

Abb. 5. Verschleißverhalten der C/SiC-Zweischalenprothese (Versuchsanordnung: Ball-in-socket; Flächenpressung: 37 N/mm²; Spiel zwischen Kappe und Pfanne: 0,15 mm; Medien: Aqua destillata, Ringer-Lösung)

Die tribologischen Eigenschaften der Werkstoffe wurden mit der „Ring-on-disk"-Methode ermittelt. Die Abb. 4 zeigt für die Gleitkombination ISO-C mit C/SiC und C/SiC mit C/SiC die Eindringtiefe und den Reibungskoeffizient in Abhängigkeit der spezifischen Flächenpressung nach Hertz [20]. Mit steigenden spezifischen Flächenpressungen zwischen 5–37 N/mm² steigen die Reibungskoeffizienten ebenso wie die Eindringtiefe linear an. Die Paarung C/SiC mit C/SiC zeigt ein günstigeres tribologisches Verhalten als C/SiC mit ISO-C. Einzelergebnisse bei 20 N/mm² Flächenpressung und in Ringer-Lösung als Prüfmilieu sind in Tabelle 2 zusammengefaßt.

Die Ergebnisse von „Ball-in-socket"-Messungen mit der Paarung C/SiC mit C/SiC auf einem vereinfachten Hüftgelenksimulator bei Flächenpressungen von 37 N/mm² sind in Abb. 5 dargestellt. Der Einlaufverschleiß ist nach $0{,}2 \cdot 10^6$ Belastungszyklen abgeschlossen, das Abriebvolumen beträgt $0{,}03\ \mu m^3/10^6$ Zyklen. Prüfmedien waren destilliertes Wasser und physiologische Kochsalzlösung.

Die Abb. 6 zeigt den mit gleicher „Ball-in-socket"-Anordnung gemessenen Abrieb von Werkstoffkombinationen konventioneller Prothesen im Vergleich zu C/SiC bei Lasten von 2500 N und $1 \cdot 10^6$ bis $4 \cdot 10^6$ Bewegungszyklen. Diese Messungen erlauben einen direkten Vergleich der verschiedenen Werkstoffpaarungen und zeigen deutlich, daß die Gleitpaarung C/SiC mit C/SiC den deutlich geringsten Abrieb aufweist.

Abriebmessungen auf dem Hüftgelenksimulator München I an Zweischalenprothesen aus C/SiC-Köpfen und C/SiC-Pfannen führten zu vergleichbaren Ergebnissen. Die Prüflast betrug 2500 N; die Dauer der Prüfungen $3 \cdot 10^6$ Schrittfrequenzen. Nach $0{,}5 \cdot 10^6$ Schrittfrequenzen war der Einlaufverschleiß abgeschlossen. Danach wurde kein weiterer Verschleiß im Bereich der Meßgenauigkeit mehr gefunden. Die Rauhigkeitswerte der Oberfläche nach $0{,}5 \cdot 10^6$-Zyklen lagen bei der Pfanne bei $Ra = 0{,}18\ \mu$ und bei der Kappe bei $Ra = 0{,}29\ \mu$. Ein 1,5 cm langer Kratzer, der auf der Kappe im Äquatorbereich nach den ersten Belastungszyklen angebracht wurde,

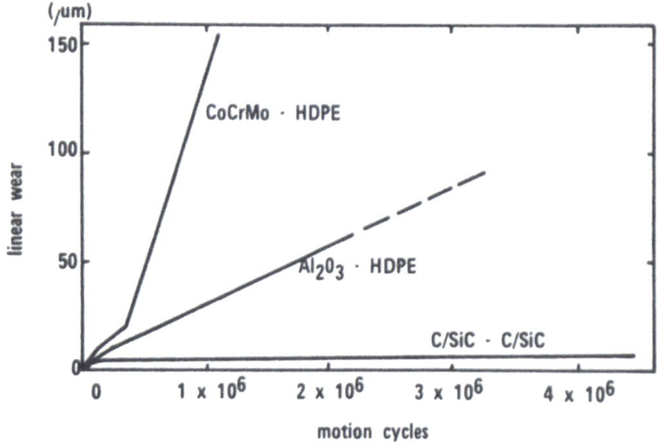

Abb. 6. Verschleißverhalten verschiedener Werkstoffkombinationen für Schalenprothesen in der „Ball-in-socket"-Anordnung

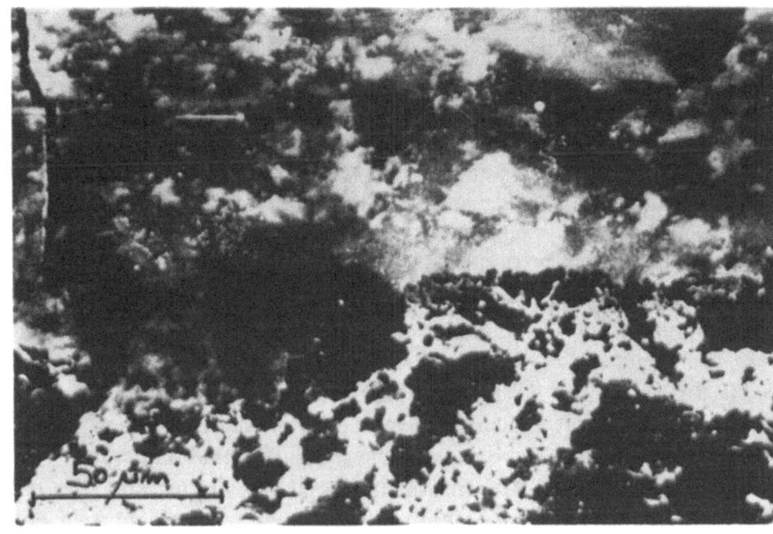

Abb. 7. REM-Aufnahme des graphitischen Feststoffschmierfilmes auf der Oberfläche einer C/SiC-Oberfläche nach einem Reibversuch im Trockenlauf

zeigte keinerlei negative Auswirkungen auf das Verschleißverhalten.

Die außerordentliche Verschleißbeständigkeit des C/SiC-Werkstoffes bei hohen Flächenpressungen und geringer Gleitgeschwindigkeit kann durch zwei Eigenschaften erklärt werden. Die erste notwendige Eigenschaft ist die Zweiphasigkeit, wobei das harte SiC als eine Phase, und der weiche Graphit als zweite Phase aufzufassen sind. Die Abstützung der Gleitflächen erfolgt jeweils auf der harten Phase. Unerwünscht entstehende Partikel der harten Phase können von der weichen Graphitphase aufgenommen werden, ohne daß ein lawinenartiger Verschleißprozeß einsetzt. Die zweite vorteilhafte Eigenschaft hängt mit der Schichtstruktur des Kohlenstoffgitters zusammen. Die Ausrichtung der Graphitschichten parallel zur Gleitfläche ermöglicht den Aufbau eines Feststoffschmierfilmes und eine Minimierung der Oberflächenenergie. Sie ist für den niedrigen Reibungskoeffizienten verantwortlich. Ein derartiger graphitischer Feststoff auf dem SiC ist in Abb. 7 gezeigt. Wie man erkennt, ist der graphitische Feststoffschmierfilm derart dünn, daß die darunterliegende Struktur des C/SiC noch deutlich zu erkennen ist. Im Falle des ISO-C bilden die isotropen Bereiche die harte Phase, während die kleineren anisotropen Bereiche und die Poren als weiche Phase aufzufassen sind. Die voranstehenden Überlegungen gelten dann sinngemäß. Diese Eigenschaften beider Werkstoffe erklären auch, warum entgegen den allgemeinen Vorstellungen über Gleitpaarungen eine Gleitpaarung aus gleichen Materialen möglich ist, wie die Ergebnisse am C/SiC gezeigt haben.

Die Ermüdungsfestigkeit der C/SiC-Zweischalenprothesen wurde auf dem Hüftgelenksimulator München I gemäß den entsprechenden Prüfvorschriften der Vornorm getestet. Die Lastaufgabe betrug 5 ± 4 kN über $5 \cdot 10^6$ Lastwechsel bei einer Frequenz von 25 Hz. Ein Ermüdungsversagen trat nicht auf.

Von großem Interesse war die Frage, welche Lasten C/SiC-Zweischalenprothesen bei schlagartig aufgebrachter Druckbelastung aufnehmen

Tabelle 3. Statische und dynamische Festigkeit von Zweischalenprothesen bei schlagartiger Aufbringung von Druckbeanspruchung

No of load cycles before static testing	$7{,}39 \times 10^6$	$48{,}81 \times 10^3$	80×10^3
Max. dynamic load (kN)	50	40	30
Static load (kN)	112	96,2	50
Fracture	cup	cup (micro-crack after cycling) socket	cup

können. Zur Prüfung einer derartigen Eigenschaft existieren keine Prüfvorschläge, so daß ein spezieller In-vitro-Test konzipiert wurde [21]. Die Prothesen wurden dynamisch geprüft und anschließend statisch bis zum Bruch getestet. Der Beginn des Bruches wurde hierbei über Schallemissionssignale erfaßt. Die dynamischen Festigkeiten wurden bei Maximallasten von 30, 40 und 50 kN gemessen. Hierbei wurde bei 30 kN die Zyklenzahl auf $80 \cdot 10^3$ limitiert, bei 40 kN wurde ein Bruch der Femurkopfkappe nach $48{,}81 \cdot 10^3$ Lastzyklen beobachtet und bei 50 kN der Versuch nach $7{,}39 \cdot 10^6$ Lastwechseln abgebrochen (Tabelle 3). Hierbei entspricht die dynamische Festigkeit von 40 kN etwa dem 50fachen des menschlichen Körpergewichtes, und die korrespondierende Zyklenzahl von $48{,}81 \cdot 10^3$ entspräche ca. 133 Jahren, wenn das Gelenk einmal täglich mit 40 kN belastet würde. Die statischen Festigkeiten bewegen sich zwischen 50 und 112 kN. Im allgemeinen wurde ein Bruch der Femurkopfkappe beobachtet, da bei den hohen Lasten der als Klebstoff verwendete Knochenzement zu fließen beginnt und die Kappe unter Zugspannungen setzt.

Schaftkomponenten aus kohlenstoffaserverstärktem Kohlenstoff (CFC)

Die Idee, faserverstärkte Verbundkörper als Basismaterial für Schäfte einzusetzen, leitet sich aus den weiten Variationsmöglichkeiten von Festigkeit und Steifigkeit ab. Hierdurch ist die grundsätzliche Möglichkeit gegeben, den Werkstoff bzw. das Bauteil an die physiologischen Notwendigkeiten anzupassen.

Die Herstellungsmöglichkeiten der CFC-Verbundkörpersysteme sind in Abb. 8 gezeigt. Im allgemeinen werden die Kohlenstoffasern durch Weben, Wickeln und/oder Laminieren in der gewünschten Richtung orientiert und durch einen organischen Binder mit Hilfe von z. B. Preßverfahren fixiert. Anschließend erfolgt der kontrollierte thermische Abbau des organischen Bindemittels zu Kohlenstoff. Der resultierende Körper ist i. allg. porös (10–30%) und wird anschließend bis zur benötigten Endporosität verdichtet. Gebräuchliche Methoden hierfür sind die chemische Gasphasenabscheidung von Kohlenstoff in das poröse Gerüst oder die Imprägnierung mit organischen Bindemitteln und deren darauffolgende kontrollierte Pyrolyse. Ein spezielles Verfahren, welches bei technischen Gemischen von Polyaromaten (z. B. Steinkohlenteerpech) als Bindemittel angewendet wird, führt nach der ersten Pyrolyse bereits zu relativ dichten CFC-Verbundkörpern. Dies wird durch ein Heißverpressen des Verbundkörpers bis zu 700 °C erreicht [22].

Die Abb. 9 zeigt das Schliffbild in polarisiertem Auflicht eines unidirektional verstärkten CFC-Verbundkörpers quer zur Faserrichtung. Die Festigkeits- und Steifigkeitsbereiche sind in Abb. 10 dargestellt. Zur Orientierung sind die Daten von Titanlegierungen, Kobaltbasislegierungen und Knochen mit aufgeführt. Die Festigkeitsbereiche des Verbundkörpers umfassen Werte von 150–1500 N/mm², die E-Modul-Bereiche Werte zwischen 25 und 280 kN/mm². Es ist festzuhalten, daß Festigkeit und Steifigkeit

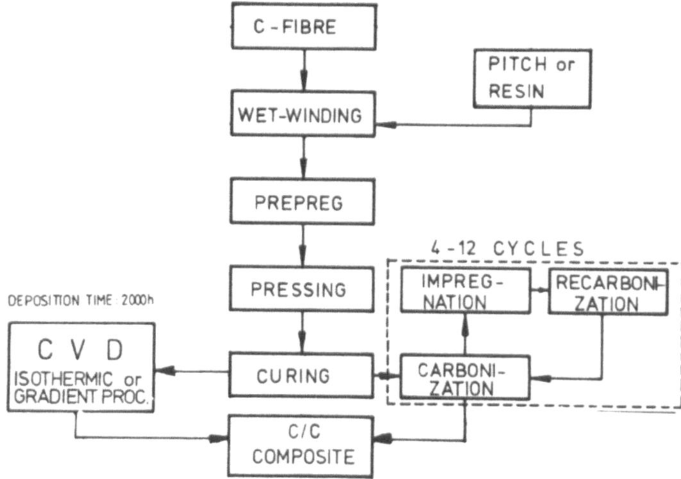

Abb. 8. Herstellungsmöglichkeiten kohlenstoffaserverstärkter Kohlenstoffverbundkörper (CFC)

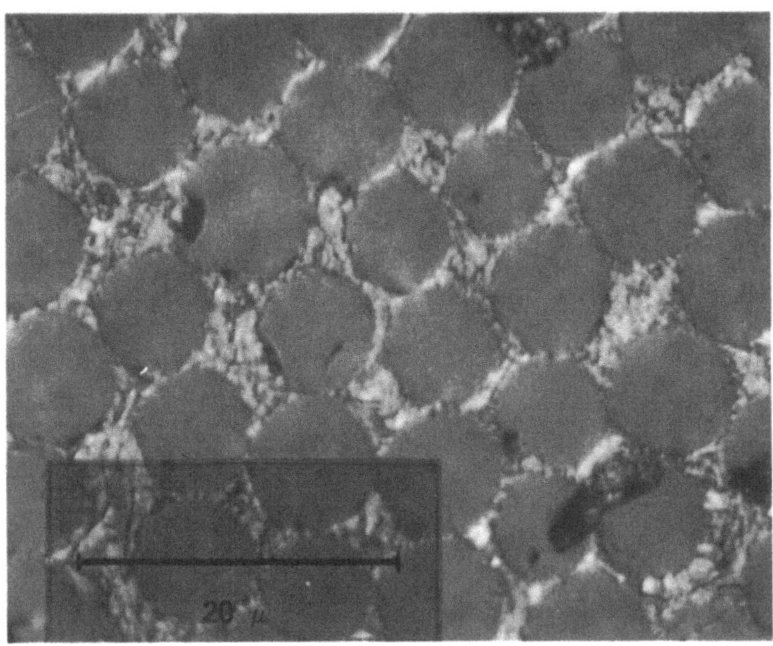

Abb. 9. Struktur eines unidirektional verstärkten CFC-Verbundkörpers senkrecht zur Faserrichtung

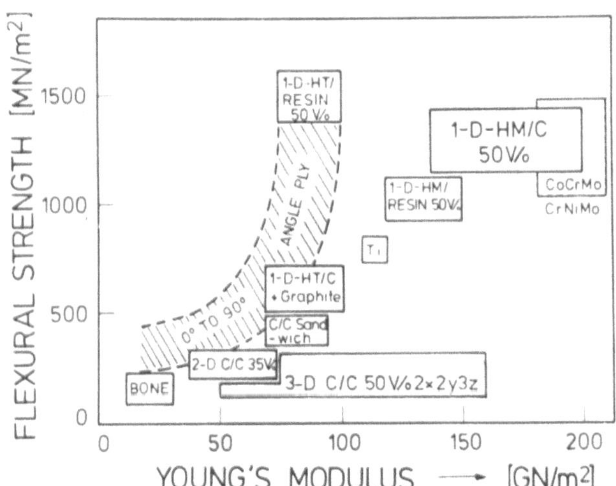

Abb. 10. Festigkeits- und Steifigkeitsspektrum von CFC- und CFK-Verbundwerkstoffen

bei einer gegebenen Faserorientierung immer miteinander korrespondieren, so daß sich bei einer hohen Festigkeit ein hoher Modul und umgekehrt ergibt. Die Hauptursache für den weiten Variationsbereich ist in der räumlichen Orientierung und dem jeweiligen Anteil der Fasern in den entsprechenden räumlichen Richtungen zu sehen. Beim CFC-Verbundkörper beobachtet man immer einen höheren E-Modul als bei den entsprechenden kohlenstoffaserverstärkten Polymeren, da die Kohlenstoffmatrix selbst einen wesentlichen Beitrag zur Körpersteifigkeit leisten kann [23].

Für Schäfte scheidet eine alleinige unidirektionale Verstärkung aus folgenden prinzipiellen Überlegungen aus:

a) Die aus unterschiedlichen Richtungen auftretenden und sich z. T. überlagernden Zug-, Druck- und Schubmomente können nicht ausreichend aufgefangen werden.
b) Die Variation des E-Moduls ist mit einer unidirektionalen Verstärkung nicht realisierbar.

Tabelle 4. Mechanische Eigenschaften von ausgewählten kohlenstoffaserverstärkten Verbundwerkstoffen

		CFRC (3-axial)	CFRC (2-axial)	CFRP (3-axial)
Torsional strength	(N/mm^2)	29,9	31,1	76,8
Twist angle to failure	(°)	9,75	12,3	24
Torsional modulus	(kN/mm^2)	3,1	2,6	2,7
Flexural strength	(N/mm^2)	283	248	605
Strain to failure	(%)	1,6	1,5	2,1
Flexural modulus	(kN/mm^2)	42,9	43,7	39,5

Für eine Schaftentwicklung aus diesen Werkstoffen muß deshalb ein Verstärkungskonzept gewählt werden, in welchem die Kohlenstoffasern mindestens innerhalb der x/y-Ebene zwei- oder mehraxial orientiert sind.

Für identisch in der x/y-Ebene verstärkte CFC und CFK Verbundkörper sind in Tabelle 4 die Torsions- und Biegefestigkeitseigenschaften verglichen. Die Eigenschaften der CFC- Werkstoffe zeigen nur geringe Unterschiede zwischen einer zwei- und einer dreiaxialen Orientierung der Fasern. Dies gilt speziell für die Torsionseigenschaften. Über gleiche Ergebnisse wird in der Literatur berichtet [9]. Die Torsionsfestigkeiten liegen bei 30 N/mm^2, die Schubmodule betragen 2,6 bzw. 3,1 kN/mm^2. Die Biegefestigkeiten erreichen Werte von 248 und 283 N/mm^2, die zugehörigen Biegemodule liegen bei 43 kN/mm^2, was etwa 1/5 des Wertes von Kobaltbasislegierungen entspricht. Für einen dreiaxial verstärkten CFK-Verbundwerkstoff wurden mit den CFC-Verbundwerkstoffen vergleichbare Steifigkeiten gemessen; die Festigkeiten sind jedoch mit 76,8 N/mm^2 (Torsion) und 605 N/mm^2 (Biegung) mehr als doppelt so hoch wie bei den CFC-Werkstoffen. Diese Unterschiede sind allein auf die Eigenschaften der Polymermatrix zurückzuführen.

Das Ermüdungsverhalten unter Torsions- und Biegebeanspruchung ist durch die Wöhler-Kurven der Abb. 11 dargestellt. Bei einer Biege-Schwell-Belastung liegen die Ermüdungsgrenzen bei 65–70% der statischen Festigkeit. Beide Werkstoffe zeigen keine signifikanten Unterschiede. Die Ermüdungsgrenzen bei dynami-

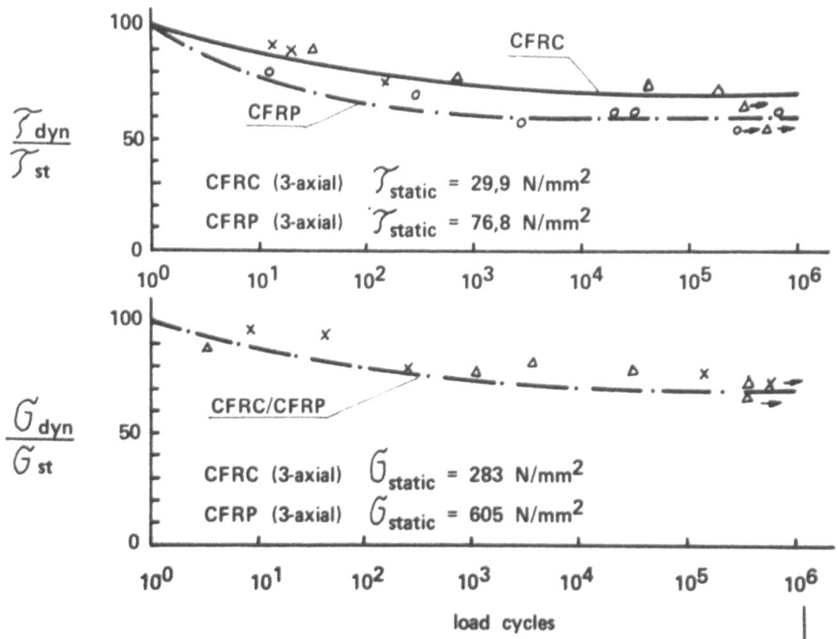

Abb. 11. Ermüdungsverhalten bei Torsions- und Biege-Schwell-Belastung von CFC- und CFK-Verbundkörpern

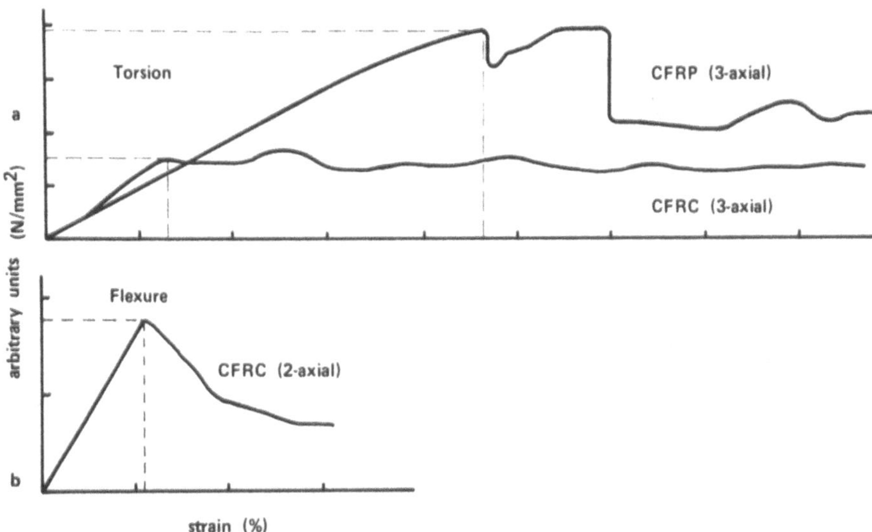

Abb. 12 a, b. Spannungs-Dehnungs-Verhalten von CFC- und CFK-Verbundwerkstoffen bei **a** Torsions- und **b** Biegebeanspruchung

scher Torsionswechselbelastung betragen für den CFK-Werkstoff 60–65% und für den CFC-Werkstoff 65–70% der statischen Torsionsfestigkeit. Der Verlauf der Wöhler-Kurven ist vergleichbar mit den unverstärkten Kohlenstoffwerkstoffen. Nach mehr als 10^4 Lastwechselspielen bleibt das Verhältnis von dynamischer zu statischer Festigkeit konstant. Es wird somit keine weitere Ermüdung bei konstantem Lastniveau beobachtet.

Ein wichtiges Merkmal der CFC-Verbundkörper, im Hinblick auf ihren angestrebten Einsatz als Prothesenschaft, ist das Bruchverhalten. Obwohl die CFC-Verbundkörper aus 2 sprödbrechenden Komponenten aufgebaut sind, verhalten sie sich bei Raumtemperatur pseudoplastisch und versagen nicht katastrophal. Die Abb. 12 zeigt experimentelle Spannungs-Dehnungs-Kurven bei Torsions- und Biegebelastung. In keinem Fall ist ein katastrophaler Trennbruch zu beobachten; bei Torsionsbeanspruchung sind zur völligen Zerstörung Verdrehwinkel bis zu 180°, bei Biegebeanspruchung Dehnungen bis zu 5% notwendig. Dieses Verhalten ist in etwa vergleichbar mit der Streckgrenze bei metallischen Werkstoffen. Zur Verdeutlichung der pseudoplastischen Eigenschaften ist in Abb. 13 ein zweiaxial verstärkter CFC-Körper gezeigt, durch welchen Nägel getrieben wurden. Ein Bruch oder eine Delamination trat hierbei nicht auf. Der Grad der Pseudoplastizität jedoch ist abhängig vom Typ einer eingesetzten Kohlenstoffaser, der Art der Verstärkung und der Endbehandlungstemperatur [24, 25, 26, 27].

Die Entwicklung eines Humanschaftes ist noch nicht abgeschlossen, so daß die hier geschilderten Ergebnisse dem Stand der Entwicklungen entsprechen. Die bis jetzt vorliegenden Festigkeitsprüfungen wurden an Schäften durchgeführt, die im Design dem sog. Münchner-Normfemur entsprechen [28]. Die Schäfte wurden hinsichtlich ihrer Dehnungseigenschaften bei unterschiedlichen Einbetthöhen analy-

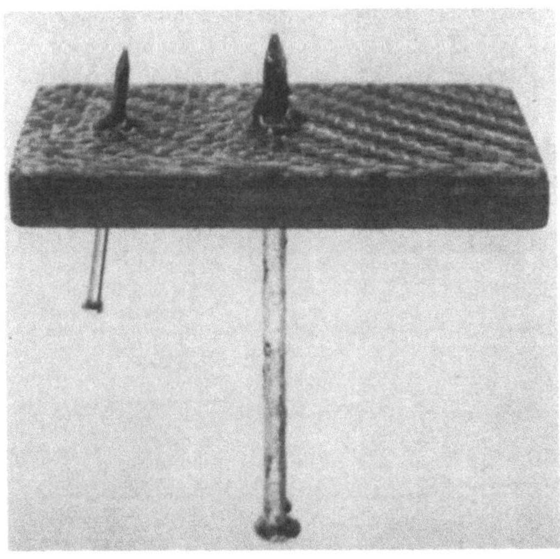

Abb. 13. Demonstration des pseudoplastischen Verhaltens von CFC-Verbundkörpern

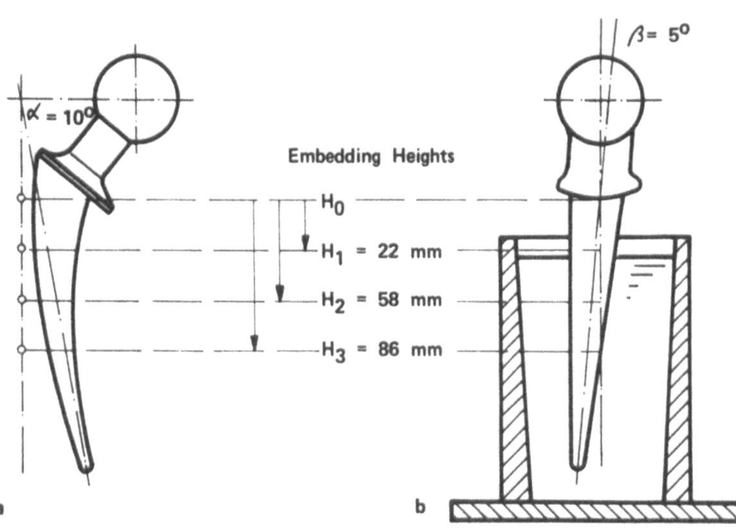

Abb. 14 a, b. Stellung und Anordnung der kohlenstoffaserverstärkten Schaftprototypen zur Messung des Dehnungsverhaltens und der Ermüdungsfestigkeit. **a** Sicht dorsal/frontal; **b** Sicht lateral/medial. (Entsprechend [28], Plitz 1981, persönliche Mitteilung)

siert und Dauerfestigkeitsprüfungen unterworfen. Die Prüfanordnung und die Schaftstellung ist gemäß den Vorschlägen des Labors für Biomechanik der Orthopädischen Universitätsklinik München gewählt (Plitz 1981, persönliche Mitteilung). Einzelheiten sind der Abb. 14 zu entnehmen. Die Einbettung für die Dauerfestigkeitsuntersuchungen erfolgte 50 mm unter Kragenhöhe; die hierfür vorgegebene Mindestprüflast beträgt 1,7 ± 1,4 kN. Zur Lastachse weist der Schaft eine seitliche Neigung von 5° auf. Für die Dehnungsanalysen wurden 3 unterschiedliche Einbetthöhen gewählt: $H_1 = 22$ mm unter Kragenhöhe, $H_2 = 58$ mm und $H_3 = 86$ mm (Abb. 15). 6 Dehnungsmeßstreifen wurden in konstanten Abständen von 18 mm auf allen 4 Schaftseiten (frontal/dorsal, lateral/medial) appliziert.

Bei den CFC-Schäften sind die Dehnungsspitzen am Schaftrücken (lateral) relativ unabhängig von der gewählten Einbetthöhe (Abb. 16). Sie befinden sich im Bereich der rechnerisch ermittelten maximalen Biegemomente (DMS-Position 2–3). Auf der Schaftseite

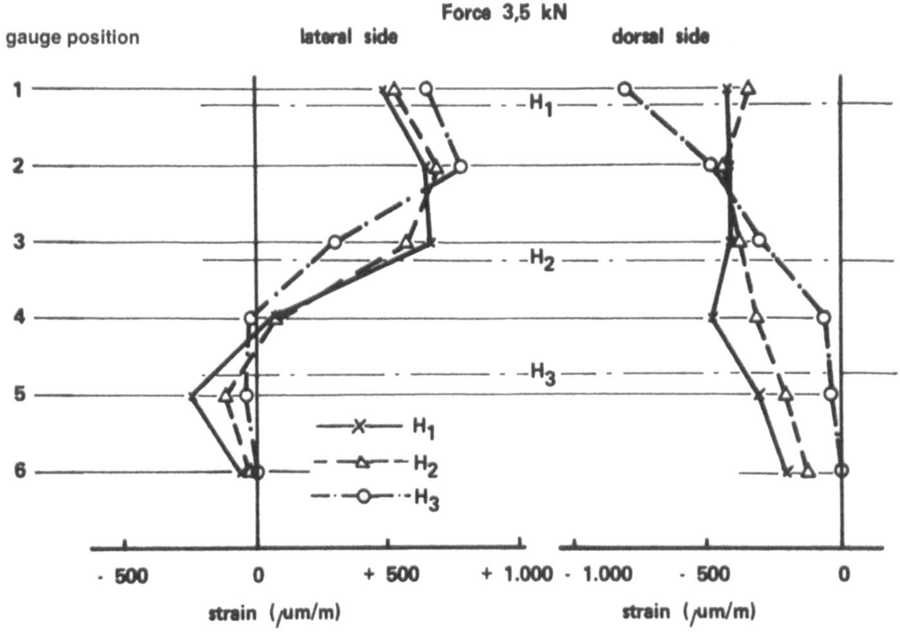

Abb. 15. Abhängigkeit des Dehnungsverlaufes von der Einbetthöhe auf der lateralen bzw. dorsalen Schaftseite

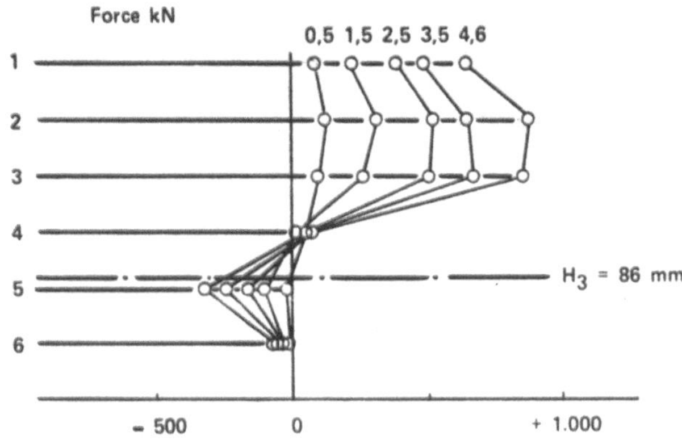

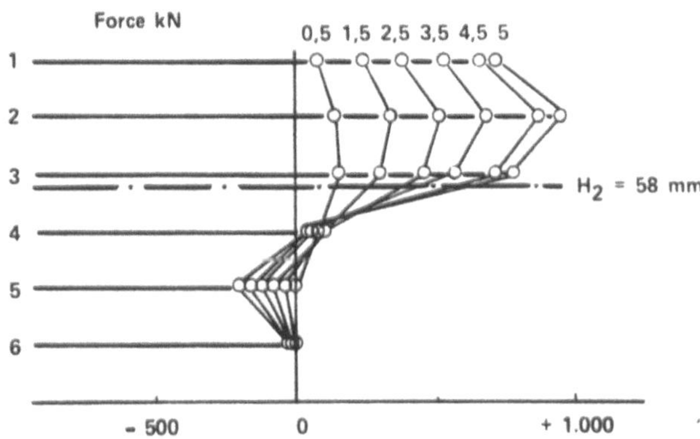

Abb. 16 a, b. Verlauf der lateralen Schaftdehnungen bei unterschiedlicher Lastaufgabe für die Einbetthöhen; **a** H_2 und **b** H_3

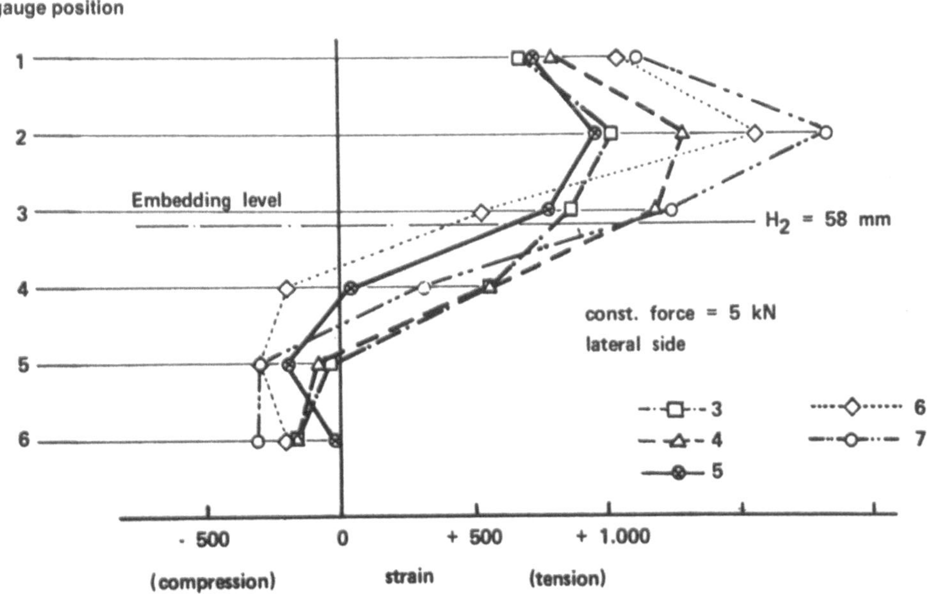

Abb. 17. Dehnungsverlauf von 5 CFC-Schäften mit unterschiedlichem Faseraufbau. Die konstante Last beträgt 5 kN

(frontal bzw. dorsal) hingegen zeigt sich, daß bei der Einbetthöhe H_3, also 86 mm unter der Kragenspitze, eine im Vergleich zur Einbetthöhe H_2 und H_1 starke lineare Auslenkung erfolgt. Dies ist auf die Vergrößerung des Hebelarmes und damit des höheren Torsionsmomentes zurückzuführen.

Die Abb. 17 zeigt das Dehnungsverhalten bei zunehmender Belastung zwischen 0,5 und 4,6 kN für die Einbetthöhen H_2 und H_3. Hier ist nochmals zu erkennen, daß der Dehnungsverlauf auf dem Schaftrücken unabhängig von der Einbetthöhe ist. Die Lagen der druck- und zugseitigen Dehnungsspitzen bleiben nahezu unbeeinflußt, nehmen jedoch mit zunehmender Belastung erwartungsgemäß an Intensität zu. Im Normallastbereich von 0,5–1,5 kN sind über die Schafthöhe keine ausgeprägten Spannungsspitzen zu finden; zwischen den DMS-Meßpunkten 4 und 6 wird ein quasi neutraler Spannungsverlauf beobachtet. Auffallend ist ebenfalls, daß die Dehnung an der Schaftspitze (DMS-Position 6) trotz zunehmender Belastung spannungsfrei bleibt.

Die Abb. 18 zeigt für 5 unterschiedlich konzipierte CFC-Schäfte das am Schaftrücken (lateral) gemessene Dehnungsverhalten bei einer konstanten Last von 5 kN. Die CFC-Schäfte haben alle ein identisches Design, jedoch einen unterschiedlichen Faseraufbau. Das Design ist für den prinzipiellen Spannungsverlauf, d.h. Zugspannung zwischen DMS-Position 1–4, Nulldurchgang zwischen DMS-Position 4 und 5, sowie Druckspannung zwischen DMS-Position 4–6, verantwortlich, während der unterschiedliche Faseraufbau das Maß der Verformungen bestimmt. Dieser unterschiedliche Faseraufbau führt im Bereich der lateralen Dehnungsmaxima zu Unterschieden bis zu 27%.

Auf der Schaftseite (frontal bzw. dorsal) bewirken unterschiedliche Faserorientierungen noch ausgeprägtere Effekte. Parallel zur Schaftachse können die Dehnungsspitzen nivelliert, d.h. kritische Torsionsspannungen vermieden werden. Senkrecht zur Faserachse kann der Schaft sogar spannungsfrei konstruiert werden. Für die Praxis läßt sich aus diesen Ergebnissen ableiten, daß die bei einer Schaftlockerung auftretenden kritischen Torsionsmomente keine negativen Folgen für den Endoprothesenschaft nach sich ziehen. Paralleluntersuchungen an CFK-Schäften führten zu prinzipiell identischen Ergebnissen.

In Tabelle 5 sind die Ergebnisse der auf einem Hüftgelenksimulator durchgeführten Ermüdungsfestigkeitstests an einem ausgewählten Schafttyp zusammengefaßt. Die dynamischen Versuche wurden in einem Stufenverfahren durchgeführt. Die Basislast betrug 1,7 ± 1,4 kN und wurde bis auf 5,1 ± 4,2 kN, d.h. auf den 3fachen Wert der Basislast, gesteigert. Nach insgesamt 7 Mill. Belastungszyklen wurde der Test

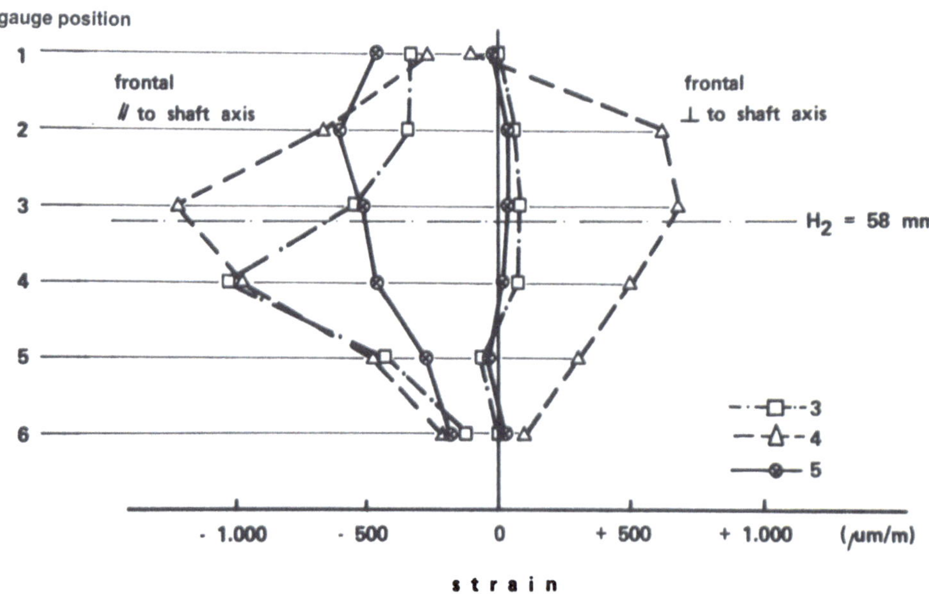

Abb. 18. Dehnungsverlauf auf der frontalen Schaftseite parallel und senkrecht zur Schaftachse von CFC-Schaftprototypen mit unterschiedlicher Faseranordnung

Tabelle 5. Ergebnisse von Hüftgelenksimulatorprüfungen an CFC-Schaftprototypen

1. Load to failure, static (n = 10)	24 ± 0,3 kN		
	load	No cycles	
2. Load, dynamic[a] (each n = 1)	1,7 ± 1,4 kN	3×10^6 plus	no failure and no plastic deformation
	2,2 ± 1,8 kN	1×10^6 plus	
	2,25 ± 2,1 kN	1×10^6	
f = 10 Hz	2,55 ± 1,8 kN	4×10^6 plus	
	3,4 ± 2,8 kN	1×10^6 plus	
	4,25 ± 3,5 kN	1×10^6 plus	
	5,1 ± 4,2 kN	1×10^6	

[a] Fatigue tests were performed in Lab. für Biomechanik, Univ. München

abgebrochen, ohne daß am CFC-Schaft eine bleibende Verformung oder andere Schäden festgestellt wurden. Die Ermüdungsgrenze selbst ist bis jetzt noch nicht ausgetestet; sie kann jedoch aufgrund der Kenntnisse über das Ermüdungsniveau bei einer maximalen oberen Lastgrenze von 12–14 kN angenommen werden. Dies entspräche mittleren Lastniveaus von 6 ± 5,7 bzw. 7 ± 6,7 kN bei einer konstanten Vorlast von 0,3 kN.

Zusammenfassung und Ausblick

Die entwickelten Kohlenstoffgleitkomponenten zeigen neben der notwendigen mechanischen Stabilität in vitro ein vielversprechendes tribologisches Verhalten. Die Reibungskoeffizienten sind mit 0,05–0,07 klein und vom Medium unabhängig; der Abrieb ist minimal oder vernachlässigbar klein, und die Notlaufeigenschaften sind hervorragend. Die klinische Erprobung dieser Werkstoffe wurde mit Zweischalenprothesen begonnen. Für eine Übergangsphase ist vorgesehen, Schäfte aus bewährten Kobaltbasislegierungen und Titanlegierungen mit Kugeln aus C/SiC auszurüsten. Es wird derzeit überprüft, ob die zur Verbindung von Metallschäften mit Al_2O_3-Kugeln verwendete und bewährte konische Klemmung Anwendung finden kann. Parallel hierzu werden die Arbeiten zur zementfreien Implantation der C/SiC-Prothesenkappe fortgeführt.

Als Schaftkomponenten wurden kohlenstofffaserverstärkte Kohlenstoffe (CFC) und kohlenstoffaserverstärkte Polymere (CFK) entwickelt. Der Schwerpunkt liegt jedoch auf CFC-Schäften, da wegen der chemischen Inertheit des Kohlenstoffes langfristig eine Änderung der Werkstoffeigenschaften im physiologischen Milieu ausgeschlossen werden kann. Die CFC-Schaftkomponenten zeigen hohe Ermüdungsfestigkeiten, selbst wenn zusätzlich zu den Zug- und Druckmomenten hohe Torsionsmomente auftreten. Die mögliche Beeinflussung des Dehnungsverhaltens macht es bei einem vorgegebenen Schaftdesign möglich, kritische Spannungszustände zu entschärfen und gleichzeitig die Schaftsteifigkeit zu variieren. Ein spezielles Merkmal der CFC-Schäfte ist die Unabhängigkeit des Dehnungsverlaufes von der Einbetthöhe. Dies würde für die Praxis bedeuten, daß die Dehnungsspitzen im Zug- und Druckbereich immer in den gleichen Schaftbereichen lokalisiert bleiben, auch wenn Lockerungen auftreten.

Vor dem Start der klinischen Prüfungen sind noch einige Optimierungs- und Entwicklungsarbeiten abzuschließen. Hierzu zählen kurzfristig die statistische Sicherung der Stabilität, die Überführung des Konstruktionskonzeptes auf andere Schaftdesigns, die Ausrüstung der CFC-Schäfte mit Kugeln aus C/SiC (All-Kohlenstoff-Prothese) und die Spannungsanalyse des Systems Knochen-CFC-Schaft. Langfristig zu untersuchen sind der Einfluß der bekanntermaßen wesentlich besseren Dämpfungseigenschaften der kohlenstoffaserverstärkten Verbundkörper im Vergleich zu Metallen auf die Auswirkungen der Mikrobewegungen zwischen Implantat und Knochen. Ein weiterer wichtiger Punkt ist die Sicherstellung der Qualität; hier sind neben konventionellen Verfahren Versagensanalysen notwendig, um Lebensdauervorhersagen zu erhalten.

Literatur

1. Bokros JC (1977) Carbon biomedical devices. J Carbon 15:353–371
2. Bokros JC (to be published) Carbon in medical devices. In: Vinvenzini P (ed) Ceramics in surgery. Elsevier, Amsterdam
3. Jenkins GM, Grigson CJ (1979) The fabrication of artifacts out of glassy carbon for biomedical applications. J Biomed Mater Res 13:371–394
4. Grenoble DE, Voss R (1976) Materials and Designs for implant industry. Biomater Med Devices Aritf Organs 4 (2):133–169
5. Jenkins DHR, Forster IW, McKibbin B, Ralis ZA (1977) Induction of tendon and ligament formation by carbon implants. J Bone Joint Surg [Br] 59:1
6. Fitzer E, Hüttner W (1977) Preparation of pyrocarboncoated carbonfibers for the use in ligament replacement. Extended Abstracts 13th Biennial Conf. on Carbon, Irvine, Calif. 1977, 180
7. Neugebauer R, Claes L, Helbing G, Wolter D (1979) The replacement of the abdominal wall by a carbon cloth on rabbits. Prep. 11th Int. Biomat. Symp., 5th Ann. Meeting Soc., Biomat., Vol 3, Clemson, South Carolina, 28. 04.–01. 05. 1979
8. Woo SL, Akeson WH, Coutts RD, Matthews JV, Amiel D (1974) Potential application of graphitefiber and methylmetacrylate resin composites as internal fixation plates. J Biomed Mater Res 8:321–338
9. Fitzer E, Hüttner W, Claes L, Kinzl L (1980) Torsional strength of carbonfiber-reinforced carbon for the application as internal bone plates. Carbon 18:383–387
10. Claes L, Kinzl L, Neugebaur R (1981) Experimentelle Untersuchungen zum Einfluß des Plattenmaterials auf die Entlastung und Atrophie des Knochens unter Osteosyntheseplatten. Biomed Techn 26/4:66–71
11. Scheer W (1980) Kohlenstoffaserverstärktes Epoxidharz – ein Werkstoff für Humanimplantate, Verarbeiten und Anwenden kohlenstoffaserverstärkter Kunststoffe. VDI-Verlag Kunststofftechnik, Düsseldorf
12. Gohl W (1982) Kohlefaserverstärkter Zweikomponenten-Werkstoff für Knochenersatz. Forschungsbericht BMFT-FB-T82-036, April 1982, Fachinformationszentrum Karlsruhe
13. –
14. Brückmann H, Hüttinger KJ (1980) Carbon, a promising material in endoprosthetics, Part 1: The Carbon materials and their mechanical properties. Biomaterials 1:67–72
15. Böder H, Rose PG (1980) Produkte aus Kohlenstoff für medizintechnische Anwendungen, Preprints Carbon '80, 3. Int. Kohlenstofftagung, Baden-Baden, 30. 06.–04. 07. 80, S 676–679
16. Brückmann H, Keuscher G, Hüttinger KJ (1980) Carbon, a promising material in endoprosthetics, Part 2: Tribological properties. Biomaterials 1:73–81
17. Brückmann H, Hüttner W, Mäurer H-J, Hüttinger KJ (1981) Lösen Kohlenstoffe die Werkstoffprobleme hochbelasteter Endoprothesengelenke? Sprechsaal, 114. Jahrgang, 2/1981
18. Rettig H, Weber U, Hüttner W (1981) Alloarthroplastik des Hüftgelenkes unter Einsatz von Kohlenstoff als Implantatmaterial. Rheumamedizin 3/4:100–102
19. Rettig H, Weber U, Nietert M (1983) Experimentelle und klinische Erfahrungen mit Kohlenstoff-Hüftendoprothesen. In: Morscher E (Hrsg) Die zementlose Fixation von Hüftendoprothesen. Springer, Berlin Heidelberg New York Tokyo
20. Timoshenko S (1934) Theory of elasticity. Mc Graw Hill, New York
21. Hüttner W, Keuscher G, Müller K (to be published). In vitro impact tests of carbon/siliconcarbide double cup prostheses. In: Vincenzini P (ed) Ceramics in surgery. Elsevier, Amsterdam
22. Brückmann H (1979) Entwicklung und anwendungsspezifische Untersuchung von Kohlenstoff-Werkstoffen für Endoprothesen am Beispiel des künstlichen Hüftgelenkes. Dissertation, Universität Karlsruhe
23. Fitzer E, Hüttner W (1981) Structure and strength of C/C-composites. J Phys. D Appl Phys 14:347–371
24. Hüttner W (1980) Parameterstudien zur Herstellung von kohlenstoffaserverstärkten Kohlenstoff-Verbundkörpern nach dem Flüssigimprägnierverfahren. Dissertation, Karlsruhe
25. Fitzer E, Hüttner W, Manocha LM (1980) Influence of process parameters on the properties of C/C-composites with pitch as matrix precursor. Carbon 18:291–295
26. Fitzer E, Geigl KH, Hüttner W, Weiss R (1980) Chemical interactions between the carbonfibersurface and epoxy resins. J Carbon 18:389–393
27. Jortner J (1977) Sheer deformation of 3D carbon/carbon-composites. Prep. 13th Biennial Conf. on Carbon, Irvine, Calif. 1977, 443
28. Ungethüm M (1978) Technologische und Biomechanische Probleme der Hüft- und Kniealloarthroplastik. In: Aktuelle Probleme der Chirurgie und Orthopädie, Bd 9. Huber, Bern

Keramik als Implantatmaterial

A. Zeibig

Einleitung

Aus der großen Palette hochwertiger keramischer Werkstoffe kommen für Implantatzwecke nur wenige in Frage. Die Auswahl beschränkt sich gegenwärtig auf die hochreinen chemisch beständigen Oxide. Neben der für Implantate erforderlichen maximalen Biokompatibilität, die nicht nur von den chemischen Parametern, sondern auch ganz wesentlich von der kristallinen Struktur und anderen physikalischen Eigenschaften des Werkstoffs abhängt, sind für den Implantateinsatz noch weitere wichtige Auswahlkriterien zu erfüllen:

- Hohe mechanische Dauerfestigkeit für hohe Funktionssicherheit und lange Lebensdauer,
- exakte Formbarkeit und enge Maßtoleranzen für die sphärischen Komponenten der künstlichen Gelenke,
- extreme Oberflächengüten für die Artikulation mit anderen künstlichen oder natürlichen Partien.

Die nachfolgenden Ausführungen beschränken sich wegen des aktuellen Interesses auf Implantate mit lasttragenden Funktionen, d.h. auf Implantate, die in Verbindung mit dem Knochenskelett z.T. unter sehr hohen mechanischen Belastungen ihre Aufgabe zu erfüllen haben. Die sichere Beherrschung z.B. von mechanischen Kurzzeitbelastungen, deren Scheitelwert das 50fache des Körpergewichts erreichen kann, sowie eine Gesamtzahl der normalen Belastungszyklen von mehr als 10^7 bei bewegungsaktiven Patienten sind heute Anforderungen, deren Bewältigung als selbstverständlich angesehen wird.

Der insgesamt sehr umfangreiche Komplex der medizinisch-technischen Anforderungen kann nach dem derzeitigen Stand der wissenschaftlich und technisch gesicherten Erkenntnis der Implantattechnik nur mit hochreinen Aluminiumoxidwerkstoffen erfüllt werden. Sie sind gemeint, wenn international von Biokeramik gesprochen wird. Es sei erwähnt, daß verschiedentlich im klinischen Versuchsstadium mit biokeramischen Beschichtungen kompakter oder poröser Struktur gearbeitet wird. Ebenso sind Ansätze mit bioaktiven Beschichtungen gemacht. Bedeutsame Erfolge im Sinne einer klinisch zuverlässigen Anwendung für die lasttragenden Implantate konnten jedoch noch nicht erreicht werden.

Aluminiumoxid als biokeramischer Werkstoff

Die Idee, Implantate, aus hochreinem gesintertem Aluminiumoxid herzustellen, ist bereits in einer deutschen Patentschrift aus dem Jahre 1932 beschrieben. In der Zwischenzeit konnten die damaligen Erwartungen bezüglich der Körperverträglichkeit durch zahlreiche Forschungsarbeiten bewiesen werden (Hulbert et al. 1970; Predecki et al. 1972; Boutin 1972; Heimke et al. 1973; Plenk Jr. u.v.a.). Durch die Anwendung der biokeramischen Hüftgelenkkugel konnte die Verschleißrate erheblich gesenkt werden. Der Faktor 1/5, bezogen auf die konventionelle Paarung Metallkugel/Polyäthylenpfanne, wird allgemein anerkannt (Ungethüm et al. 1978; Scales 1975; Semlitsch et al. 1975). Nach den bisher vorliegenden Prüfdaten im Dauerversuch und den ersten Auswertungsergebnissen von für längere Zeit implantierten Paarungen Keramikkugel/Keramikpfanne, die zurückgewonnen werden konnten, ist für sie eine noch weitergehende Verringerung auf etwa den Faktor 1:10 praktisch gesichert, jedoch nur unter der Voraussetzung einwandfreien Werkstoffs und engstmöglicher Toleranzen des Artikulationsspalts zwischen Kugel und Pfanne (Boutin 1977; Mittelmeier 1976).

Die Herstellung des biokeramischen Werkstoffs ist ein vielstufiger und teilweise sehr komplizierter Prozeß. Für die Konstruktion und die

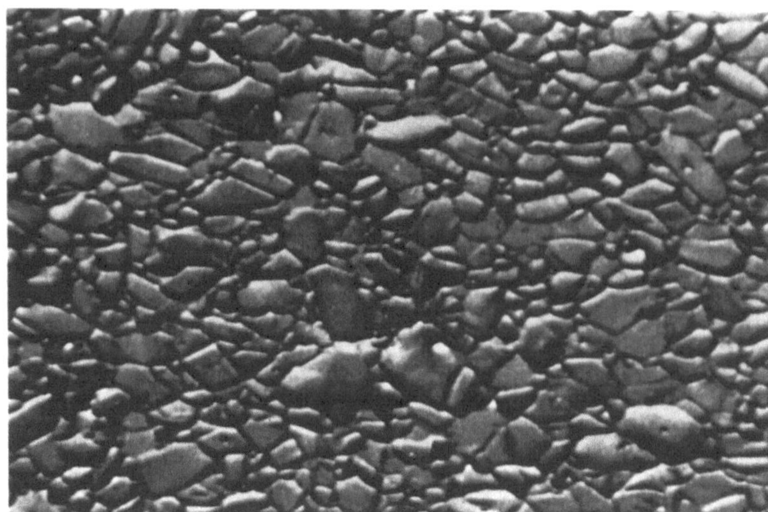

Abb. 1. Kristallgefüge des biokeramischen Werkstoffs (Al_2O_3 99,7%). Mittlere Kristallitgröße 3–4 μm

Formgebung der Implantate ist wichtig zu wissen, daß in dem bei ca. 1700 °C stattfindenden Sinterungsprozeß die Linearmaße der Formteile um bis zu 20% schrumpfen. Das heißt, die genauen Endmaße, die exakte Oberflächengeometrie (2–3 μm) und die bekannten Oberflächengüten (≦0,03 μm) können nur durch die nachträgliche Oberflächenbearbeitung erzielt werden. Wegen der außerordentlichen Härte des Werkstoffs, die aber mit ein wichtiger Grund für seinen hohen Verschleißwiderstand ist, kann diese Bearbeitung nur mit Diamantwerkzeugen oder Diamantpolierstoffen ausgeführt werden. Die genannten extremen Oberflächengenauigkeiten und die Oberflächengüte lassen sich aus technischen Gründen nur auf den für die Implantatherstellung sehr wichtigen rotationssymmetrischen und kugelsymmetrischen Bauformen erreichen.

Das Kristallgefüge (Abb. 1)[1] und die Bindungsfestigkeit der einzelnen Kristallite zueinander führen jedoch neben den bekannten wichtigen Vorteilen – chemische Inertheit und hohe biologische Verträglichkeit, hohe mechanische Festigkeit und hoher Verschleißwiderstand, exakte Bearbeitbarkeit und große Oberflächengüte – zu einem ganz entscheidenden technischen Nachteil: Der biokeramische Werkstoff ist, wie jeder andere keramische Werkstoff auch, spröde. Er kann mechanische Überlastungen nicht durch elastische oder plastische Deformation abbauen. Mit anderen Worten, der biokeramische Werkstoff besitzt keine Duktilität. Er unterscheidet sich dadurch ganz erheblich von den metallischen Werkstoffen und den Kunststoffen. Mit ansteigender äußerer mechanischer Belastung tritt nach einem kurzen Proportionalbereich der elastischen Deformation bei Erreichen der werkstoffspezifischen Belastungsgrenze spontan der Vollbruch ein.

Werkstoffgerechte Konstruktion

Der Vergleich der Festigkeitswerte für die Biege- und Zugfestigkeit einerseits und der Druckfestigkeit andererseits (Abb. 2) zeigt, daß die letztgenannte etwa um den Faktor 10 größer ist. Sofern unter Erfüllung der biomechanischen Erfordernisse diese festigkeitsmäßige Werkstoffeigenart geschickt genutzt werden kann, lassen sich sehr vorteilhafte und ökonomische Implantatlösungen verwirklichen, wie die beiden folgenden Beispiele erkennen lassen.

Hüftgelenkkugel: In der z.Z. sehr weit verbreiteten Ausführung wird für das künstliche Hüftgelenk der biokeramische Hüftgelenkkopf auf den Metallschaft mit Hilfe des selbsthemmenden Konus (Steigung 1:10) befestigt (Abb. 3). Der für den Festsitz notwendigen Reibungskraft müssen die inneren Kräfte (Umfangsrichtung) der Kugel das Gleichgewicht halten. Die axiale Belastbarkeit der Anordnung ist durch die endliche Zugfestigkeit des Werkstoffs (Tangentialspannung in der Bohrung) begrenzt. Gibt man dagegen der Kugel eine unter-

1 Diese und alle folgenden Abbildungen wurden uns freundlicherweise von der Firma Rosenthal Technik AG zur Verfügung gestellt

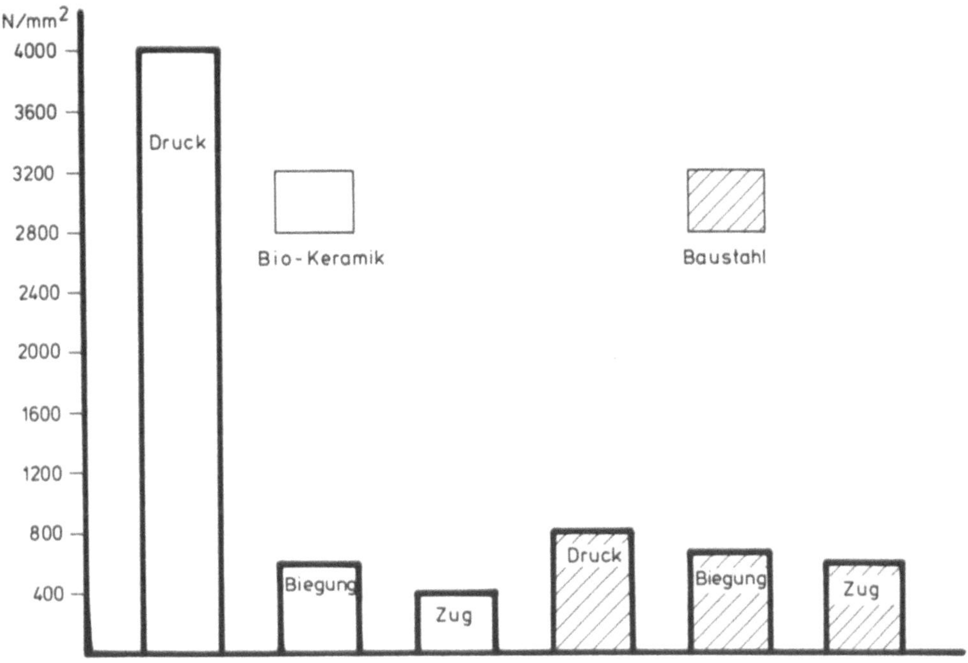

Abb. 2. Vergleich der Festigkeitswerte Druck, Biegung und Zug von Biokeramik und Baustahl

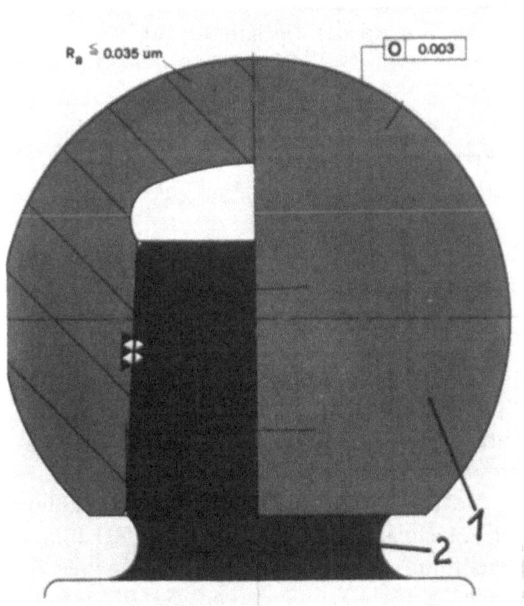

Abb. 3. Befestigung der biokeramischen Hüftgelenkkugel (*1*) auf dem Metallschaft (*2*) mittels selbsthemmendem Konus

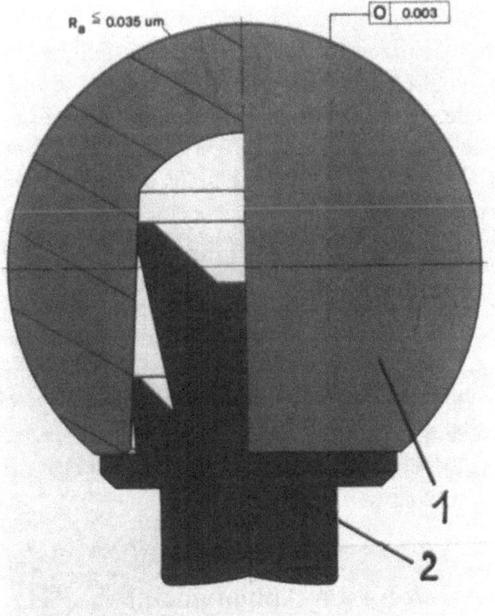

Abb. 4. Befestigung der biokeramischen Hüftgelenkkugel (*1*) auf dem Metallschaft (*2*). Die Axiallastkomponente wird durch eine Unterstützungsplattform aufgenommen

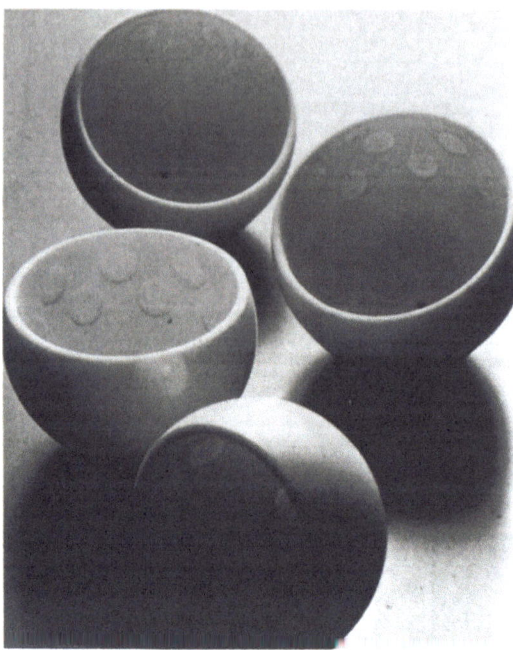

Abb. 5. Biokeramische Hüftkopfschalen nach Wagner. Wanddicke 1–2,5 mm

stützende Plattform, die die axiale Lastkomponente aufnimmt (Abb. 4), so läßt sich durch Nutzung der hohen Druckfestigkeit des Werkstoffs die Gesamtbelastbarkeit der Anordnung Schaft–Kugel wesentlich erhöhen.

Schalenprothese für den Femurkopf: Für den Oberflächenersatz genügt zur Sicherstellung der tribologischen Funktion eine relativ dünne Schale. Dieses Prinzip (Wagner) macht sich die hohe Druckfestigkeit des Werkstoffs in optimaler Weise zunutze. Da die äußere mechanische Belastung der Schale eine in einer bestimmten flächenmäßigen Verteilung auf das Zentrum der Schale gerichtete mechanische Druckbelastung ist, kann das Implantat mit einer Wanddicke zwischen 1 und 2,5 mm ausgeführt werden. Die äußere Gesamtbelastbarkeit beträgt mindestens 30 000 N und allein die aus Gründen der Zweckmäßigkeit für die Stückprüfung angewendete Innendruckprüfung zeigt ein Druckniveau von 100 bar (Abb. 5).

Zeit – Volumen-Abhängigkeit der Werkstoffestigkeit

Für die Entwicklung, die Konstruktion, die Prüfung und den erfolgreichen klinischen Einsatz biokeramischer Implantate genügt es nicht, nur mit den Festigkeitsdaten zu arbeiten, wie sie heute noch in allen einschlägigen Werkstofftabellen, Spezifikationen und Normen zu finden sind. Es müssen vielmehr sehr viel speziellere Werkstoffkenngrößen und statistische Daten herangezogen werden, wie z. B. Punktbelastbarkeit, Dauerspannungsfestigkeit im statischen und dynamischen Fall, Rißausbreitungsgeschwindigkeit und schließlich das Mikrokorrosionsverhalten. Im konkreten Fall der Hüftgelenkkugel für den Massivkonus wurde bereits nachgewiesen (Maier et al. 1982), daß, bezogen auf die an Normproben gemessenen Festigkeitswerte, die in die Festigkeitsberechnung eingesetzte Bauteildauerfestigkeit nur ca. 60% sein darf. Die Kenntnis des funktionellen Zusammenhangs dieses Zeit–Volumen-Effekts der Werkstoffestigkeit ist von sehr großer Wichtigkeit für die richtige Festlegung des Prüfsystems (Abb. 6), für die Qualitätssicherung der Komponenten und letztendlich für die Absicherung einer Mindestlebensdauer von 30 Jahren (Abb. 7).

Beispiele für Implantatausführungen

Die für den orthopädischen Einsatz bekannten Implantatformen lassen sich in 3 allgemeine Gruppen einteilen:

Das Prinzip der Implantate für zementlose Fixation beruht auf der Kegelhülsenverbindung (Abb. 8a, b). Über konkrete klinische Anwendungen bei Humerus und Femur wurde bereits früher mehrfach berichtet (Salzer et al. 1975; Mathejovsky 1973). Die Umkehrung der Außenumspannung führt zu den bekannten Zapfenmodellen (Abb. 9) der Beckenpfanne (Boutin 1972, Salzer et al. 1974) oder der Schraubpfanne (Mittelmeier 1976; Griss et al. 1975). In allen Fällen muß das Implantat intraoperativ zum primären Festsitz durch den Preßsitz gebracht werden. Die paßgenaue Zuarbeitung der aufnehmenden Knochenpartie erfordert Präzisionswerkzeuge.

Die Befestigung biokeramischer Implantate mit Knochenzement unterliegt den bekannten Regeln und soll hier deswegen nicht näher behandelt werden. Ein bemerkenswerter Gesichtspunkt kann die höhere Wärmekapazität und das höhere Wärmeleitvermögen des biokeramischen Werkstoffs bezogen auf Polyäthylen sein. Bei dünnen Zementschichten und bei großer

Prüfung	Art der Prüfung	Prüfwerte
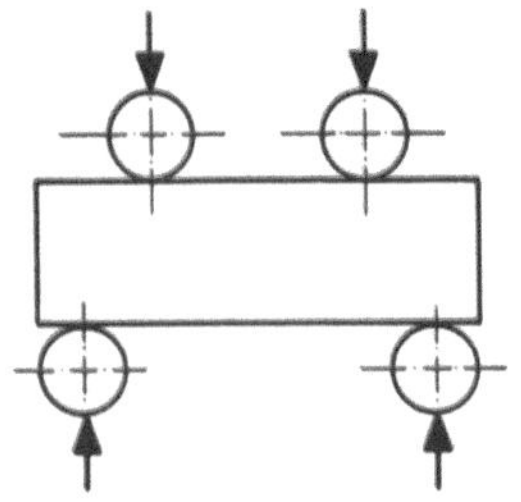	fertigungs-begleitend	Bruchfestigkeit $\sigma_B \geqq 500\ N/mm^2$
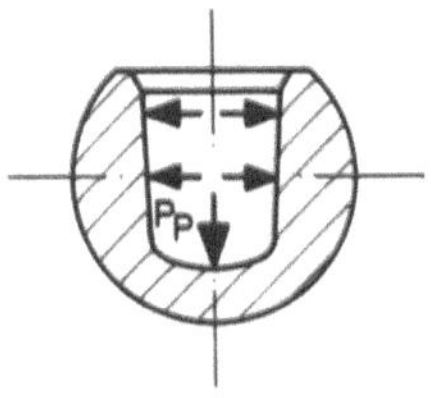 P_P	Stückprüfung (100%)	Innendruck 1250/1000 bar
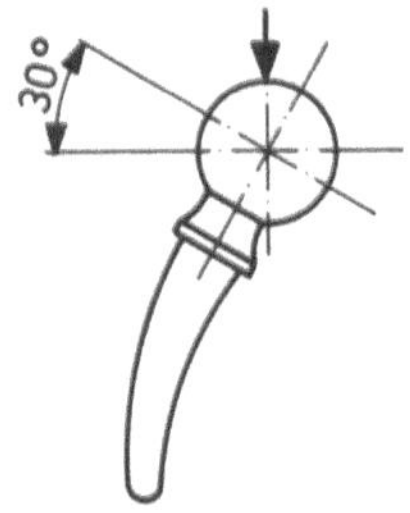 30°	Stichprobe (Typenprüfung)	40 000 N 5000 ± 4000 N 2×10^6 Zyklen
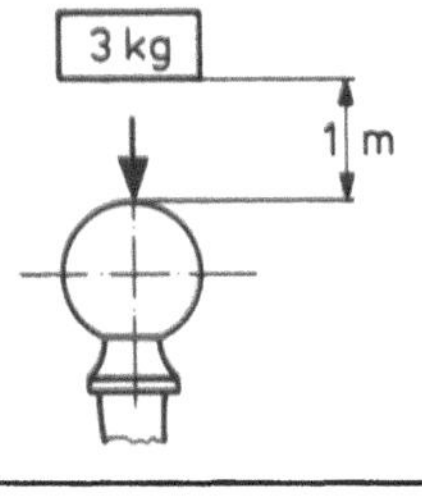 3 kg 1 m	Stichprobe (Typenprüfung)	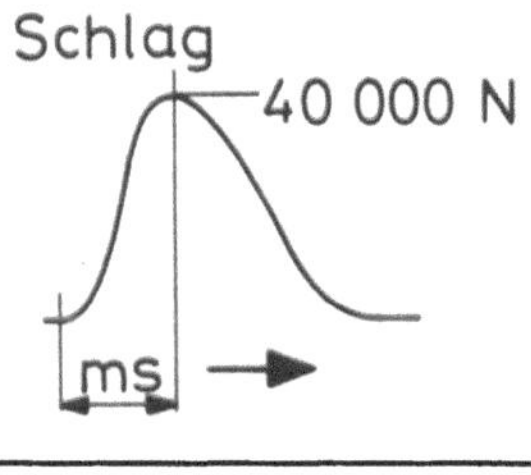 Schlag 40 000 N ms
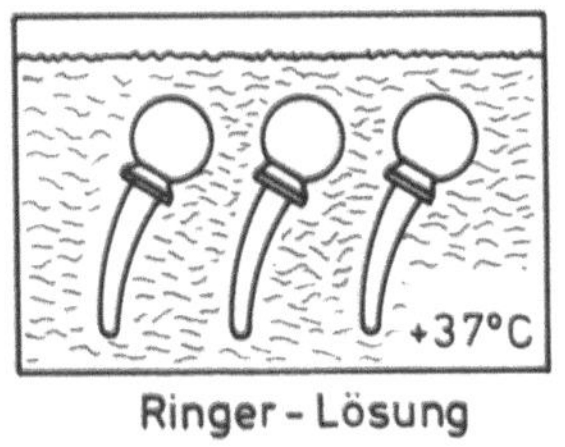 +37°C Ringer-Lösung	Stichprobe (Typenprüfung)	5000 ± 4000 N $\leqq 10^7$ Zyklen Prüfungsdauer $\leqq$ 5 Jahre

Abb. 6. Prüfsystem für die Sicherung der mechanischen Festigkeitseigenschaften von biokeramischen Hüftgelenkkugeln mit 32 mm Durchmesser

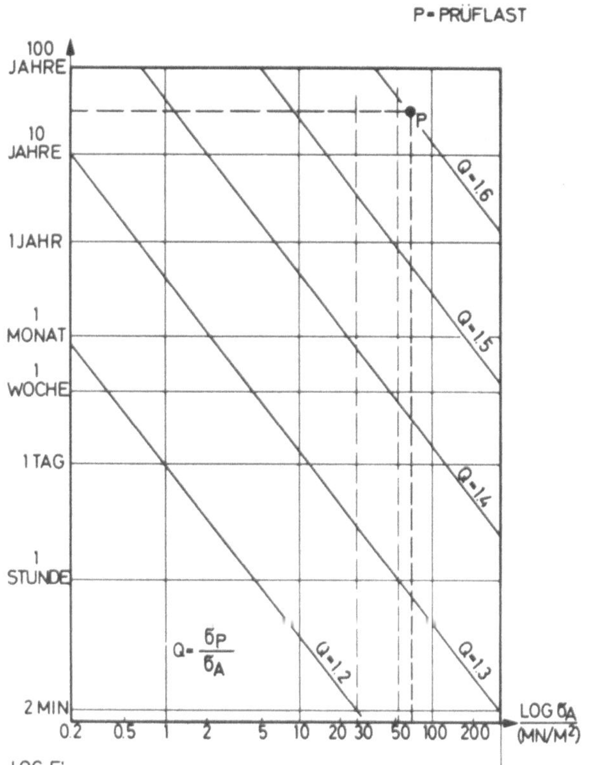

Abb. 7. Lebensdauerdiagramm für biokeramische Hüftgelenkkugeln mit 32 mm Durchmesser. Prüfdaten zum Nachweis einer Lebensdauer von 30 Jahren

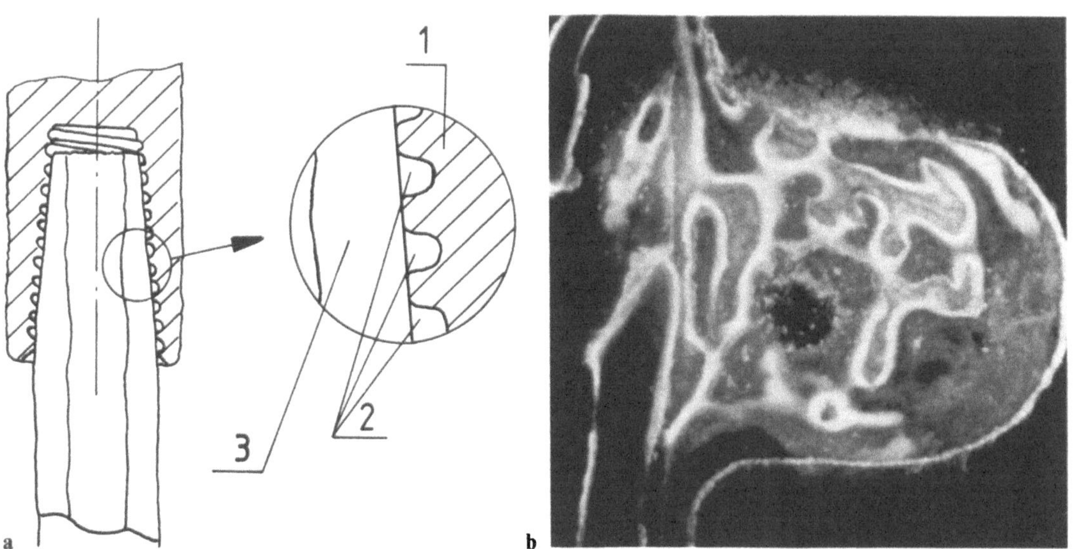

Abb. 8. a Prinzip der Kegelhülsenverbindung: *1* Endoprothese, *2* Raum für neue Knochensubstanz, *3* Kortikalis. **b** Histologischer Nachweis der Knochenneubildung in den Einwachsrillen des Implantats (Tetrazyklinmarkierung)

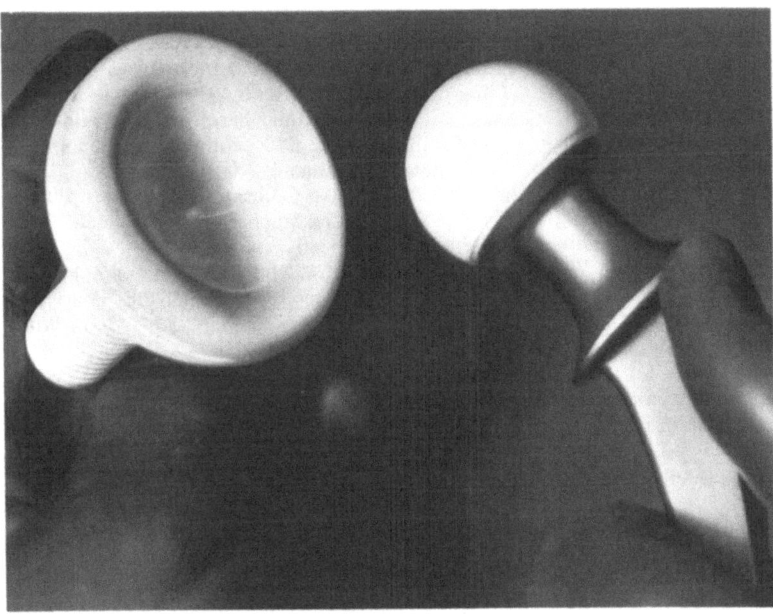

Abb. 9. Biokeramische Hüftgelenkpfanne in Zapfenausführung und Keramik-Metall-Ausführung der Schaftprothese

Implantatoberfläche, wie z. B. der Schalenprothese, stellt die Beherrschung der im Verlauf der Aushärtung entstehenden exothermen Reaktion des Knochenzements kein Problem dar.

Die weitaus größte zahlenmäßige Bedeutung besitzt gegenwärtig die dritte Gruppe der biokeramischen Implantate, die nicht direkt mit dem Knochen verbunden werden, wie z. B. die verschiedenen Kugelausführungen in dem Durchmesserbereich von 32–54 mm. Für die Funktion der biokeramischen Komponenten ist es unerheblich, ob die tragende Metallkomponente mit oder ohne Zement eingesetzt wird, solange sich aus der Vorbereitung zur Implantation und zur Implantation selbst keine besonderen Beanspruchungen für den biokeramischen Bauteil ergeben, wie es z. B. in der Heißsterilisation durch die unterschiedliche thermische Dehnung von Metall und biokeramischem Werkstoff oder durch eine Schlagbeanspruchung der Kugel oder durch Beschädigung des Metallkonus beim Eintreiben und Ausrichten des Metallschafts geschehen kann.

Schlußbetrachtung

Die Ergebnisse und Erfahrungen aus 10 Jahren Forschungs- und Entwicklungsarbeit sowie aus einem Zeitraum der klinischen Anwendung von mehr als 5 Jahren beweisen, daß das feinkristalline hochreine Aluminiumoxid als biokeramischer Werkstoff eine Reihe wesentlicher Verbesserungen bei wichtigen Implantaten gebracht hat. Wir wissen aber auch, daß die Biokeramik kein Universalwerkstoff sein kann. Sie liefert nur dann die wünschenswerten guten Resultate, wenn die medizinisch-technischen Erfordernisse und die Werkstoffeigenschaften zusammen mit den Herstellungsbedingungen sorgfältig aufeinander abgestimmt sind. Die nach unserer Schätzung seit 1975/76 für klinische Zwecke zur Verfügung gestellte Zahl biokeramischer Implantate liegt heute bereits bei über 50 000 Stück. Diese Zahl unterstreicht in sehr eindrucksvoller Weise die Bedeutung, die biokeramische Implantate schon erlangt haben. Aus ihr läßt sich aber auch das hohe Maß der Verantwortung ablesen, die vom Hersteller und Anwender hinsichtlich der Qualität der Implantate und ihrer Funktionszuverlässigkeit getragen werden muß.

Literatur

Boutin P (1972) Arthroplastic totale de la hanche par prothèse en alumine frittée. Rev Chir Orthop 58:229–246

Boutin P (1977) L'arthoplastie totale de la hanche par prothèse en alumie. Résultats de 150 cas d'ancrage direct de la pièce acétabulaire. Int. Orthop 1:87–94

Griss P, Heimke G, Andrian-Werburg H v (1975) Die Aluminiumoxidkeramik-Metall-Verbundprothese. Eine neue Hüftgelenktotalendoprothese zur teilweise zementfreien Implantation. Arch Orthop Unfallchir 81:259–266

Heimke G, Beisler W, Andrian-Werburg H v, Griss P, Krempien B (1973) Untersuchungen an Implantaten aus Al_2O_3-Keramik. Berichte der Dtsch. Keram. Ges. 50:4–8

Hulbert SF, Young FA, Mathews RS, Klawitter JJ, Talbert CD, Stelling FH (1970) Potential of ceramic materials as permanently implantable skeletal prosthesis. J Biomed Mater Res 4:433–456

Maier HR, Krauth A, Stärk N, Zeibig A (1982) Long life ceramic-metal hip joints. In: Winter GD, Gibbons DF, Plenk H Jr (eds) Biomaterials 1980. Wiley & Sons, New York Chichester

Mathejovsky Z (1973) Results of arthroplasty in tumors affecting the hip. Arthroplasty of the hip. Thieme, Stuttgart, p 226

Mittelmeier H (1976) Anchoring hip endoprostesis without bone cement. In: Schaldach M, Hohmann D (eds) Engineering in medicine, vol 2. Advances in artificial hip and knee joint technology. Springer, Berlin Heidelberg New York

Plenk H (1982) Biocompatibility of ceramics in joint prostheses. In: William DF (ed) Biocompatibility of orthopedic implants – vol 1:269–295 CRC incorp. Boca Raton

Predecki P, Auslaender PA, Stephan JE, Mooney VL, Stanitski C (1972) Attachment of bone to threaded implants by ingrowth and mechanical interlocking. J Biomed Mater Res 6:401–412

Salzer M, Locke H, Engelhardt A, Zweymüller K (1975) Keramische Endoprothesen der oberen Extremität. Kongreßband. Z Orthop 113:458–461

Salzer M, Zweymüller K, Locke H, Plenk H Jr, Punzet G (1975) Biokeramische Endoprothesen. Med Orthop Techn 95:40

Scales JT, Wright JKW (1980) The evaluation of wear of total hip prostheses. In: Winter GD, Leary GL. The evaluation of biomaterials, p 141. John Wiley & Sons

Semlitsch M, Willert HG, Dörre E (1975) Neue Werkstoffpaarung Al_2O_3-Keramik/Polyäthylen zur Verminderung des Polyäthylenabriebs bei Gelenkpfannen von Hüftendoprothesen. Med Orthop Techn 95:143–144

Ungethüm M, Hinterberger J, Plitz W (1978) Tribologica. Properties of Al_2O_3-ceramica. In: Hastings, Williams (eds) Advances in biomaterials. Mechanical properties of biomaterials. Wiley, London

Metall–Keramik-Verbundwerkstoff für die zementfreie Implantatverankerung

H. Scharbach

Am Anfang aller Überlegungen zur Entwicklung eines zementfreien, langzeitstabilen Skelettimplantatsystems steht die Werkstofffrage. Auch der besten Implantatform, Operationstechnik und Nachbehandlungsmethode bleibt der Erfolg versagt, wenn sich der Knochenersatzwerkstoff den zahlreichen spezifischen Anforderungen nicht gewachsen zeigt. Er entscheidet in erster Linie über die biologische Adaption, den unverzichtbaren, kräfteschlüssigen Knochenkontakt und die Lebenserwartung des Implantats.

Andererseits wäre es vermessen, anzunehmen, die uns verfügbare tote Materie könnte den lebenden und ideal konzipierten Knochen vollwertig ersetzen, besonders dann, wenn alternativ – wie üblich – nur Einzelwerkstoffe zur Verfügung stehen. Bekannt ist die biologische und elektrische Schwäche des metallischen Zustands, die Sprödigkeit und Biegebruchanfälligkeit von Keramik und Graphit, wie auch die ungenügende Langzeitstabilität der Kunststoffe. Zwischen den unverzichtbaren Anforderungen und den Fähigkeiten der heute verfügbaren Einzelwerkstoffe klafft eine beachtliche Lücke. Für ein Knochenimplantat mit weitgehender physiologischer Krafteinleitung und zementfreier Verankerung sind an den Werkstoff die folgenden Mindestanforderungen zu stellen:

Anforderung	Werkstoff
1. Hohe statische und dynamische Belastbarkeit 2. Hohe Zähigkeit 3. Gute Formbarkeit und/oder Bearbeitbarkeit 4. Hohe Langzeitstabilität (kein Quellen, Deformieren, Zersetzen)	metallischer Trägerwerkstoff
5. Hohe Korrosionsbeständigkeit 6. Anpassung der Oberfläche 7. Hohe Härte und gute Gleiteigenschaften (Gelenke) 8. Hoher elektrischer Widerstand 9. Biologische Verträglichkeit und/oder Aktivität	Keramik-Überzugswerkstoff

Absichtlich unberücksichtigt blieb der häufig strapazierte Begriff der Isoelastizität. Diese von einem Knochenersatzwerkstoff zu fordern, wäre illusorisch. Erhebliche Schwankungen der Knochenelastizität werden bekanntlich registriert in Abhängigkeit vom Individuum, von der Skelettregion – selbst innerhalb desselben Knochens – und zusätzlich abhängig von der Kraftrichtung. Wesentlich einfacher ist es dagegen, über die konstruktive Formgebung annähernd isoelastisches Verhalten zu erreichen.

Fusion klassischer Werkstoffe

Der volle Umfang der unter 1–9 geforderten Eigenschaften wurde in einer sinnvollen Fusion klassischer Werkstoffe erreicht. Ausgewählt wurden Metall und Keramik. Den Anforderungen 1–4 genügen spezielle Edelstähle und Sonderlegierungen, die Eigenschaften 4–9 dagegen sind kennzeichnend für bestimmte Gläser oder keramische Stoffe. Die Zusammenfassung aller positiven Eigenschaften bei Eliminierung der jeweils negativen Kenngrößen funktioniert jedoch nur unter Beachtung folgender Prämissen:

a) Das Metall fungiert als formgebender, tragender Werkstoff und die Keramik übernimmt als Überzug alle chemisch-biologischen und elektrischen Funktionen gegenüber dem lebenden Körper.
b) Die sehr verschiedenartigen Werkstoffe müssen in einen Verbund von höchster Festigkeit gebracht werden.

Das war die Aufgabenstellung für ein Forschungsvorhaben, das die Pfaudler-Werke AG in Zusammenarbeit mit Dr. med. A. Engelhardt 1973 begonnen haben und das seit 1977 vom Bundesministerium für Forschung und Technologie gefördert wird. Das Ergebnis der 9jährigen Entwicklungsarbeit ist ein auf die speziellen Bedürfnisse von Skelettimplantaten zugeschnittener Metall-Glaskeramik-Verbundwerkstoff, der die Handelsbezeichnung Osteoceram erhielt [1].

Metallischer Trägerwerkstoff

Aus der breiten Palette der Edelstähle und Sonderlegierungen konnten diejenigen ausgewählt werden, die hinsichtlich ihres Ausdehnungskoeffizienten und ihres chemischen Reaktionsverhaltens gegenüber dem Verbundpartner Glaskeramik die besten Voraussetzungen bieten und sich außerdem durch hohe statische und dynamische Festigkeit sowie Zähigkeit auszeichnen. Für Implantate oder Teile davon, die eine lückenlose Beschichtung erlauben, eignen sich ausgewählte ferritische Cr-Stähle und austenitische CrNiMo-Stähle. Bessere Voraussetzungen bieten bestimmte Co- und Ni-Basislegierungen, gegossen oder geschmiedet, die sich auch für eine nur teilweise Beschichtung eignen.

Mechanische und metallographische Kontrolluntersuchungen haben ergeben, daß die zur Beschichtung erforderlichen Kurzzeiterhitzungen praktisch ohne Einfluß auf die vorgegebene Festigkeit des Substrats bleiben.

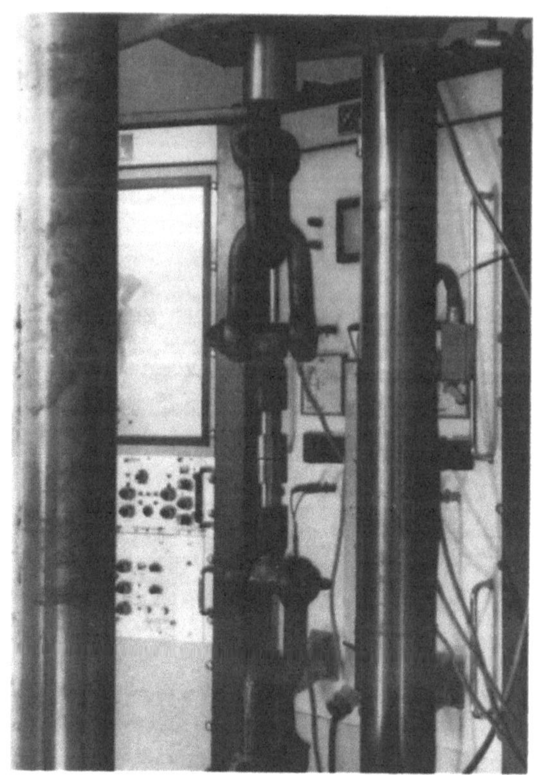

Abb. 1. Zerreißversuch von 2 mittels Haftkraft verbundenen Edelstahlproben

Beschichtungsverfahren und Verbundfestigkeit

Alle physikalischen Eigenschaften des Mehrlagenwerkstoffes hängen unmittelbar von der Festigkeit des Verbunds ab, weshalb der Beschichtungstechnologie und der daraus resultierenden Haftung Priorität zukommt. Vergleicht man die grundverschiedenen Partner, einerseits kristallines und zähes Metall, andererseits amorphe und spröde Keramik, wird der hohe Schwierigkeitsgrad des Vorhabens deutlich.

Träger der Haftung ist eine speziell entwickelte Glaskeramik, deren Redoxverhalten, Wärmedehnung und Oberflächenspannung sorgfältig auf die des Basismetalls abgestimmt sind. Die Haftung vermittelnde Schicht wird als fein gemahlenes Pulver bei 900–1000 °C auf dem Metallsubstrat erschmolzen. Die dadurch erzielbare extreme Haftkraft erreicht 100 N/mm^2. Sie übersteigt damit die Haftkraft bester Kunststoffkleber um ein Vielfaches und übertrifft selbst die Zerreißfestigkeit des keramischen Verbundpartners (50–60 N/mm^2). Ein Zerreißversuch von 2 mittels Haftkeramik verbundenen Edelstahlproben (Abb. 1) macht dies deutlich.

Die (Abb. 2) zeigt links den Haftfestigkeitsprüfling vor dem Zerreißversuch, rechts danach. Die Trennung erfolgt nicht wie erwartet in der Berührungsebene Metall–Keramik, sondern im Verbundpartner Keramik.

Ursache für die extremen Haftkräfte sind Hochtemperaturreaktionen im Interfacebereich, welche zum chemischen Aufschluß des Metalls führen. Als Folge hiervon resultieren echte chemische Bindungen von, wie wir heute wissen, atomarem und ionogenem Charakter. Das Schliffbild (Abb. 3) zeigt bei 700facher Vergrößerung die aus der Glas/Stahl-Reaktion zusätzlich entstandene intensive Verzahnung, welche die chemischen Haftkräfte noch mechanisch unterstützt. Diese feste Verbindung sichert nun der Glaskeramik auch die Einsatzgebiete, die aus Festigkeitsgründen bislang dem Stahl allein vorbehalten waren.

Glaskeramikdeckschicht

Auf der besprochenen Haftschicht wird mindestens eine Deckschicht erschmolzen. Diese besteht aus einer gut körperverträglichen, che-

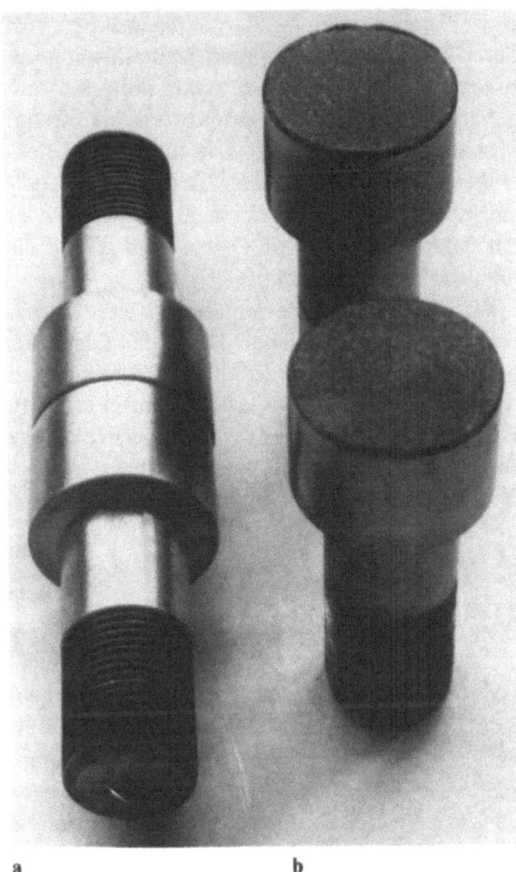

Abb. 2. Haftfestigkeitsprüfling, **a** vor dem Zerreißversuch, **b** danach

misch hochbeständigen und thermodynamisch stabilen Glaskeramik, welche vorzugsweise aus den Oxiden der Elemente Si, Zr, Ca, Mg, Na, K und Li besteht.

Die Glaskeramikdeckschicht ist bezüglich ihres Ausdehnungskoeffizienten und ihres E-Moduls ebenfalls auf den tragenden Edelstahl so abgestimmt, daß beim Abkühlen erhebliche Druckspannungen resultieren. Dadurch widersteht die vorgespannte Schicht einem momentanen Temperaturwechsel (Δt) bis 160 °C und bricht bei mechanischer Belastung nicht, bevor die Elastizitätsgrenze des tragenden Metalls überschritten wird. Die elastische Stauchung verleiht der Keramikbeschichtung eine Dauerbiegefestigkeit, die der selbsttragenden Keramik niemals zugemutet werden kann. Dies konnte mit einer speziell entwickelten Umlaufbiegemaschine – trocken wie auch unter physiologischer Kochsalzlösung – bestätigt werden [2].

Der hohe elektrische Widerstand der Osteoceram-Schicht (10^{12} Ωcm) bewirkt zweierlei:

a) Er verhindert Kurzschlußbildung und damit Störungen der piezoelektrischen bzw. ferromagnetischen Signalmuster im Regelsystem der Knochenbildung.
b) Er vermeidet alle Erscheinungsformen der elektrochemischen Korrosion, durch welche die Metalle vorzugsweise in Lösung gehen.

Die je nach Anwendung 0,2–2 mm dicke Keramikschicht ist porenfrei, absolut flüssigkeits- und gasdicht, d.h. sie trennt das chemisch-biologische Geschehen sicher vom metallischen Substrat.

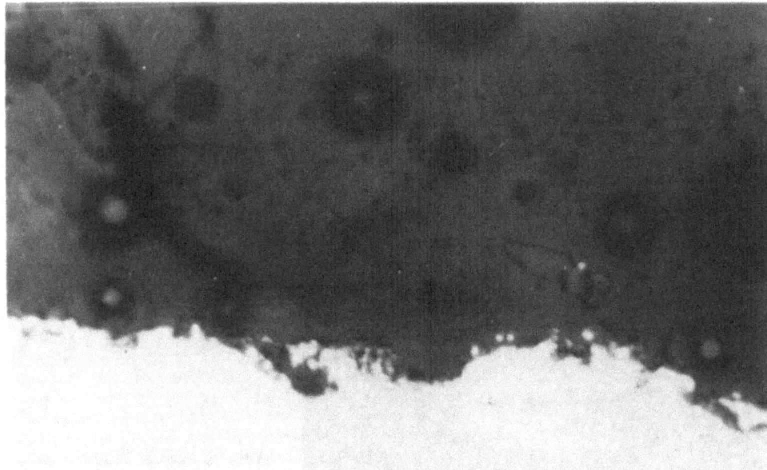

Abb. 3. Schliffbild der aus der Glas-Stahl-Reaktion zusätzlich entstandenen intensiven Verzahnung. 580 : 0,82

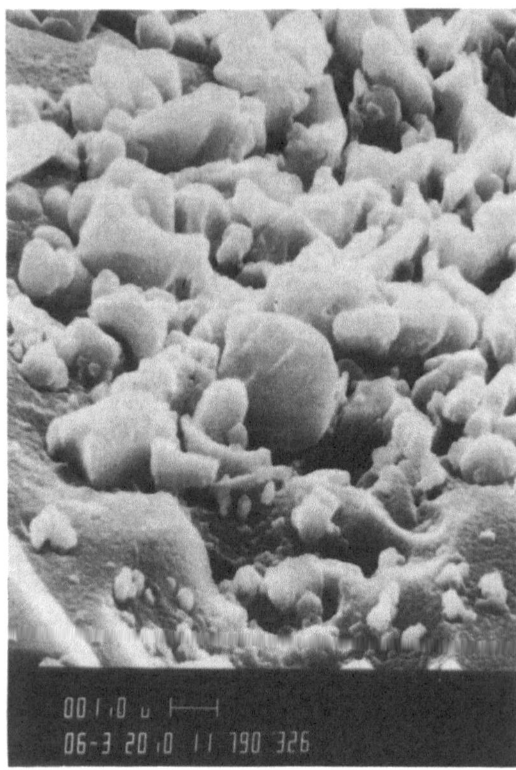

Abb. 4. Elektronenmikroskopisch vergroßerte Kristallstruktur von Osteoceram-N

Mechanisch hoch belastbare Glaskeramikschicht

Osteoceram-N ist eine hochfeste Variante der zuvor besprochenen Deckschicht. Durch Zusatz von Keimbildnern und eine an den Aufschmelzprozeß anschließende Wärmebehandlung wird der Überzug zur gesteuerten Kristallisation gebracht. Der daraus resultierende hohe Kristallgehalt steigert die Schlag- und Verschleißfestigkeit der Schicht erheblich. Die Abb. 4 zeigt elektronenmikroskopisch vergrößert die Kristallstruktur von Osteoceram-N [3]. Vorzugsweise Anwendungsgebiete von Osteoceram-N sind die Gleitflächen im Gelenkbereich.

Beste tribologische Ergebnisse werden wegen der unterschiedlichen Härte der Gleitpartner und deren stark hydrophilem Charakter von der Paarung Al_2O_3 und Osteoceram-N erreicht. Die Abb. 5 zeigt das angewandte Gelenk, eine Al_2O_3-Kugel mit der zugehörigen Osteoceram-N-beschichteten Pfanne.

Oberflächenformen und -beläge

Wo lediglich bioinertes Verhalten und kein Knochenkontakt erwartet wird, kann die Oberfläche der Glaskeramikschicht glatt und glänzend ausgebildet werden (Osteoceram-G).

Zur Verbesserung der Kraftübertragung Knochen–Implantat kann die Oberfläche durch chemische oder mechanische Behandlung beliebig rauh gestaltet werden (Osteoceram-R).

Wird zur Implantation eine schleifende oder schneidende Wirkung gefordert, sind in die Keramikschicht harte, bioinerte Kristalle eingebettet, wie am Beispiel einer selbstschneidenden Ankerschraube (Abb. 6) gezeigt ist.

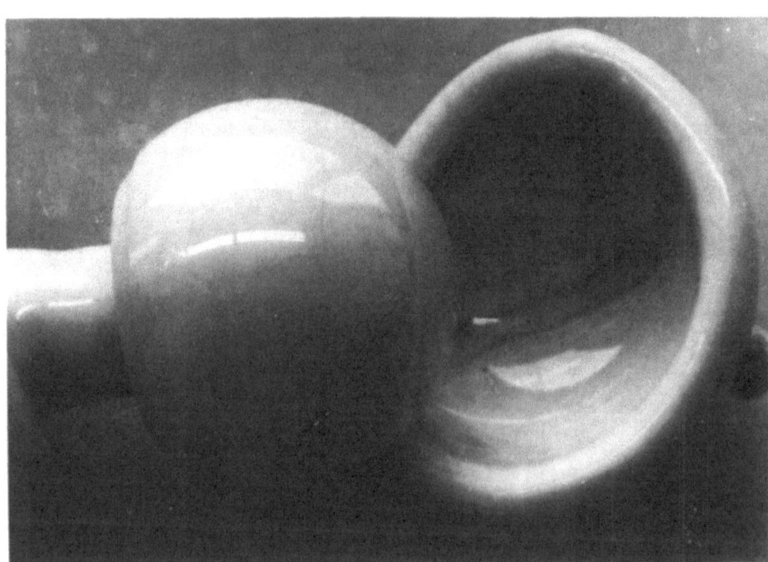

Abb. 5. Al_2O_3-Kugel und Osteoceram-N-Pfannenauskleidung mit Schmiernut

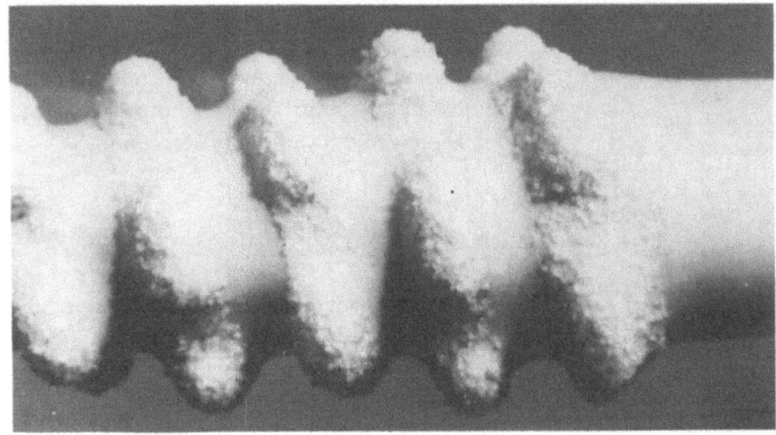

Abb. 6. Selbstschneidende Ankerschraube

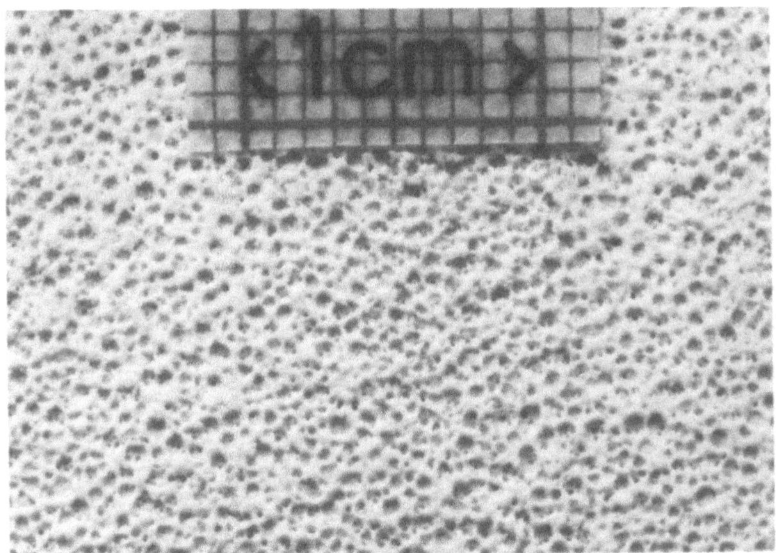

Abb. 7. Schaumstruktur mit einer Porosität von 100–500 μm

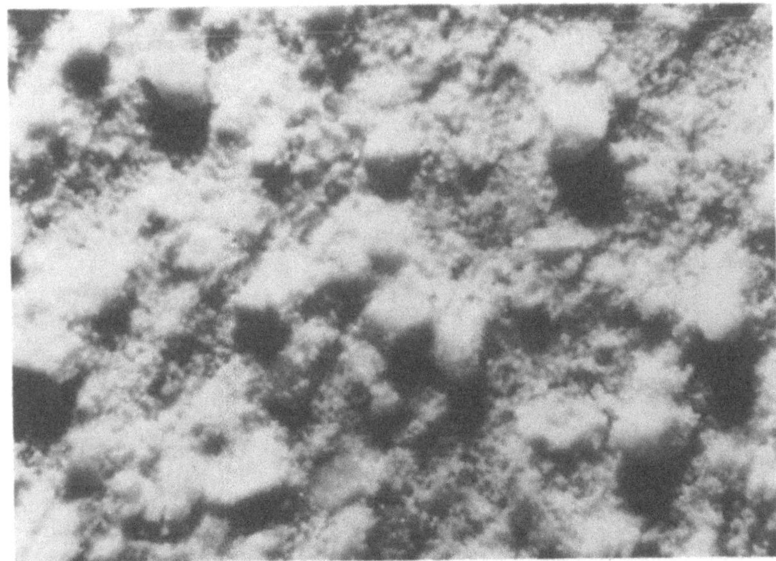

Abb. 8. Mit Trikalziumphosphat versetzte Osteoceram-Schicht

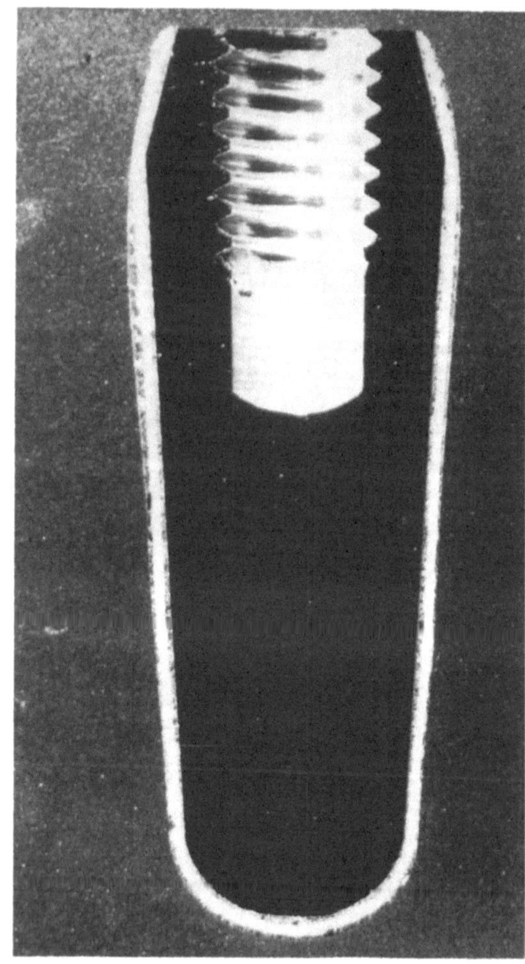

Abb. 9. Schnittbild eines Zahnwurzelimplantats mit Metallkern und einer 250 μm dicken Osteoceram-P-Schicht

Ist das Einwachsen von Knochenzellen gefordert, d.h. eine formschlüssige Verbindung im Mikrobereich, kann, wie in Abb. 7 gezeigt, eine Schaumstruktur mit einer Porosität von 100–500 μm erzeugt werden (Osteoceram-S).

Bioreaktive Beschichtung

Die mit dem tragenden Metall fest verbundene Osteoceram-Schicht kann ihrerseits als Träger für bioreaktive Substanzen wie Biogläser oder Ca-Phosphate dienen (Osteoceram-P).

Diesen gesteuert löslichen Substanzen wird eine mineralisierende Wirkung auf die anwachsende Knochenzelle zugeschrieben [4]. Die Abb. 8 zeigt unter dem Lichtmikroskop (Draufsicht) die mit Trikalziumphosphat versetzte Osteoceram-Schicht.

Die Abb. 9 gibt das vergrößerte Schnittbild eines Zahnwurzelimplantats wieder. Es zeigt den Metallkern und die in diesem Fall 250 μm dicke Osteoceram-P-Schicht.

Die Abb. 10 zeigt diverse Osteoceram-Proben und -Implantate.

Klinische Erprobung

Zylindrische Osteoceram-Proben wurden in die Femora von 186 Kaninchen für einen Untersuchungszeitraum bis zu 120 Wochen implantiert. Nach Engelhardt und Kraft wurde spätestens

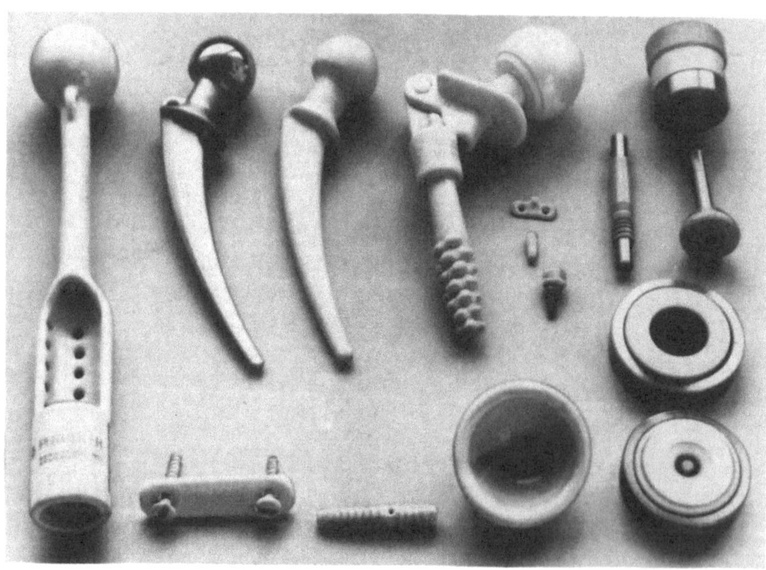

Abb. 10. Diverse Osteoceram-Proben und -Implantate

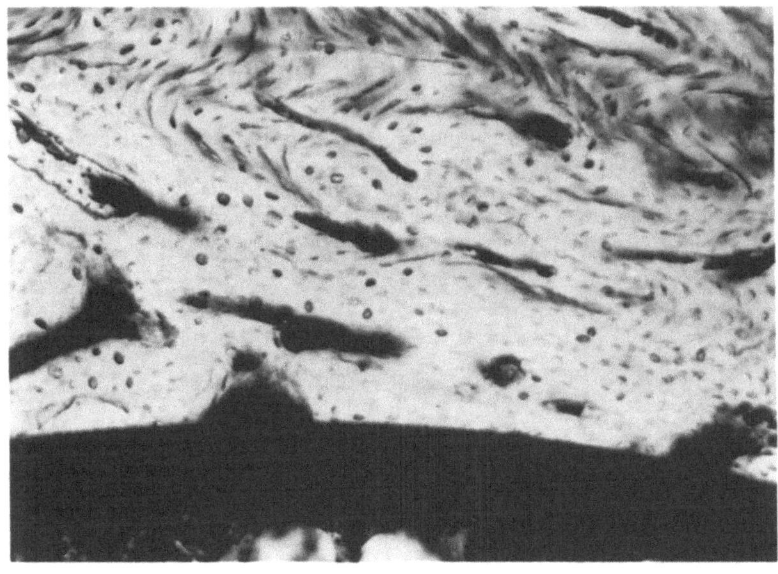

Abb. 11. Großflächiger direkter Knochenkontakt über einer glatten Implantatoberfläche (Kaninchenfemur, 164 Tage)

nach 6 Wochen unmittelbarer Knochen–Implantat-Kontakt ohne Interposition von Bindegewebe festgestellt. Entzündliche oder neoplasmische Reaktionen wurden nicht vorgefunden [5]. Die aus dieser Versuchsserie stammende Abb. 11 gibt den großflächigen direkten Knochenkontakt über einer glatten Implantatoberfläche nach 164 Tagen wieder.

Ergänzende In-vitro-Tests mit Fibroblasten und In-vivo-Untersuchungen auf Toxizität und Kanzerogenität wurden von Komitowsky am Deutschen Krebsforschungszentrum in Heidelberg durchgeführt. Pathologische Veränderungen oder Behinderungen des Zellwachstums waren nicht feststellbar. Osteoceram-Werkstoff wurde außerdem in 7 Fällen als Tumorresektionsüberbrückung im Bereich des Oberarms und der Hüfte erfolgreich eingesetzt.

Während eines Beurteilungszeitraumes von bis zu 7,5 Jahren trat kein Versagen der Knochenimplantatfixierung bei den meist hochbelasteten Endoprothesen auf. Gleiches gilt für die ersten Hüftgelenktotalendoprothesen nach Engelhardt und Grell.

Deutung des biologischen Verhaltens

Auf Grund seiner ausnahmslos körperverträglichen Bausteine, seiner hohen thermodynamischen Stabilität, extremen chemischen Beständigkeit und elektrischen Neutralität war von Osteoceram a priori ein bioinertes Verhalten zu erwarten. Diese Bewertung wird seinem biologischen Habitus jedoch nicht gerecht bzw. muß differenziert werden, denn die breite Palette der alloplastischen Implantatwerkstoffe, welche der Körper wohl ohne Immunreaktion akzeptiert, jedoch durch Bindegewebe von sich abkapselt, nimmt für sich dasselbe Attribut in Anspruch. Die Osteoceram-Oberfläche dagegen, welche den kraftschlüssigen knöchernen Kontakt zuläßt, muß zur Abgrenzung als im positiven Sinn bioaktiv bewertet werden, dies unabhängig vom Wirkungsmechanismus der zusätzlich aufbringbaren Biogläser oder Phosphate.

Zusammenfassung

Der Knochenimplantatwerkstoff Osteoceram vereinigt in idealer Weise die besten Eigenschaften der Metalle mit den spezifischen Vorzügen der Glaskeramik, ohne die jeweiligen Nachteile zur Wirkung kommen zu lassen. Dies wird durch die Anordnung des Stahls als tragender Bauteil und der Glaskeramik als Überzug und Träger aller biologischen Funktionen erreicht. Wichtige Voraussetzung hierzu ist die hohe Verbundfestigkeit der Partner.

Die Formgebung des Metallsubstrats und die Gestaltung der Glaskeramikoberfläche ist nahezu beliebig, weshalb das Osteoceram-System für fast alle Skelettimplantate Anwendung finden kann. Die bislang vorliegenden, sehr guten klinischen Ergebnisse in verschiedenen Skelettbereichen geben zu großer Hoffnung Anlaß.

Literatur

1. Engelhardt A (1982) Endlich eine ausgereifte Total-Endoprothese. Ärztl Prax XXXIV. Jahrg. vom 26. 01. 82 8:226
2. Steinmann N, Grell H (1978) Korrosionsprüfeinrichtung für eine Umlaufbiegemaschine. Studienarbeit an der Fachhochschule Aalen, 27. 03. 78
3. Scharbach H (1965) Nucerite, ein neues Email für hohe mechanische und chemische Beanspruchungen in der Verfahrenstechnik. Werkstoffe Korrosion 16. Jahrg. 1:20–23
4. Riess G (1978) Klinische Erfahrungen mit Trikalziumphosphatimplantaten. Quintessenz 29, Referat Nr. 5767
5. Engelhardt A et al. (1976) Trends in the development of permanent ceramic implants. In: Schaldach M (ed) Engineering in medicine, vol 2. Advances in artificial hip and knee joint technology. Springer, Berlin Heidelberg New York

Titan- und Titanlegierungsprothesen mit poröser Drahtdeckschicht *

P. Ducheyne, M. Martens, P. de Meester und J.C. Mulier

Einführung

In der Absicht, die Langzeitzuverlässigkeit bleibender Implantate zu verbessern, wurden einige neue Techniken der Knochenfixation der einzelnen Komponenten untersucht. Durch Arbeiten verschiedener Laboratorien ergab sich unabhängig voneinander, daß durch mechanische Verkeilung poröser Implantatdeckschichten Knochengewebe in die entsprechenden Poren einwächst und dies nun eine der meist versprechendsten Methoden darstellt [4, 8, 10, 11, 13].

Kurz und mittelfristige Resultate von Hüftprothesen sind i. allg. zufriedenstellend. Deshalb lenkt sich das Interesse bei neuen Prothesendesigns und Materialien auf die Analyse der Langzeitergebnisse. Es hat sich herausgestellt, daß zu diesem Zweck langfristige definierte Experimente durch multidisziplinäre Teams notwendig sind. Teilaspekte können wohl kaum den Stand der Kenntnisse auf dem Gebiet vorantreiben, wo hingegen ein breit angelegter Lösungsversuch dies kann [2, 9].

Was die Prothesenfixation durch Einwachsen betrifft, haben unsere Studien verschiedene interdisziplinäre Aspekte berücksichtigt. Diese wurden alle speziell im Hinblick auf eine klinische Anwendung von totalen Hüftprothesen untersucht. Die Abb. 1 zeigt die Wechselbeziehungen von 9 Faktoren: 1. Porengröße und Porosität, 2. mechanische Eigenschaften von poröser Deckschicht und Metallsubstrat, 3. Bindung zwischen Metallsubstrat und Deckschicht, 4. Biokompatibilität der porösen Strukturen, 5. Bindungsfähigkeit des Knochens unter funktionellen Belastungsbedingungen, 6. Design und primäre Implantatstabilität, 7. Spannungsverteilung in der Kombination von Metallsubstrat, Deckschicht und Gewebe, 8. Überlebensfähigkeit des umgebenden Knochengewebes, und 9. Anregung von Knochenwachstum.

Aus Metallfasern bestehende poröse Deckschichten haben verschiedene Vorteile. Der vorliegende Artikel diskutiert einige davon, insbesondere im Zusammenhang mit [10] mechanischen und elastischen Aspekten, [11] Biokompatibilität, und [8] den Eigenschaften von Drahtfaserdeckschichten. Vor der Beschreibung dieser Eigenschaften ist es immerhin wertvoll, kurz den Typus der porösen Strukturen zu beschreiben, in welche Gewebe einwachsen soll. Die Abb. 2 ist ein rasterelektronenmikroskopisches Bild einer porösen Struktur mit einer Dichte von 10% aus Titanfasern (von 2 cm Länge und einem Durchmesser von 50 μm). Die Abb. 3 zeigt eine Sinterbindung zwischen benachbarten 100 μm dicken Ti-Fasern bei 1250 °C 2 h lang gesintert. Die Abb. 4 zeigt das Einwachsen von Knochengewebe in ein poröses Bündel von 50% Dichte, aus 100-μm-Fasern 12 Monate im Trabekelknochen einer Hundefemurepiphyse implantiert.

Mechanische und elastische Eigenschaften von porösen Faserstrukturen

Es gibt mindestens 6 Gründe, dünne (im Durchmesser 50–100 μm), gerade Metalldrahtfasern für poröse Materialien zu verwenden:

1. Im Gegensatz zu polymeren Deckschichten haben metallische Deckschichten eine stärkere Bindungsfähigkeit an metallische Substrate.
2. Eine poröse Faserstruktur enthält ein zusammenhängendes Netzwerk von Zwischenräumen oder Kanälen, welche durchwegs densel-

* Danksagung: Die Metallfasern, die in einigen der angeführten Experimente zur Anwendung kamen, wurden freundlicherweise durch Bekaert NV, Zwevegem, zur Verfügung gestellt. Die Ergebnisse des Metal-ions-Gehalts wurden durch Dr. J. Helsen und Dr. G. Willems zur Verfügung gestellt. Die Arbeit war teilweise unterstützt durch Zimmer Inc., Warsaw, USA

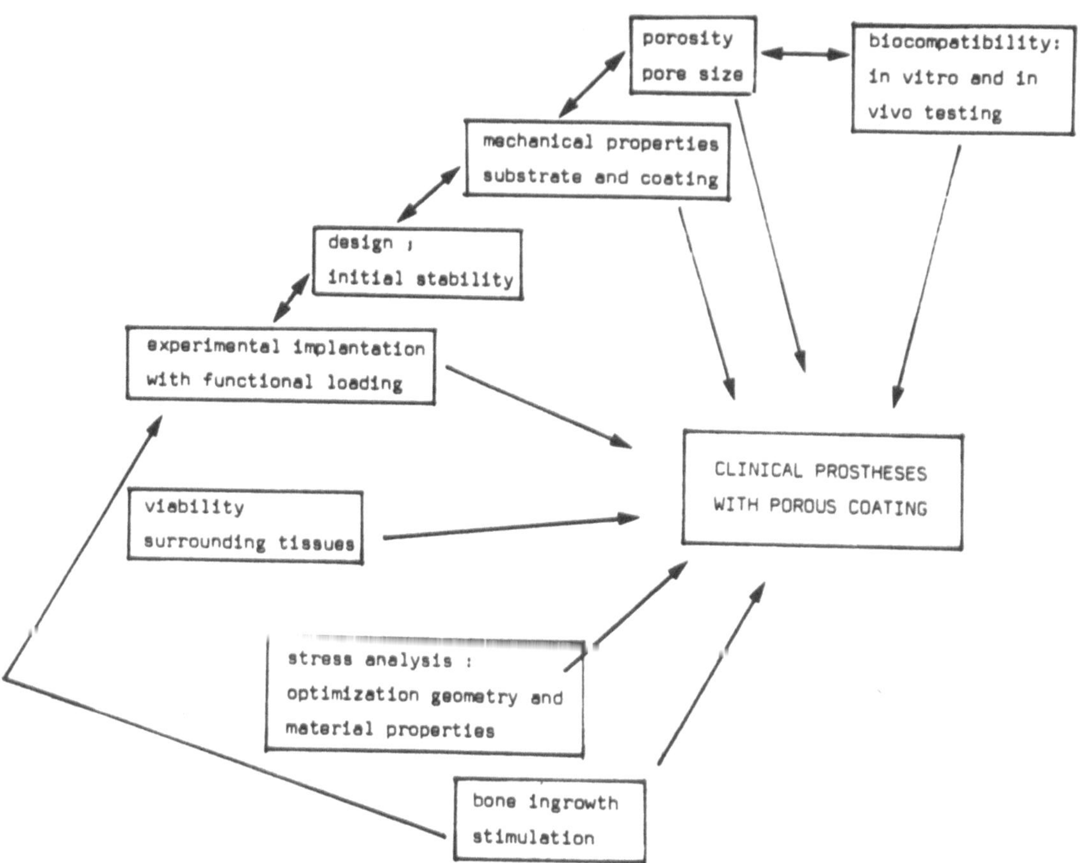

Abb. 1. Die Wechselbeziehung von verschiedenen Faktoren und der klinischen Anwendung poröser Deckschichten

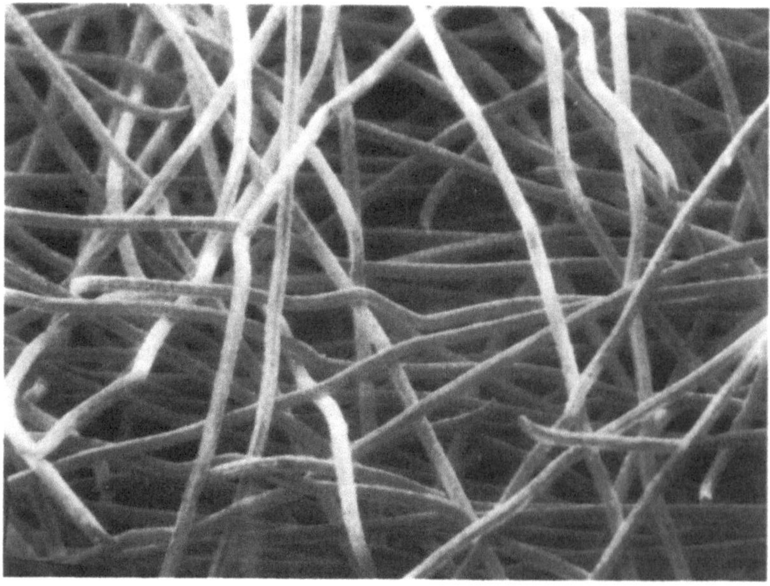

Abb. 2. REM-Photo einer porösen Struktur mit 90% porosität. (48×)

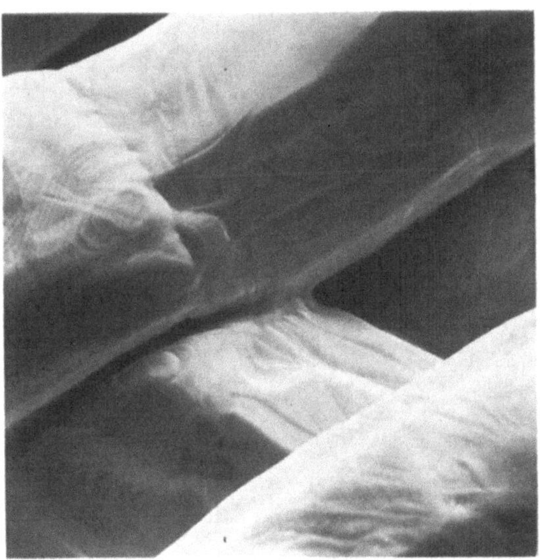

Abb. 3. REM-Photo einer Sinterbindung. (360×)

ben mittleren Durchmesser haben. Demgegenüber haben poröse Keramik- oder Metallpulverstrukturen Poren, welche durch viel kleinere Kanäle untereinander verbunden sind (Abb. 5).

3. Bei irgendeiner gegebenen Dichte und Porengröße sind Metallfaserstrukturen stärker und bruchfester. Wie Tabelle 1 zeigt, ergeben poröse Metallfaserstrukturen ein Festigkeitswerteverhältnis zwischen poröser und dichter Form, welche merklich höher sind als für andere poröse Materialien bei der gleichen Dichte. Dieser Effekt kann durch den Effekt, den die Poren auf die Struktur haben, erklärt werden. Im Falle von Pulvermaterialien schaffen die Poren Spannungskonzentrationseffekte von viel größerem Ausmaß als bei Fasermaterialien. Man kann annehmen, daß die Fasern des porösen Materials als individuelle Glieder der Struktur in Funktion treten [6, 7].
4. Die Elastizität von porösen Faser- oder Drahtstrukturen paßt sich eng an die Elastizität des umgebenden Knochengewebes an. Poröse Faserstrukturen aus rostfreiem Stahl von 50 und 100 μm im Durchmesser haben einen E-Modul von 20 bzw. 2 GPa, jeweils unter Zug und Druck gemessen. Die Werte für Titanfaserstrukturen wurden bis jetzt noch nicht über eine vollumfängliche Reihe von Dichtemassen gemessen; die bisher erhaltenen Messungen zeigen aber die gleiche generelle Tendenz, wie die für rostfreien Stahl. Die erwähnten Werte sind den Elastizitätsmoduli von kortikalen Knochen ($E \sim 17$ GPa) einerseits oder Trabekelknochen (0,5–1,5 GPa) andererseits gut vergleichbar.
5. Ein „press-fit" des mit poröser Drahtschicht versehenen Implantates ist leicht zu erreichen, da sich die Deckschicht elastisch verformen kann. Gleichzeitig bleibt die poröse Struktur eine offene Struktur.
6. Das Risiko, bei den gesinterten porösen Strukturen aus Fasern von 50–100 μm im Durchmesser dünne Fasern bei der Manipulation loszureißen oder unerwünscht abzutrennen, ist sehr gering, wenn nicht ausgeschlossen [5, 12].

Biokompatibilitätsaspekte: Korrosionstest und Metallionenfreisetzung

Mit porösen Deckschichten versehene Implantate stehen durch eine vergrößerte Oberfläche in Kontakt mit den umgebenden Körperflüssigkeiten und Geweben. Des weiteren zeigen neuere Daten [1], daß auch im Kurzzeitmodell die Implantation eines Metallimplantates, z. B. aus

Tabelle 1. Verhältnis der Festigkeitswerte zwischen poröser und dichter Form verschiedener Werkstoffe

Werkstoff	Dichte (%)	Verhältnis von Festigkeitswerten (%)
Geglühte rostfreie Stahlfasern AISI 316L,	50	18
50 μm Durchmesser	65 – 70	35 – 40
Gegossenes Co-Cr-Legierungspulver	70	17
Al_2O_3	50	12
	70	21

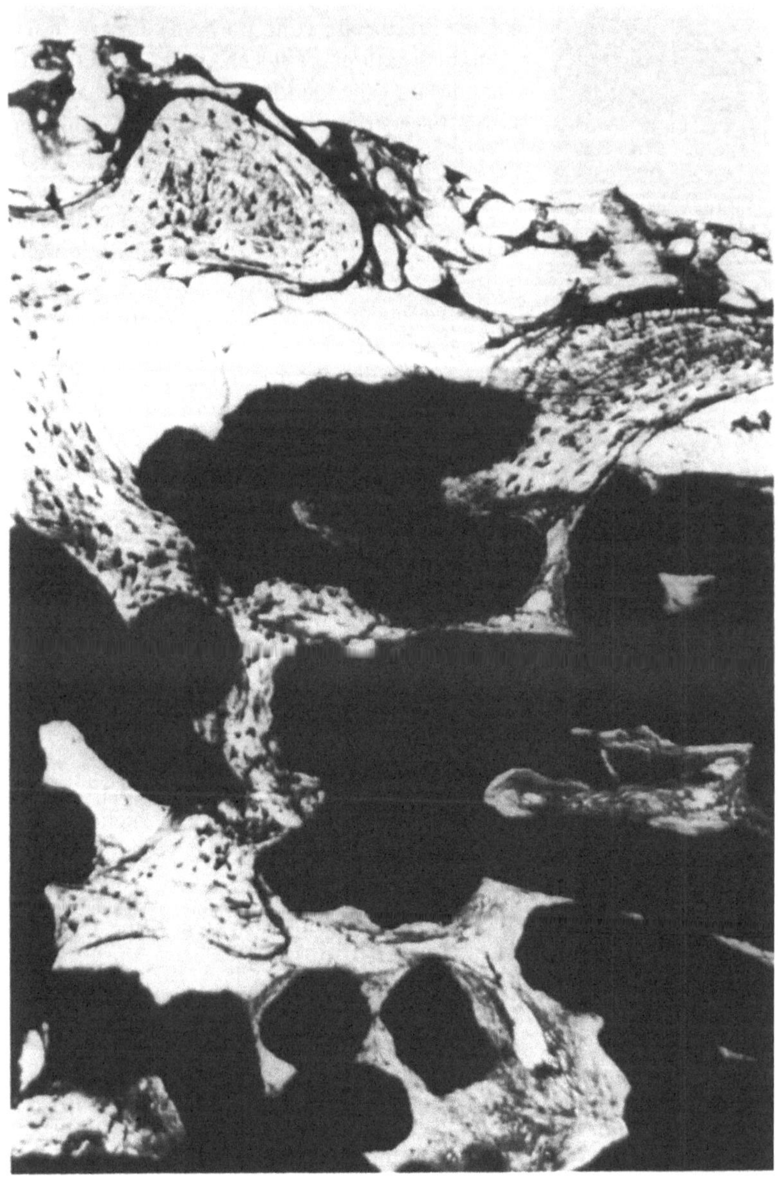

Abb. 4. Eingewachsenes Knochengewebe in porösem Titan. (130×)

rostfreiem Stahl AISI 316 L, eine Erhöhung der Plasmakonzentration von Eisen und Chrom nach sich zieht. Deshalb verlangen die Aspekte der Biokompatibilität offensichtlich eine sorgfältige Prüfung. Zwei Fragen sind von Gewicht:

1. Die Möglichkeit schneller Korrosion aufgrund der Vielzahl von Zwischenräumen und Spalten im porösen Material.
2. Die Frage, ob die Rate der Metallionenfreisetzung durch die stark vergrößerte Oberfläche beeinflußt wird.

Wir haben 3 poröse Fasermaterialien untersucht: 1. porösen rostfreien Stahl AISI 316 L, 2. porösen rostfreien Stahl AISI 316 L, bedeckt mit einer 5 mm dicken Schicht aus Monochloro-Paraxylen, und 3. poröses Titan. In-vitro-Korrosionstests wurden entweder mittels potentiostatischer anodischer Polarisationstechnik (P.A.P.) oder mittels Potential-Zeit-Messungen durchgeführt. Massive und poröse Proben mit bestimmter Oberfläche wurden in gepufferte Hank-Lösung bei 37 °C eingetaucht, wobei die Sauerstoffkonzentration im normalen physiologischen Rahmen gehalten wurde.

Die Abb. 6 zeigt die Ergebnisse der Polarisationstests für dichten und 50% porösen rostfreien Stahl (Faserdurchmesser: 100 μm). Die Strömungsdichte der porösen Proben wurde berech-

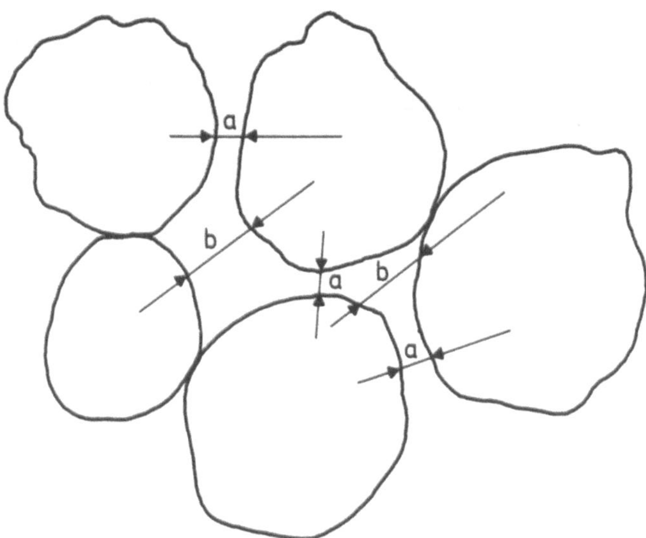

Abb. 5. Poröse Pulverstrukturen. *a* Kleinere Verbindungskanäle *b* Poren

net mittels Division des gemessenen Stroms durch das apparente Flächenmaß der Grundfläche des entsprechenden flachen Zylinders. Gepreßte Körper aus porösem rostfreiem Stahl sind durch ein Potential des Passivitätsdurchbruchs charakterisiert, welches deutlich niedriger ist als für die massiven Proben. Ein Durchbruch wird beobachtet bei E = 850 mV und 500 mV. Ob der Durchbruch der Passivität verbunden war mit umschriebener Sprengung von Sinterbindungen, ist zweifelhaft, da die rasterelektronenmikroskopische Analyse keine Bevorzugung von Sinterbruchstellen zeigte, sondern ein generell verteilter Angriff beobachtet wurde.

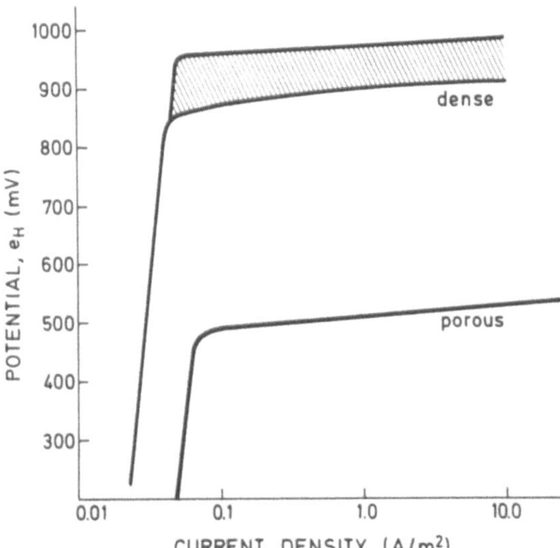

Abb. 6. Potentialstromdichte von dichtem und porösem rostfreiem Stahl AISI 316 L

REM-Analysen von Proben, welche unmittelbar nach Durchbruch der Passivität aus dem PAP-Test wiedergewonnen wurden, zeigten keinerlei Korrosionserscheinungen. Es ist daher wahrscheinlich, daß der Anfang der Sprengung im Inneren der porösen Struktur zu suchen ist. Alle diese Beobachtungen bei rostfreiem Stahl weisen auf kritische Umstände hin. Wenn z. B. ungünstige Bedingungen, wie die Verminderung der Sauerstoffkonzentration, im Innern der porösen Struktur vorlägen, so könnte in vivo eine Korrosion sehr wohl entstehen. Gestützt auf diese Befunde, haben wir porösen rostfreien Stahl von der Verwendung am Patienten ausgeschlossen. Man kann in Betracht ziehen, die Metallfasern gleichmäßig mit einer Schicht undurchlässigen Materials zu umgeben. Dies wäre eine Möglichkeit, den direkten Kontakt zwischen dem rostfreien Stahl und der physiologischen Umgebung zu vermeiden. Wir haben eine dünne polymere Deckschicht in Anwendung gebracht und herausgefunden, daß die, die wir verwendeten, entweder nicht gleichmäßig aufgebracht war oder leicht beschädigt werden konnte [3]. Wir haben daraus geschlossen, daß die Methode mit rostfreiem Stahl, umgeben von einer Monochloroparaxylenschicht, nicht brauchbar ist für die Herstellung poröser Materialien.

Das Verhalten von porösem Titan ist grundsätzlich anders. Die Abb. 7 zeigt die durchschnittlichen Polarisationswerte für poröses Titan. Es findet sich kein Durchbruch der Passivität im untersuchten Potentialbereich. Hinzu

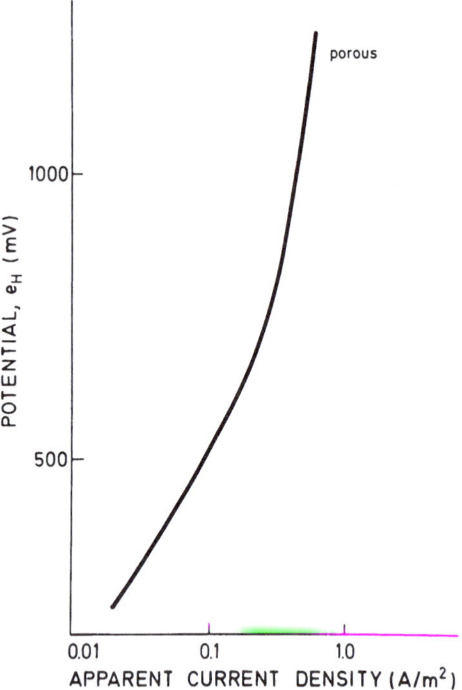

Abb. 7. Potentialstromdichte für poröses Titan

kommt, daß die Potential-Zeit-Messungen keinerlei Langzeitkorrosionseffekt aufgezeigt haben. Was poröse Metallfasern betrifft, weisen diese Ergebnisse darauf hin, daß ein Abbau von porösem Titan als Resultat von umschriebener oder generalisierter Korrosion unwahrscheinlich ist.

Die in den Korrosionstests verwendeten Proben wurden auch für 6 und 12 Monate in den Trabekelknochen vom Hundeepiphysen implantiert. In diesem Teil der Untersuchungen war für uns die Konzentration von Metallionen-Spuren in den umgebenden Geweben von Interesse. Bei der Diskussion der Metallionenfreisetzung ist es sehr wichtig zu bedenken, daß alle Metalle Ionen abgeben, nicht nur die porösen, und daß der Anteil an Freisetzung durch Abnutzungsvorgänge wahrscheinlich viel größer ist als durch elektrochemische Aktivität. 3 verschiedene analytische Verfahren kamen zur Anwendung: Neutronenaktivierungsanalyse, Pulspolarographie und Atomabsorptionsspektrophotometrie. Die vorläufigen Daten dieser Arbeit ergeben:

1. Es besteht kein signifikanter Unterschied der Ni-Vorkommen im Gewebe um dichten oder porösen rostfreien Stahl.
2. In der Umgebung der verschiedenen Formen von dichtem Ti ist die Konzentration nicht meßbar (< 15 ppm) oder nur sehr gering (37 oder 50 ppm).
3. In unmittelbarer Umgebung von porösen Titanproben ergibt sich eine definierte Zunahme: Um diese poröse Probe, welche eine ungefähr 40mal größere spezifische Oberfläche aufweist als die dichten Proben, variiert die Ti-Konzentration zwischen nicht feststellbar und 1812 ppm; der Durchschnittswert beträgt 636 ppm. Wenn wir auch noch keine schlüssige Erklärung für die breite Streuung dieser Daten haben, so ist das deutlich größere Vorkommen im Nachbargewebe doch auffällig.

Ein Vergleich zwischen der Ni- und Ti-Analyse der Umgebung poröser Metalle zeigt, daß der Ti-Transport aus dem Implantatsitus wahrscheinlich einen trägen Prozeß darstellt, wenn er überhaupt existiert. Die Beobachtung einer erhöhten Ti-Freisetzung unterstützt die Hypothese, daß die vergrößerte Oberfläche die größere Ionenfreisetzung herbeiführt. Wenn dies der Fall ist, so muß die technische Lösung zur Verminderung der Metallionenfreisetzung in der Verkleinerung der spezifischen Oberfläche liegen. Dieses Ziel kann durch die Verwendung der nun zu beschreibenden Drahtfaserdeckschichten erreicht werden.

Die Eigenschaften von Drahtfaserdeckschichten

Obwohl Faserstrukturen ausgezeichnete Eigenschaften für bestimmte klinische Anwendungen aufweisen, welche z.Z. in Entwicklung stehen, war es wünschenswert, die porösen Deckschichten aus Drahtstrukturen nicht nur betreffend spezifischer Oberfläche, sondern auch bezüglich anderer Charakteristika weiter zu verbessern. Daher wurde eine poröse Deckschicht aus Drahtfasermaschen ausgearbeitet. Die Abb. 8 zeigt eine einschichtige Drahtfaserdeckschicht. Es lassen sich zweierlei Porentypen unterscheiden: 1) Porentyp 1: Distanz zwischen 2 parallelen Drahtmaschen, und 2) Porentyp 2: Maximaler Abstand von Drahtfaser und Metallsubstrat. Letzter Porentyp gestattet ein Ineinandergreifen von Knochengewebe und Drahtfasern und ermöglicht so die Fixation durch Einwachsen.

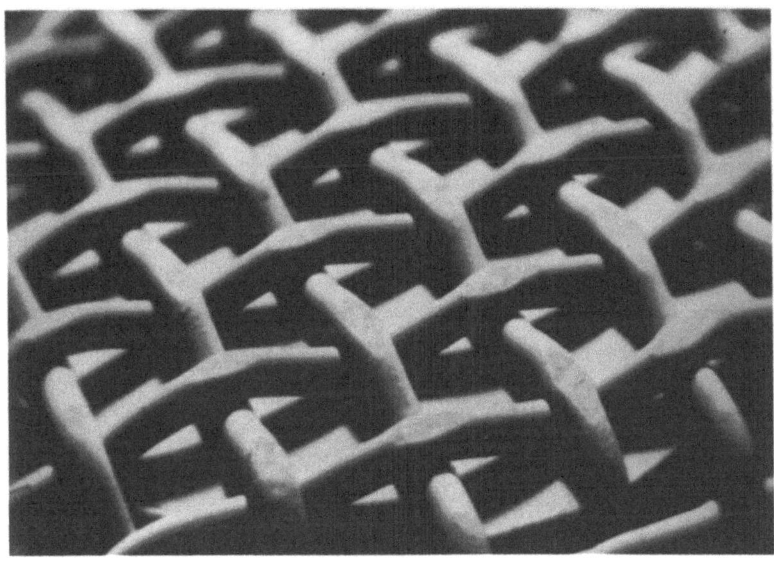

Abb. 8. REM-Photo einer Drahtfaserdeckschicht (15×)

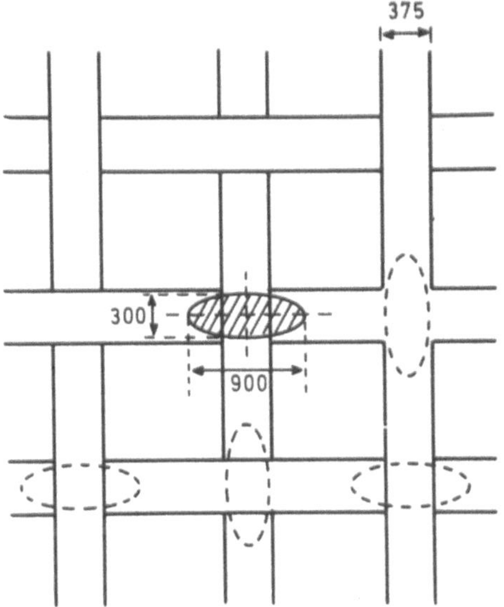

Abb. 9. Elliptische Kontaktflächen zwischen Drahtfaserdeckschicht und Substrat

Die Charakteristika der Drahtfaserdeckschichten, welche besondere Erwähnung und Diskussion verdienen, sind folgende:

1. Die Porengröße ist einheitlich und perfekt kontrollierbar.
2. Jede Porengröße, also auch große Poren, kann hergestellt werden ohne Verminderung der Festigkeit, der Duktilität oder der strukturellen Einheit des porösen Materials.
3. Eine einheitliche Bindung zwischen Drahtfasermasche und Substrat kann erreicht werden. In einem ersten Verformungsschritt bei Umgebungstemperatur werden reproduzierbar elliptische Kontaktflächen geschaffen (Abb. 9). Anschließend werden diese Fasermaschen gegen das Substratmetall druckgesintert. Die Abb. 10 zeigt die Veränderung der Porentypen 2 als Funktion der Kontaktoberfläche zwischen Deckschicht und Substrat für verschiedene Fasermaschendicken. Aus dieser Kurve läßt sich ableiten, daß für eine gegebene Drahtfaserdicke die Größe der Poren vom Typ 2 abnimmt, wenn die Kontaktoberfläche zunimmt. Bei 20%igem Flächenkontakt beträgt die Größe der Poren vom Typ 2 150 µm bei einem Titanmaschenwerk aus 16 Drahtfasern per inch. Die Drahtfasern selbst haben einen Durchmesser von 0,5 mm (Masche 16–500). Die Poren vom Typ 1 dieser Fasermaschen messen 1,1 mm.

Die effektive Bindung zwischen Substrat und Deckschicht wird durch Sinterung erreicht. In Abb. 11 wird der metallurgische Übergang von einem Ti-6%Al-4%V-Substrat zu einer Ti-Drahtfasermasche (16–500) gezeigt. Es liegt eine Metall-zu-Metall-Bindung vor. Die durchschnittliche Festigkeit der Bindungen nach Sinterung (bei 800 °C-2-h-Druck: 4.2 MPa) beträgt 277 MPa. Dies stellt eine ausgezeichnete Festigkeit dar, verglichen mit der des Ausgangsmaterials, d.h. reinen Titans. Handelsübliches reines Titan mit der niedrigsten Konzentration von Verunreinigungselementen hat eine Grenzzugfestigkeit von 350 MPa.

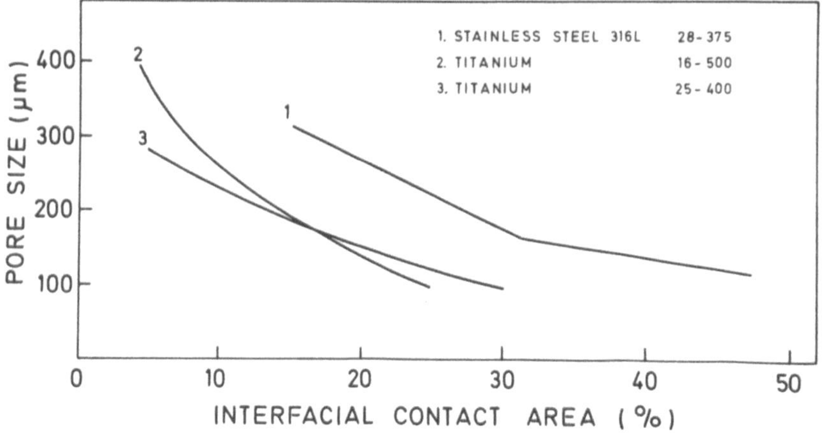

Abb. 10. Die Veränderung der Porentypen 2 als Funktion der Kontaktoberfläche zwischen Deckschicht und Substrat

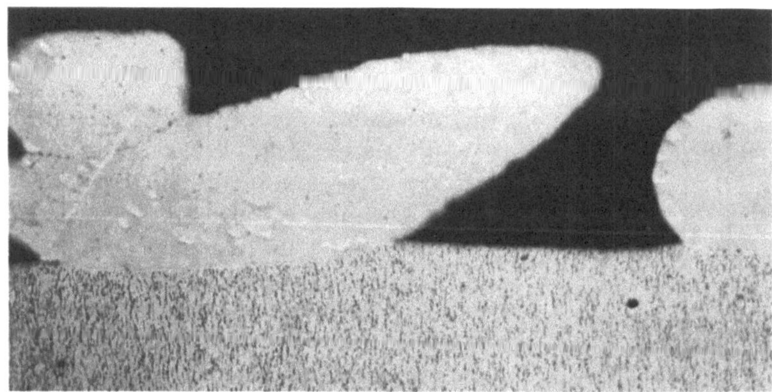

Abb. 11. Die Bindung zwischen Ti Drahtfasermasche und Ti-6%Al-4%V Substrat

Tabelle 2. Änderung von einigen mechanischen Eigenschaften der Legierung Ti-6%Al-4%V durch Sintern bei 900 °C, 2 h

	Vorher (geglühte Struktur)	Nachher
Bruchdehnung (%)	13,0	13,8
0,2% Streckgrenze (MPa)	1029	906
Zugfestigkeit (MPa)	1134	1016
Ermüdungsgrenze (MPa)	–	760

4. Die angewendete Sintermethode gestattet, die statische und dynamische Festigkeit und die Bruchfestigkeit des Substratmetalls weitgehend zu erhalten. Wir untersuchten insbesondere die Ti-6%Al-4%-Legierung. Wie bei den meisten, in der orthopädischen Chirurgie verwendeten Metallen spielt sich der normale Sintervorgang unter Temperaturen ab, welche die Festigkeit und/oder Bruchfähigkeit und/oder Ermüdungsgrenze dramatisch erniedrigen. So ist zu sagen, daß konventionelle Sinterung einer porösen Deckschicht, auf den Schaft einer Femurkomponente einer Hüftprothese, eine Prothese mit hohem Ermüdungsbruchrisiko ergibt. Die Ti-6%Al-4%V-Legierung wird konventionell bei ungefähr 1200 °C gesintert. Solche Temperaturen führen zu einer Raumtemperaturstruktur, welche spröde ist und eine beträchtliche Korngröße (0,5–3 mm) aufweist. Bisher gibt es keine Hit-

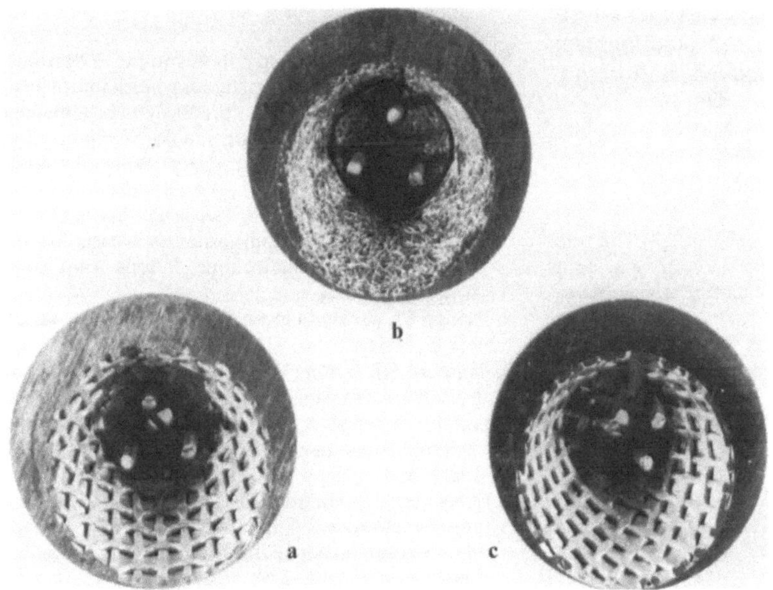

Abb. 12 a–c. Femurkopfoberflächenprothese für Hunde. **a** Fasermaschendeckschicht, **b, c** Drahtfasermaschendeckschicht

zebehandlung, die in der Lage wäre, diese Struktur rückgängig zu machen.

Wird beim Sintervorgang Druck als Aktivator gebraucht, so kann die Sintertemperatur signifikant erniedrigt werden. Drucksinterung von Ti-Drahtfasermaschen auf Ti-6%Al-4%V-Substrat bei Temperaturen von 800–925 °C wurden mit Erfolg durchgeführt. Diese Temperaturen liegen unter der $\alpha+\beta$ zu β-Umwandlungstemperatur (975 °C) und daher wird die Sprödigkeit hervorrufende Transformationsstruktur vermieden. Die Zunahme der Korngröße ist in diesen Temperaturbereichen limitiert. Eine typische durchschnittliche Korngröße nach Sinterung ist 15 μm. Die Veränderung einiger mechanischer Enschaften ist in Tabelle 2 aufgeführt. Die statische Festigkeit nimmt um ungefähr 10% ab und die Ermüdungsgrenze folgt wahrscheinlich demselben Trend. Die Dehnbarkeit bleibt unangetastet; durch eine Sinterung bei 1200 °C würde sie von 13 auf 4% Dehnung vermindert.

5. Die spezifische Oberfläche der porösen Drahtfaserdeckschichten ist begrenzt. Dies kann am Beispiel von aktuellen bedeckten Implantaten am besten aufgezeigt werden. Abbildung 12 zeigt das Innere einer Femurkopfoberflächenprothese für Hunde. Die Dikke der Faserdeckschicht und des einschichtigen Maschenwerks beträgt 0,6 mm. Die Vergrößerung der spezifischen Oberfläche liegt bei einem Faktor 8 bzw. 1,5. Obwohl vorliegende Faserdeckschichten eine kleinere spezifische Oberfläche aufweisen als die Proben die in den Biokompatibilitätstests (40fache Vergrößerung) zur Anwendung kamen, ist die Vergrößerung bei den Fasermaschendeckschichten doch kleiner.

Schlußfolgerungen

Die hier vorgelegten Daten lassen folgende Schlüsse zu:

1. Titan ist als Metall für poröse Drahtfaserstrukturen dem rostfreien Stahl vorzuziehen.
2. Die poröse Drahtfasermethode führt zu Implantatmaterialien mit guter Festigkeit und Elastizität. Mit diesen Eigenschaften sind ausgezeichnete intraoperative Handhabung, wie leichtes Erreichen eines „Press-fit" sowie begrenztes Risiko einer Abrissung von Partikeln verbunden.
3. Ti-Drahtfaserdeckschichten lassen sich auf Ti-6%Al-4%V-Substrate drucksintern und ergeben so poröse Strukturen mit hoher Bindungsfestigkeit zwischen Deckschicht und Substrat. Die mechanischen Eigenschaften des Substratmetalls werden nur leicht verändert durch den Sintervorgang. Die spezifische Oberfläche von porösen Drahtfaserdeckschichten ist klein.

Die im vorliegenden Artikel diskutierten Eigenschaften berechtigen zur Anwendung von porösen Ti-Materialien bei totalen Hüftprothesen.

Literatur

1. Black J, Smith GK, Woodman JL (1977) The role of implant surface area in corrosion in vivo. First European Conference "Evaluation of biomaterials", Strasbourg, France
2. Ducheyne P (1981) Editorial. Research priorities in biomaterials. The experience from metals. Biomaterials 2:66–67
3. Ducheyne P (to be published) In vitro corrosion study of porous metal fibre coatings for bone ingrowth. Biomaterials
4. Ducheyne P, Martens M, Aernoudt E, Mulier J, De Meester P (1974) Skeletal fixation by metal fiber coating of the implant. Acta Orthop Belg 40:799–805
5. Ducheyne P, Heymans L, Martens M, Aernoudt E, De Meester P, Mulier JC (1977) The mechanical behaviour of intracondylar cancellous bone of the femur at different loading rates. J Biomech 10:747–762
6. Ducheyne P, Aernoudt E, De Meester P (1978) The mechanical behaviour of porous austenitic stainless steel fibre structures. J Mat Sci 13:2650–2658
7. Ducheyne P, De Meester P, Aernoudt E, Martens M, Mulier JC (1980) Elastic and mechanical properties of porous metal fibre structures allowing bone ingrowth. In: Hastings GW, Williams DF (eds) Advances in biomaterials. Wiley & Sons, Chichester
8. Galante JO, Rostoker W, Lueck R, Ray R (1971) Sintered fiber metal composites as a basis for attachment of implants to bone. J Bone Joint Surg [Am] 53:101–114
9. Hench LL (1981) Guest editorial. J Biomed Mater Res 15:3–7
10. Hulbert SF, Young FA, Mathews RS, Klawitter JJ, Talbert CD, Stelling FH (1970) Potential of ceramic materials as permanently implantable skeletal prostheses. J Biomed Mater Res 4:433–456
11. Klawitter JJ, Hulbert SF (1971) Application of porous ceramics for the attachment of load bearing internal orthopaedic applications. J Biomed Mater Res 5/1:161–229
12. Reilly DT, Burstein AH (1974) The mechanical properties of cortical bone. J Bone Joint Surg [Am] 56:1001–1022
13. Welsh P, Pilliar RM, McNab I (1971) Surgical implants; the role of surface porosity in fixation to bone and acrylic. J Bone Joint Surg [Am] 53:963–977

Implantatfixierung durch Gewebeeinwuchs in eine weiche poröse Beschichtung

C. A. Homsy

Es ist allgemein bekannt, daß der Heilungsprozeß in der Umgebung eines nichtporösen Implantats zu einer Kapselbildung führt. Ebenfalls wohlbekannt ist, daß sich so eine Kapsel um den Akrylzementmantel bildet, der zur Stabilisierung von Endoprothesen verwendet wird, und daß sie einen Lockerungsfaktor darstellt [1]. Wir hatten von Anfang an das Ziel, eine Beschichtung zu entwickeln, die so auf einer Endoprothese befestigt werden könnte, daß sie das Einwachsen von Gewebe in die Beschichtung ermöglichen und dadurch das Implantat bezüglich des umliegenden Gewebes stabilisieren würde.

Wir mußten uns bewußt sein, daß bei derartigen Implantationen alle Stoffe ein hohes Potential für Körperunverträglichkeit besitzen. Dies hängt davon ab, ob sie infolge chemischer Prozesse chemische Stoffe abgeben, die mit dem umliegenden Körpergewebe reagieren.

1969/1970 entwickelten wir ein effizientes In-vitro-Prüfverfahren, das uns erlaubte, Stoffe zu erfassen, die ein hohes Potential für Biokompatibilität mit dem Körper hatten [2]. Zu diesem Zweck wurde das zu prüfende Material einer Pseudokörperflüssigkeit ausgesetzt, die bei hoher Temperatur gehalten wurde, um unter Ausnutzung der Zeit-Temperatur-Überlagerung das Langzeitverhalten der Implantate bei Körpertemperatur prüfen zu können. Die Flüssigkeit konnte dann anhand von Gewebekulturen oder durch physikalisch-chemische Verfahren untersucht werden, was zur Ermittlung aller Substanzen diente, die vom Prüfmaterial in die Flüssigkeit übergegangen waren.

Dieses Verfahren erlaubte uns festzustellen, welche Stoffe mit hoher Wahrscheinlichkeit vollständige Körperverträglichkeit aufweisen. Von dieser Liste wählten wir das PTFE-Polymer und anfänglich Graphitfaser, später Aluminiumoxid, um ein zusammengesetztes Material herzustellen, das wir Proplast[1] nannten [3, 4, 5]. Die wesentlichen Merkmale dieses Stoffes sind: Biologische Toleranz; sehr sorgfältig kontrollierte Porengeometrie, d.h. ein Porengrößenbereich, der sich für das Einwachsen von Gewebe eignet; ein äußerst hoher Hohlraumanteil, mehr als 75%; und angemessene Öffnungen zwischen den Poren. Überdies weist das Material, genau wie weiches Gewebe, einen niederen Elastizitätsmodul auf, so daß die zu Beginn in das Material einwachsenden Gewebefasern nicht durch Mikroscherbewegungen zwischen dem Material und dem umgebenden Gewebe verletzt werden. Und schließlich besitzt das Material eine ganz besondere Oberflächenaktivität, die die Eiweißausfällung begünstigt und damit eine Grundlage für die Bildung von fibrösem Gewebe liefert, und eine extrem große spezifische Oberfläche, die – wie man vermutet – ebenfalls einen wesentlichen Faktor für eine rasche Bindegewebsformation darstellt.

Das Rasterelektronenmikroskop macht die sehr komplexe Porenmorphologie des Materials deutlich. Das PTFE stellt eine Matrix dar, auf der entweder Graphit oder Aluminiumoxid aufliegt. Proplast-Material ist weich, so daß früh einwachsendes Gewebe nicht durch Scherbewegungen traumatisiert wird und elastisch, um bei der Endoprothesenfixierung auftretende Stoßkräfte zu amortisieren. Die niedere Modul bewirkt auch eine gleichmäßige Belastungsübertragung von der Endoprothese zum umliegenden Gewebe, weil er die unvermeidlichen Unregelmäßigkeiten des präparierten Markraumes ausgleicht (Abb. 1).

Die Untersuchung des Einsatzes von Proplast erstreckte sich über die letzten 14 Jahre und umfaßte anfänglich, 1968/1969, In-vitro-Tests bezüglich Biokompatibilität, dann eingehende Implantatstudien an Tieren zur Bestätigung der biologischen Verträglichkeit. Man

1 Proplast ist ein gesetzlich geschütztes Warenzeichen von Vitek, Inc. Houston, Texas, USA. US-Patente 3.99.725 und 4.129.470. Weitere Patente weltweit

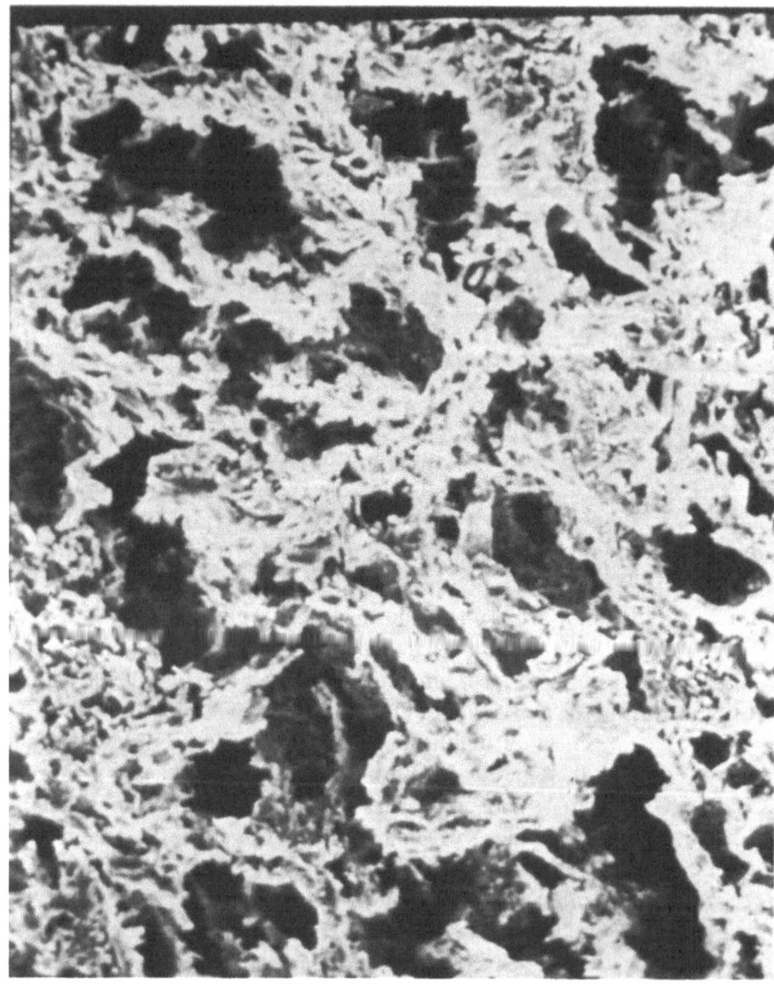

Abb. 1. Rasterelektronenmikroskopische Vergrößerung des porösen Proplast-Materials

führte und führt noch heute Prototypversuche an Tieren durch, um die Wirksamkeit bei spezifischen Anwendungen zu demonstrieren und auch um Verbesserungen an der Operationstechnik vorzuschlagen. 1970 begann man mit vorkommerziellen klinischen Versuchen mit einem Implantat, das mit Proplast beschichtet war und als Ersatz für das Kieferköpfchen des Unterkiefergelenks diente [6]. Kürzlich in den USA veröffentlichte Arbeiten zeigen, daß sich zahlreiche dieser Implantate bei Nachuntersuchungen nach 5–9 Jahren nach der Einpflanzung als erfolgreich erwiesen haben.

1972 begannen klinische Versuche mit den ursprünglich graufarbigen Proplast-I-Blöcken, die zur Wiederherstellung der Gesichtskonturen am Operationstisch zur gewünschten Form geschnitten werden konnten. Dieses Material kam 1974 in den USA und 1976 in Westeuropa in den Handel. Dank der begeisterten Aufnahme wurden für verbreitete Verfahren wie Endoplastik, Rhinoplastik und Jochbogen-Oberkiefer-Vergrößerungen bald schon vorgeformte Implantate erhältlich. Langzeitliche Nachuntersuchungen solcher Implantate [7], bis 8 Jahre postoperativ, bestätigen deren Ungefährlichkeit und Wirksamkeit.

Diese Anwendungsmöglichkeiten wurden 1977 für die Food and Drug Administration (FDA) dokumentarisch belegt. Fast 400 Patienten wurden bis zu 5 Jahren nachuntersucht, wobei eine extrem niedrige Komplikationsrate festgestellt wurde. Dies führte zum Entscheid der FDA, das Proplast-Material für den Einsatz in der Gesichtsplastik und Kieferchirurgie als Standardmaterial einzustufen, was bedeutet, daß Ungefährlichkeit und Wirksamkeit erwiesen sind.

Wenn das Proplast als Fixierschicht auf Endoprothesen verwendet wird, wächst Gewebe in das Material ein. Beim Auftreten von zyklischen Mikrobewegungen, die bei jedem belasteten Implantat vorkommen, gibt die Schicht elastisch nach, erhält das Implantat aber dennoch stabil, ungefähr in gleicher Weise, wie die die Zahnwurzel umgebende Wurzelhaut. So löst die Natur die Befestigung eines mechanisch belasteten Elements in einem knöchernen Bett. Zudem schaltet die Zwischenschicht Komplikationen aus, die sich durch den unterschiedlichen Elastizitätsmodul des Endoprothesenschaftes und des umgebenden Knochengewebes ergeben könnten. Da wir festgestellt haben, daß die Bildung von fibrösem Gewebe um ein Implantat herum unvermeidlich ist, haben wir die poröse Proplast-Schicht so konzipiert, daß sich das fibröse Gewebe dort bildet, wo es für uns nützlich ist.

1968 begannen Implantationsversuche mit Femurkopfprothesen an Hunden. Schon nach 3 Wochen, als das proximale Femurende entkalkt war und der kortikale Knochen bis zum Metall des Implantates eingeschnitten und zurückgebogen wurde, ergab die Betrachtung des kortikalen Gewebes, daß die 1 mm dicke Proplast-Schicht an der Kortikalis haftete und nur eine dünne Lage des Materials auf dem Prothesenmetall, mit dem es verschmolzen war, zurückgebliegen war.

Die Histopathologie nach 3 Wochen bestätigte, daß die 1 mm dicke Schicht vollständig mit losem fibrösem Gewebe ausgefüllt war (Abb. 2).

Nach 16 Monaten war dieses Gewebe gereift, doch im wesentlichen immer noch fibrös mit guter Gefäßversorgung.

Nach 5 Jahren sah das histopathologische Bild praktisch gleich aus. Erst kürzlich entfernten wir bei einem Pavian ein Schädeldefektimplantat, das 8,5 Jahre lang eingepflanzt gewesen war. In diesem Fall hatte sich ein beträchtlicher Anteil an Knochengewebe im Proplast eingelagert, was in Fällen, wo durch zyklische Belastungen verursachte Mikrobewegungen nicht ins Gewicht fallen, zu erwarten ist.

Die Arbeit von Rhinelander, bei der in die Ulna eines Hundes ein Proplast-Block eingesetzt wurde, hat deutlich gezeigt, daß fibröses Gewebe rasch ins Implantat einwuchs und reichlich Gefäße enthielt (Abb. 3) [8]. Eine neuere Arbeit von Rhinelander et al. demonstriert die rasche Zunahme der Fixationsstärke von Schneider-Stäbchen, die mit Proplast be-

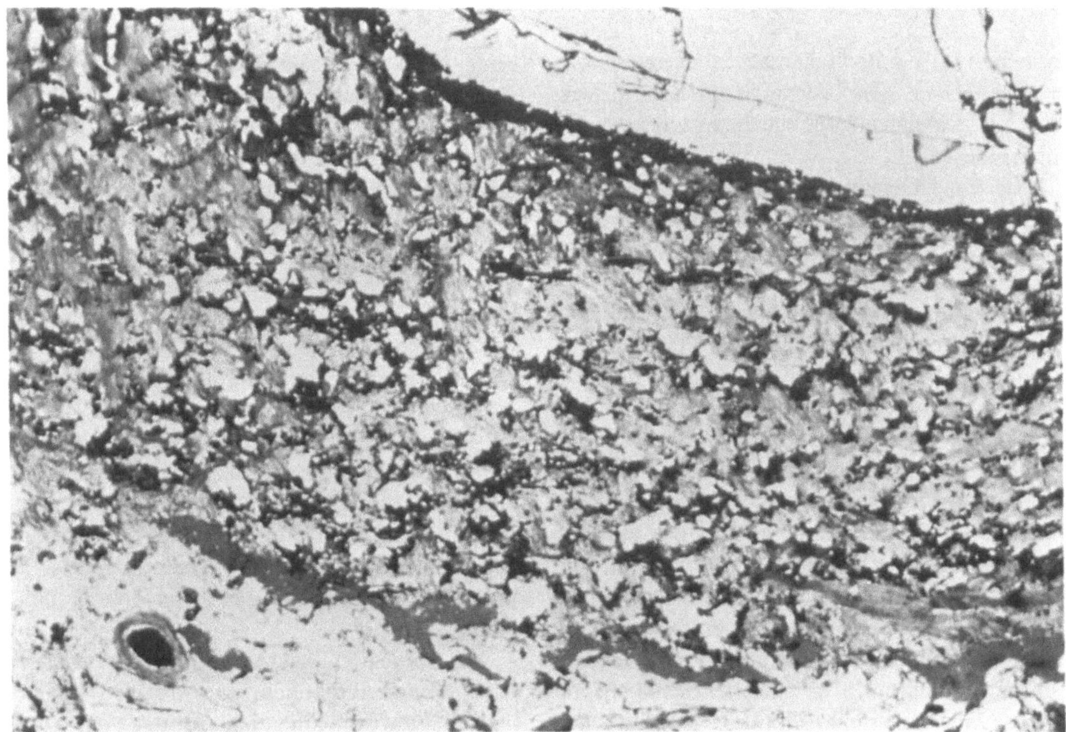

Abb. 2. Histologischer Schnitt der Proplast-Beschichtung im Hundefemur, 3 Wochen nach der Implantation. Die Schicht ist vollgewachsen mit fibrösem Gewebe und gut stabilisiert

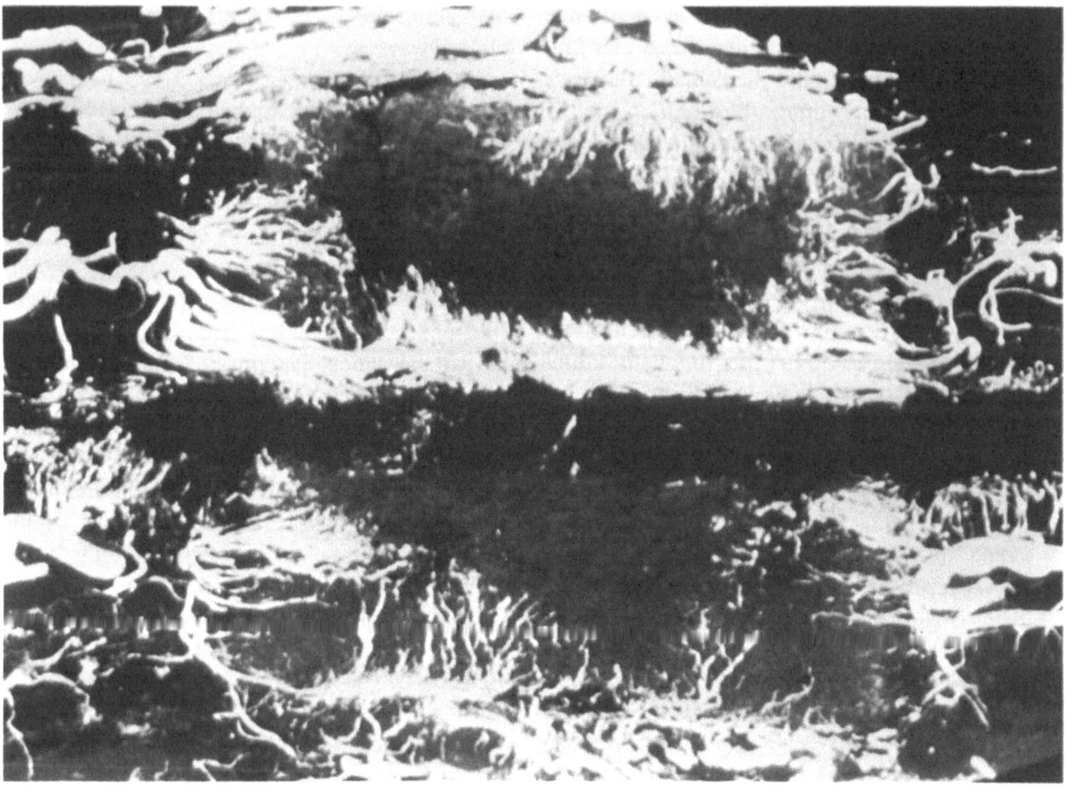

Abb. 3. Mikroangiogramm eines Proplast-Zylinders in der Ulna eines Hundes, 12 Wochen postoperativ. Das Implantat zeigt eine reiche Gefäßbildung von allen Seiten

schichtet waren, im Gegensatz zu unbeschichteten Stäbchen. Die Verbindungsstärke erwies sich als ausreichend für die Fixierung von Endoprothesen [9].

Bei einer Gelegenheit konnten wir die Kraft, die nötig war, um eine mit einer Proplast-Schicht stabilisierten Endoprothese vom Typ F. Thomson zu entfernen, direkt messen. Die Prothese war 3 Jahre lang eingepflanzt gewesen und eine Resektion wurde wegen Protrusio notwendig. Die Kraft zur Entfernung des Implantats betrug etwa 160 kg, was mit Daten aus Tierversuchen übereinstimmt. Bei der Entfernung solcher Implantate stellte man fest, daß sich die Trennung zwischen Implantat und Gewebe innerhalb der Beschichtung vollzog, d.h. ein Teil der Beschichtung blieb auf dem Implantat und der Rest der Schicht im Markraum zurück, wo sie sehr leicht durch Kürettage entfernt werden konnte. Normalerweise konnte das Implantat in solchen Fällen mit 8–12 gezielten Schlägen mit dem Knochenhammer entfernt werden. Das heute für die Stabilisierung von Endoprothesen verwendete Proplast weist eine doppelt so hohe Fixationsstärke auf als das in diesen Versuchen eingesetzte Material (s. weiter unten).

Im April 1978 begannen wir mit einer sorgfältigen klinischen Auswertung des Einsatzes der Beschichtung zur Stabilisierung von Femurkomponenten vollständiger Hüftimplantate des Typs Aufranc-Turner. Zwischen April 1978 und Dezember 1981 erhielten 90 Patienten total 99 Komponenten. Die Mehrzahl dieser Implantate wurde unter der Leitung der Oberärzte durch Orthopädieassistenten im 3. und 4. Jahr unseres Lehrinstitutes eingepflanzt. An unserem Institut müssen seit April 1978 alle Patienten unter 55 Jahren, bei denen eine totale Hüftgelenkplastik nötig ist, ein mit Proplast beschichtetes Implantat erhalten. Den älteren Patienten wurden Akrylzementimplantate angeboten, weil wir an unserem Institut beide Verfahren lehren müssen.

Im Laufe der Auswertung entwickelte sich das Protokoll allmählich. Von April 1978 bis Februar 1979 wurde eine erste Gruppe von 14 Implantaten mit unpräzisen Instrumenten und beschränkten Implantatgrößen nach einer anterioren Methode eingesetzt, bei der zur Vorbereitung des Kanals einzig das Schaben von Hand notwendig war. Diese Gruppe wurde im Mittel 3–5 Jahre verfolgt. Die anteriore Methode wurde bis Februar 1980 beibehalten und für eine zweite Gruppe von 47 Implantationen angewendet, wobei die Instrumentierung genauer wurde und allmählich eine größere Auswahl an Schaftgrößen erhältlich war. Nachuntersuchungen an dieser Gruppe erfolgten 2–5 Jahre lang. Dann begann man mit der posterolateralen Methode mit Osteotomie des Trochanters, um die bestmögliche Lage für die Zementierung des Acetabulums zu erhalten. Dies erlaubte uns, die ASIF-Markraumbohrer zu verwenden, um so die Femurdiaphyse genau der Größe der Implantatschäfte entsprechend zu entwickeln. Weitere Verbesserungen erzielte man auch bei der Genauigkeit von Handknochenraspeln zur Vorbereitung des Metaphysärkanals; für maximale Genauigkeit beim Einsatz dieser Geräte eignet sich die transtrochanterische Methode am besten. Die dritte Gruppe von 38 zwischen Dezember 1979 und Dezember 1981 eingepflanzten Implantaten wurde 1–5 Jahre nachuntersucht. Überdies war bei dieser Gruppe von 9 Patienten die Stärke der Beschichtung auf 20 kg/cm^2 Entspannungsfestigkeit und 10 kg/cm^2 Scherfestigkeit verdoppelt worden. Die Oberfläche dieser Aufranc-Turner-Schäfte betrug etwa 50 cm^2. Daher lag die Fixierungsstärke bei etwa 300 kg.

Mit der anfänglichen anterioren Methode ohne Osteotomie des Trochanters war es möglich, daß die Patienten (wie bei zementierten Implantaten) nach ungefähr 3 Wochen mit der Belastung mit Gewicht beginnen konnten; durch die Einführung der transtrochanterischen Methode verzögerte sich die Belastbarkeit mit nennenswerten Gewichten auf 6 Wochen nach der Operation.

Bei der Überprüfung dieser 99 Implantate im Juni 1982 ergaben sich 17 Streichungen: 1 Infektion, 1 technischer Fehler, 3 für diese Kontrolle nicht erreichbare Fälle, 12 Fälle, die nicht mehr zu Nachuntersuchungen erschienen. 11 Implantate dieser Serie sehen wir als Mißerfolg an, obwohl nicht alle dieser Implantate ersetzt wurden. Wir betrachten sie als mißglückt, weil Anzeichen auf Röntgenbildern und/oder klinische Symptome vorhanden sind, die erwarten lassen, daß sich der Mißerfolg schließlich manifestieren wird.

Die Mehrzahl der Mißerfolge, 8 von 11, weist Merkmale auf, die andeuten, daß die Implantate bei der Einpflanzung nicht mit Druck befestigt („press-fit“) wurden. Sie waren schon zu Beginn lose und Makrobewegungen ausgesetzt, konnten sich daher nie stabilisieren. Das Absinken dieser Implantate wurde 5–10 Wochen nach der Operation durch Schmerzentwicklung feststellbar.

In einem der 11 Fälle erfolgte das Mißgeschick erst später und war eindeutig auf ein durch den Patienten verursachtes Trauma zurückzuführen, der ein beträchtliches posteriores Drehmoment auf den Implantatkopf ausübte. Die Röntgenaufnahmen und das Aussehen bei der Resektion deuten daraufhin, daß die kleine proximale Querschnittfläche des Aufranc-Turner-Schaftes es ermöglichte, daß der Schaft in der relativ weichen Spongiosa, mit der er durch den Gewebeeinwuchs verbunden war, rotierte.

Die übrigen Patienten, die alle genau nachuntersucht wurden, weisen Implantatstabilität, kein Absinken und einen befriedigenden klinischen Verlauf auf. Bei der Nachuntersuchung dieser 68 Patienten wurden Schmerz- und Funktionsparameter gemäß der 6-Punkte-Skala von Charnley angewendet, um das Abklingen der Schmerzen und die Verbesserung der Funktionen im Verlauf der Zeit festzustellen [10]. Wir haben die Verbesserung dieser Parameter mit denen von Griffith u. Charnley verglichen, die über eine Nachuntersuchung nach 8 Jahren bei Patienten mit zementierten Implantaten berichten. Die Kurven für Schmerzabnahme und Funktionsverbesserung unserer Studie decken sich im wesentlichen mit denen der erwähnten Literatur.

Um spätere Instabilität zu vermeiden, die durch schwaches, umliegendes spongiöses Gewebe verursacht werden könnte, und i. allg. um die Schicht für den Gewebeeinwuchs so nahe wie möglich am Endost zu plazieren, haben wir die Endoprothesenform Anaform™[2] entwickelt. Diese Form bewirkt, daß die Fixierung durch Gewebeeinwuchs in kräftiger Endostspongiosa und -kortikalis erfolgt. Sie stabilisiert das Implantat gegen Torsion (Abb. 4).

Seit Jahresbeginn haben wir 27 Implantate nach diesem Verfahren eingesetzt. In mehreren europäischen Zentren wurden kürzlich ebenfalls

---

2 Warenzeichen von Vitek, Inc. Houston, Texas, USA. Weltweit Patente angemeldet

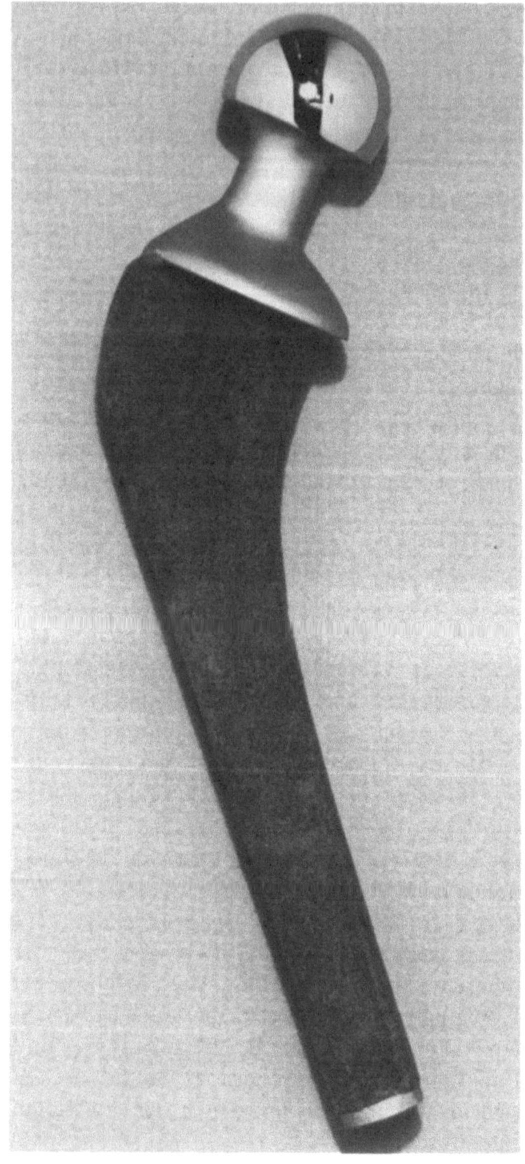

Abb. 4. Mit Proplast beschichtete Anaform-Hüftprothese der Firma Vitek (Houston)

Anaform-Prothesen eingepflanzt. Das System trägt folgende Merkmale:

Anaform-Form, die etwa 100 cm² Einwuchsfläche und Kortikalisstützung bietet; 2 mm dikke Proplast-Schicht, die ungefähr 10 kg/cm² Scherfestigkeit aufweist; Fixationsstärke ca. 600 kg; hochentwickelte Instrumentierung und Implantationsprotokoll zur Gewährleistung einer einfachen, raschen und gleichmäßigen Preßsitzimplantation; 3 Schaftgrößen für m/l Isthmusbreiten zwischen 10 mm und 17 mm; 3 Halslängen für jede Schaftgröße, Vakuumbehäl-

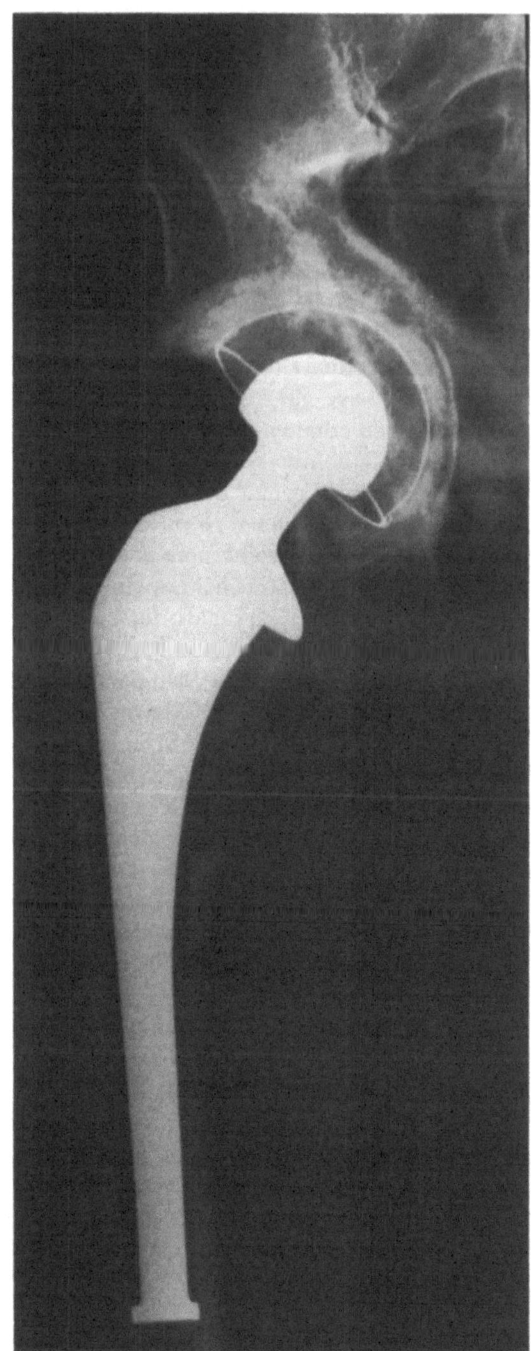

Abb. 5. Postoperative Röntgenaufnahme einer in Holland implantierten Proplast-Anaform-Prothese. Die 2-mm-Proplast-Schicht ist auf Röntgenbildern unsichtbar. (Die Abbildung wurde von Herrn Dr. W. Runne zur Verfügung gestellt)

ter für antibiotische Lösungen, die in angezeigten Fällen, z. B. bei Überprüfungen, die Imprägnierung der Beschichtung mit 14 ml Antibiotikalösung ermöglichen.

Das Implantationsverfahren ist ziemlich einfach. Zur Bestimmung der Osteotomielinie des Halses wird eine Schablone verwendet. Sie wird ebenfalls zur Lokalisierung der Erweiterungsachse des Markraumes eingesetzt. Für die Erweiterung werden geführte Markraumbohrer vom Typ ASIF benutzt. Die Bohrer werden der Reihe nach, gemäß Operationsprotokoll, vergrößert. Dieses Protokoll gibt an, wann die einer der 3 Schaftgrößen entsprechende Markbohrgröße erreicht ist.

Danach wird die Handknochenraspel der entsprechenden Größe verwendet, um die Höhle im Metaphysärkanal zu erweitern. Wenn nötig, werden spezielle gerade Aufreiber dazu gebraucht, das Endost proximomedial beim Schenkelsporn und proximolateral zu stutzen. Wenn der Trochanter nicht freigelegt wird, sind die geraden Aufreiber besonders hilfreich, um die laterale proximolaterale Höhlengeometrie richtig zu entwickeln. Wenn die Handknochenraspel richtig sitzt, ist die Vorbereitung der Markhöhle korrekt.

Das System ist so konzipiert, daß die Einführung des Implantates per Hand nur bis etwa 10 mm oberhalb der Osteotomielinie des Halses möglich ist. Dann wird das Implantat vorsichtig mit dem Knochenhammer plaziert, bis ein fester, gleichmäßiger Preßsitz für die Stabilität und den Gewebeeinwuchs in den ersten postoperativen Wochen erreicht ist. Dank der Nachgiebigkeit der Proplast-Schicht kann man das Schlußplazierungsmanöver ohne Bedenken in bezug auf Femurschaftverletzungen durchführen (Abb. 5).

Literatur

1. Homsy CA, Tullos HS, Anderson MS, Di Ferrante NM, King JW (1972) Some physiological aspects of prosthesis stabilization with acrylic polymer. Clin Orthop 83:317–328
2. Homsy CA (1970) Biocompatibility in selection of materials for implantation. J Biomed Mater Res 4:341–356
3. Homsy CA (1982) Biocompatibility of perfluorinated polymers and composites of these polymers. Chapter 3. In: Williams DF (ed) Biocompatibility of clinical implant materials, Vol II. CRC Press, Boca Raton
4. Homsy CA (1973) Implant stabilization-chemical and biomechanical considerations. Orthop Clin North Am 2:295–311
5. Homsy CA, Cain TE, Kessler FB, Anderson MS, King JW (1972) Porous implant systems for prosthesis stabilization. Clin Orthop 89:220–235
6. Kent JN, Lavelle W, Dolan KD (1974) Condylar reconstruction: Treatment and planning. Oral Surg 37:489–497
7. Kent JN, Westfall RL, Carlton DM (1981) Chin and zygomaticomaxillary augmentation with Proplast: long-term followup. J Oral Surg 39:912–919
8. Rhinelander FW (1977) A flexible composite as a coating for metallic implants: Microvascular and histological studies. Int Orthop 1:77–86
9. Rhinelander FW, Stewart CL, Wilson JW, Homsy CA, Previt JM (1982) Growth of tissue into a porous low modulus coating on intramedullary nails. Clin Orthop 164:293–305
10. Griffith MJ, Seidenstein MK, Williams D, Charnley J (1978) Eight year results of Charnley arthroplasties of the hip with special reference to the behaviour of cement. Clin Orthop 137:24–36

Die zementlose Druckscheibenhüftendoprothese

A.H. Huggler und H.A.C. Jacob

Einleitung

Eines der Hauptprobleme bei der Implantation bisheriger künstlicher Hüftgelenke besteht darin, daß der Knochen unphysiologischen Kräften ausgesetzt ist. Es ist daher zu fordern, daß die Gestaltung der Endoprothese eine möglichst den physiologischen Verhältnissen entsprechende Beanspruchung des Knochens gewährleistet. Der physiologische Spannungsverlauf im proximalen Femurende spiegelt sich in der Anlage und im Verlauf der trabekulären Trajektorien wieder: Diese entsprechen in ihrer Richtung den Hauptspannungen der Druck- und Zugkräfte.

Wie Scholten (1976) u.a. gezeigt haben, übernimmt die dichte Spongiosa des Femurkopfes den Hauptanteil der eingeleiteten Kraft, während man auf Höhe des Schenkelhalses und besonders distal die Kortikalis als das entscheidende kraftübertragende Element betrachten muß. Im Gegensatz zur physiologischen Situation am intakten Femur entstehen, nach Implantation eines intramedullär verankerten Schaftes, in der Zirkumferenz der Femurkortikalis Zugspannungen. Abgesehen von diesen unphysiologischen Kräften führt der rigide Schaft infolge „stress protection" dazu, daß das Femur nicht so belastet wird, wie es dem Wolff-Gesetz entsprechend zu fordern wäre, um eine mechanisch gesunde Knochenstruktur aufrechtzuerhalten. Zahlreiche experimentelle, im besonderen spannungsanalytische Untersuchungen am proximalen Femurende mit und ohne einzementierte Prothese (Jacob u. Huggler 1978, 1980) haben die biomechanisch ungünstigen Verhältnisse aufgezeigt. Diese Problematik geht auch aus der Variationsbreite der angebotenen Formen, Größen und Materialien sowie Verankerungsmöglichkeiten der verwendeten Femurschaftprothesen hervor (Abb. 1 u. 2).

Eine Endoprothese wird immer, und dies gilt ganz besonders auch für die Schaftendoprothesen, eine Kompromißlösung darstellen. Man muß bedenken, daß nicht unbedeutende Querkräfte zwischen dem Prothesenschaft und der lateralen Femurkortikalis, sowie hohe unphysiologische Belastungen der dazwischenliegenden Spongiosa auftreten. Zudem findet eine Entlastung der proximalen Anteile der Femurkortikalis statt, was hier nicht selten eine Inaktivitätsatrophie zur Folge hat. Eine gelockerte Endoprothese führt ihrerseits unmittelbar zu einer besonders ungünstigen biomechanischen Situation. Die hohen spezifischen Belastungen und die Relativbewegungen zwischen Knochen und Implantat beschleunigen die Knochenresorption, welche eine weitere und rasche Desintegration der Verankerung zur Folge hat.

Trotz der praktischen klinischen Erfolge, die bei mit oder ohne Zement verankerten Schaftprothesen erreicht worden sind, besteht kein Zweifel darüber, daß günstige Langzeitresultate über mehr als 10 Jahre hinaus selten sind (Dietschi 1978). Dies bedeutet, daß die intramedulläre Verankerung des Prothesenschaftes, allgemein betrachtet, ein biomechanisch ungelöstes Problem darstellt.

Beschreibung der Druckscheibenhüftendoprothesen

Es wurde eine neue schaftlose Femurendoprothese entwickelt, die im Gegensatz zu herkömmlichen Prothesen in dem Bemühen konzipiert wurde, die physiologischen Spannungsverteilungen im lebenden Knochen in Richtung und Größe weitgehend zu erhalten (Abb. 3). Von wesentlicher Bedeutung ist dabei, daß die Kraftübertragung in den Femur, nach Resektion des Kopfes, mittels einer Druckscheibe direkt auf die Kortikalis des Schenkelhalsstumpfes erfolgt. Die Druckscheibe ermöglicht, daß der physiologische Spannungsverlauf im proxi-

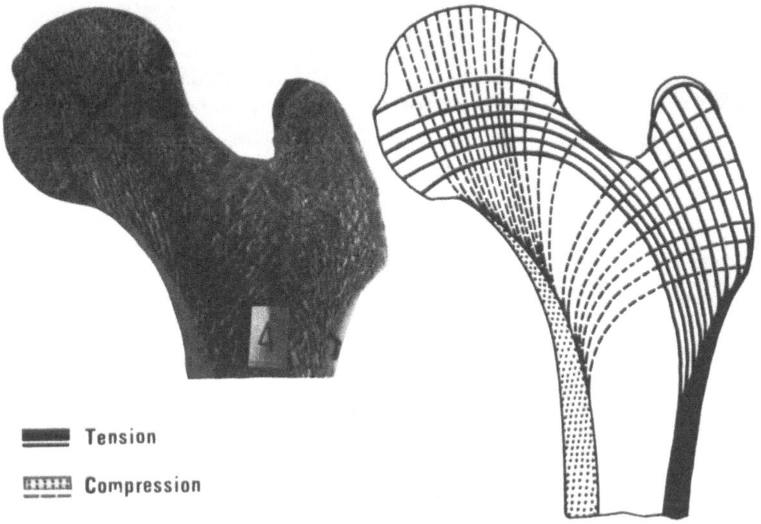

Abb. 1. Trabekulartrajektorien des proximalen Femurendes spiegeln das Belastungsmuster des Knochens wider

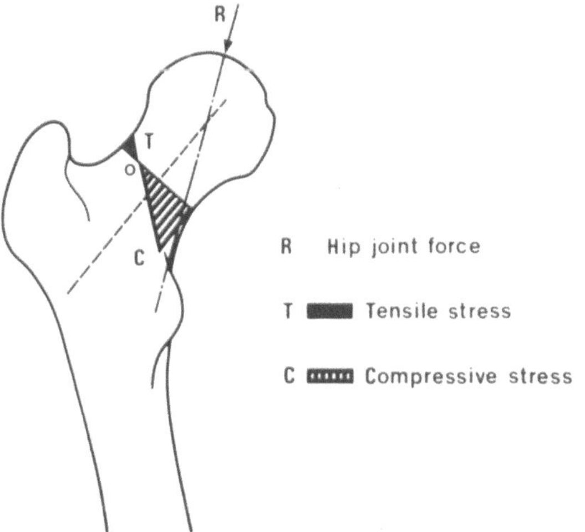

Abb. 2. Spannungsverteilung im Schenkelhals

malen Femurende weiterhin aufrechterhalten bleibt.

Die Hüftprothese besteht aus einer gemuldeten Druckscheibe, welche direkt auf die Kortikalis des Schenkelhalsstumpfes aufgesetzt wird und dabei einen zentral eingesetzten Dorn mit aufgestecktem Kopf aufnimmt. Dieser hohle, biegesteife Dorn ist mit einer zentralen Schraube an einer Lasche befestigt, welche an der lateralen Femurkortikalis unterhalb des Tuberculum innominatum mit zwei Kortikalisschrauben angebracht ist. Die Biegesteifigkeit des Dorns sowie die der zentralen Schraube schützt den Schenkelhals vor stärkeren Biegemomenten und

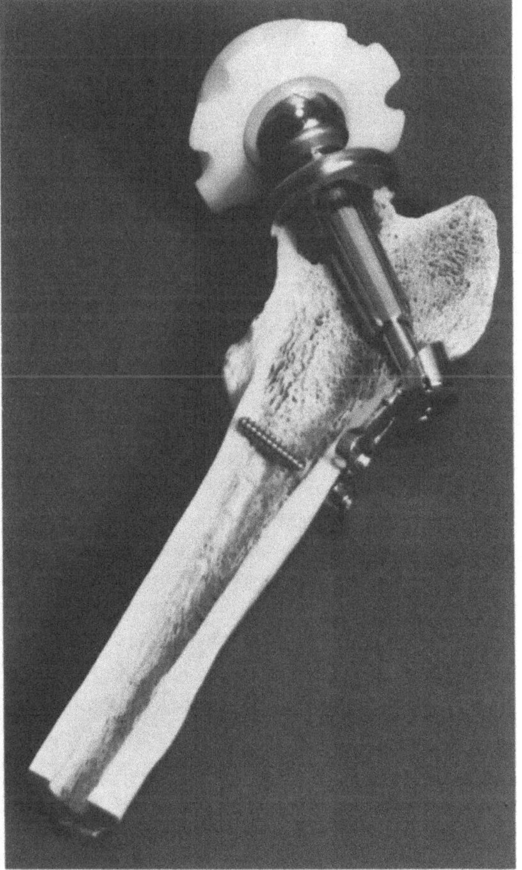

Abb. 3. Die Druckscheibenprothese

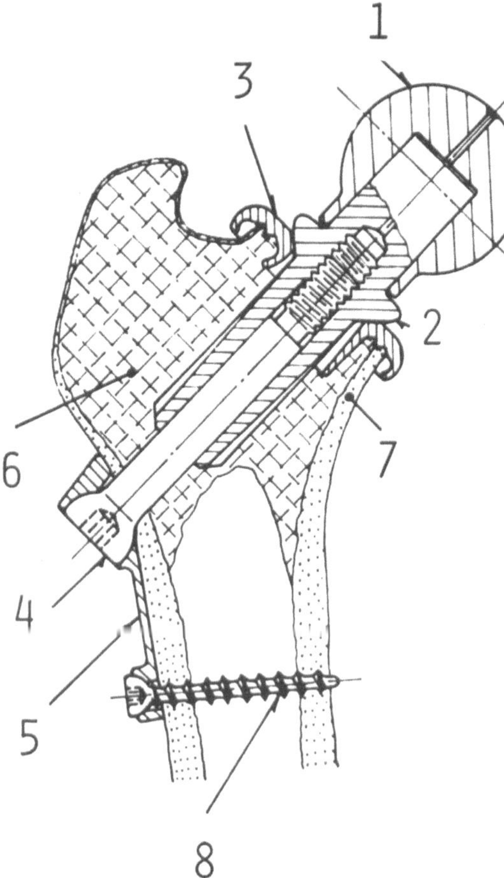

Abb. 4. Komponenten der Druckscheibenprothese: *1* Kopf, *2* Dorn, *3* Druckscheibe, *4* zentrale Schraube, *5* Lasche, *6* Spongiosa, *7* calcar femorale, *8* Kortikalisschraube

verhindert, daß die kraniale Zirkumferenz der Druckscheibe unter Gehbelastung von ihrem Sitz auf dem Schenkelhalsstumpf abgehoben werden könnte.

Um den verschiedenen Schenkelhalslängen Rechnung tragen zu können, stehen Kugelköpfe von 32 mm mit 2 verschiedenen Halslängen zur Verfügung. Untersuchungen, besonders des Verhaltens der Knochen-Druckscheibengrenzschicht, Spannungsanalysen der verschiedenen Komponenten der Prothese, Ermittlung der Ermüdungsfestigkeit und schlließlich die Dimensionierung der Prothese konnten nach 2jähriger Arbeit 1978 abgeschlossen werden (Abb. 4).

Für die Implantation war die Herstellung einiger Spezialinstrumente notwendig: Mit Hilfe eines Zielgerätes kann eine zentrierte Bohrung von der lateralen Femurkortikalis bis in die Spongiosa des Schenkelhalses angelegt werden, nachdem der Kopf reseziert worden ist. Dies ermöglicht das Einführen einer Stirnfräse, welche den Schenkelhalsstumpf orthograd zur Bohrung hin plan fräst, so daß die Druckscheibe korrekt aufzuliegen kommt. Eine entsprechende Reibahle kann für das Einbringen des Dorns verwendet werden.

Operationstechnik

Eine anterolaterale Inzision nach Watson-Jones ist empfehlenswert. Nach Exposition des Hüftgelenks zwischen M. glutaeus medius und M. tensor fasciae latae wird ein Kirschner-Draht von ca. 15 cm Länge über die ventrale Fläche des Schenkelhalses in dessen Achse eingeschoben. Das Bohrloch in der lateralen Schenkelhalskortikalis unterhalb des Tuberculum innominatum wird nach Freipräparieren des Knochens festgelegt. Obwohl grundsätzlich ein CCD-Winkel von ca. 125° angestrebt werden sollte, ist es von Vorteil, den tatsächlichen CCD-Winkel zu berücksichtigen, ohne ihn allzu stark zu vergrößern, da sonst die Gefahr einer Beinverlängerung besteht. Die Osteotomie des Schenkelhalses erfolgt gerade oberhalb dessen schmalstem Durchmesser. Nach Entfernen des Kopfes wird eine Zielscheibe in die Mitte des resezierten Schenkelhalsstumpfes aufgedrückt. Nach erneutem Einwärtsdrehen des Beins kann über dieser Zielscheibe eine Bohrlehre derart angebracht werden, daß die zentrierte Bohrung durch das früher an der lateralen Femurkortikalis festgelegte Markierungsloch beginnen kann. Das Bohrloch weist einen Durchmesser von 10 mm auf. In der Folge werden Zielscheibe und Bohrlehre entfernt. Mit 2 Kortikalisschrauben wird über dem Bohrloch an der lateralen Femurkortikalis die Lasche provisorisch fixiert. Nach einer erneuten Außenrotation des Femurs kann die Stirnfräse zentriert in Richtung der lateralen Femurkortikalis über dem Schenkelhalsstumpf angesetzt werden. Dieser wird derart bearbeitet, daß die Oberfläche glatt ist. Es wird so viel Spongiosa entnommen, daß die gemuldete Druckplatte einen guten Sitz hat.

Nachdem die Druckplatte fest auf den Stumpf angebracht worden ist, kann ein provisorischer Dorn in das mit einer Reibahle vorbereitete Knochenlager von der Druckscheibe her eingesetzt werden. Nach Entfernung desselben wird der definitive Dorn eingesetzt, mit einem Kugelkopf versehen und einwärtsrotiert. Jetzt dreht man die zentrale Schraube durch die Lasche von außen her ein und zieht sie fest an. Die Schraube wird mit einem Sicherungsdraht an der Lasche gesichert.

Die Pfanne wird unmittelbar nach der Resektion des Schenkelkopfes und vor der definitiven Positionierung der Druckscheibe eingesetzt. Es ist dabei wichtig, den dorsokaudalen Rand der Pfanne (Typ Weber) abzutragen, um ein mögliches Anstehen der Druckscheibe am hinteren Pfannenrand bei voller Extension und Außenrotation des Beines zu vermeiden. Bis zum Abschluß der Druckscheibenprothese ist die Pfanne mit einer Gazekompresse zu schützen.

Klinische Resultate

Die ersten beiden Druckscheibenendoprothesen wurden 1978 eingesetzt und seither regelmäßig kontrolliert. Ein Patient weist nach 4 Jahren ein ausgezeichnetes Resultat auf mit uneingeschränkter Funktion, Schmerzfreiheit und voller Arbeitsfähigkeit. Der zweite Patient mußte nach einem Bruch der zentralen Schraube, wegen fehlerhafter Materialauswahl des Herstellers, reoperiert werden (Abb. 5 u. 6).

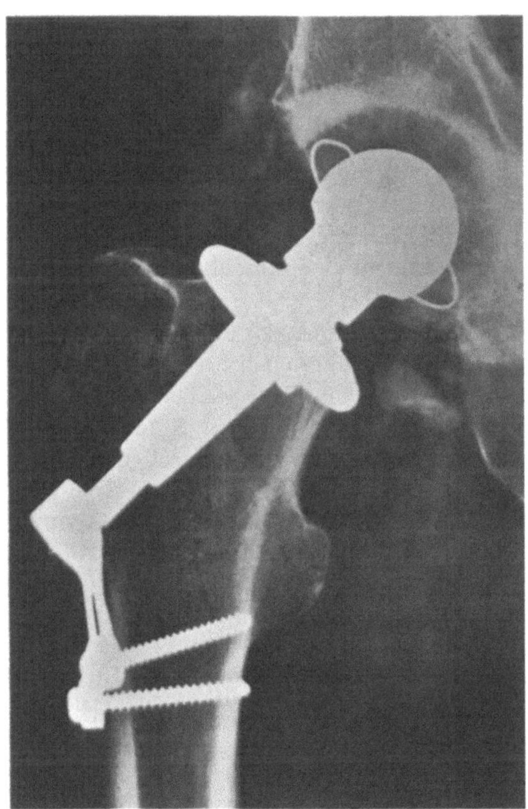

Abb. 5. H.B., 1912, ♂: 3 Monate nach Implantation einer Druckscheibenprothese (11. 9. 1978)

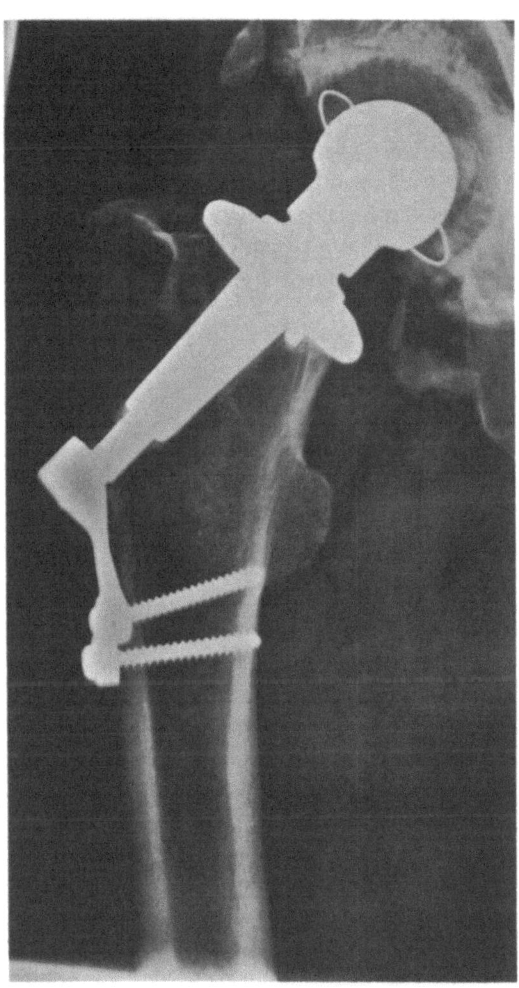

Abb. 6. H.B., 1912, ♂: 4 Jahre nach Implantation der Druckscheibenprothese. Es findet sich keinerlei Knochenresorption im Gebiet des Kalkar, der sich dicht und gut strukturiert darstellt und offensichtlich die notwendige Abstützung gewährleistet. Hervorragendes funktionelles Ergebnis, Schmerzfreiheit, volle Arbeitsfähigkeit

In enger Zusammenarbeit mit der orthopädischen Universitätsklinik Zürich konnte 1980 eine umfangreiche Feldstudie begonnen werden. Wir übersehen bis heute 34 Patienten mit ausgezeichneten Resultaten, welche andernorts diskutiert werden.

Die Indikation zur Druckscheibenendoprothese (DSP) kann bei jüngeren Patienten gestellt werden: Nach ungünstig verlaufenen intertrochanteren Osteotomien bei Koxarthrose, primärer und sekundärer avaskulärer Nekrose des Femurkopfes sowie bei fortgeschrittenen primären Koxarthrosen.

Selbstverständlich ist es immer möglich, die Druckscheibenendoprothese in eine konventionelle Schaftprothese umzuwandeln, was im Hinblick auf den Wunsch nach einer „second line of defense" von Bedeutung ist.

Diskussion

Aufgrund experimenteller Untersuchungen, besonders Spannungsanalysen, scheint es sehr wahrscheinlich, daß die Spongiosa nicht immer in der Lage ist, den mechanischen Beanspruchungen, die bei der Implantation von Prothesen auftreten, Stand zu halten (Ritter u. Grünert 1973; Jacob et al. 1976, 1980; Ducheyne et al. 1977; Kölbel et al. 1977).

Aus diesem Grunde wurde eine Endoprothese konzipiert, welche die auf das Hüftgelenk einwirkenden Kräfte direkt in die Kortikalis einleitet, was den physiologischen Verhältnissen sehr nahe kommt. Die eher problematische intramedulläre Verankerung von Femurprothesen, bei denen eine große Menge Knochenzements verwendet wird, kann dadurch vermieden werden. Es ist ebenso erwähnenswert, daß die Vaskularisation des proximalen Femurendes aufgrund einer minimalen Traumatisierung bei der Implantation dabei kaum in Mitleidenschaft gezogen wird. Schließlich läßt diese Prothese auch die Möglichkeit einer späteren Revision offen, was bei jüngeren Patienten von Bedeutung sein kann.

Schließlich ist noch darauf hinzuweisen, daß 1938 Wiles (1958) und 1941 McKee (1967) ein ähnliches femorales Implantat vorgestellt haben (McKee 1970), welches jedoch nicht die Grundeigenschaften der Druckscheibenprothese aufwies. Die Druckscheibenendoprothese, wie sie hier beschrieben worden ist, wurde gänzlich aufgrund der neueren Erkenntnisse der Biomechanik entwickelt und muß daher als grundsätzlich neues Konzept betrachtet werden. Die Druckscheibenprothese eignet sich wohl besonders für Keramik- oder Kohlenstoffbeschichtung. Das daraus resultierende Einwachsen des Knochens wird die Druckscheibenprothese in die Knochenstruktur integrieren. Wir ziehen auch die Verwendung von Titan als Material für die Druckscheibenprothese in Erwägung. Aus 2 Gründen wählen wir die Lage der Prothese im Schenkelhals so, daß sie mit dessen Achse zusammenfällt:

1. Da die Druckscheibe rechtwinklig zum Dorn und zur zentralen Schraube steht, würde, wenn man die Prothesenachse vertikaler stellt, die Druckscheibe flacher zu liegen kommen. Dies wiederum bedeutet, daß der mediale Anteil der Scheibe in den Bereich oberhalb des Kalkar hinein plaziert wird. Hier ist jedoch die Kortikalis bekanntermaßen recht spärlich und sie bietet damit keine hinreichende Abstützungsmöglichkeit. Andererseits ist eine Verlagerung nach lateral hin wegen der Begrenzung durch die Fossa trochanterica nicht möglich.
2. Je mehr die Prothese eine vertikale Position einnimmt, desto mehr nähern wir uns der mechanischen Situation einer intramedullär verankerten Schaftprothese mit Kragen (Jacob u. Huggler 1980). Die unterschiedliche axiale Steifigkeit zwischen Knochen und Implantat würde dazu führen, daß das distale Ende der zentralen Schraube sich bei jedem Belastungszyklus innerhalb der Lasche bewegen würde.

Um die zwischen Druckscheibe und Knochen auftretenden Querkräfte zu neutralisieren, wurde die Kontaktfläche derart geformt, daß sie transversale Bewegungen auch dann noch verhindert, nachdem die initiale Zugkraft der zentralen Schraube langsam nachgelassen hat.

Spannungsanalysen, Belastungstests und klinische Erfahrungen bestätigen, daß die Druckscheibenprothese zweifellos in der Lage ist, die auf sie einwirkenden Kräfte aufzunehmen. Die Kraftübertragung auf das Femur entspricht bei weitem mehr den physiologischen Verhältnissen als bei den herkömmlichen Schaftprothesen. Im Einklang mit dem Wolff-Gesetz kann man eine volle funktionelle Integration mit dem Wirtsknochen und bessere Langzeitresultate als bisher erwarten.

Zusammenfassung

Im Bestreben den physiologischen Kraftfluß im proximalen Femurende in bezug auf Größe und

Richtung möglichst weitgehend zu erhalten, wurde eine neue Femurendoprothese ohne Schaft konzipiert, welche vom heute allgemein gebräuchlichen Typ wesentlich abweicht. Als entscheidendes Merkmal wird eine Druckscheibe bezeichnet, welche die auf das proximale Femurende einwirkenden Kräfte direkt auf die Kortikalis des resezierten Schenkelhalses einwirken läßt, wodurch eine möglichst physiologische Beanspruchung des Knochens weiterhin ermöglicht wird. Die Druckscheibenprothese, das Instrumentarium für die Implantation und die chirurgische Technik werden im Detail beschrieben. 1978 wurden 2 Prototypen in Chur implantiert. Diese ersten klinischen Resultate werden diskutiert unter Bezugnahme auf die zuversichtliche und positive Feldstudie, die seit 1980 von der Orthopädischen Abteilung des Kantonsspitals Chur und der Universitätsklinik Balgrist, Zürich, durchgeführt wird.

Literatur

Dietschi C (1978) Problematik des künstlichen Hüftgelenkes: Experimentelle Untersuchungen über die Biomechanik des Hüftgelenkes und Langzeitergebnisse nach Hüfttotalendoprothesen. Habilitationsschrift Dez. 1976. Gentner, Stuttgart

Ducheyne P, Heymans L, Martens M, Aernoudt E, de Meester P, Mulier JC (1977) The mechanical behaviour of intracondylar cancellous bone of the femur at different loading rates. J Biomech 10 (11/12):747–762

Jacob HAC, Huggler AH (1978) Experimentelle Spannungsanalysen im menschlichen Oberschenkelknochen-Modell mit und ohne Prothese. Forschungsheft, Technische Rundschau, Sulzer, S 73–83

Jacob HAC, Huggler AH (1980) An investigation into biomechanical causes of prosthesis stem loosening within the proximal end of the human femur. J Biomech 13:159–173

Jacob HAC, Huggler AH, Dietschi C, Schreiber A (1976) The mechanical function of subchondral bone as experimentally determined on the acetabulum of the human pelvis. Biomechan 9:625–627

Kölbel R, Bergmann G, Rohlmann A, Rauschenbach N (1977) Dynamic implant for application of cyclic loads to bone in vivo. Artif Organs 1/2:125

McKee GK (1967) Developments in total hip joint replacement. Symposium on lubrication and wear in living and artificial human joints. Institution of Mechanical Engineers, London. Proc 1966/67, vol 181, Part 3 J, Paper 4, 1–5

McKee GK (1970) Development of total prosthetic replacement of the hip. Clin Orthop 72:85–103

Ritter G, Grünert A (1973) Experimentelle Untersuchungen zu den mechanischen Eigenschaften des Knochens im Hinblick auf die Druckosteosynthesen. Arch Orthop Unfallchir 75:302–316

Scholten R (1976) Über die Berechnung der mechanischen Beanspruchung in Knochenstrukturen mittels für den Flugzeugbau entwickeltes Rechenverfahren. Med Orthop Techn 6:130–137

Wiles P (1958) The Surgery of the osteoarthritic hip. Br J Surg 45:488–497

Erste Ergebnisse mit der sog. Druckscheibenhüfttotalendoprothese (field study)

A. Schreiber, H.A.C. Jacob, Y. Suezawa und A.H. Huggler

Das neue Konzept der „Druckscheiben"-Hüftendoprothese wurde auf der Sicot 1978 in Kyoto von Huggler und Jacob erstmals öffentlich vorgestellt. Diese zementfreie Prothese soll durch eine physiologischere Kraftübertragung im proximalen Anteil des Femurs eine Lockerung durch Resorption des Knochens infolge unphysiologischer Belastung vermeiden. Ein großer Vorteil dieser Prothese liegt auch darin, daß bei der Implantation der Markraum uneröffnet bleibt. Bei einer evtl. notwendigen Reoperation bleiben noch alle üblichen Wege einer Sanierung offen. Nach einigen Verbesserungen an Details der Prothesenkonstruktion haben wir seit ca. 2 Jahren an der Orthopädischen Universitätsklinik Balgrist in Zürich, nach Vorprüfung durch unsere ethische Kommission, eine Serie von 20 Druckscheibenprothesen implantiert. Wir berichten hier über unsere ersten klinischen Resultate mit dieser Prothese.

Am Balgrist und an der Orthopädischen Abteilung des Kantonsspitales Chur ist diese Prothese vom September 1980 bis Juli 1981 bei 30 Patienten – 22 Männer und 8 Frauen – in 32 Hüftgelenke eingesetzt worden. Der Kontrollzeitraum beträgt 1–1 3/4 Jahre, durchschnittlich etwas über 1 1/2 Jahre. Das Alter der Patienten lag bei der Implantation bei 35–79 Jahren, durchschnittlich 54 Jahren. Es handelte sich bei 12 Patienten um eine Femurkopfnekrose, bei 28 um eine idiopathische Koxarthrose und bei 9 um eine voroperierte Hüfte (alles intertrochantäre Osteotomien). Intra- und unmittelbar postoperative Komplikationen waren nicht zu beobachten, die Wunde heilte bei allen Patienten primär.

Zur Beurteilung der klinischen Resultate benutzten wir ein Punktesystem von 0–2, in bezug auf die Faktoren Schmerzen, Beweglichkeit, Gehfähigkeit und Arbeitsfähigkeit (2 = gut,

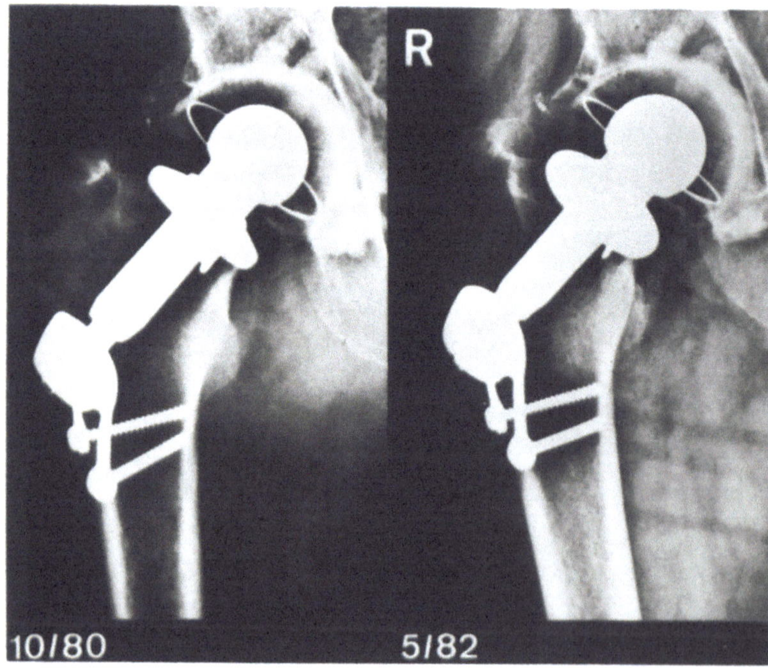

Abb. 1. Patient H.F., 1928, P. Nr. 274 829. Mehr als 1,5 Jahre nach Implantation einer Druckscheibenhüfttotalendoprothese völlig beschwerdefrei und voll arbeitsfähig. Radiologisch keine Lockerungszeichen.

1 = mittelmäßig und 0 = schlecht). Die addierte Note aller Faktoren wurde mit 8 bis 7 als sehr gut, mit 6 bis 5 als gut, mit 4 bis 3 als mittelmäßig und mit 2 bis 0 als schlecht betrachtet.

Das Resultat von 12 Hüftgelenken bei 11 Patienten ist als sehr gut zu bezeichnen (Abb. 1). Die Patienten sind heute völlig beschwerdefrei und zu 100% arbeitsfähig (1 Landwirt, 1 Metzger, 3 Büroangestellte). Beispielsweise arbeitet der Landwirt, 1 Jahr nach der Implantation der Druckscheibenprothese, ganztägig. 15 Patienten mit 15 DSP klagen nur zeitweise über leichte Beschwerden. Die Gehleistung beträgt durchschnittlich 2 h und die Hüftgelenksbeweglichkeit ist nur endgradig leicht eingeschränkt. Das Resultat dieser Gruppe ist als gut zu bewerten. Etwa 1/3 aller Patienten klagte anfänglich über Schmerzen im Trochanter-major-Bereich, die aber 6–8 Monate postoperativ spontan nachließen. Ferner wurde bei 2 Patienten ein mäßiges und bei 3 Patienten ein schlechtes Resultat beobachtet. Bei einem der Patienten mit dem mäßigen Resultat besteht auf der Gegenseite eine konsolidierte Hüftarthrodese. Die nicht ganz optimale Verbesserung der Beweglichkeit trotz der Druckscheibenprothese wirkt sich auf die subjektive Beurteilung des Resultates durch den Patienten etwas negativ aus. Bei den 2 Patienten mit schlechtem klinischem Resultat mußte wegen der klinisch und radiologisch festgestellten Lockerung ein Prothesenwechsel durchgeführt werden:

- Bei einem Patienten wurde wegen Femurkopfnekrose beidseits im Oktober 1980 rechts eine Druckscheibenprothese implantiert. Das Resultat dieser Hüfte ist bis jetzt als sehr gut zu bezeichnen. 7 Wochen nach diesem Eingriff erfolgte die Implantation der Druckscheibenprothese auf der Gegenseite. 1 Woche postoperativ traten auf der neuoperierten Seite Beschwerden auf. 6 Monate postoperativ mußte eine Revision mit Nachziehen der Zentralschraube durchgeführt werden. Danach war der Patient kurzfristig beschwerdefrei. Wegen erneuter Lockerungsbeschwerden wurde die Druckscheibe, 1 Jahr nach Implantation, durch eine zementfreie Titanprothese ausgewechselt. Das trotz der Auswechslung weiterbestehende unbefriedigende Resultat ist wahrscheinlich auf den histologisch nachgewiesenen schleichenden Infekt zurückzuführen.

Beim zweiten, 52jährigen Patienten handelt es sich um eine Femurkopfnekrose links, die 3 Jahre nach erfolgloser intertrochanterer Osteotomie im Jahre 1980 mit einer Druckscheibenprothese behandelt wurde. Eine Woche postoperativ traten Lumboischialgien bei Diskushernie L5/S1 links auf, die bei klinisch und radiologisch gesicherter Diagnose opera-

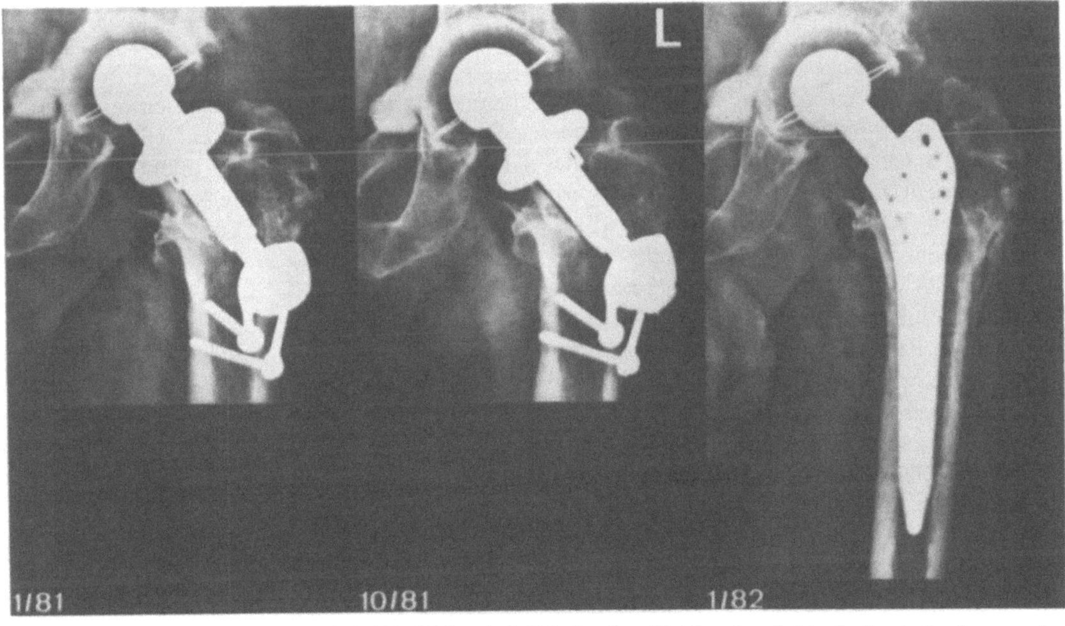

Abb. 2. Patient F.S. 1928, P. Nr. 263 490. Wahrscheinlich durch schleichenden Infekt bedingte Lockerung der Druckscheibenprothese. Ersatz durch eine zementfreie Titanschaftprothese, Typ Zweymüller

tiv behandelt wurde. Nach 3–4 Wochen traten erneut Schmerzen im Gesäß und in der Leiste auf, mit Ausstrahlung in den vorderen Anteil des Oberschenkels, so daß 6 Monate postoperativ eine Revision des Trochanter major und Spaltung des Tractus iliotibialis erfolgte. 2 Monate später mußte die Druckscheibenprothese wegen weiterbestehender Lockerungsbeschwerden durch eine zementfreie Titanprothese ersetzt werden. Die histologische Untersuchung zeigte einen chronischen plasmazellulären Infekt. Das Resultat der neu implantierten ersten Prothese ist z.Z. als noch ungenügend zu bezeichnen (Abb. 2).

Die etwas vorstehende Form der Druckscheibenprothese im Bereich des Trochanter major verursachte etwa bei 1/3 aller Patienten Schmerzen und eine Bursabildung in diesem Gebiet. Bei fast allen diesen Patienten nahmen die Beschwerden jedoch spontan wieder ab. Insgesamt können die ersten klinischen Ergebnisse der neuen Druckscheibenprothese durchaus als sehr ermutigend bezeichnet werden.

Diskussion

Die Druckscheibenprothese (Huggler u. Jacob 1980) wurde aus ihrer Prototypform durch Verbesserung des Materials der Zentralschraube, sowie durch eine neue Formgebung der am Knochen aufliegenden Fläche der Druckscheibe vorerst weiterentwickelt. Dann, nach Prüfung durch unsere ethische Kommission, sind 20 Prothesen dieser Art an der Orthopädischen Universitätsklinik Balgrist bei 19 Patienten erstmals völlig zementfrei implantiert worden. Die Nachuntersuchung der Fälle aus dem Balgrist und aus dem Kantonsspital Chur zeigen allgemein ein sehr gutes klinisches Resultat: Wir stellten bei 28 von 30 Patienten sowohl klinisch als auch radiologisch keine Lockerungszeichen fest. Bei 2 Patienten mit Lockerungszeichen wurde ein chronischer Infekt, der wahrscheinlich als Ursache der Lockerung angesehen werden muß, histologisch nachgewiesen.

Bei 1/3 aller Patienten traten vorübergehende Schmerzen und eine Bursabildung im Bereich des Trochanter major auf, möglicherweise wegen der etwas ausladenden Form der Prothese in diesem Gebiet. Die Beschwerden verschwanden jedoch innerhalb von 6–8 Monaten postoperativ bei praktisch allen Patienten wiederum völlig. In dieser Serie von insgesamt 32 Prothesen haben wir ausschließlich die herkömmliche und gut bekannte Polyäthylenpfanne mit Knochenzement verwendet, damit nicht eine weitere Variable in die „field study" einbezogen worden wäre. Die bis jetzt von uns benützte zementfreie Schraubpfanne nach Endler kann bei der Druckscheibenprothese nicht problemlos implantiert werden, da der knapp resezierte Schenkelhalsstumpf die Einführung des sehr großen Gewindeschneiders erschwert. Eine neue eigene zementfreie Pfanne, welche mit der Druckscheibenprothese besser kombiniert werden könnte, ist z.Z. bereits in klinischer Erprobung.

Zusammenfassung

Die ersten klinischen Ergebnisse einer „field study" an der Orthopädischen Universitätsklinik Balgrist Zürich, sowie im Kantonsspital Chur, mit der zementfreien, neu konzipierten „Druckscheiben"-Hüftendoprothese wird hier aufgezeigt. (Diese Prothese wird in den knapp resezierten Schenkelhalsstumpf zementlos implantiert, wobei eine feste Verankerung im Knochen durch das Anpressen einer Druckscheibe an die resezierte Schenkelhalsfläche, mittels einer von kaudolateral wirkenden Zentralschraube gewährleistet ist.) Die herkömmliche Polyäthylenpfanne wurde in dieser ersten Serie wie üblich mit Knochenzement implantiert. Seit September 1980 wurden insgesamt bei 30 Patienten 32 Druckscheibenprothesen implantiert. Mit Ausnahme von 3 Prothesen, wovon bei 2 histologisch ein schleichender Infekt nachgewiesen wurde, ist das klinische Resultat der restlichen 28 (29 Prothesen) als gut zu bezeichnen.

Literatur

Huggler AH, Jacob HAC (1980) A new approach towards hip-prosthesis design. Arch Orthop Traumatol Surg 97: 141–144

Jacob HAC (1981) Die Druckscheiben-Hüftendoprothese: ein neues Hüftprothesenkonzept. Swiss Med 3/9:55–56

Schreiber A, Huggler AH, Jacob HAC (1981) The thrust plate hip prosthesis, a new approach towards hip-prosthesis design. In: XV World Congress in Rio de Janeiro, August 30–September 4, 1981: abstract. Sponsored by SICOT. S.l.s.n., 1981, pp 258–259

Zementfrei verankerte, keramischbeschichtete Implantate, elektrisch nicht leitend, mit physiologischer Krafteinleitung

A. Engelhardt

Die Beachtung biomechanischer und chemischer Faktoren scheint nach unseren ersten Ergebnissen zu einer neuartigen Verbindung zwischen Implantat und Skelett zu führen.

Bei Tumorendoprothesen, den ersten von uns operativ eingesetzten Endoprothesen, ließ sich nach etwa 3–4 Monaten postoperativ eine ausgeprägte Konsolenbildung im distalen Kontaktbereich des Implantats nachweisen. In der Zeit zwischen dem 3. und 5. Monat postoperativ ließen sich im oberen Konusbereich und den Konus begleitend röntgenologisch erste kalkdichte Schatten feststellen (Abb. 1). Nach 1,5–2 Jahren waren, in Abhängigkeit von der Länge der Endoprothese, diese bis zu 70–80% mit sich röntgenologisch als kalkdicht darstellendem Material umhüllt. Wir werten diese Ergebnisse als eine Entwicklung mit dem Ziel, das Implantat aktiv in das System zu inkorporieren. Wir haben diese Vorgänge auch bei dem Hüftgelenktotalendoprothesensystem berücksichtigt.

Bei der Hüftgelenkendoprothese liegt der kritischste Bezirk im Bereich der Resektionsebene (Abb. 2). Hier wurden teilweise Resorptionen im Ausmaß von mehreren Winkelgraden beobachtet, analog der Demineralisierungszone bei Frakturen. Auf der anderen Seite lassen sich hier 3 Entwicklungsschritte röntgenologisch erkennen:

1. Schon ab dem 2.–3. Monat postoperativ scheinen sich Appositionen am medialen Schenkelhals zu verdichten. Es handelt sich hier um Strukturen, die eine Vorzugsrichtung nach dem Kraftflußverlauf haben. Sie waren präoperativ nicht nachweisbar. Sie werden als der Kortikalis aufgelagert angesehen.
2. Ab dem 3.–6. Monat zeichnen sich Verbreiterungen des Schenkelhalses ab, die die Vorderkante des Implantats umwachsen und sich langsam auf der kranialen Fläche der Auflageplatte des Kopfteiles nach lateral orientieren. Nach einem 3/4 bis 1 Jahr postoperativ lassen sich medial des Trochanter major kalkdichte Verschattungen in einer dünnen Lage an der Oberkante des Implantats nachweisen.

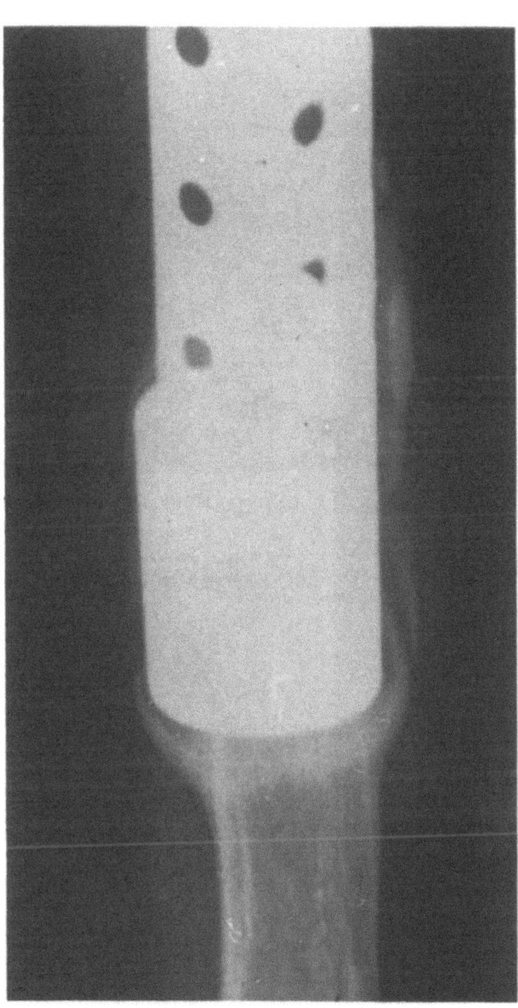

Abb. 1. Zustand 4 Monate postoperativ (Konsolenbildung und beginnende Umwachsung des Implantats). Die Implantation erfolgte 16 Monate nach ¾ Resektion des proximalen Humerus wegen eines Riesenzelltumors (zementfreie Verankerung)

Außerdem scheinen Osteone in den Schürzenbereich eingewachsen zu sein, wodurch eine gewisse Rotationssicherung entstanden sein kann.

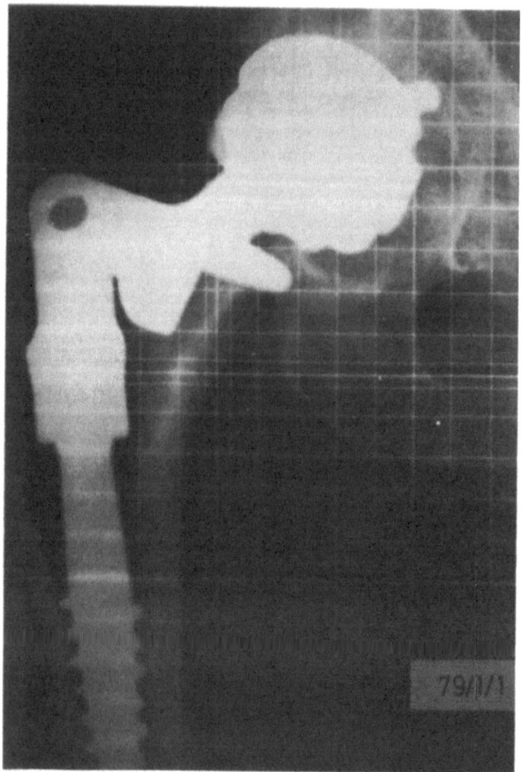

Abb. 2. Zementfrei verankerte Hüftgelenktotalendoprothese, keramikbeschichtet, physiologische Krafteinleitung, (42jähriger Patient, Zustand nach Hüftkopfnekrose, vollkommene Destruktion des Hüftgelenkes)

In ähnlicher Weise scheinen auch Anbauten im Bereich des Pfannendaches nachweisbar und die Schließung von Zysten kranial der natürlichen Pfanne. Die Beobachtungen im Pfannenbereich werden etwas kritischer eingestuft, weil hier, im Gegensatz zum Femur, nur bedingt bei jeder Aufnahme das Becken in eine reproduzierbare Position gebracht werden kann.

Diese Beobachtungen, deckungsgleich mit denen an Tumorendoprothesen, die vor über 8 Jahren eingesetzt wurden, lassen den Schluß bezüglich einer aktiven Inkorporation des Implantats in die knöcherne Umgebung zu.

Unser Bestreben wird es jetzt sein, durch weitere Entwicklung an Endoprothese und am Operationsablauf, diese Vorgänge zu fördern, um möglicherweise auch hier eine verbesserte biologische Verankerung durch eine sich langsam aufbauende Umhüllung des proximalen Implantatbereichs zu erzielen.

Es stellt sich die Frage, wodurch diese Ergebnisse zu erreichen sind. Die Antwort kann z.Z. nur durch röntgenologische und klinisch nichtinvasive Untersuchungen belegt werden. Histologische Ergebnisse im Humanbereich liegen nicht vor. Somit ergibt sich bisher nur eine teilweise Bestätigung unseres Implantat- und Therapiekonzeptes.

Grundlage unserer Entwicklung war die kausale Histogenese, wobei wir diese auf der Basis neuer Erkenntnisse abgeändert oder erweitert haben. Es wurde davon ausgegangen, daß der Knochen kraftflußorientiert aufgebaut ist und daß Scherkräfte zur Bindegewebsbildung führen. Weiterhin ist bekannt, daß die Leitstruktur des Knochens durch kollagene Fasern vorgegeben ist. Diese sind als kristalline Substanz Entstehungsort bioelektrischer Signale. Den unter mechanischer Belastung entstehenden Potentialen wird neben anderen bzw. direkten mechanischen Einwirkungen, eine Triggerfunktion zur Ingangsetzung genetisch vorgegebener biochemischer Vorgänge zugeschrieben. Sie können damit für Bildung und Reifegrad ossären Gewebes eine Schlüsselfunktion einnehmen.

Damit sind folgende Voraussetzungen zu schaffen:

1. Das Implantat ist so anzupassen, daß
   a) die knöcherne Struktur im Kontaktbereich möglichst wenig unterbrochen wird,
   b) der physiologische Kraftflußverlauf weder unter statischer noch dynamischer Belastung gestört wird und insbesondere unphysiologische Scherkräfte ausgeschaltet werden.
2. Die Entwicklungs- und Reifungsvorgänge des defektüberbrückenden Knochengewebes dürfen durch mechanische Überlastung nicht gestört werden, ohne daß der dazu erforderliche physiologische Reiz ausgeschaltet wird.
3. Negative physikalische bzw. physikochemische Einflüsse sind weitgehend auszuschalten. Hierbei wird neben der Eliminierung der Auswirkung des „bone cement" (Temperatur, Monomere) auch an die von Korrosionsproduktion oder Temperaturerhöhung bei der mechanischen Bearbeitung des Knochens gedacht.

Zu 1a: Dies wird im Bereich der Pfanne durch die konstruktive Auslegung ermöglicht, indem die Kortikalis grundsätzlich erhalten bleibt. Lediglich 3,5-mm-Bohrungen werden im Grenzbereich des Durchbruchfeldes der Resultierenden

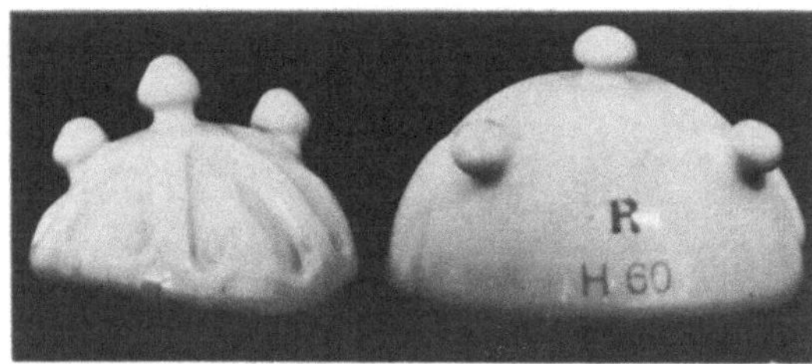

Abb. 3. Zementfrei verankerbare Pfanne: *rechts* von kranial, *links* von kaudal

F_R angebracht (Abb. 3). Die noppenförmigen Verankerungsknöpfe – die beiden kranialen sind exzentrisch gelagert – werden unter Ausnutzung der elastischen Verformung des Knochens eingepreßt. Sie lagern sich an der Rückseite der Kortikalis an. Damit ist einmal eine grobe Störung des vermuteten bioelektrischen Impulsmusters vermieden sowie die Entstehung

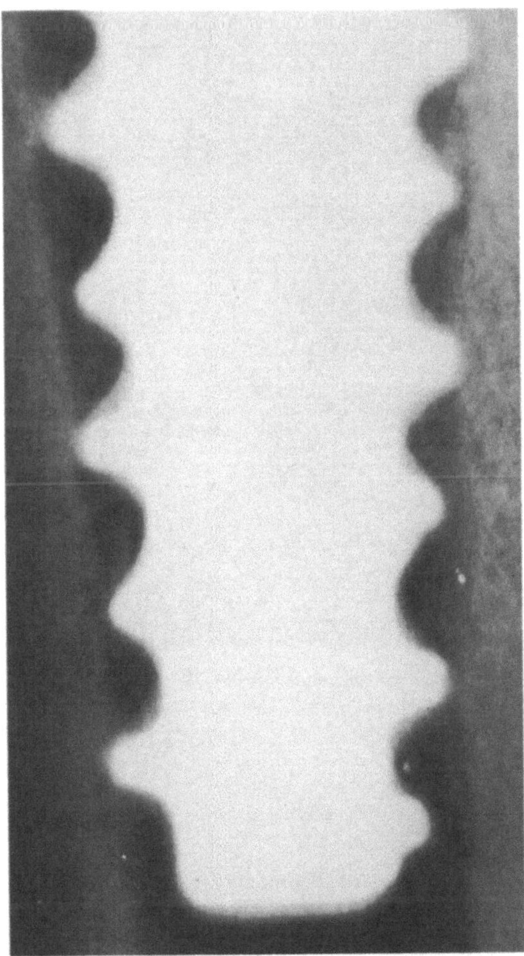

Abb. 4. Anwachsvorgänge an intramedullärer Ankerschraube (Zustand 4–6 Monate postoperativ)

von Spannungsspitzen bzw. unphysiologischen Randspannungen, die zu Resorptionserscheinungen führen können.

Im Bereich der Ankerschraube wird das Gewinde nur teilweise zum Eingriff gebracht. Eine tragfähige Abstützung für höhere Belastungen bildet sich dann in der Weise, wie es durch Berechnungen vorausgesagt werden konnte (Abb. 4).

Die an den Kontaktflächen dieser Implantatteile sicher vorhandenen Resorptionen waren so gering, daß sie röntgenologisch nicht nachgewiesen werden konnten. Das heißt nicht, daß überhaupt keine Resorptionen vorhanden waren, sie sind nur so klein, daß sie mit den gebräuchlichen Verfahren nicht feststellbar sind. Wir können davon ausgehen, daß in diesen Bereichen primär ein formschlüssiger Verbund vorliegt.

Zur Herstellung der Resektionsebene am Schenkelhals muß allerdings von dem Prinzip der minimalen Verletzung abgegangen werden, weil definitionsgemäß die Auflagefläche des Implantats senkrecht zur Resultierenden der Osteonenachse am Calcar femoris liegen soll, damit ausschließlich Normalkräfte zur Einleitung in den Knochen kommen und größere, unphysiologische Scherkräfte weitgehend ausgeschlossen werden können.

Diese Voraussetzung ist im Gegensatz zu anderen Verankerungsbereichen zunächst einmal mit einer radikalen Strukturunterbrechung der knöchernen Architektur verbunden.

Zu 1b: Hierzu wird das Implantat unter Einschluß der proximalen Winkelverhältnisse angepaßt (Abb. 5a, b). Die Daten werden aus 2 ebenen Röntgenbildern erhalten, die mittels eines speziellen Röntgenverfahrens hergestellt werden. Weiterhin ist das Instrumentarium so ausgelegt, daß unter der Operation die räumliche Flächenorientierung eingehalten werden kann. Letztendlich ist durch Einbringung eines Gelenks die aus den AO-Syntheseverfahren bekannte „stress protection" aufgehoben.

Zu 2: Durch ein vorgegebenes, kontrolliertes Belastungsprogramm mit am Körpergewicht orientierten Steigerungsstufen, gemessen über die Normalkraftkomponente der Bodenreaktionskräfte, wird eine Überlastung vermieden. Inwieweit die genauere Kenntnis von Knochendaten das Verfahren individuell variabler machen kann, läßt sich z. Z. noch nicht absehen.

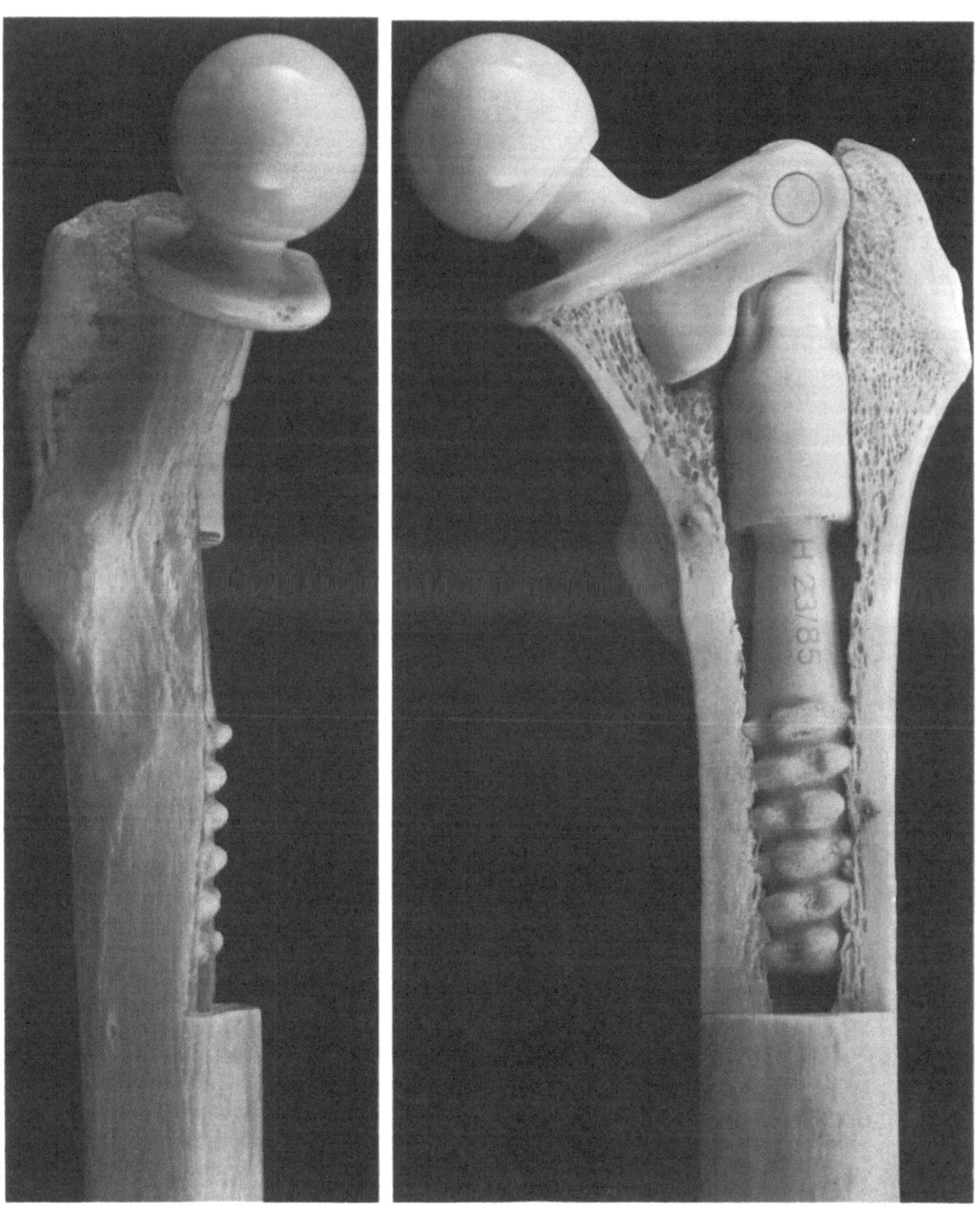

Abb. 5a, b. Femur mit Implantat. **a** Zur Ansicht aufgeschnitten von medial; s. die Ventralneigung der Resektionsebene, senkrecht zur Osteonenachse. **b** Ansicht von ventral

Zu 3: Durch keramische, inerte, nicht leitende Beschichtung, zementlose Verankerung und Verringerung der Reibung durch entsprechende Materialpaarung der Gelenkflächen werden Korrosion und sonstige chemische Einflüsse ausgeschaltet und der Abrieb auf einen Wert gesenkt, der nach bisherigen Erfahrungen eine Belastung des Umgebungsgewebes ausschließt.

Ergebnisse

Das System stellt primär höhere Anforderungen sowohl an die Therapie als auch an den Patienten. Die Resultate sind von der strikten Einhaltung des Schemas abhängig, wobei folgende Unterscheidungen zu machen sind:

Pfannen- und Schraubenverankerung laufen in jedem Falle programmgemäß ab und sind frühzeitig hoch belastbar, ohne daß Lageveränderungen nachweisbar werden. Das biologische Gewebe verhält sich von Anfang an, wie früher vorgenommene Berechnungen belegen, vorhersehbar.

Im Bereich des Schenkelhalses können u. E. wegen der radikalen Trennung der Struktur und der damit verbundenen Unterbrechung der räumlichen knöchernen Architektur relativ hohe Resorptionsraten auftreten. Sie sind abhängig von individuellen, nicht in vollem Umfang bekannten Parametern. Die Prozesse sind aus der Frakturtherapie grundsätzlich bekannt. Deswegen sind wir z.Z. dazu übergegangen, operative Vorgaben mit einem Winkel von etwa 5° größer als 90° zur Osteonenachse einzuplanen.

Der Beginn der postoperativen, gerätekontrollierten Gehübungen erfolgt in den ersten Tagen postoperativ unter Berücksichtigung der Wund- und Kreislaufverhältnisse.

Die Belastungssteigerungen erfolgen in 20-%-Stufen unter der Zugrundelegung der Normalkraftkomponente der Bodenreaktionskraft und des Körpergewichts. Sie werden grundsätzlich in monatlichen Abständen vorgenommen. Unter Umständen wird eine Zeitspanne am Anfang von 4–6 Wochen eingeschaltet, in der lediglich Fußbodenkontakt, d.h. das Abrollen des Fußes ohne Belastung, erlaubt ist.

Die aktive Beweglichkeit im Hüftgelenk richtet sich nach dem Rückgang der muskulären Atrophie. Sie ist im Mittel nach 6–9 Monaten in vollem Umfang erreicht. Das Bewegungsspiel hängt davon ab, inwieweit sich präoperativ ausgebildete Kontrakturen aufgelöst haben und die Muskelkraft unter der zunehmenden Belastung gesteigert werden konnte.

In den meisten Fällen traten bei jeder der vorgegebenen 20%igen Belastungssteigerungen muskuläre Beschwerden auf, die jedoch nach 14 Tagen weitgehend abgeklungen waren.

Jüngere Patienten konnten nach 1 Jahr, nach eigener Aussage, Gehstrecken von 20 km ohne Gehhilfen zurücklegen.

Nach 6–9 Monaten werden grundsätzlich keine, in Einzelfällen nur noch einseitige Stockhilfen benutzt. Das Alter der Patienten lag zwischen 30 und 58 Jahren. Bis jetzt wurden 10 Patienten mit Endoprothesen versorgt.

Reoperationen infolge Systemversagens wurden bisher nicht erforderlich. Die strikte Einhaltung der Vorgaben ist jedoch notwendig, weil sonst bei Überlastung des Schenkelhalsbereichs reparative Vorgänge des Knochens über lange Zeit gestört werden können. Durch Änderungen der biomechanischen Verhältnisse kann sich hieraus ein negativer Summationseffekt ergeben. Die reparativen Vorgänge können sich über 1 Jahr und länger hinziehen, insbesondere, wenn infolge anderer Erkrankungen medikamentöse Behandlungen erforderlich sind. Über die sicher bestehende Abhängigkeit vom primären Zustand des Knochens liegen noch keine Angaben vor, entsprechende Versuche sind in Arbeit.

Wegen der unterschiedlichen Zahl von Parametern und der geringen Zahl von Operationen lassen sich noch keine sinnvollen statistischen Aussagen machen. Hierzu werden die Untersuchungsmethoden, insbesondere bezüglich der primären Knochenmaterialdaten, noch erweitert werden müssen.

Sämtliche Patienten werden ab diesem Jahr präoperativ einer Ganguntersuchung mit Goniometrie und EMG ausgewählter Muskeln unterzogen. Die Tests werden postoperativ nach Erreichen der 100%igen Belastung wiederholt. Weiterhin werden nach 1/4, 1/2 Jahr und dann in jährlichen Abständen klinische und röntgenologische Untersuchungen vorgenommen.

Die bisherigen Ergebnisse berechtigen zur Hoffnung, daß ein Endoprothesensystem gefunden wurde, daß bei weiterer Verbesserung der biologischen Verankerung auch für jüngere Patienten anwendbar ist. Für diese Prognose werden sowohl die 9jährigen Erfahrungen mit Tumorimplantaten sowie die Ergebnisse aus den 1979 begonnenen Operationen am Hüftgelenk herangezogen.

Die Grunderkrankungen der bisher Operierten verteilen sich etwa gleichmäßig auf idiopathische Nekrosen, Dysplasie- bzw. Luxationsarthrosen, Kopfnekrosen nach Leberschaden sowie eine Nekrose nach Kortisongabe.

Die normale Beweglichkeit wurde in allen Fällen voll erreicht.

Operativ bedingt waren in allen Fällen an der Spitze des Trochanter major, im Bereich des Ansatzes des M. glutaeus medius, kalkdichte Verschattungen nachweisbar, die jedoch die Bewegung nicht beeinträchtigen.

Einer der Patienten, der in einer auswärtigen Klinik versorgt wurde, hat mit 59 Jahren seine Berentung beantragt. Sein Beruf ist Landwirt.

Zusammenfassend kann gesagt werden: Die Berücksichtigung der kausalen Histogenese bei der Entwicklung der Endoprothese und in der Therapie scheint sich auch im Bereich der Skelettimplantologie zu bewähren, wenn, wie hier, die von der bisherigen Frakturtherapie abweichenden Verhältnisse berücksichtigt werden. Die Test- und Berechnungsergebnisse bestätigen sich, wenn unkritische Verallgemeinerungen ausgeschaltet werden. Die bisherigen Erkenntnisse lassen weitere Verbesserungen zu, die insbesondere im Bereich der individuellen Prognose liegen, wobei hier der möglicherweise erzielbaren Abkürzung der primären Fixierungszeit besonderes Augenmerk geschenkt wird. Die Verwendung entsprechender inerter Oberflächen und Materialpaarungen im Kontakt- und Gelenkbereich stellt eine Abrundung des Konzeptes dar. Das Verfahren ist aufwendiger. Es ist auch gegen Fehler sensibler. Es kann nur in Kliniken angewendet werden, die in der Lage sind, die therapeutischen und operativen Vorgaben zu erfüllen. Weiterhin sind die Patienten konsequent zu führen. Die Erfüllung dieser Forderungen ist auch von seiten der Patienten erforderlich, weil die Anwendung eines physiologisch quasi aktiv reagierenden Implantats dann zu Mißerfolgen führen kann, wenn das biologische Gewebe in der primären Einheilungs- und Fixationsphase überfordert wird.

Literatur

1. Engelhardt A (1980) Probleme der zementfreien Prothesenverankerung. Med Orthop Techn Heft 1/80
2. Engelhardt A, Grell H, Komitowski D et al. (1976) Trends in the development of permanent ceramic implants. In: Schaldach M, Hohmann D (eds) Engineering in medicine, vol 2. Advances in artificial hip and knee joint technology, pp 475–492. Springer, Berlin Heidelberg New York
3. Engelhardt A, Scholten R, Burkhard KH, Sollbach B (1977) Kraftflußberechnungen zu zementfrei implantierbare Hüftgelenksprothese mit physiologischer Krafteinleitung. Ber. BMFT
4. Engelhardt A, Sencar M, Scharbach H, Komitowski D, Andreef I (1978) Results after implantation of ceramic-coated humerus endoprostheses. Sicot Konf. 14
5. Engelhardt A, Sencar M, Heipertz W, Kooke D et al. (1979) Implantate zur Defektüberbrückung nach Tumorresektionen. Acta Facult. Med. Univ. Brunensis, S 64
6. Engelhardt A, Sencar M, Scharbach H, Grell H, Andreef I (1981) Erfahrungen mit zementlos verankerten Implantaten. Z Orthop 119/6:789–791
7. Grell H (1976) Ursachen der Lockerung von Hüftendoprothesen und konstruktive Abhilfemaßnahmen bei Verwendung biokompatibler Werkstoffe. Dissertation, Universität Stuttgart
8. Kummer B (1978) Mechanische Beanspruchung und funktionelle Anpassung des Knochens. Verh Anat Ges 72:21–45
9. Pauwels F (1965) Gesammelte Abhandlungen zur funktionellen Anatomie des Bewegungsapparates. Springer, Berlin Heidelberg New York
10. Scholten R, Röhrle H (1977) Kraftflußberechnungen in Knochenstrukturen und Prothesen – Phase II. Ber. BMFT

Erfahrungen mit der Lord-Prothese

G. Rupp

Seit 4 Jahren wird in meiner Abteilung die zementfreie Hüftprothese nach dem System Lord verwendet. Ausschlaggebend für die Verwendung dieses Systems waren die Überlegungen, daß bei einem präzisen Einbau dieser Prothesenteile von Anfang an ein hoher Grad von Festigkeit zu erreichen ist. Dafür verantwortlich ist nicht nur ein formschlüssiger Sitz der Prothesenteile mit ihrer madreporischen Oberfläche, sondern auch die Auflage der Schaftprothese im Oberschenkelteil und die Anlagerung der Schaftprothese am Trochanter major. Um eine möglichst feste Verankerung der Prothesenteile in ihrem knöchernen Bett zu erzielen, wählte Lord eine rauhe Oberfläche dieser Prothesenteile in der schon angegebenen madreporischen Form. Dadurch wird auch die Oberfläche in einem Verhältnis von 1:3 vergrößert und dem Knochen ist die Möglichkeit gegeben, zwischen die 3/4-kugelförmigen Auflagerungen auf den Prothesenoberflächen hineinzuwachsen. Tierexperimentell konnte nachgewiesen werden, daß diese Form der Oberflächenvergrößerung gegenüber jener der negativen Art, also bei der die Vergrößerung durch Ausnehmungen in die Oberfläche der Prothesenteile hinein erzielt wird, vorzuziehen ist. Es kommt bei der madreporischen Form der Oberflächengestaltung nicht zu Frakturen jener kleinsten Knochenteile, welche zwischen die 3/4-kugelförmigen Auflagerungen hineingewachsen sind, während bei der porösen Form der Oberflächengestaltung dies sehr wohl zutrifft. Aus Diapositivabbildungen geht auch hervor (tierexperimentelle Ergebnisse), wie fest der Knochen die eingebrachte Prothese mit ihrer madreporischen Oberfläche umschließt. Man hat den Eindruck, daß ein sehr exakter formschlüssiger Kontakt zwischen Knochen und Prothesenteilen besteht. Für die Verwendung haben wir verschiedene Schaftgrößen und verschiedene Pfannengrößen und -formen zur Verfügung. Für dysplastische Hüftgelenke steht ein Schaft mit einem Durchmesser von 11 mm zur Verfügung. Die normalen Schaftdurchmesser betragen 13, 15 und 18 mm. Die Schaftlängen variieren zwischen 15 und 20 cm. Die Schäfte sind auch mit verschieden langen Hälsen versehen, es stehen kurze, mittlere und lange Hälse zur Verfügung. Die Köpfe sind auswechselbar und haben wiederum verschieden tiefe Sitze, so daß uns ein Kopf sowohl mit einem kurzen, als auch mit einem mittleren und einem langen Imbus zur Verfügung steht. Durch dieses System haben wir eine Variationsbreite von 2 cm im Bereich der Kopf-Hals-Längen zur Verfügung. Der Kopfdurchmesser beträgt 32 mm. An Pfannen stehen uns für dysplastische Hüften Schraubpfannen mit 42 und 46 mm Durchmesser zur Verfügung. Die Normalpfannen umfassen ein Sortiment von 50, 54, 58 und 62 mm Durchmesser. Zu jeder dieser Pfannen paßt ein Polyäthyleneinsatz, der ebenso wie der Kopf auswechselbar ist, so daß bei späteren eventuellen starken Verschleißerscheinungen bei festem Sitz von Schaft und Pfannenring, lediglich Kopf und Pfanneneinsatz gewechselt werden müssen. Eine Besonderheit stellt auch die Möglichkeit der Kombination mit einer Schnapppfanne dar. Hier handelt es sich um eine Kombination zwischen Lord und dem System nach Moor. Dabei wird auf den Lord-Schaft, der mit dem entsprechenden Kopf versehen ist, eine Schnapppfanne aufgebracht und dieses System einfach ohne jede weitere Bearbeitung des Pfannenbereichs – es gibt aber auch hier die entsprechenden Schnapppfannendurchmesser, die erforderlich sind – in die Hüftpfanne eingesetzt. Dieses System findet bei alten Patienten mit Schenkelhalsbrüchen Anwendung, wobei mit großer Wahrscheinlichkeit anzunehmen ist, daß eine andere Versorgung des Schenkelhalsbruchs eine nachfolgende Kopfnekrose nicht verhindern könnte.

Die Operation selbst wird in Seitenlage durchgeführt. Den Hautschnitt lege ich leicht bogenförmig, in der Hauptsache aber in der

Längsrichtung angelegt, so daß er den Trochanter major nach der Dorsalseite zu leicht umgreift. Die Fascia lata wird in ähnlicher Richtung gespalten, und, wenn es aus raumerfordernden Gründen notwendig ist, die dorsale Lefze senkrecht zur Schnittführung gekerbt. Dann werden die Außenrotatoren nahe an ihrem Ansatz im Trochanterbereich angeschlungen und im sehnigen Ansatzteil durchtrennt. Nun wird ein hinterer Teil der Kapsel exzidiert und – nachdem die Kapsel auch kranial nach Weghalten der hier inserierenden Glutäalmuskulatur gekerbt wurde – der Kopf durch vorsichtiges Innenrotieren des Oberschenkels luxiert. Dabei beugt die Assistenz, die das Bein führt, das Kniegelenk bis zu ca. 80° und dreht nun den Oberschenkel vorsichtig nach innen. Man kann mit schuhlöffelartigen Hebeln diesen Vorgang im Gelenk selbst unterstützen. Nun nimmt die Assistenz eine Position ein, bei der der durch 80° Beugung des Kniegelenks und Innenrotation des Oberschenkels zuerst senkrecht stehende Unterschenkel durch weitere Innenrotation von ca. 10° sich zur Vorderseite des Patienten neigt. In dieser Position kann nun der Operateur mit einer oszillierenden Säge den Hals hart am Ansatz des Trochanters parallel zur Längsachse des Oberschenkels abtragen. Etwa 1 cm oberhalb des Trochanter minor wird nun der 2. Schnitt im Schenkelhalsbereich gesetzt, der zum ersten in einer Stellung von ca. 85°, also in der Stellung eines stumpfen Winkels, sich befindet. Die Ebene der Auflagefläche steht im Winkel von 90° zur Längsachse des Oberschenkelschaftes. Nun wird der Markraum mit den dazugehörigen Raspeln entsprechend ausgeraspelt. Man beginnt mit jener Raspel, die für den 13-mm-Schaft bestimmt ist. Gelingt es nicht mit dieser Raspel den Markraum formschlüssig aufzuraspeln, so muß die nächststärkere Raspel gewählt werden. Dies muß im Einklang stehen mit den vor der Operation angefertigten Röntgenbildern und mit dem Einpassen der Prothesenteile mit Hilfe einer Meßfolie. Auf alle Fälle muß die Raspel formschlüssig im Knochen sitzen. Ergeben sich Schwierigkeiten beim Aufraspeln in der Art, daß der Markraum sich im unteren Teil stark verengt und man nur mit größerer Gewaltanwendung die Raspel durch jene Enge treiben könnte, so ist es unbedingt erforderlich, diese Enge durch vorsichtiges Aufbohren mit dem Markraumbohrer in die entsprechende gewünschte Weite zu bringen. Man bohrt immer mit dem Markraumbohrer bis 0,5 mm an die gewünscht Stärke des Schaftstieles heran, d. h. bei einer Schaftstärke von 15 mm Durchmesser erweitert man mit Hilfe des Markraumbohrers den Markraum auf 14,5 mm. Wenn dieser Arbeitsgang des Zubereitens des Markraumes beendet ist, wird die Pfanne zur Aufnahme der Schraubpfanne präpariert. Mit Hilfe von entsprechenden Pfannenfräsen wird die gewünschte Weite des knöchernen Köchers im Pfannenbereich hergestellt. Die Tiefe des knöchernen Köchers im Pfannenbereich soll so gewählt werden, daß die Schraubpfanne möglichst von allen Seiten von einem stabilen, festen Knochenring umfaßt wird. Nun wird bei Erreichen dieses Ziels das Gewinde für die Schraubpfanne in den knöchernen Köcher vorgeschnitten. Schon dabei merkt der Operateur, ob er einen festen Sitz des Schraubpfannenringes erzielen kann. Wenn der Gewindeschneider nicht richtig faßt, so muß entweder der knöcherne Sitz vertieft oder eine nächst größere Weite gewählt werden, entsprechend den knöchernen Verhältnissen in diesem Bereich. Ist nun der Sitz des Pfannenringes zufriedenstellend vorbereitet, so pflege ich die Knochenwunde mit einem Gemisch aus Eigenspongiosa, welche vom wegfallenden Kopf-Hals-Teil gewonnen wird, und Fibrin zu versiegeln. Die Spongiosa wird zu diesem Zweck fein zerstoßen und mit den Kleberkomponenten Fibrinogen und Thrombin vermischt. In noch breiiger Form wird sie in die Knochenwunde eingebracht und über die Oberfläche des knöchernen Köchers verstrichen. Erst dann wird die Schraubpfanne eingeschraubt. Dadurch erzielt man einen sehr festen und exakten Sitz des Prothesenteils und auch eine forcierte Umwachsung des eingebrachten Prothesenrings. Nun wird der Pfannenring, der mit seiner Öffnung 45° zur Horizontalen und etwa 15–20° nach vorne zu sieht, mit dem passenden Polyäthyleneinsatz versehen. Anschließend wird nach Versiegelung der knöchernen Wunde im Oberschenkelschaft – dies geschieht auf die gleiche Weise wie im knöchernen Köcher der Pfanne – der passende Schaft eingetrieben und mit dem entsprechenden Kopf besetzt. (Man kann auch, wenn man noch wenig Übung hat, mit einem geeigneten Meßschaft, der eine glatte Oberfläche hat, und bei dem die Möglichkeit des Besetzens mit verschiedenen Köpfen besteht, nochmals die gewählte Schaft-Kopf-Form in bezug auf ihre Längenverhältnisse überprüfen.) Ist der Schaft einmal eingeschlagen – dazu dient noch ein eigenes Instrument, mit dem der Schaft so gefaßt werden kann, daß er beim Einschlagen richtig geführt wird –, kann man den Schaft in der Regel nicht mehr ausschlagen. Er sitzt von Anfang an absolut fest. Man kann auch den Operationsvorgang umgekehrt wählen, indem man zuerst den Pfannenraum präpariert und die Schraubpfanne einsetzt, anschließend den Oberschenkelschaft präpariert und dann den Schaft einbringt. Nach Einbringung der beiden Prothesenteile wird nun durch Zug und Außenrotieren des Oberschenkelschaftes der Kopf in die Pfanne eingesetzt. Es sollte sich nun bei Streckstellung des Beines und bei einer Innenrotation von 10° der Kopf aus dem Pfannenbereich etwa um die Hälfte bis um 3/4 seines Kopfdurchmessers bei Längszug herausziehen lassen. Ist dies gegeben, so ist das System richtig gewählt.

Vor etwa 2 Jahren habe ich die ersten 100 auf diese Art Operierten nachuntersucht und ausgewertet. Die Prothesen waren zu jenem Zeitpunkt 1,5–2,5 Jahre implantiert gewesen. Bei den 100 ersten Patienten handelt es sich um 30 Männer und 70 Frauen. Das Lebensalter der Operierten erstreckte sich vom 3. bis zum 8. Lebensjahrzehnt, wobei der Schwerpunkt im 6. Lebensjahrzehnt lag. 36mal waren vorangegangene Traumen die Ursache für die Indikationsstellung zur prothetischen Versorgung der Hüfte, 62 Fälle waren nicht traumatischer Ursache, und bei 2 Fällen war die Ursache nicht klärbar. Die längste stationäre Verweildauer betrug 102, die kürzeste 12 Tage. Im Durchschnitt wurden die Patienten zwischen 20 und 30 Tagen stationär behandelt, einschließlich der Vorbereitungszeit zur Operation und einschließlich der ersten Nachbehandlung.

Die geschlossene Beobachtungszeit nach der Operation betrug bei 82% 3 Monate, bei 18% bis zu 6 Monaten. An Komplikationen traten 5mal Trochanterbrüche, 7mal postoperativ Venenentzündungen, 3mal schwere, 7mal leichte periartikuläre Verkalkungen auf. 2mal mußte postoperativ eine Kalkausräumung durchgeführt werden. Bei 9 Patienten wurde kurzfristig ein Gipsverband zur Ruhigstellung angelegt. Die Operation wurde 2mal nach vorangegangener Voss-Hängehüfte, 6mal nach traumatisch bedingten Kopfnekrosen, 5mal nach Schaftbrüchen bei vorangegangenen zementierten Hüftprothesen durchgeführt. Die Belastung des operierten Beines erfolgte am 2. bis zum 5. postoperativen Tag mit ca. der Hälfte des Körpergewichts mit Hilfe von Stützkrücken. Nach 3–6 Wochen kann der Patient voll belasten. Er hat zu dieser Zeit noch zu seiner Sicherheit die Stützkrücken und legt diese je nach der Geschicklichkeit in diesem Zeitraum ab. Ausnahmen sind Patienten, bei denen die Implantation bei Reoperationen nicht so exakt erfolgen konnte. Hier wird für ca. 3–4 Wochen mit einem Gipsverband fixiert, und die Belastung nach 3–6 Monaten aufgenommen.

An einzelnen Fällen werden noch bestimmte Schwierigkeiten und Besonderheiten erörtert, wie sie bei dieser Art der Hüftgelenkersatzoperation gelegentlich auftreten. Im Fall eines jugendlichen Patienten, der mit 16 Jahren eine schwere zentrale Hüftgelenkverrenkung erlitten hat und infolge dieser Verletzung eine sehr schmerzhafte Arthrose davontrug, die ihn von jeglicher Tätigkeit ausschloß. Bei diesem Patienten wurde mit 22 Jahren eine Arthroplastik durchgeführt und ein Keramikkopf dabei verwendet. Nach etwa 1,5 Jahren kam es bei einem Sprung von einer Mauer zu einer Fraktur des Kopfes. In einer Nachfolgeoperation wurden Kopf und Polyäthyleneinsatz der Pfanne ausgetauscht. Diese Operation verlief völlig problemlos, der Patient war nach 4 Wochen wieder voll hergestellt und konnte die Hüfte wieder ohne Beschwerden voll belasten. Er geht, seit er eine künstliche Hüfte hat, wieder seinem Beruf nach.

Ein weiterer Punkt betrifft die Trochanterabbrüche. Wenn der Sitz des Schaftes nicht ganz exakt am Trochanter zubereitet ist, d.h., wenn vom Trochanter major zu viel stehen bleibt, kann es vorkommen, daß beim Eintreiben des Schaftteils der Trochanter abgesprengt wird. Sollte dies geschehen, so kann man den Trochanter reponieren und mit einer Spongiosaschraube an seiner richtigen Stelle fixieren. Dies ist aber nicht unbedingt erforderlich, man kann auch nach Wundschluß das Bein in einer Gipshose 3–4 Wochen ruhigstellen und während dieser Zeit bereits den Patienten belasten lassen. Nach ca. 6 Wochen ist der Trochanter major wieder so weit verfestigt, daß der Abbruch keine wesentlichen Beschwerden macht. Dieser heilt in jedem Fall ohne Beeinträchtigung der Funktion knöchern ab. Man vermeidet aber den Abbruch des Trochanters dadurch, daß man den Sitz ganz exakt ausschneidet. Wenn man beim Zubereiten des Schaftsitzes mit der Raspel am Trochanter major eine zu tiefe Rille setzt, so ist dies ein Zeichen, daß man am Trochanter major nachresezieren muß. Beim Eintreiben der Raspel soll ihre Spur nur ganz zart am Trochanter major erkennbar sein. Eine tiefe Rillung zeigt jedenfalls an, daß am Trochanter major nachreseziert werden muß. Bei exakter Resektionsfläche am Trochanter major kommt es nicht zum Abbruch des Trochanters. Besonders gefährdet sind Patienten, bei denen vor der Implantation einer Lord-Prothese eine Zementprothese implantiert gewesen war. Eine zementierte Prothese hat immer eine starke Brüchigkeit des Knochens zur Folge.

Die erste Nachuntersuchung umfaßte vor 2,5 Jahren 100 Patienten. In einem Zeitraum von 4 Jahren sind jetzt von mir 547 Endoprothesen nach Lord implantiert worden. Dabei gab es eine Pfannenlockerung und eine Schaftlockerung. Bei beiden Fällen war primär die technische Problematik nicht einwandfrei gelöst worden. Die Pfanne war nicht fest genug im knöchernen Pfannenring verankert, es hätte statt des 54er Pfannenringes (54 mm Durchmesser) die nächst größere Pfanne mit 58 mm Durchmesser gewählt werden müssen. Bei der Reoperation wurde dies nachvollzogen und die Pfanne war sofort stabil. Bei der Schaftlockerung war es ähnlich, hier wurde ein 13 mm starker Schaft implantiert. Er war aber nicht formschlüssig exakt genug und deshalb kam es zur Kippung und Lockerung. Bei der Reoperation wurde der Schaft ausgewechselt und durch einen stärkeren, 18 mm im Durchmesser haltenden Schaft ersetzt. Seit diesem Zeitpunkt ist der Patient völlig beschwerdefrei. Hier ist nun anzumerken, daß der Patient unmittelbar nach der Operation schon leichte Beschwerden hatte, die sich im Verlauf von 1,5 Jahren immer mehr verstärkten, ohne daß irgendwelche Zeichen einer Infektion auftraten.

In einem weiteren Fall wird expliziert, daß ein tiefer Pfannensitz, bei dem ein Teil der implantierten Pfanne in das kleine Becken hineinragt – es handelte sich hier um eine Reoperation, bei der eine zementierte Pfanne entfernt werden mußte und der dadurch sehr weite knöcherne Pfannenraum nur durch einen tiefen Sitz des eingeschraubten Pfannenrings kompensiert werden konnte –, sehr gut vertragen wird. Bei dieser Operation wurde die Lücke im Pfannenboden mit Spongiosa und Fibrin überdeckt, und schon nach 4 Monaten sieht man auf dem Röntgenbild eine sehr schöne knöcherne Abdeckelung dieses ursprünglich freien Raumes. Der Patient geht seit 2,5 Jahren mit dieser Prothese völlig beschwerdefrei.

An einem weiteren Fall wird demonstriert, welche Belastungen eine Lord-Prothese überstehen kann. Es handelt sich hier um eine junge Frau, die mit 18 Jahren bei einem Autounfall eine schwere zentrale Hüftgelenkverrenkung erlitten hat. 4 Jahre lang konnte sie nur mit starken Schmerzen gehen, wobei die Adduktionskontraktur immer mehr zunahm. Eine Stellungskorrektur dieser Adduktion brachte nur kurzfristig eine leichte Besserung. Vor 3,5 Jahren wurde eine Lord-Prothese implantiert. Mit dieser ging die Patientin völlig beschwerdefrei. Etwa 1,5 Jahre nach der Implantation erlitt sie bei einem erneuten Autounfall einen schweren Trümmerbruch des gleichen Oberschenkels mit Beteiligung des Kniegelenkanteils des Oberschenkels. Der Bruch betraf die periphere Hälfte des rechten Oberschenkels. Das Implantat selbst hat dieses Trauma völlig irritationsfrei überstanden. Der periphere Bruch wurde offen reponiert und mit einer Platte und Schrauben stabilisiert. Er ist in der Zwischenzeit abgeheilt und die Patientin geht nun nach Entfernung des Osteosynthesematerials wieder wie vor dem letzten Unfall.

Der Fall einer Patientin mit knapp über 60 Jahren soll noch angeführt werden. Bei dieser Frau kam es nach etwa 1,5 Jahren nach der Implantation zu einem Trauma, bei dem die operierte Hüfte luxierte. Die Luxation wurde in Narkose behoben und 3 Wochen lang das Bein mit einer Gipshose ruhiggestellt. Nach Abnahme der Fixation kam es schon nach kurzer Zeit, etwa nach 4 Wochen, bei einer physiologischen Bewegung zu einem neuerlichen Trauma und, nachdem die Hüfte wieder 6 Wochen eingegipst gewesen war, wiederholte sich diese Verrenkung nach einigen Wochen. Bei der Reoperation fanden sich die primär rückgenähten Außenrotatoren durch das Verrenkungstrauma abgerissen und die Pseudokapsel im hinteren Anteil stark ausgeweitet. Die Außenrotatoren wurden rückgenäht, die Kapsel reseziert und gerafft vernäht und die operierte Hüfte 3 Wochen in der Gipshose ruhiggestellt. Seit diesem Zeitpunkt, also seit über einem halben Jahr, geht die Patientin ohne Reluxation wieder völlig beschwerdefrei. Hier hat sich dieses interimistische Trauma der Hüftluxation – es handelte sich um ein adäquates Trauma – als Ursache für den Abriß der Außenrotatoren und der Ausweitung der hinteren Kapselanteile herausgestellt, die dann zu den Reluxationen geführt haben.

Außerdem sei hier noch ein negativer Fall angeführt. Auch dieser ist, wie ja negative Fälle in der Regel, sehr lehrreich. Es handelte sich hier um eine über 60 Jahre alte Frau, die auf meine Station mit einer fistelnden Wunde am Oberschenkel aufgrund einer vorangegangenen Operation eines Schenkelhalsbruchs verlegt wurde. Der Bruch war mit einem 3-Lamellen-Nagel stabilisiert worden und es war zu einer Infektion gekommen. Die Infektion führte, wie die Fistelfüllung zeigte, in den Nagel und von diesem durch den Kopf in das Gelenk. Der Nagel wurde entfernt, der Kopf reseziert, der Hüftbereich drainiert und das Bein ruhiggestellt. Es kam zu einer klaglosen Abheilung der Operationswunde und zu einem Schluß der Fistel. 6 Monate nach dem Schluß dieser Fistel wurde eine Lord-Prothese implantiert. Anfangs schien es, als ob die Prothese ohne Komplikationen vertragen würde. Nach 4 Wochen kam es aber zu einem erneuten Auftreten einer Fistel und diese konnte trotz Spül-Saug-Drainage, trotz Einlegen von Gentamycinketten, Ruhigstellung im Gipsverband usw. nicht beherrscht werden. Es mußten also die Prothesenteile entfernt werden. Dabei zeigte sich, daß die Pfanne sehr fest saß, sich aber doch mit dem Schlüssel herausschrauben ließ. Anders verhielt sich der Schaft. Dieser war so fest in den Oberschenkelschaft eingepreßt, daß bei Ausschlagen des Schaftes ein Teil des Oberschenkelschaftes mit dem Prothesenschaft mit ausgeschlagen wurde. Dieses ausgeschlagene Knochenstück, es war etwa 12 cm lang, konnte von der Prothese nur nach Spalten dieses hülsenförmigen Knochenkörpers entfernt werden. Nachdem hier ein beträchtlicher Defekt vorlag, wurde versuchsweise dieses Knochenstück einfach in den Schaft zurückgesteckt und das Bein nach Wundschluß mit einem Brust-Becken-Bein-Gipsverband ruhiggestellt. Selbstverständlich wurde die Wunde mit einer Spül-Saug-Drainage gesichert. Nach Entfernung der Prothese kam es zu einer klaglosen Abheilung der Wunde, auch die Fistel schloß sich ein 2. Mal, und diesmal endgültig. Das Erstaunliche an diesem Fall war, wie an Bildern demonstriert werden konnte, daß dieses ausgeschlagene Knochenstück sich wieder revitalisierte und nun die Hüfte im Sinne einer Girdlestone-Hüfte funktioniert.

Abschließend sollen noch die Ergebnisse demonstriert werden, die nach der ersten Nachuntersuchung der ersten 100 Fälle vorlagen. Es hat sich i. allg. an diesen Ergebnissen bei den folgenden Patienten nichts wesentliches mehr geändert, so daß die Untersuchungsergebnisse auch für die übrigen Patienten, es sind bis jetzt 547, Gültigkeit haben.

Es wurde eine Klassifizierung in 4 Gruppen vorgenommen. Die Gruppe 1 umfaßt jene Patienten, die eine Beweglichkeit von 2/3 der Norm bis zum normalen Maß haben und völlig beschwerdefrei ohne Auffälligkeiten gehen.

Die Gruppe 2 umfaßt jene Patienten, die die Hälfte bis 2/3 des Normalmaßes der Beweglichkeit aufweisen und zeitweise leichtere Beschwerden im Sinne von Wetterschmerzen oder Überlastungsschmerzen aufweisen.

Die Gruppe 3 umfaßt jene Patienten, die 1/3 bis die Hälfte des normalen Bewegungsumfangs aufweisen und mit einem Stock dauernd gehen.

Die Gruppe 4 umfaßt jene Patienten, die weniger als 1/3 der normalen Beweglichkeit aufweisen, die Schmerzen haben und die mit 2 Stützkrücken oder Stöcken gehen müssen.

In der Aufschlüsselung sieht nun das Bild folgendermaßen aus:

- Der Gruppe 1 können 70% der Patienten zugeordnet werden, darunter befinden sich 3 Patienten die beidseits eine Lord-Prothese tragen.
- In der Gruppe 2 sind 23% der Patienten vorhanden, davon tragen 2 eine doppelte Lord-Prothese.
- In der Gruppe 3 sind 5% nachweisbar.
- In der Gruppe 4 sind 2% nachweisbar.

Bei einem Bericht über eine Prothese, von der wir erwarten, daß sie lange Zeit problemlos von ihrem Träger benutzt werden kann, bei der wir aber erst einen Zeitraum von 4 Jahren überblicken, sollte man noch nicht zu optimistisch sein. 4 Jahre Verweildauer sind für eine Prothese noch nicht endgültig ausschlaggebend. Sie lassen wohl einen gewissen Schluß zu und diese 4 Jahre erlauben uns auch, gewisse Erfahrungen über diese Prothese mitzuteilen. Wir können aber nur hoffen und aus Parallelen anderer Fälle daraus schließen, daß diese Prothese die in sie gesetzten Erwartungen in bezug auf lange Verweildauer und lange Verträglichkeit im menschlichen Körper erfüllen wird.

Erfahrungen mit der Lord-Totalendoprothese – Biomechanik und klinische Ergebnisse

H. Seidel

Einleitung

Die Hoffnung auf befriedigende Langzeitergebnisse der Alloarthroplastik des Hüftgelenks hat sich vielerorts nicht erfüllt. Der Modellwechsel, der in allen großen Hüftzentren stattgefunden hat, weist auf die mangelnden Resultate der alten Prothesengeneration hin. Der Operateur ist in der Entscheidung, welchen Prothesentyp er implantieren soll, oft überfordert bzw. in einem Gewissenskonflikt, da die Prothesenphilosophie großer Hüftzentren sich oft sehr diametral gegenübersteht.

Exemplarisch sei das Problem des Prothesenkragens genannt, das z. B. von Müller ganz anders beurteilt wird als von Buchholz, Harris oder Lord.

Während Buchholz nur zementverankerte Prothesen implantiert, hat sich Lord ganz von dieser Technik gelöst. Dennoch verfügt der Chirurg vor Ort über beste Informationen, sofern er die Operationsergebnisse kritisch analysiert.

Eigene Nachuntersuchungsergebnisse von Totalendoprothesen

Die Auswertung von 187 von mir explantierten und reoperierten Patienten mit Totalendoprothesen zeigt bestimmte Lockerungsmuster:

1. Den Ausschliff des Zementmantels um den Prothesenschaft als Folge der Wechselbiegebelastung der Prothese.
2. Den Prothesenbruch als Folge des Ausschliffs im Zement.
3. Den Prothesenbruch bei mangelnder medialer Abstützung der Prothese.
4. Den Keramikabschliff an Pfanne und Kopf bei zu steil implantierter Pfanne.
5. Die Sinterung der Prothese in den Femurschaft bei zu klein dimensionierter Basisauflage der Prothese.

Bei den Patienten war in 70% der Schaft isoliert ausgelockert (mittlere Verweildauer 5 Jahre).

Biomechanische Untersuchungen

Um die Bedeutung der Prothesenschaftauflage zu klären, führte ich biomechanische Untersuchungen an frischen Humanfemora durch, in die verschiedene Totalendoprothesen einzementiert wurden. Die Präparate wurden in einer Druck-Zug-Maschine nach Frank belastet. Der Krafteinfallswinkel betrug 16° zum Hüftkopfzentrum. Das Kondylenmassiv wurde stabil auf der Auflage einzementiert, der Trochanter major abgestützt.

Prothesen mit einer breiten Kragenauflage und kurzem Schaft, die zusätzlich mit einem „Plug" (Seidel) implantiert wurden, waren am stabilsten verankert.

Kragenlose Prothesen sanken unter der Belastung in den Femurschaft ein und frakturierten den Zement bzw. den Oberschenkel.

Eine Lord-Totalendoprothese eines Patienten, der 8 Monate nach der Operation an einer Lungenembolie verstarb, wurde in gleicher Weise 2 Tage post mortem getestet. Bei steigender statischer Kraft sank die Prothese in den Femur ein.

Bei einer zyklischen Belastung mit 2000 N federte der Oberschenkel wie ein normales Femur ohne Prothese auf und ab. Bei einer zyklischen Belastung von 3000 N brach der Oberschenkel an der Prothesenspitze schräg durch. Ein zweiter Oberschenkel mit einer Lord-Totalendoprothese wurde ebenso getestet. Bei einer zyklischen Last von 2000 N blieb die relativ lose Basisauflage bestehen. Bei einer Last von 4000 N sank die Prothese in den Schaft ein, bis der Prothesenkragen plan auf dem Femur auflag. Nach 10 zyklischen Belastungen mit knapp

10 000 N brach der Oberschenkel wieder an der Prothesenspitze.

Aus den Versuchen ist zu folgern, daß die primäre Stabilität der Lord-Prothese auf der Einklemmung der Prothese im S-förmig gebogenen Oberschenkelschaft beruht. Diese primäre Stabilität beträgt ca. 2000–3000 N. Die madreporische Oberfläche erhöht die Stabilität zunächst nicht.

Nach Einwachsen der Spongiosa in die Prothese nimmt die Stabilität deutlich zu. Das Elastizitätsverhalten des Oberschenkels wird jedoch durch den langen, starren Schaft der Lord-Prothese gestört. An der Prothesenspitze besteht eine Sollbruchstelle.

Klinische Ergebnisse

Meine klinischen Ergebnisse sammelte ich an 100 Lord-Totalendoprothesen, von denen ich 85 selbst einsetzte. Der gerade Lord-Schaft verursacht Probleme bei der Implantation der Prothese und in der Nachbehandlungsperiode. Der gerade Schaft muß vorsichtig in den Markraum eingeführt werden. Insbesondere muß darauf geachtet werden, daß die Spannung zwischen Femurkortikalis und Prothese nicht zu groß ist, so daß der Femurschaft nicht gesprengt wird. Der Trochanter muß relativ tief reseziert werden, insbesondere ist darauf zu achten, daß die dorsale Schenkelhalskortikalis ausreichend reseziert wird. In unserem Patientengut traten 2mal Fissuren bzw. Frakturen intraoperativ im Femur auf. Dies kann vermieden werden, wenn die Prothesenaufsitzebene paßgenau parallel zur Aufsitzfläche der Femurraspel reseziert wird.

Von März 1979 bis Dezember 1981 operierte ich 85 Patienten mit Lord-Totalendoprothesen. Die Indikation bildeten Koxarthrosen, Schenkelhalsbrüche, posttraumatische Arthrosen nach Beckenbrüchen, festgelaufene Endoprothesen und ausgelockerte Totalendoprothesen.

Das Durchschnittsalter der Patienten betrug 56 Jahre. Die jüngste Patientin war 18 Jahre alt.

In 68 Fällen implantierte ich Lord-Pfannen und Lord-Schäfte. Bei den übrigen Patienten wurde die Lord-Pfanne bzw. der Lord-Schaft mit anderen Modellen kombiniert.

Die ausgezeichnete Biokompatibilität des Materials bewog mich, auch bei wenigen ausgewählten jüngeren Patienten die Lord-Prothese einzusetzen. Nach den Erfahrungen von Lord und meinen eigenen Beobachtungen wächst der Knochen auf die Prothese auf, im Gegensatz zur zementierten Prothese, bei der sich eine breite Interfaceschicht zwischen Zement und Knochen ausbildet. Der Gewinn an Knochensubstanz durch die zementlose Prothese ist meiner Ansicht nach der größte Vorteil gegenüber der Prothesentechnik mit Zement, bei der sich immer ein Verlust an Knochensubstanz entwickelt.

Abgesehen von 5 Versagern, die ausschließlich auf massive periartikuläre Verkalkungen zurückzuführen sind, beobachtete ich keine schlechten Ergebnisse.

Zusammenfassung

Die eigenen biomechanischen Untersuchungen zeigen, daß der Prothesenkragen von ausschlaggebender Bedeutung für die primäre Stabilität der Prothese ist. Die Forderung einer breiten Basisabstützung der Totalendoprothese auf den Femurschaft erfüllt die Lord-Totalendoprothese durch ihre rechtwinklige trochantere Abstützung. Das madreporische Profil der Totalendoprothese erhöht die sekundäre Stabilität nach Einheilen der Spongiosa in die Prothese. Die Untersuchungen post mortem haben gezeigt, daß eine ausgezeichnete Biokompatibilität des Metalls bzw. des madreporischen Profils im Knochen besteht.

Der gerade Lord-Schaft stört jedoch das Elastizitätsverhalten des Oberschenkels. Bei starker Belastung des Oberschenkels besteht am Prothesenende eine Sollbruchstelle, die klinisch und experimentell beobachtet wurde.

Dieser Nachteil des geraden Prothesenschaftes wird durch den von mir entworfenen und verwendeten Antiswing-Prothesenschaft mit madreporisch ähnlicher Oberfläche ausgeschaltet.

Frühergebnisse nach Judet-Totalendoprothesenplastik des Hüftgelenks

D. Schöllner und K.H. Elsner

Das allgemeine Interesse an der Abwendung von Problemen, die bei einer nicht geringen Zahl von Patienten mit TEP an der Zement-Knochen-Grenze auftreten, und eine verhältnismäßig große Zahl von Auslockerungen nichtzementierter Endoprothesen eines anderen Typs, lenkte unsere Aufmerksamkeit auf die nichtzementierte TEP nach Judet. Indessen bedeutet diese Hinwendung keine vollständige Abwendung von den herkömmlichen zementierten Prothesen. Nach wie vor werden zementierte TEP in unserer Klinik bei älteren Patienten jenseits des 60. Lebensjahres mit Vorzug verwendet. Daher gilt die Judet-TEP in unserer Klinik nicht als ein Routineeingriff, sondern als ein Eingriff mit spezieller Indikation. Die Formgebung der Endoprothese mit rauher, sich selbst dem Knochen verzahnender Oberfläche schien uns besonders gute Voraussetzungen zu bieten, eine bewegungsstabile, großflächige Abstützung im Knochenlager und damit einen festen Sitz bis zum Lebensende des Patienten zu garantieren. Ob diese Erwartungen erfüllt werden, muß uns die Zukunft lehren. Die Indikation zur Judet-TEP stellen wir vorzugsweise bei Patienten unter 60 Lebensjahren, bei denen die TEP entweder zwingend war oder als günstigste Alternative unter verschiedenen Möglichkeiten angesehen wurde. Eine Arthrodese wurde niemals als akzeptable Alternative angesehen. Als weitere Indikation haben wir auch bei älteren Patienten über 60 Jahren diejenigen Fälle angesehen, bei denen die einmalige oder mehrfache Auslockerung einer zementierten Prothese keinen Versuch zur Implantation einer neuen zementierten Endoprothese zu rechtfertigen schien.

Unser Material umfaßt unsere ersten 50 operierten Fälle, von denen allerdings nur 40 Fälle zur Nachuntersuchung zur Verfügung standen, weil 4 Patienten nicht zu der vereinbarten Nachuntersuchung erschienen sind und 6 Patienten noch nicht länger als 3 Monate operiert waren.

Die Indikationen sind aus Tabelle 1 ersichtlich. Der hohe Anteil von Dysplasiekoxarthrosen und Hüftkopfnekrosen, die fast 1/3 der Fälle umfassen, erklärt sich daraus, daß diese Indikationen in verhältnismäßig frühem Lebensalter auftreten und somit als eine Domäne der zementfreien Judet-TEP angesehen wurden.

Aus der Altersverteilung in Tabelle 2 wird deutlich, daß nur insgesamt 6 Patienten älter als 60 Jahre waren.

Intraoperative Komplikationen traten in einem verhältnismäßig hohen Prozentsatz auf (Tabelle 3). Bemerkenswert ist die Zahl von 8 Schaftsprengungen. Dazu ist allerdings zu be-

Tabelle 1. Indikationen (n = 50)

Koxarthrose	22
Dysplasiekoxarthrose	10
Kopfnekrose	6
Prothesenaustausch	7
Rheumatische Koxarthritis	2
Fraktur oder Pseudarthrose	2
Protrusionskoxarthrose	1

Tabelle 2. Alter bei der Operation (n = 50)

21 – 30	2
31 – 40	4
41 – 50	20
51 – 60	18
61 – 70	5
71 – 80	1

Tabelle 3. Intraoperative Komplikationen (n = 50)

Schaftsprengung		8
Mangelnde Pfannenverankerung		6
→ Spongiosaunterfütterung	2	
→ verschraubbare Pfanne	4	
Mangelnder Kragenaufsitz		4
Luxationstendenz		3
Trochanterabriß (Verschraubung)		2

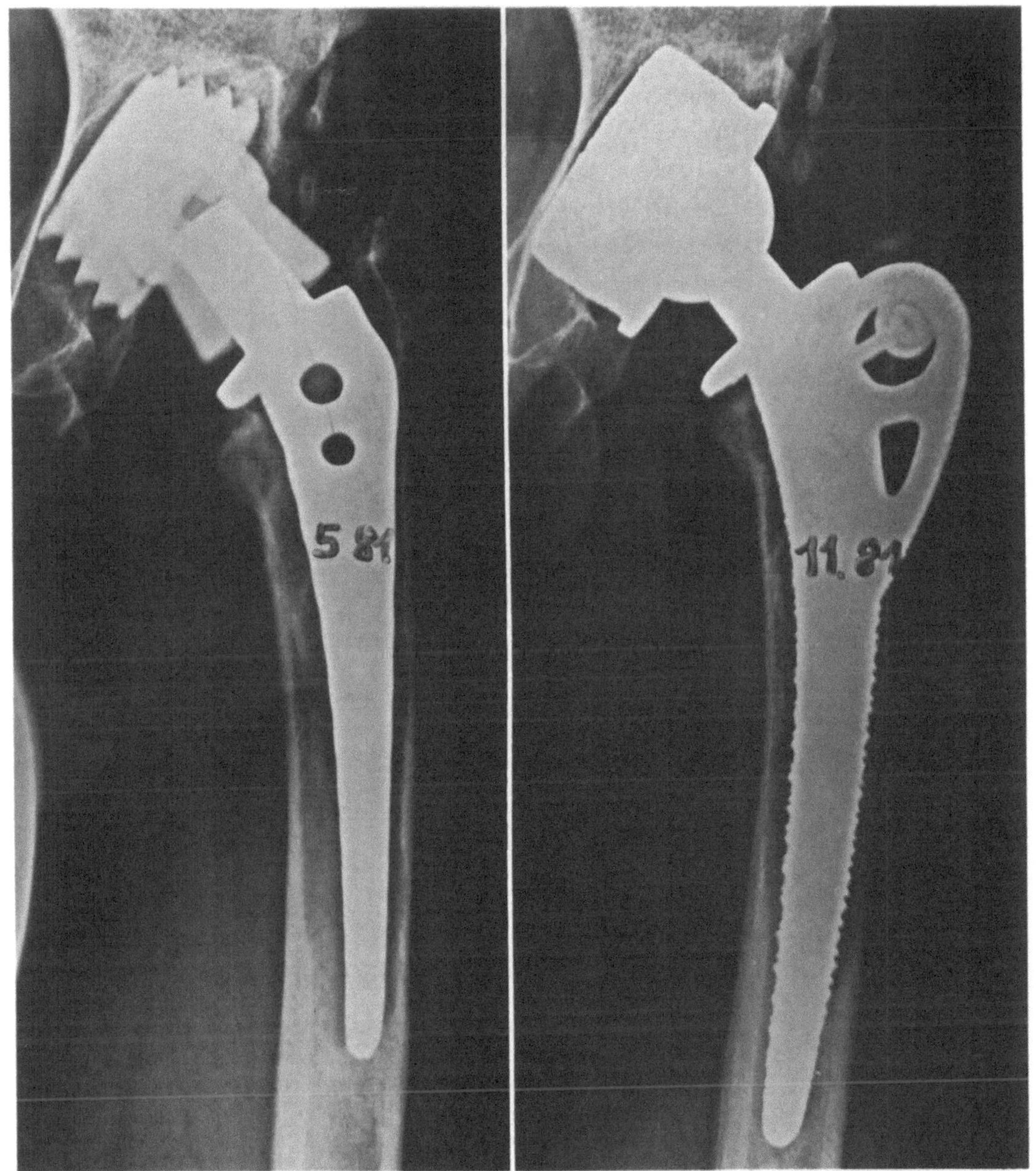

Abb. 1. **a** 21jähriger Patient mit Auslockerung einer zementfreien Keramikendoprothese mit Autophorschaft **b** Nach Implantation der Judet-TEP ist das linke Hüftgelenk schmerzfrei und voll belastungsfähig

merken, daß durch die Schaftsprengungen der Gesamtverlauf nicht maßgeblich beeinträchtigt wurde und daß in keinem Falle die Schaftsprengung Anlaß gab, die Endoprothese wieder auszubauen. In allen Fällen konnte durch Klammerung des Schafts mit Judet-Klammern und anderen zusätzlichen Maßnahmen die Stabilität doch noch erreicht werden. Mangelnder Kragenaufsitz ist eigentlich mehr eine operationskosmetische Komplikation, weil der Kragenaufsitz letztlich nicht entscheidend für den festen Sitz der Endoprothese ist. In einem Fall hatte sich die Prothese bereits vor dem Aufsetzen des Kragens so fest verklemmt, daß ein weiteres Eintreiben nicht mehr möglich war. Eine intraoperative Luxationstendenz hatte jeweils nur episodischen Charakter, weil nach dem Wundverschluß keine Luxationsneigung mehr zu beobachten war.

Die erfaßten postoperativen Komplikationen (Tabelle 4) erstrecken sich auf den Zeitraum von der Operation bis zur Entlassung aus

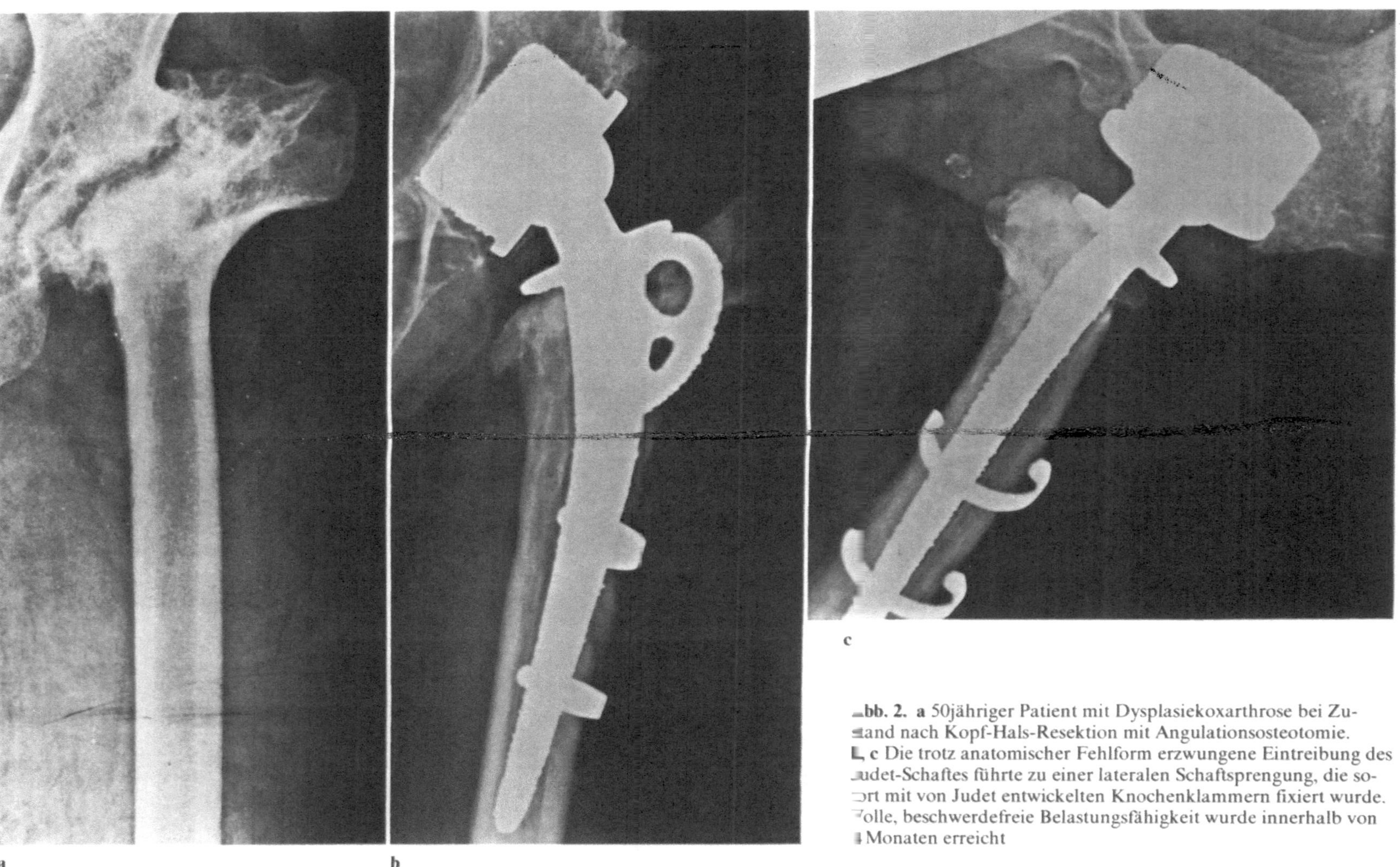

Abb. 2. a 50jähriger Patient mit Dysplasiekoxarthrose bei Zustand nach Kopf-Hals-Resektion mit Angulationsosteotomie. **b, c** Die trotz anatomischer Fehlform erzwungene Eintreibung des Judet-Schaftes führte zu einer lateralen Schaftsprengung, die sofort mit von Judet entwickelten Knochenklammern fixiert wurde. Volle, beschwerdefreie Belastungsfähigkeit wurde innerhalb von [illegible] Monaten erreicht

der stationären Behandlung. Der hohe Anteil von Peronäusparesen ist zweifellos auf die Bevorzugung des „südlichen Zugangs" zurückzuführen, der eine Dehnung oder Quetschung des N. ischiadicus besonders leicht zuläßt. In einem Fall wurde wahrscheinlich versehentlich eine Tuchklemme für die Abdeckung des Beines genau in den N. peronaeus communis am Wadenbeinköpfchen appliziert.

Die extreme Bevorzugung des „südlichen Zugangs" bei den Operationszugängen (Tabelle 5) erklärt sich aus der Form der Judet-TEP. Der weitausladende ringförmige Trochanterteil der Endoprothese ist ein großes Hemmnis bei dem sonst bei uns üblichen Zugang nach Watson-Jones ohne Trochanterablösung. Er tangiert zu stark die Muskulatur des M. glutaeus medius. Andererseits ist eine gute Verankerung im Trochanter nicht möglich, wenn dieser vorher abgelöst wurde. So haben wir uns von Hopf davon überzeugen lassen, daß für diesen Endoprothesentyp der „südliche Zugang" besondere Vorzüge besitzt.

Der hohe Anteil von sekundären Operationen (Tabelle 6) erklärt sich aus der speziellen Indikationsstellung.

Nachuntersuchungsergebnisse wurden erst frühestens nach Ablauf von 3 Monaten postoperativ erhoben. Die Nachuntersuchungsergebnisse beziehen sich lediglich auf die 40 verfügbaren Fälle, wie bereits oben verdeutlicht wurde (Tabelle 7 und 8). Die Einstellung der richtigen Beinlänge bietet bei der Judet-Prothese vielleicht etwas größere Schwierigkeiten als bei zementierten Prothesen, weil gelegentlich die feste Verklemmung des Schaftes zu früh eintritt und deshalb die Prothese oben etwas herausragt. Dies erklärt die 4 Fälle von Beinverlängerung. Dagegen ist die Verschlechterung der Beweglichkeit nach der Operation in 6 Fällen sicher kein Spezifikum der Judet-Endoprothese, sondern beruht auf den Besonderheiten der Indikationsstellung. Im allgemeinen haben wir den Eindruck gewonnen, daß die Patienten nach der Judet-Endoprothese sehr schnell eine besonders gute und schmerzfreie Beweglichkeit erlangen.

Eine Unzufriedenheit mit dem Operationsergebnis war bei Patient und Arzt in allen Fällen deckungsgleich. Es betrifft die beiden Fälle, in denen die Endoprothese endgültig wieder ausgebaut werden mußte, und einen besonders hartnäckigen Fall von Peronäuslähmung (Tabelle 8).

Tabelle 4. Postoperative Komplikationen (n = 50)

Peronäusparese	4
Fistel nach Hämatomausräumung	1
Infektion → Ausbau	2
Infekt, Aus- und Wiedereinbau	1
Verzögerte Wundheilung	2
Thrombose (Verdacht)	2

Tabelle 5. Operationszugänge (n = 50)

„Südlicher Zugang" in Seitenlagerung	48
Lateraler Zugang (Watson-Jones) in Rückenlage	2

Tabelle 6. Primäre oder sekundäre Operationen (n = 50)

Primäre Operationen	36
Sekundäre Operation	14

Tabelle 7. Nachuntersuchungsergebnisse der Judet-Totalendoprothese 3 Monate nach Operation (n = 40)

Beinlängen gleich	34
1/2 cm länger	4
1/2 cm kürzer	2
Beweglichkeit gebessert	27
gleich	7
verschlechtert	6

Tabelle 8. Zufriedenheit mit Operationsergebnis

Subjektive Zufriedenheit (Patient)	
Sehr zufrieden	16
Zufrieden (mit Einschränkung)	21
Nicht zufrieden	3
Objektive Zufriedenheit (Arzt)	
Sehr zufrieden	19
Zufrieden	18
Nicht zufrieden	3

Zusammenfassend können wir folgende Schlüsse aus unseren Frühergebnissen ziehen: Die Judet-TEP hat im großen und ganzen die in sie gesetzten Erwartungen bisher erfüllt. Die Implantationstechnik ist konstruktionsbedingt etwas schwieriger als die Technik bei anderen Prothesen. Die Operationsdauer ist deshalb auch meist länger, obwohl das Abwarten der Aushärtungsphasen des Knochenzements entfällt. Die postoperative Beweglichkeit ist frühzeitig relativ gut. Die verhältnismäßig hohe Zahl intraoperativer Komplikationen ist zu beherrschen, und dürfte mit zunehmender Erfahrung und Verbesserung des Implantationsinstrumentariums abnehmen.

Erste klinische Erfahrungen mit einer zementfreien Baukastenfemurhüftendoprothese mit Ti-6Al-4V-Schmiedeschaft und Al_2O_3-Keramikkugel

K. Zweymüller

Einleitung

An der Orthopädischen Universitätsklinik Wien gehen die Erfahrungen mit knochenzementfreien Implantaten bis 1972 zurück. Damals waren es vor allem die keramischen Werkstoffe, die zum Zweck der Defektüberbrückung sowie des Gelenkersatzes nach Tumorresektionen verwendet wurden (Salzer et al. 1975, 1976). Für den Bereich des Hüftgelenks gelangte eine Pfanne zum Einsatz, die dann auch in der Arthrosehüftendoprothese, einer Metall-Keramik-Verbundprothese, zur teilweise knochenzementfreien Implantation Verwendung fand (Zweymüller et al. 1977, 1978). Es war klar, daß der noch in konventioneller Weise mit Zement fixierte Schaft später ebenfalls durch ein zementfreies System ersetzt werden mußte. Nach kurzfristiger und geringzahliger Verwendung eines Schaftes, den wir von einer anderen Institution übernommen hatten (Chiari et al. 1977), sahen wir jedoch die Notwendigkeit gegeben, eine Neuentwicklung unter Auswertung der eigenen Erfahrungen durchzuführen. Über das Konzept dieses neuen Schaftes (Zweymüller u. Semlitsch, 1982), der seit seinem Ersteinsatz im Oktober 1979 in unveränderter Form in Verwendung steht, sowie über die weiter zurückliegenden Ergebnisse soll hier berichtet werden.

Konzept des Baukasten- und Verankerungsprinzips

Der aus einer Titanlegierung (Ti-6Al-4V-Protasul-64-WF) geschmiedete Schaft ist ein Geradschaft, der im mittleren und distalen Bereich einen distal sich verjüngenden Konus von 3 ° aufweist. Im distalen Anteil geht der Schaft in eine abgerundete Spitze über. Im proximalen Bereich verbreitet er sich blattartig in der Frontalebene (Abb. 1). Nicht nur diese Verbreiterung, sondern auch die Form des mittleren und distalen Schaftquerschnitts erlauben die Aufnahme der Torsionskräfte und garantieren so eine primär stabile Verankerung.

Die Verankerung des Schafts ist durch den kortikalen Kontakt der Prothese zum diaphysären Knochen gegeben. Durch die anatomischen Gegebenheiten des proximalen Femurs in der Sagittalebene, nämlich die S-förmige Krümmung, die durch die Anteversio-Anteflexio sowie die Antekurvation zustande kommt, können nur im Idealfall alle 4 Ecken des Schaftquerschnitts der Prothese mit der Femurkortikalis

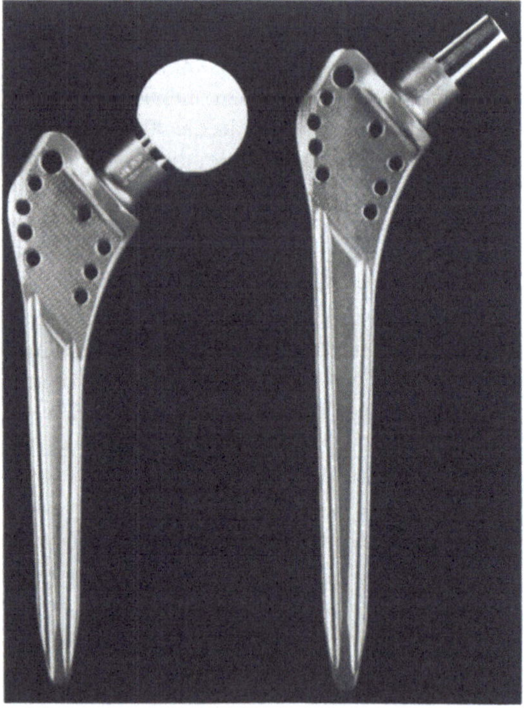

Abb. 1. Aufnahme der Titangeradschaftprothese von der Frontalseite (ap) mit und ohne aufgesetzte Keramikkugel. Der kleine Kragen dient der Markierung und nicht der Abstützung. Er hat deshalb keinen knöchernen Kontakt mit der Resektionsfläche der Intertrochantärregion

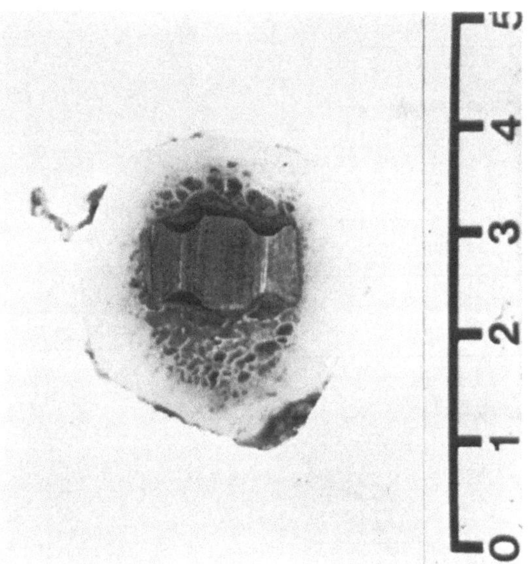

Abb. 2. Sägequerschnitt der Schaftprothese von Patientin A.A. (s. auch Abb. 3). Im Bereich der Seitenflächen enges flächenförmiges Anliegen des Implantats mit dem umgebenden kortikalen Knochen

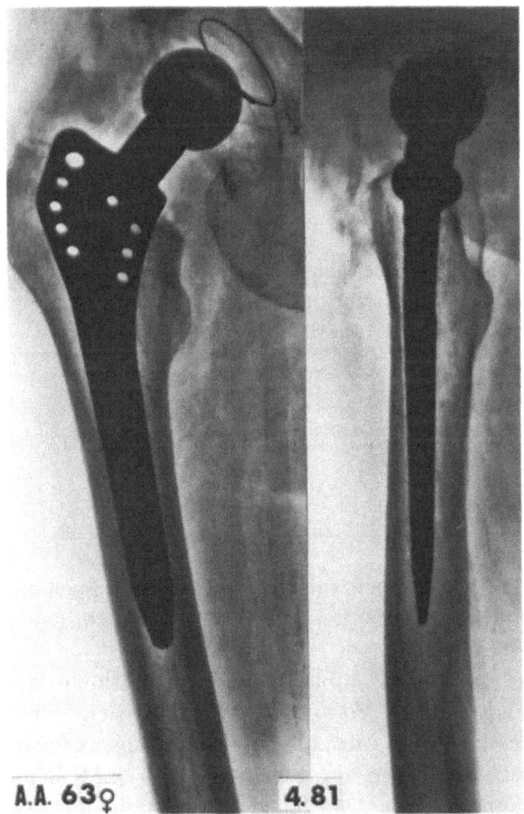

Abb. 3. Röntgenkontrolle 3 Monate postoperativ. Die Patientin A.A., die ohne Stockhilfe unbegrenzt gehfähig war, verstarb 4 Monate postoperativ an Nierenversagen. Das Axialbild zeigt die Schmalseite der Prothese im Zusammenhang mit den beiden proximalen Femurkrümmungen

Kontakt haben. Wie Abb. 2 zeigt, kann dieser kortikale Kontakt an mehreren Stellen flächenförmig sein, dem Idealfall nahe kommen und somit für die Stabilität des Implantats sorgen.

Durch die S-förmige Krümmung des Femurs in der Sagittalebene ist die Form des Prothesenschafts vorgegeben. Es kann nämlich ein gerader Gegenstand nur dann in ein S-förmig gekrümmtes Rohr eingebracht werden, wenn er schmal ist (Abb. 3).

Der Schaft liegt in 7 verschiedenen Größen vor. Es hat sich gezeigt, daß damit bei fast allen Femurformen eine befriedigende Implantation durchgeführt werden kann. Für die jeweilige Prothesengröße gibt es eine exakt gleich große Raspel, die das knöcherne Lager paßgenau zur Aufnahme des Implantats vorbereitet. Weiter stehen 3 Keramikkugeln (Al_2O_3-Sinterkeramik Biolox) zur Verfügung, die 3 verschiedene Halslängen garantieren. Dieses Baukastensystem läßt somit 21 verschiedene Variationsmöglichkeiten zu.

Bei der Operation wird zuerst die Pfanne und dann der Schaft implantiert. Erst dann wird die benötigte Halslänge bestimmt und die entsprechende Keramikkugel auf den Halskonus aufgesetzt. Seit 2 Jahren verwenden wir als gute Kombination zur Keramikkugel die Polyäthylenschraubpfanne nach Endler (Endler M u. Endler F. 1982; Endler M. 1982).

Klinische Erfahrung

Von Oktober 1979 bis Juni 1982 wurden 291 zementfreie Hüftprothesenschäfte dieses Baukastensystems implantiert. Bei diesen kam es in diesem Zeitraum zu keiner Lockerung und deshalb auch zu keiner Reoperation. In einem Fall trat allerdings eine Infektion auf, weshalb die Hüftprothese entfernt werden mußte. Im folgenden sollen nur die Befunde derjenigen Patienten analysiert werden, deren Operation 2 Jahre und länger zurückliegt.

In dieser Serie wurden 17 männliche und 20 weibliche Patienten operiert, eine Patientin davon beidseitig. Die Altersverteilung lag zwischen 32 und 70 Jahren, im Durchschnitt 54,5 Jahre. Die Nachuntersuchungszeit betrug 19–31 Monate postoperativ, im Durchschnitt 24,4 Monate.

In einem Fall trat in der 6. postoperativen Woche eine Pulmonalembolie mit tödlichem

Tabelle 1. Zementfrei implantierte Schäfte (Oktober 1979–Juni 1980)

43 Hüften bei 42 Patienten		
Verstorben in postoperativer Phase	1	
Später verstorben	2	
Prothese entfernt	1	
Nachuntersuchung unmöglich	1	
	38 Hüften bei 37 Patienten	

Tabelle 2. Diagnose

Idiopathische Arthrose	20	
Hüftkopfnekrose	9	
Dysplasiearthrose	5	
Primär chronische Polyarthritis	2	
St. post Trauma	1	
St. post Epiphyseolyse	1	
	38 Hüften bei 37 Patienten	

Tabelle 3. Beschwerden

	Präoperativ	Postoperativ
Keine	/	29
Wetter-, Narbenfühligkeit	/	8
Leicht bei Belastung	2	/
Dauernd leicht	/	/
Stark bei Belastung	5	1
Dauernd stark	31	/

Ausgang auf (Tabelle 1). Die Entfernung einer Hüftprothese war wegen einer tiefen Staphylokokkeninfektion notwendig. In diesem Fall wurde die Hüfte als „Girdlestone" belassen. Als intraoperativ aufgetretene Komplikationen sind 2 Schaftsprengungen an der Prothesenspitze zu nennen. Die Ursache dafür ist im damals noch nicht optimal abgestimmten Instrumentarium zu suchen. Nach Verfeinerung dieses Instrumentariums ist eine Schaftsprengung bei den weiteren 250 Operationen nicht mehr aufgetreten. Diese beiden Patienten erhielten eine kurze Gipshose für 3 Wochen. Bei beiden trat eine Restitutio ad integrum ein.

Die Beschwerden zeigt Tabelle 3. In 8 Fällen fanden sich Wetter- bzw. Narbenfühligkeiten, die im Sinne einer Bursitis trochanterica aufzufassen waren. Ein Patient gab starke belastungsabhängige Beschwerden im operierten Bein an, nachdem er 1,5 Jahre beschwerdefrei gewesen war. In diesem Fall konnte jedoch ein unberechtigtes Ansuchen um einen Hilflosenzuschuß nachgewiesen werden. Bei einem unangemeldeten Hausbesuch gab der Patient dann auch zu, mit dem operierten Bein nach wie vor zufrieden zu sein.

Tabelle 4. Gehleistung

	Präoperativ	Postoperativ
Keine	/	/
Wohnung	10	/
Mehr als 100 m	10	2
Mehr als 500 m	9	2
Mehr als 1 km	9	12
Unbegrenzt	/	22

Am Röntgenbild konnte entsprechend der diaphysären Verankerung in den meisten Fällen eine mäßige Atrophie des Adam-Bogens beobachtet werden, die sich nach etwa 6 Monaten konsolidierte. Man hat den Eindruck, daß sich die Kortikalis in der Umgebung der Schnittfläche der geänderten mechanischen Situation anpaßt (Abb. 4 und 5). Im mittleren und unteren Anteil des Prothesenschaftes war demgegenüber fallweise eine mäßige Verdickung der Kortikalis

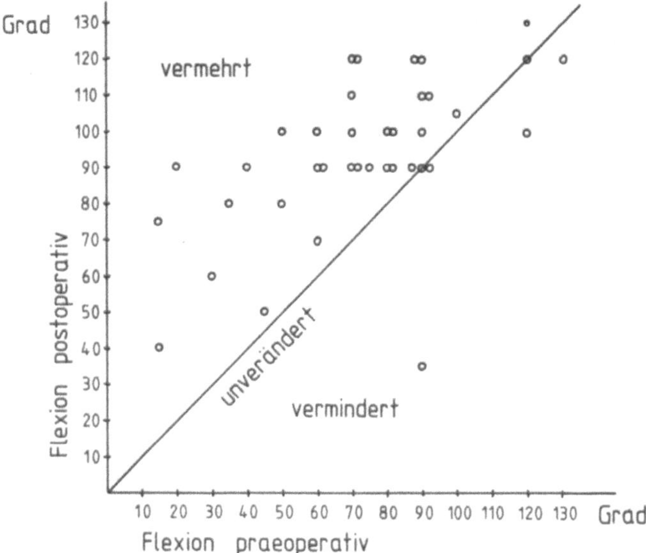

Abb. 4. Graphische Darstellung der Hüftgelenkflexion präoperativ gegenüber postoperativ. Bei unverändertem Wert wird die in 45° aufsteigende Gerade getroffen, bei Zunahme der Flexion liegen die Werte darüber. Beugeverluste liegen unterhalb der Geraden

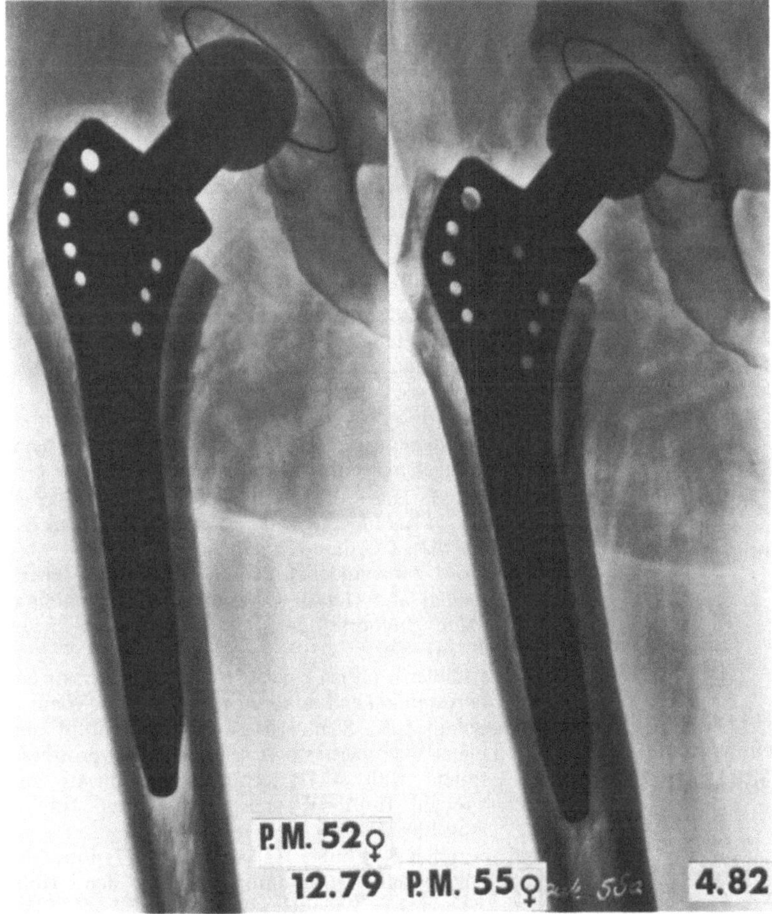

Abb. 5. Röntgenverlaufskontrolle über 2,5 Jahre. Konsolidierte Umbauvorgänge im Bereich des Kalkar mit dichtem Kontakt des Knochens zur Prothese

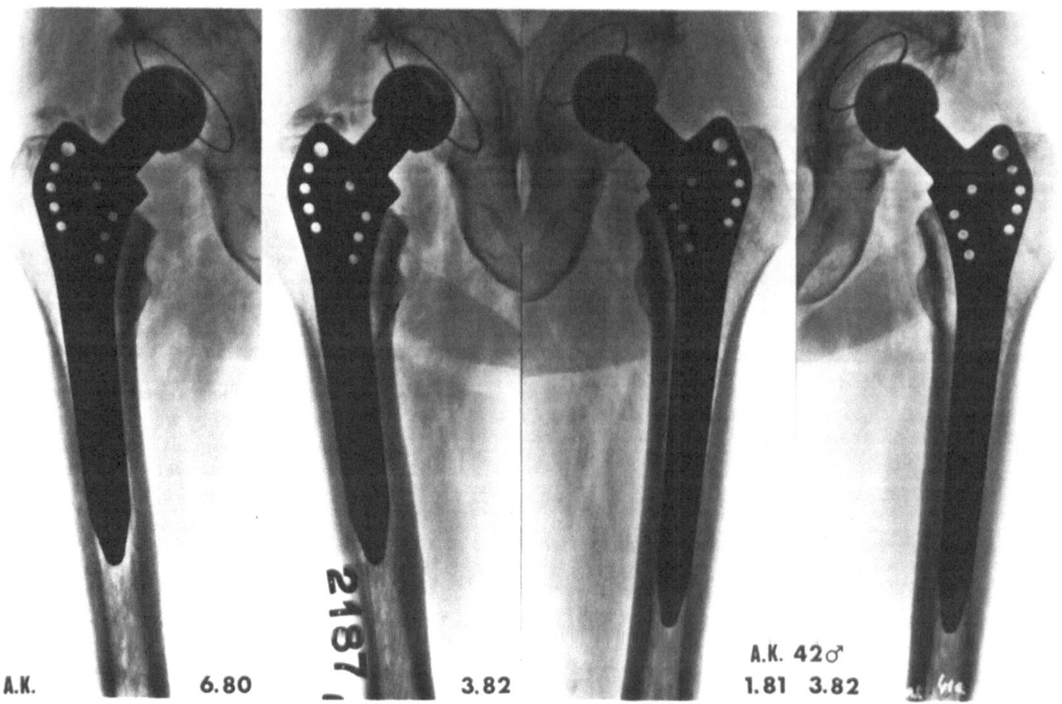

Abb. 6. Zweijahresergebnis (rechte Hüfte) bei beidseitiger Implantation. Im Bereich des rechten Femurs kortikale Verdickung oberhalb und unterhalb des Prothesenendes. Ähnliche Einbauvorgänge auch links

Tabelle 5. Beweglichkeit

	Präoporativ	Postoperativ
Flexion	73	94
Abduktion	7	27
Adduktion	8	23
Außenrotation	10	27
Innenrotation	3	9

erkennbar (Abb. 6). Die im proximalen Anteil des Schafts oft zu beobachtenden Doppelkonturen sind auf Abheilungsvorgänge der Spongiosa nach der Implantation zurückzuführen (Abb. 7). Wären es „Resorptionssäume", so müßten diese in der Umgebung des gesamten Schafts zu beobachten sein.

Zusammenfassung

Es wird über eine Serie von 38 zementfrei fixierten Titaniumschaftprothesen berichtet, deren Implantation 2–2,5 Jahre zurückliegt (Tabelle 4 und 5). Neben den klinischen Erfahrungen wird das Baukastensystem dieser Prothese vorgestellt und das diaphysäre Verankerungsprinzip erläutert.

Literatur

Chiari K, Zweymüller K, Paltrinieri M et al. (1977) Eine keramische Hüfttotalendoprothese zur zementfreien Implantation. Vorläufige Mitteilung. Arch Orthop Unfallchir 89:305–313

Endler M (1982) Theoretisch-experimentelle Grundlagen und erste klinische Erfahrungen mit einer neuen zementfreien Polyäthylenschraubpfanne beim Hüftgelenkersatz. Acta Chirurgica Austriaca, suppl. 45:1–20

Endler M, Endler F (1982) Erste Erfahrungen mit einer zementfreien Polyäthylenschraubpfanne beim Hüftgelenkersatz. Orthop Prax 18/4:319–323

Salzer M, Locke H, Engelhardt H, Zweymüller K (1975) Keramische Endoprothesen der oberen Extremität. Z Orthop 113:458–468

Salzer M, Zweymüller K, et al. (1976) Further experimental and clinical experience with aluminium oxide endoprostheses. J Biomed Mater Res 10:847–856

Zweymüller K (1978) Knochen- und Gelenkersatz mit biokeramischen Endoprothesen. Facultas, Wien

Zweymüller K, Semlitsch M (1982) Concept and material properties of a cementless hip prosthesis system with Al_2O_3 ceramic balls heads and wrought Ti-6Al-4V stems. Arch Orthop Trauma Surg 100:229–236

Zweymüller K, Zhuber K, Locke H (1977) Eine Metall-Keramik-Verbundprothese für den Hüftgelenkersatz. Wien Klin Wochenschr 89:548–551

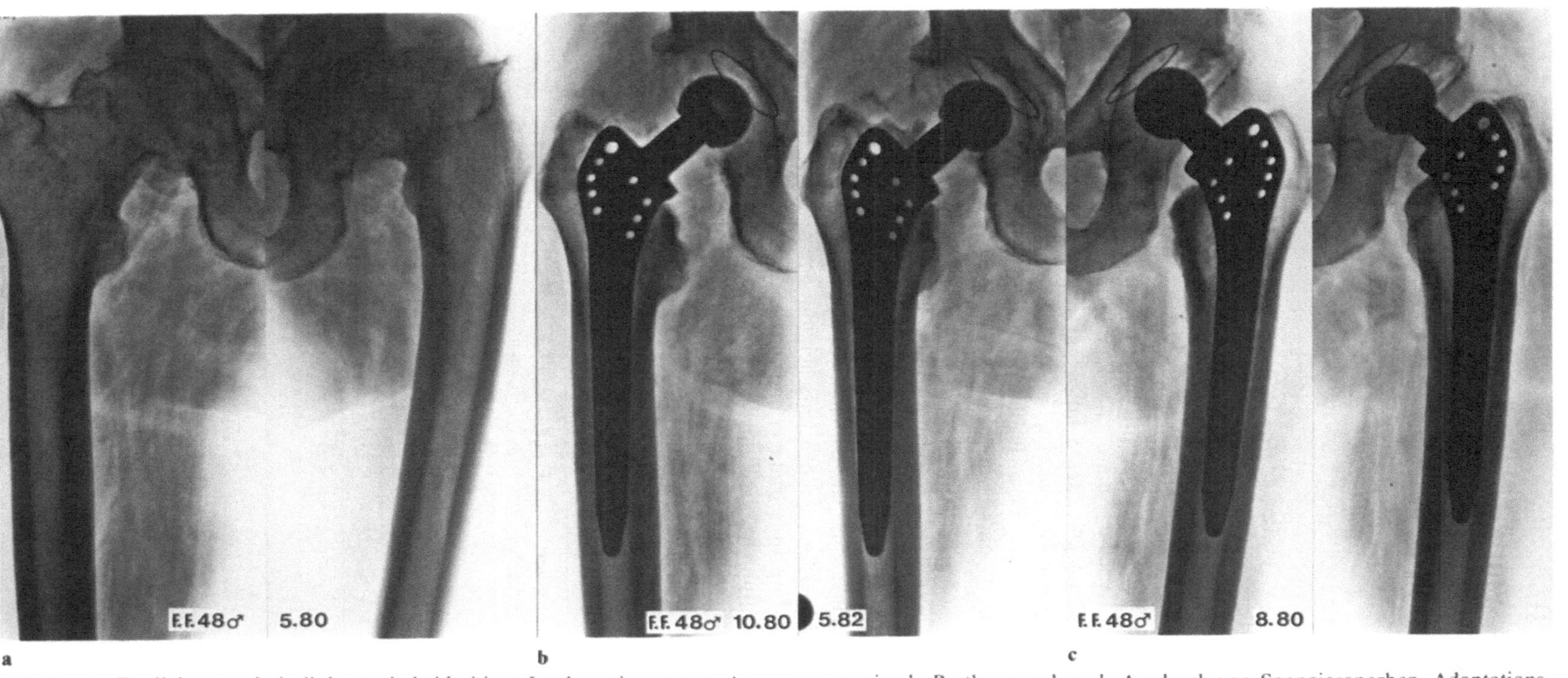

Abb. 7a–c. Zweijahresergebnis links nach beidseitiger Implantation wegen Arthrose nach Epiphyseolyse. **a** Mäßiges Femur varum. **b, c** Zarte Doppelkonturen um proximale Prothesenenden als Ausdruck von Spongiosanarben. Adaptationsvorgänge des Adam-Bogens beidseits

Zementfreie Implantation einer modifizierten M.E. Müller-Geradschaftprothese

D. Parpan und R. Ganz

Die Geschichte der Hüftendoprothetik begann mit zementfreier Verankerung, wurde mit einer Blütezeit der Zementfixation fortgesetzt und läßt heute wieder zunehmende Bestrebungen erkennen, von der Methacrylatverwendung abzukommen. Grund hierfür sind v.a. Berichte über hohe Lockerungsraten, deren morphologisches Bild in der inzwischen alltäglich gewordenen Revisionschirurgie einen mehr oder weniger ausgeprägten Abbau des Knochenlagers darstellt.

In den letzten Jahren wurde eine ganze Reihe von Prothesenmodellen vorgestellt, die eine dauerhafte Verankerung ohne Zement gewährleisten sollten [1–8]. Es erschien naheliegend, auch mit der in der Markhöhle selbst verklemmenden Müller-Geradschaftprothese Implantationsversuche ohne Zement durchzuführen. Dazu wurde der Schaft leicht modifiziert und zunächst mit 4, später mit 2 Längsschlitzen in der Schaftachse proximal versehen. Sie erlauben die Bildung von Knochenbrücken zur Erhöhung der Rotationsstabilität. Für eine eventuelle Entfernung können die Knochenbrücken dank einer Längsrinne in der Verbindungslinie der Schlitze mit einem Bohrer leicht entfernt werden. Seit 1978 wurden insgesamt 45 derartige Prothesen bei primärer und sekundärer Koxarthrose ohne Voroperationen zementlos implantiert. Eine Vorselektion erfolgte anhand des Röntgenbefundes, wobei auf einen konischen Verlauf der proximalen Markhöhle bzw. einen großflächigen Kortikalisschluß der Prothesenschaftschablone geachtet wurde. Die definitive Entscheidung zur zementfreien Verankerung erfolgte intraoperativ, wenn sich die gewählte Testprothese nach Verwendung von formschlüssigen Raspeln über eine Distanz von

Tabelle 1. Eingesetzte und nachkontrollierte Prothesen. (*Durchschnittsalter:* Frauen: 62 Jahre, Männer: 57,5 Jahre)

Jahre postoperativ	Anzahl	Kontrolliert	Frauen/Männer
1	7	4	3/ 4
2	5	4	3/ 2
3	4	3	2/ 2
4	4	2	1/ 3
	20	13	9/11

Tabelle 2. Klinische Befunde

	1 Jahr	2 Jahre	3 Jahre	4 Jahre
Beschwerdefrei	1	1	–	1
Nur Instabilitätsgefühl	–	–	1	–
Schmerzen und Instabilitätsgefühl				
Leicht	2	2	2	1
Stark	–	–	–	–
Rüttel- und Rotationsschmerz	1	1	–	–

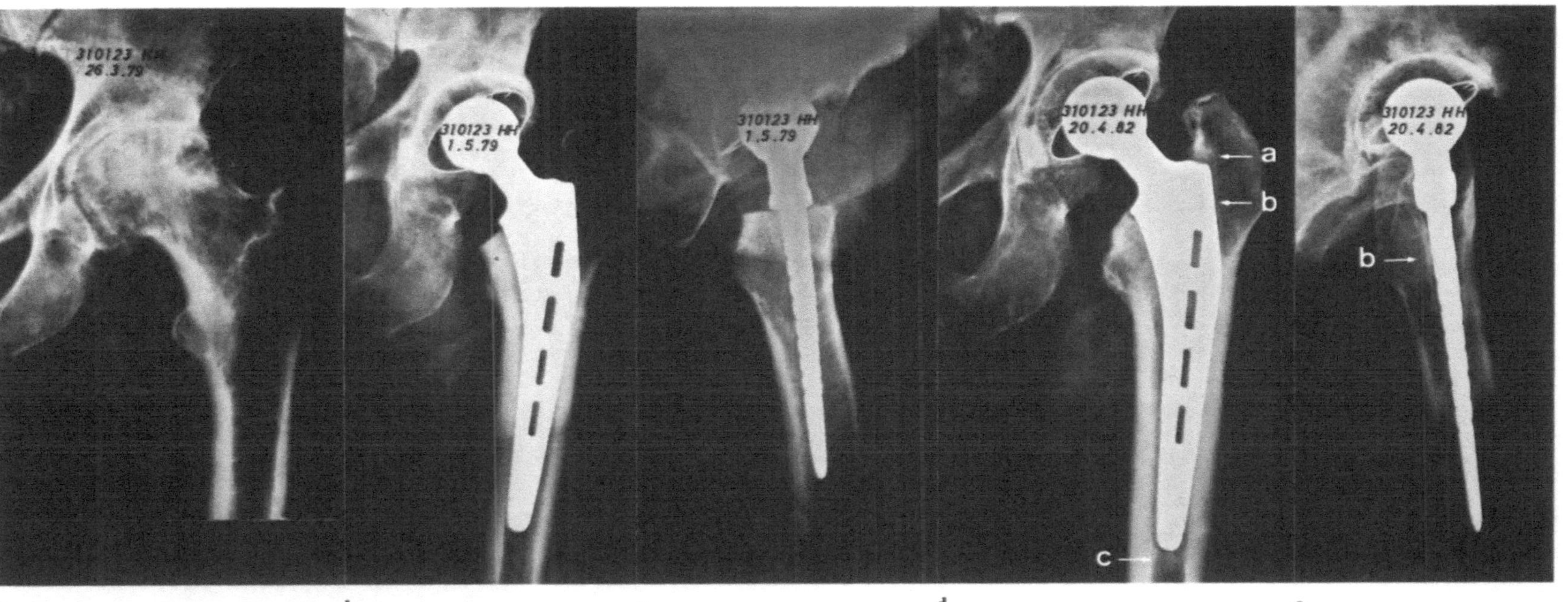

Abb. 1. a–e 59jähriger Patient (H.H.): **a** Femurkopfnekrose links; **b, c** Hüfttotalprothese links am 1. 5. 79, Femurkomponente nicht zementiert; **d, e** 3 Jahre postoperativ Senkung der Femurkomponente um 5 mm (*1*), deutliche Randsaumbildung in apikaler und axialer Aufnahme (*2*), ausgeprägte Abdeckelung an der Prothesenspitze (*3*)

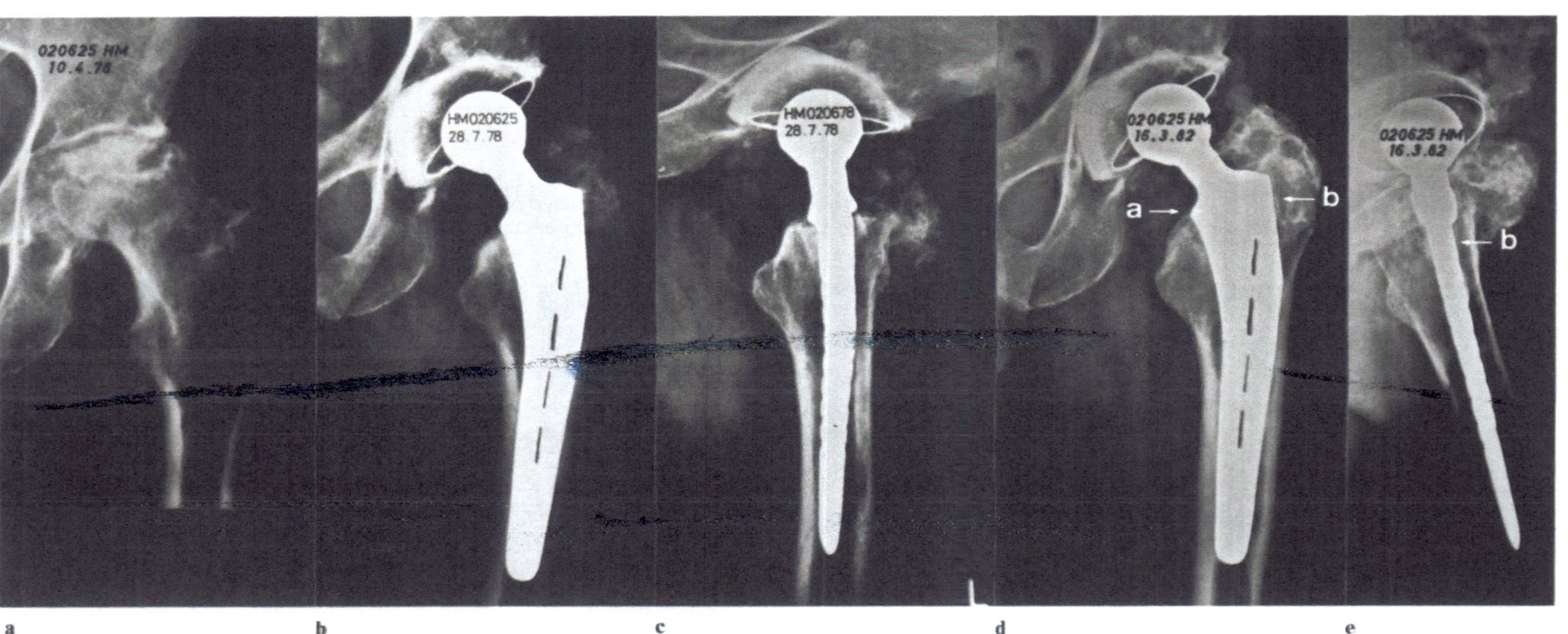

Abb. 2. **a–e** 57jähriger Patient (H.M.): **a** Femurkopfnekrose bei Psoriasis. **b, c** Hüfttotalprothese links am 11. 4. 78. Femurkomponente nicht zementiert; 3,5 Monate postoperativ ventrale periartikuläre Verkalkung. **d, e** 4 Jahre postoperativ Senkung der Femurkomponente um 2 mm (*1*), proximaler Randsaum in apikaler und axialer Projektion (*2*)

Tabelle 3. Radiologische Befunde

	Anzahl der Jahre (Patienten)			
	1 (4)	2 (4)	3 (3)	4 (2)
Senkung				
1 mm	3	1	–	–
2 mm	–	2	–	1
3 mm	–	1	2	1
> 3 mm	1	–	1	–
Proximale Randsäume	2	3	3	2
Konsolenbildung	2	2	3	2
Lockerung	–	–	1	–

2–3 cm bis zur gewünschten Einschlaghöhe zunehmend verklemmen ließ.

Von 20 Fällen, die mehr als 1 Jahr zurückliegen, konnten 13 nachkontrolliert werden (Tabelle 1). Von den übrigen war ein Patient verstorben und 1mal mußte die Prothese wegen eines Infekts frühzeitig entfernt werden. 5 ausländische Patienten konnten nur teilweise nachkontrolliert werden.

Subjektiv waren 3 Patienten nach 1 Jahr, bzw. 2 und 4 Jahren ohne jegliche Symptome. Ein Unsicherheitsgefühl wurde nur von einem einzigen Patienten angegeben. Leichte, belastungsabhängige Schmerzen wiesen bei gleichzeitigem Instabilitätsgefühl insgesamt 7 Patienten nach 1, 2, 3 und 4 Jahren auf. Rüttel- und Rotationsschmerzen wurden von 2 Patienten nach 1 bzw. 2 Jahren verspürt (Tabelle 2).

Radiologisch ließen sich 3 Zeichen der Prothesenbewegung erkennen (Tabelle 3). Ein geringes Absinken des Schafts fand sich bei allen Patienten. Ausgenommen 2 Fälle mit offensichtlich zu klein gewählter Schaftgröße, die eine Progredienz der Absenkung während der gesamten Beobachtungszeit zeigten, blieb eine weitere Distalbewegung der Prothese nach dem 1. Beobachtungsjahr aus. Eine Konsolenbildung unter der Prothesenspitze fand sich in den Fällen mit Absinken der Schaftprothese um 2 mm oder mehr. Lediglich 1mal konnte 1 Jahr postoperativ eine Konsolenbildung nach Senkung der Prothese von nur 1 mm festgestellt werden. Immer war die Konsolenbildung mit dem dritten Zeichen, einer diskreten Saumbildung um das proximale Prothesenschaftdrittel im Seitenbild, kombiniert. Nur in 3 Fällen konnte 1–4 Jahre postoperativ weder Spalt- noch Konsolenbildung festgestellt werden. Alle Fälle mit Konsolenbildung wiesen auch leichte Beschwerden auf. Zweimal wurden Rüttel- bzw. Rotationsschmerzen angegeben (Abb. 1 und 2).

Die Beweglichkeit der Hüften war am Schluß gut bis nahezu seitengleich. Auffallend war, daß das Auftrainieren der Abduktorenmuskulatur größere Schwierigkeiten verursachte und mehr Zeit beanspruchte als üblich.

Versucht man eine Analyse dieser ausgesprochen präliminären Ergebnisse, so ergeben sich gewisse Erkenntnisse, Tendenzen und Fragen. Mit dem selbstverklemmenden Verankerungsprinzip im Kortikalisrohr lassen sich längerfristig die auftretenden Biegekräfte neutralisieren. Es eignen sich allerdings nur wenige ausgewählte Fälle zur zementlosen Implantation mit der beschriebenen modifizierten Geradschaftprothese. Wesentlich kritischer ist die Rotationsstabilisierung, die proximal erreicht werden muß. Eine Verankerung in der Spongiosa erscheint bei der ungünstigen Krafteinwirkung wenig geeignet, selbst wenn die Qualität des Knochens, wie bei jüngeren Patienten, gut ist (Steiner u. Eulenberger 1982: Die Bewegung der zementlos implantierten M.E. Müller-Geradschaftprothese im Femurmarkraum. Persönliche Mitteilung). Bei Lockerung führen zementlos implantierte Prothesen zu geringeren Osteolysen, als dies für entsprechende Situationen mit Zementverankerung zu erwarten ist.

Für eine breitere Verwendung bedarf eine selbstverklemmende Geradschaftprothese zusätzlicher Modifikationen des Stiels, v. a. im proximalen Bereich. Grundsätzlich sind weitere Untersuchungen notwendig, um den Platz einer zementlosen Verankerung der femoralen Prothese zu definieren und die Vor-, bzw. Nachteile einer Kraftübertragung durch „rigide Verblokkung“ gegenüber einer „weicheren Verbindung“ abzuklären.

Literatur

1. Jentschura G (1979) 4jährige klinische Erfahrung mit teilweise zementfrei implantierten Keramik-Endoprothesen. Z Orthop 117:482–484
2. Judet R (1979) Derzeitiger Stand der zementfreien Verankerung. Zementfreie Verankerung von Hüftendoprothesen. Z Orthop 117:476–477
3. Lord GA, Hardy JR, Kummer FJ (1979) An uncemented total hip replacement. Experimental study and review of 300 madreporique arthroplasties. Clin Orthop 141:2–16

4. Mittelmeier H (1979) Keramik-Tragrippen-Prothesen ohne Zement. Langenbecks Arch Chir 349:315–319
5. Morscher E, Bombelli R, Mathys R (1981) The treatment of femoral neck fractures with an isoelastic endoprosthesis implanted without bone cement. Arch Orthop Traumatol Surg 98:93–100
6. Motta A, Callea C, Roncaglia L (1979) Sulle artroprotesi senza cemento nella coxarthrosi. Giorn Ital Orthop 5:71–78
7. Ring PA (1978) Five to fourteen year interim results of uncemented total hip arthroplasty. Clin Orthop 137:87–95
8. Zweymüller K, Semlitsch M (1981) Konzept und Materialeigenschaften einer zementfreien Hüftendoprothese mit Al_2O_3-Keramikkugel und Ti-6 Al-4V Schmiedeschaft.

Röntgenologische und klinische Verlaufsbeobachtungen bei zementfrei verankerten Femurschaftprothesen mit und ohne Prothesenkragen

M. Salzer, K. Knahr und P. Frank

Zu den derzeit noch nicht gelösten Problemen der Hüftendoprothetik gehört die Frage der dauerhaften Verankerung des Prothesenstieles im Femurschaft. Da die herkömmliche Fixation der Endoprothesen mit Knochenzement zu einer großen Anzahl von Spätlockerungskomplikationen führt [2, 6, 7], wurde zunehmend versucht, eine dauerhafte Verankerung von Stielprothesen ohne die Verwendung von Knochenzement zu erzielen [3, 4, 5, 8, 9]. Im folgenden soll die eigene Vorgangsweise bei der Entwicklung eines neuen Designs für die zementfreie Implantation einer Stielendoprothese beschrieben werden.

Material (Tabelle 1)

Weller-Langschaft-Prothese (Abb. 1a)

An der Allgemein orthopädischen Abteilung in Wien-Gersthof wurde 1976 erstmals begonnen, Hüfttotalendoprothesen zementfrei zu implantieren. Da sich zu diesem Zeitpunkt jene Prothesenstiele, die speziell für eine zementfreie Implantation konzipiert waren, noch im ersten Versuchsstadium befanden, wurde zunächst die herkömmliche Langstielprothese vom Typ Weller zementfrei eingesetzt. Dazu wurden jene Patienten ausgewählt, bei denen ein mechanisch stabiler Primärsitz erzielt werden konnte. Dies gelang vor allem bei Femurschäften mit engen Markräumen. Insgesamt wurden 57 derartige Prothesen zementfrei eingesetzt. In der Zwischenzeit sind 10 Patienten verstorben, die restlichen 47 Patienten konnten lückenlos nachuntersucht werden. Es handelte sich dabei um 33 Frauen und 14 Männer im Alter zwischen 52 und 80 Jahren. Das Durchschnittsalter zum Zeitpunkt der Operation betrug 68,6 Jahre.

Modifizierte Stielprothese mit Kragen (Abb. 1b)

Um auch Patienten mit weiten Markräumen eine zementfreie Implantation zu ermöglichen, wurden Stiele mit größerem Durchmesser eingeführt. Während zunächst nur der Stiel verbreitert wurde, erfolgte wenig später auch die zusätzliche Anbringung eines lateralen Flügels zur besseren Rotationsstabilisierung. Von diesen beiden Varianten konnten 87 Prothesenstiele eingesetzt werden. 4 Patienten sind in der Zwischenzeit verstorben, eine Patientin mit 2 operierten Hüften reiste unmittelbar nach der Ope-

Tabelle 1. Zementfrei implantierte Stielendoprothesen (n = 193) (Allg. Orth. Abtlg. Wien-Gersthof Juni 1976 – September 1980)

Prothesentyp	Operationen	Verstorben	NRP	Nachuntersucht	Alter	Weiblich	Männlich
Weller	57	10	0	47	68,6 (52 – 80)	33	14
Modifizierter Stiel mit Kragen	87	4	2	81	59,3 (31 – 77)	59	22
Modifizierter Stiel ohne Kragen	49	2	0	47	59,6 (33 – 75)	28	19
Gesamt	193	15	2	175	61,9 (31 – 80)	120	55

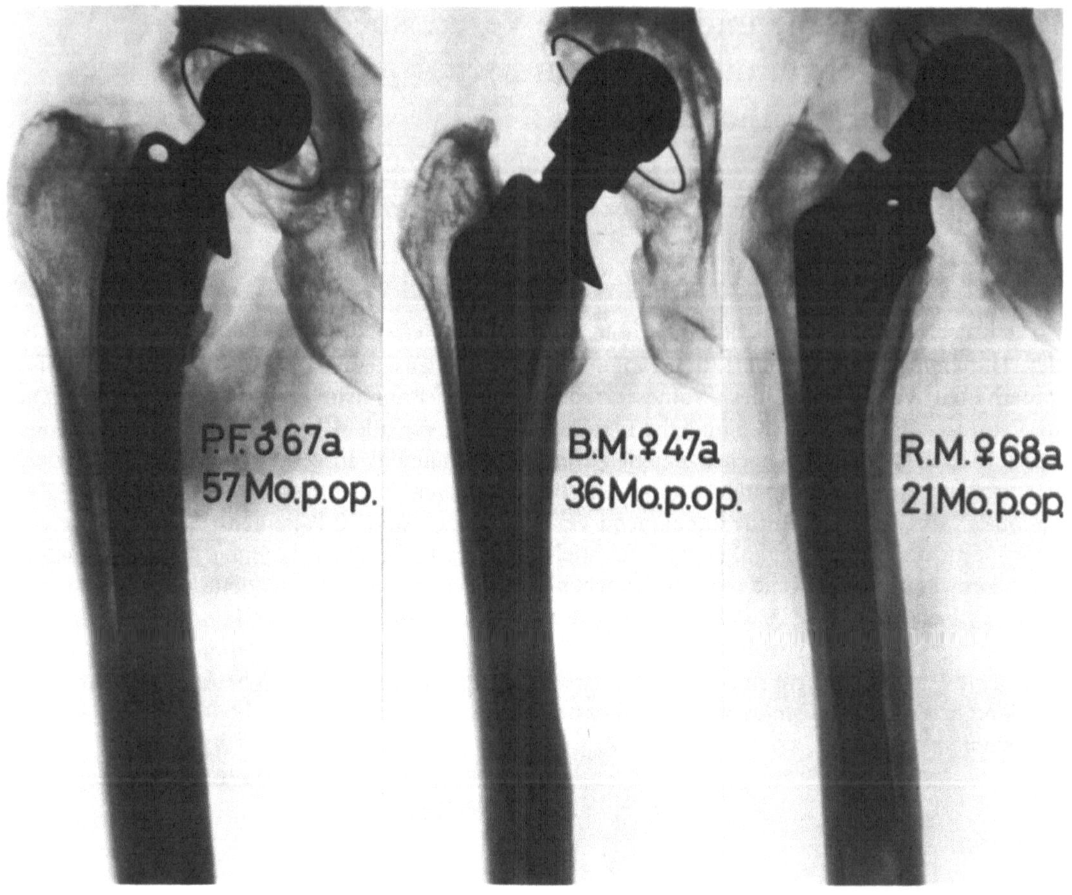

a b c

Abb. 1. **a** Zementfrei implantierte Weller-Langschaftprothese. **b** Modifizierte Stielprothese mit Kragen. **c** Modifizierte Stielprothese ohne Kragen

ration ins Ausland und konnte nicht mehr einer Nachuntersuchung zugeführt werden. Insgesamt standen daher 81 Hüftgelenke zur Nachuntersuchung zur Verfügung. Es waren 59 Frauen und 22 Männer im Alter zwischen 31 und 77 Jahren; im Durchschnitt betrug das Operationsalter 59,3 Jahre.

Modifizierte Stielprothese ohne Kragen (Abb. 1c)

Der 3. Stieltyp zeichnet sich dadurch aus, daß auf den Prothesenkragen verzichtet wurde. Die röntgenologischen Verlaufskontrollen der Prothesenstiele mit Kragen hatten nämlich gezeigt,

Tabelle 2. Klinische Ergebnisse (Harris-Bewertung) bei zementfrei implantierten Stielendoprothesen (Mindestbeobachtungsdauer 18 Monate)

Prothesentyp	Zahl	Durchschnittliche Beobachtungsdauer in Monaten	Sehr gut, Gut [in %]	Zufriedenstellend [in %]	Schlecht [in %]
Weller	47	58,0 (48 – 68)	62	17	21
Modifizierter Stiel mit Kragen	81	36,9 (26 – 50)	61	16	23
Modifizierter Stiel ohne Kragen	47	22,0 (18 – 26)	64	17	19
Gesamt	175	38,5 (18 – 68)	62	17	21

daß der Kragen häufig ein Nachsetzen und damit eine stabile Verkeilung des Implantats im Knochen verhinderte. Von dieser kragenlosen Variante – sie besteht aus 2 Teilen mit einem aufsteckbaren Kopf mit variabler Halslänge – wurden bis September 1980 49 Prothesen implantiert. 2 Patienten sind in der Zwischenzeit verstorben, die restlichen 47 konnten lückenlos nachuntersucht werden (28 Frauen und 19 Männer). Das Alter zum Zeitpunkt der Operation lag zwischen dem 33. und 75. Lebensjahr, im Durchschnitt 59,6 Jahre.

Für die vorliegende Untersuchung stehen insgesamt 175 zementfrei implantierte Stielendoprothesen zur Verfügung, bei denen eine Mindestnachbeobachtungsdauer von 18 Monaten gegeben ist. Es handelt sich dabei um 120 Frauen und 55 Männer. Das Alter zum Zeitpunkt der Operation lag zwischen dem 31. und 80. Lebensjahr. Das Durchschnittsalter betrug 61,9 Jahre.

Ergebnisse (Tabelle 2)

Die klinischen Ergebnisse wurden nach dem von Harris angegebenen Schema analysiert. Dies ist eine Punkteskala, bei der ein optimales Resultat mit 100 Punkten bewertet wird [1].

Die 47 Weller-Endoprothesen mit einer durchschnittlichen Nachbeobachtungszeit von 58 Monaten zeigten bei 62% der Patienten ein sehr gutes (mehr als 90 Punkte) bis gutes (80–89 Punkte) Ergebnis, bei 17% war das Ergebnis zufriedenstellend (70–79 Punkte) und bei 21% schlecht (weniger als 70 Punkte).

Die 81 Patienten mit modifiziertem Stiel mit Kragen ergaben nach einer Nachbeobachtungsdauer von durchschnittlich 36,9 Monaten ein sehr gutes bis gutes Ergebnis bei 61%, 16% waren zufriedenstellend und 23% waren schlecht.

Die 47 Hüftgelenke mit kragenloser Stielprothese haben nach 22,0 Monaten Durchschnittsbeobachtungsdauer ein sehr gutes und gutes Ergebnis in 64%, ein zufriedenstellendes in 17% und ein schlechtes in 19% der Fälle.

Komplikationen

Die häufigste, durch die Prothese bedingte, intraoperative Komplikation war die Schaftsprengung. Diese war bei den Weller-Prothesen mit 3,5% relativ gering, jedoch sehr beträchtlich bei den modifizierten Stielen mit Kragen (17,2%). Hier führte der Versuch, einen möglichst engen Kontakt zwischen Knochen und Stiel zu erzielen, zur Fissur am Schaft. Diese röntgenologisch

Tabelle 3. Komplikationen bei zementfreien Stielendoprothesen (n = 193)

Prothesentyp	Intraoperativ	Postoperativ		
	Schaftsprengung	Luxation	Parese	Pulmonalembolie
Weller	2 (3,5%)	0	2	1 (Exitus)
Modifizierter Stiel mit Kragen	15 (17,2%)	3	1	3
Modifizierter Stiel ohne Kragen	4 (8,1%)	0	0	2
Gesamt	21 (10,8%)	3	3	6

Tabelle 4. Periartikuläre Verknöcherungen bei zementfreien Stielendoprothesen (n = 175)

Typ	Grad I [in %]	Grad II [in %]	Grad III [in %]
Weller	17,0	2,1	0
Modifizierter Stiel mit Kragen	13,6	8,6	6,1
Modifizierter Stiel ohne Kragen	38,2	8,5	4,2
Gesamt	21,1	6,8	4,0

Tabelle 5. Analyse der Klinik schlechter Ergebnisse (Harris-Punkte < 70)

Prothesentyp	Zahl	Schmerzbedingt	Funktionsbedingt	Reoperation
Weller	10	5	1	4
Modifizierter Stiel mit Kragen	19	11	3	5
Modifizierter Stiel ohne Kragen	9	8	0	1
Gesamt	38	24	4	10

meist nicht sichtbaren Sprengungen konnten durch eine Cerclage immer sehr leicht stabilisiert werden. Ausgedehnte Schaftsprengungen traten nur bei 3 Patienten auf. Postoperative Luxationen kamen 3mal vor, alle konnten wieder stabil auf Dauer reponiert werden. 2 Peronäusparesen haben sich im Verlauf etwas gebessert, eine Femoralisparese konnte nicht wesentlich beeinflußt werden. Bei 1 Patienten kam es zu einer tödlichen Pulmonalembolie (Tabelle 3).

Eine für das funktionelle Ergebnis bedeutende Komplikation ist das Auftreten von periartikulären Verknöcherungen. Die Verknöcherungen wurden nach dem Schema von Arcq in 3 Grade eingeteilt. Jene Verknöcherungen, die echte funktionelle Beeinträchtigungen hervorrufen, nämlich die vom Grad III, traten bei 4% der Patienten auf. Dies entspricht etwa den in der Literatur angegebenen Werten (Tabelle 4).

Analyse der klinisch schlechten Ergebnisse

Nach der Harris-Bewertungsskala ist ein klinisch schlechtes Ergebnis dann gegeben, wenn die Bewertung unter 70 Punkten liegt. Ursache für eine derartige Bewertung waren bei 24 Patienten Schmerzen im operierten Hüftgelenk und bei 4 Patienten eine ungenügende Hüftfunktion. Bei 10 Patienten war die Ursache eine Lockerung, die reoperiert werden mußte (Tabelle 5). Im Vergleich des klinischen Ergebnisses der schlechten Hüften von präoperativ zur Letztkontrolle zeigt sich, daß selbst bei diesen schlechten Ergebnissen nahezu ausnahmslos eine Verbesserung zu präoperativ erzielt werden konnte (Abb. 2). Dies war natürlich nicht bei jenen Patienten der Fall, die reoperiert werden mußten.

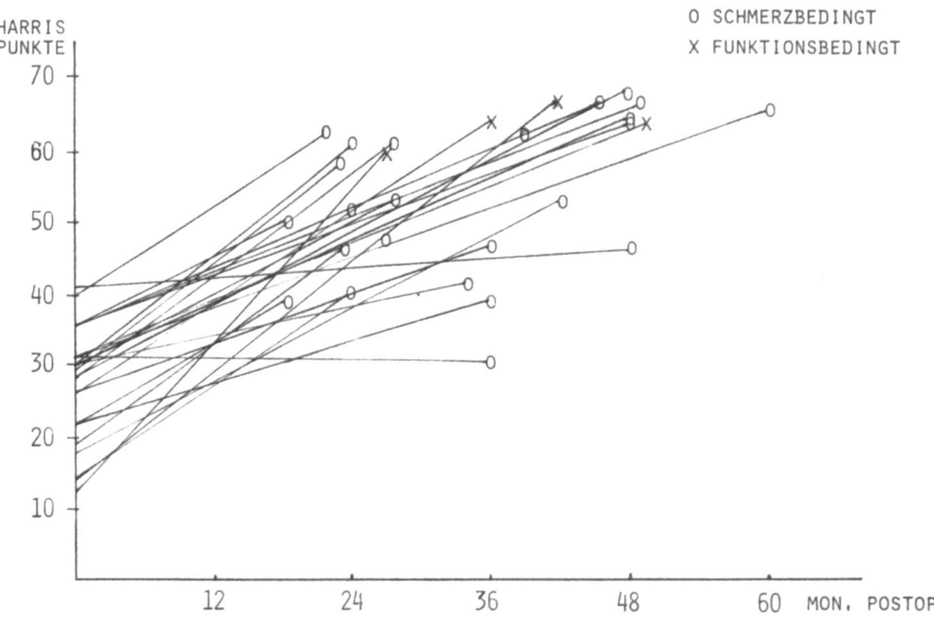

Abb. 2. Klinische Analyse schlechter Ergebnisse nach der Harris-Bewertung. Entwicklung der Punktzahl vom präoperativen Ausgangswert zur Letztkontrolle: O *schmerzbedingt*, X *funktionsbedingt*

Der Zeitpunkt des klinischen Lockerungsverdachts lag bei allen 10 reoperierten Hüften innerhalb des ersten postoperativen Jahres. Bereits bei der ersten routinemäßigen Kontrolle 3 Monate nach der Operation klagten die Patienten über Beschwerden. Dabei kann als typisches klinisches Lockerungszeichen der Belastungsschmerz sowie der Schmerz bei Innenrotation des Beines angegeben werden.

Röntgenologische Verlaufsbeobachtungen

In der röntgenologischen Verlaufskontrolle wurden die Positionsveränderungen im Sinne eines Varus- bzw. Valgusabweichens, das Nachsetzen des Stiels im Femurschaft sowie die Kortikalisreaktion an der Prothesenspitze, der sog. „Sokkel" im Markraum, und die Spongiosierung der Kortikalis des Femurschafts dokumentiert (Abb. 2).

Veränderungen im Sinne einer Varisierung zeigten vor allem die Prothesentypen mit Kragen. Dies war besonders auffällig bei den Weller-Prothesen mit 85%, aber auch der modifizierte, dickere Stiel zeigte bei 26% der Patienten eine relativ eindrucksvolle Varisierungstendenz. Bei den kragenlosen Prothesen war die Varisierungstendenz eher die Ausnahme. Hier kam es bei 24% zu einer Positionsänderung im Sinne einer Valgisierung des Prothesenstiels. Ähnlich der Varisierung stellt auch die Valgisierung eine Möglichkeit dar, um eine definitive, stabile Position der Prothese im Femurschaft zu erreichen (Tabelle 6).

Ein Nachsetzen des Prothesenstiels war bei etwa 1/4 der Weller-Prothesen gegeben, und zwar dann, wenn der Markraum für den relativ dünnen Stiel eher zu breit war und sich daher die Prothese trotz Kragen nachsetzen konnte. Die Hälfte der kragenlosen Stielprothesen zeigte ein Nachsetzen bis 5 mm, ein Vorgang, der durchaus erwünscht ist. Ein starkes Nachsetzen von über 5 mm wurde nur in 2 der operierten

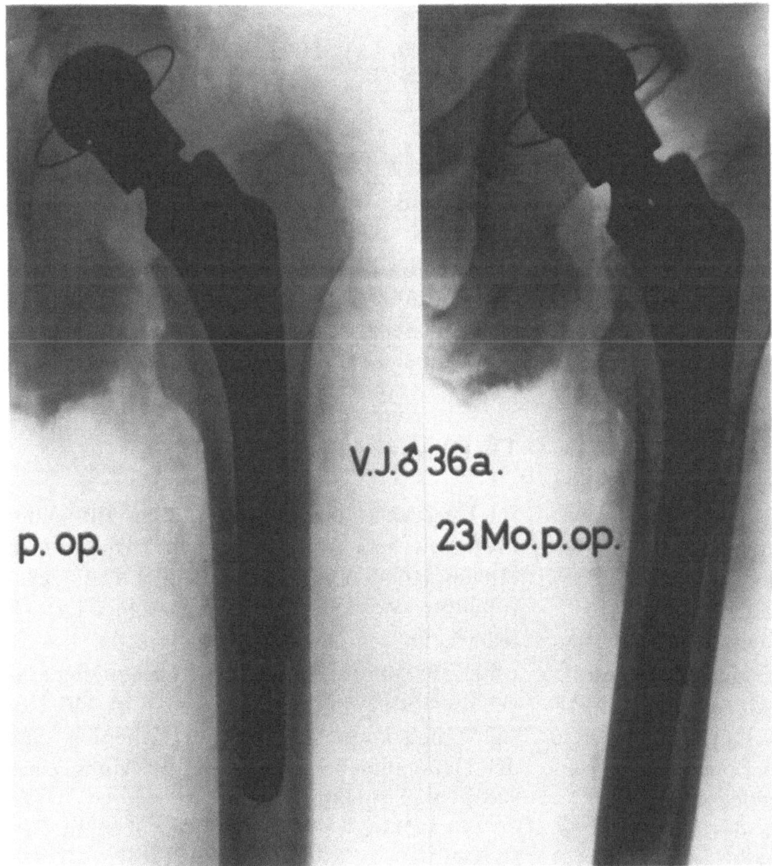

Abb. 3. V.J., *36a*, männl.; Totalendoprothese linke Hüfte bei M. Bechterew. 23 Monate postoperativ Nachsetzen des Prothesenstiels mit Valgusabweichung, Spongiosierung der Kortikalis und „Sockelbildung" im Markraum

Tabelle 6. Röntgenologische Verlaufskontrolle bei zementfreien Stielendoprothesen

Prothesentyp	Varisierung		Valgisierung	
	Gering [in %]	Deutlich [in %]	Gering [in %]	Deutlich [in %]
Weller	50	35	0	0
Modifizierter Stiel mit Kragen	20	6	5	1
Modifizierter Stiel ohne Kragen	4	0	20	4

Tabelle 7. Nachsetzen der Prothesenstiele

Prothesentyp	< 5 mm [in %]	> 5 mm [in %]
Weller	24	2
Modifizierter Stiel mit Kragen	6	0
Modifizierter Stiel ohne Kragen	50	4

Tabelle 8. Röntgenologische Verlaufskontrolle bei zementfreien Stielendoprothesen

Prothesentyp	Kortikalisreaktion		„Sockel" an Prothesenspitze		Spongiosierung
	Gering [in %]	Deutlich [in %]	Gering [in %]	Deutlich [in %]	[in %]
Weller	22	17	26	70	46
Modifizierter Stiel mit Kragen	21	8	40	51	64
Modifizierter Stiel ohne Kragen	13	7	37	48	46

Hüftgelenke gefunden. Wenn es zum Nachsetzen kam, so zeigte sich dieses sehr bald postoperativ und änderte sich in der Folge praktisch nicht mehr. Das größte Ausmaß des Nachsetzens betrug 1 cm (Tabelle 7).

Weitere typische röntgenologische Veränderungen am Femurschaft sind Appositionen der Kortikalis im Bereich des distalen Prothesenanteils als Reaktion auf vermehrte Varus- bzw. Valgusbeanspruchung. Auch diese Reaktion blieb nach dem Auftreten praktisch unverändert bestehen. Derartige Anbauvorgänge könnten die von den Patienten öfters angegebenen Oberschenkelbeschwerden durchaus erklären.

Sehr häufig findet man bei allen Prothesentypen eine Sockelbildung im Bereich des Markraums im Sinne einer Abstützungsreaktion. Allerdings ist es auch durchaus möglich, ohne eine derartige Abstützung an der Prothesenspitze eine stabile Verankerung zu erzielen.

Ein weiteres Phänomen, das vor allem bei den modifizierten Stielprothesen mit Kragen gesehen wurde, war die Spongiosierung der Kortikalis des Femurschafts. Diese Inaktivitätsatrophie des Femurschafts resultiert daraus, daß die Kraftübertragung lediglich im Bereich des Adam-Bogens und an der Prothesenspitze erfolgt (Tabelle 8).

Diskussion

Im Gegensatz zu den zementierten Hüftendoprothesen liegt bei den eigenen zementfreien Stielimplantaten eine relativ hohe Frühlockerungsrate vor. Abhängig vom Design zeigt sich jedoch, daß es zu einer Abnahme der Lockerungsrate von den Weller-Prothesen zu den kragenlosen Stielprothesen gekommen ist. Die Designverbesserung stellte somit sicherlich eine der Hauptaufgaben bei der Entwicklung eines suffizienten Stielimplantats dar.

Im Vergleich zu gelockerten zementierten Endoprothesen, wo sich intraoperativ meist eine ausgedehnte Destruktion des Knochenlagers – hervorgerufen durch Abriebprodukte des Knochenzements – vorfindet, zeigt sich bei Reoperationen von zementfreien Endoprothesen meist ein bindegewebiger Puffer zwischen Knochen und Implantat, der keinerlei Noxe für das umgebende Knochenlager darstellt. Die zementfreie Implantation dürfte somit sicher die biologisch günstigere Variante darstellen. Aus diesem Grund besteht durchaus eine Berechtigung zur Annahme, daß mit der zementfreien Prothesenimplantation die hohe Spätlockerungsrate der zementierten Prothesen reduziert werden kann. Da dazu jedoch wissenschaftliche Beweise erst in 10–15 Jahren erbracht werden können, muß bei jüngeren Patienten weiterhin äußerst kritisch die Indikation zur Implantation eines Kunstgelenks gestellt werden.

Literatur

1. Harris WH (1969) Traumatic arthritis of the hip after dislocation and acetabular fractures: Treatment by mold arthroplasty. J Bone Joint Surg [Am] 51:737–755
2. Huggler AH, Schreiber A (1978) Alloarthroplastik des Hüftgelenkes. Thieme, Stuttgart
3. Judet R, Siguier M, Brumpt B, Judet T (1978) A noncemented total hip prosthesis. Clin Orthop 137:76–84
4. Knahr K, Salzer M (1980) Zweijahresresultate bei zementfrei implantierten Hüftendoprothesen. Med Orthop Techn 100:44–48
5. Lord GA, Hardy JR, Kummer FD (1979) An uncemented total hip replacement: Experimental study and review of 300 madreporique arthroplasties. Clin Orthop 141:2–16
6. Maier S, Griss P, Rahmfeld T, Dinkelacker T (1977) Nachuntersuchungsergebnisse der totalen Alloarthroplastik der Hüfte unter besonderer Berücksichtigung der Spätkomplikationen 4 bis 7 Jahre post operationem. Z Orthop 115:274–283
7. McBeath AA, Foltz NR (1979) Femoral component loosening after total hip arthroplasty. Clin Orthop 141:66–70
8. Mittelmeier H, Harms J (1979) Derzeitiger Stand der zementfreien Verankerung von Keramik-Metall-Verbundprothesen. Z Orthop 117:478–481
9. Morscher E, Bombelli R, Schenk R, Mathys R (1981) The treatment of femoral neck fractures with an isoelastic endoprosthesis implanted without bone cement. Arch Orthop Trauma Surg 98:93–100

Titanium-Fiber-Metal: Tierexperimentelle und klinische Untersuchungen

A. Gächter und J. Galante

Einleitung

Ein Maschenwerk aus gesinterten Titaniumdrähten wird von Galante und Rostoker seit 1968 als Knochenersatz und zur zementlosen Fixation von Implantaten verwendet. Das Material wurde einer großen Anzahl von mechanischen und biomechanischen Tests unterzogen. Tierexperimentelle Untersuchungen wurden an Kaninchen, Hunden und Pavianen durchgeführt. Bei den Pavianen werden z. Z. Zehnjahresimplantate ausgewertet. Seit 1976 wird das „Titanium fiber metal" auch bei Tumorpatienten als Knochenersatz verwendet. Erst nach gründlicher Auswertung der experimentellen Resultate wurde ein Hüftprothesenmodell entwickelt, das mit einem Titanium-fiber-Mantel beschichtet wurde. Hüft- und Knietotalprothesen werden nun seit mehr als 15 Monaten bei Menschen zementlos implantiert. Die ersten klinischen Resultate liegen vor.

Die Titaniumdrähte werden zuerst „gekinkt", in kürzere Fragmente geschnitten und in die entsprechende Form gepreßt. Im Sinterofen werden die gepreßten Drähte bei Temperaturen über 1000 °C im Vakuum zusammengesintert. Es entsteht dabei ein stabiles Maschenwerk, das an die Trabekelstruktur des Knochens erinnert und interkonnektierende Poren von 200–300 μ besitzt. Die Elastizität des gesinterten Maschenwerks kann je nach Sintertemperatur verändert werden. Das „Titanium fiber metal" ist für Oberflächenbeschichtung zur zementfreien Implantation oder als Knochenersatz vorgesehen und soll dem Knochen ermöglichen, in die zusammenhängenden Poren einzuwachsen. Das Titanium ist dafür bekannt, daß es eine sehr hohe Biokompatibilität besitzt. Bei porösen Materialien ist die Kontaktoberfläche zum Knochen sehr groß (ca. 5mal höher als bei glatter Oberfläche), so daß darauf geachtet werden muß, daß möglichst atoxische Materialien zur Verwendung gelangen. Das Titanium ist sehr gut verträglich und hat damit z. B. entscheidende Vorteile gegenüber Vitallium, das relativ toxische Metallionen wie Kobalt, Chrom oder Molybdän enthält.

Nach den Verträglichkeitsuntersuchungen, wobei auch die Abgabe des Titanium an das Gewebe untersucht wurde, folgten diverse Versuche zur Bestimmung der optimalen Porengröße. Die beste Einwachsrate von Knochen wurde bei 200–300 μ ermittelt. An über 150 Extremitätenknochen von Pavianen wurden mit „Titanium fiber-metal" Segmentersatzoperationen durchgeführt. Ergänzend zu den bisherigen zahlreichen Publikationen [1–9] sei hier noch eine unveröffentlichte Versuchsserie aufgeführt, welche die verschiedenen Möglichkeiten der Knochenersatzplastiken untersucht.

Methodik

An Femur, Tibia und Humerus wurde jeweils der Röhrenanteil entfernt und durch einen „Titanium-fiber-metal"-Zylinder ersetzt. Die Anordnung ist aus Abb. 1 ersichtlich. Das Zylindersegment wird medullär durch einen Marknagel stabilisiert. Der Zylinder selbst besitzt an beiden Enden 2 Nocken, die in entsprechend angebrachte Vertiefungen des angrenzenden Knochens verankert werden. Zur Erzielung einer optimalen Stabilität wurde mittels Kompressionsinstrument der AO (Arbeitsgemeinschaft für Osteosynthesefragen) eine Titaniumplatte angelegt. Diese Konstruktion erlaubte es, daß die Pavianaffen gipsfrei nachbehandelt werden konnten. Um den Affen ausreichende Bewegungsmöglichkeiten zu bieten, wurden sie in speziell großen Käfigen gehalten.

Bei den 22 Segmentersatzoperationen wurden 10 Femora, 8 Tibiae und 4 Humeri mit einem „Titanium-fiber-metal"-Zylinder versehen. Ein Pavian erhielt 3 verschiedene Implantate, die anderen je 1 Implantat. Die Länge der er-

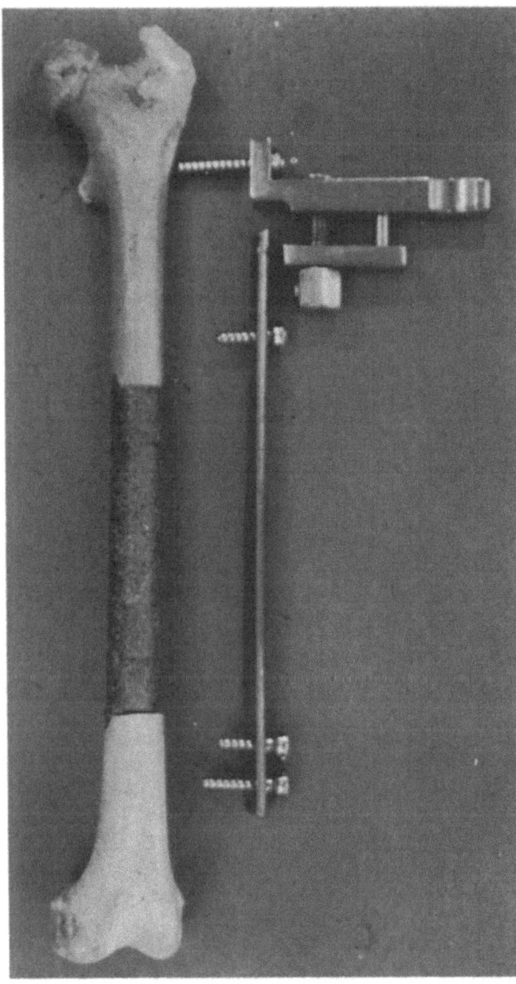

Abb. 1. Anordnung für den Segmentersatz aus „Titanium Fiber Metal". Stabilisierung durch eine Titaniumplatte unter Kompression. (Kompressionsinstrumentarium der AO)

setzten Segmente betrug 5 cm für den Humerus, 6,3 cm für die Tibia und 7,6 cm für das Femur. Die Segmente für Tibia und Femur hatten einen runden, diejenigen für die Humeri einen dreiekkigen Querschnitt. Das Segment bestand aus einer soliden Titanium-6%-Aluminium-4%-Vanadium-Röhre, an welche das Titaniumgeflecht aufgesintert war. Zur Verbesserung der Rotationsstabilität wurden an jeder Seite des Zylinders je 2 Nocken angebracht, die in den übrigen Diaphysenteil eingepaßt werden mußten. Zusätzlich wurde ein intramedullärer Nagel verwendet, der ebenfalls von „Titanium fibers" umgeben war. Eine temporäre Fixation wurde mittels einer semitubulären Platte erreicht, die mit 4 Stahlschrauben aus dem Kleinfragmentenset des AO-Instrumentariums fixiert worden war. Die Resektion des Knochensegments wurde subperiostal an 6 Femora und extraperiostal an 4 Femora, 8 Tibiae und 4 Humeri durchgeführt. Bei 7 dieser extraperiostalen Resektionen wurde kein Knochenspan verwendet. Bei den anderen 9 wurden autologe Knochenspäne angelegt, die vom resezierten Segment stammten. Die Späne wurden um die Segmentprothese gruppiert und zusätzlich an die Grenzzone zwischen Prothesensegment und Knochen angelagert. In 6 Fällen wurde zusätzlich das Kompressionsinstrumentarium der AO verwendet. Der operative Eingriff wurde unter sterilen Bedingungen und Antibiotikaprophylaxe durchgeführt. Für die Femora wurde ein seitlicher Zugang, für Tibia und Humerus ein vorderer Zugang gewählt. Es wurde keine externe Immobilisation angewendet, und die Paviane konnten in ihren relativ großen Käfigen ungehindert ihren Tätigkeiten nachgehen. Die Versuchstiere wurden nach 4–32 Monaten getötet. Die Stabilität wurde manuell geprüft. Der gesamte Extremitätenknochen und das umgebende Weichteilgewebe sowie alle Organe wurden histologisch untersucht. Zusätzlich erfolgte ein Kontaktröntgenbild eines jeden Implantats. Die histologische Untersuchungstechnik erfolgte ähnlich wie im oben beschriebenen Experiment. Neben den 5–10 horizontalen Schnitten wurde noch ein vertikaler Schnitt durch die Grenzzone zwischen Titanium, Zylinder und Knochen gelegt. Es wurde folgendes Punktesystem verwendet:

0 = Pseudarthrose,
1 = Knocheneinbau von weniger als 0,5 cm in das Implantat,
2 = Knocheneinwachsen von 0,5 cm und mehr.

Der Knocheneinbau in den beschichteten intramedullären Nagel wurde separat beurteilt:

0 = kein Einwachsen,
1 = Einwachsen lediglich auf wenigen Schichten,
2 = Einwachsen von Knochen auf allen Schnittebenen bis zum zentralen Kern.

Resultate des Segmentersatzes

Die makroskopische Evaluation ergab, daß alle Operationen ohne makroskopisch sichtbaren Infekt abgelaufen waren. Die Tiere mit superio-

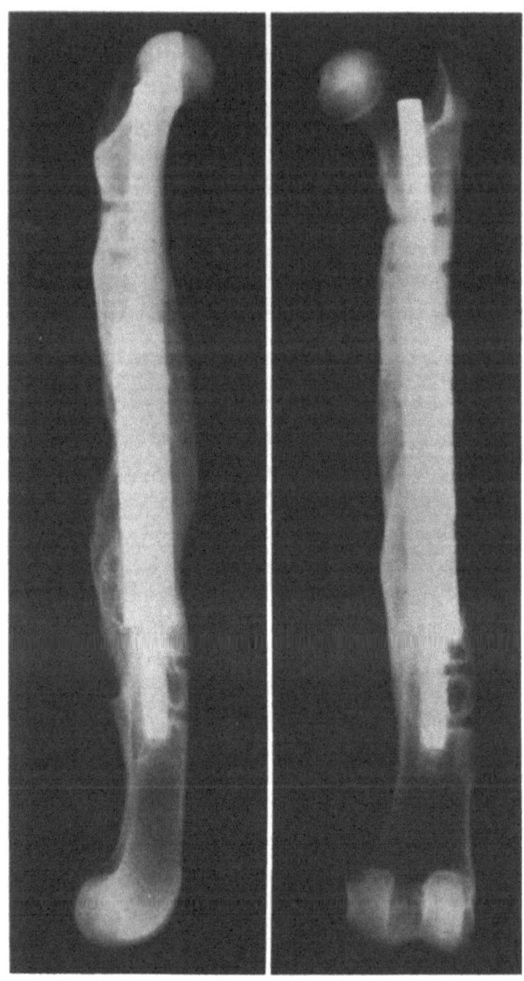

Abb. 2. Röntgenographische Darstellung eines Pavianfemurs 5 Jahre nach Implantation eines porösen Titanium-Fiber-Segments. Außer an der Plattenseite ist der Zylinder überall von einer dicken Knochenschicht überdeckt. Lockerungszeichen weder am Zylinder noch im Marknagelgebiet

staler Knochenresektion zeigten überschießende Knochenformation um das Implantat, ausgenommen unter der Platte. Die extraperiostal ausgeschälten und ohne Knochenspan versehenen Resektionen waren im Schaftbereich mit einer dünnen Lage von Bindegewebe versehen, das adhärent war. Verschiedene dieser Implantate zeigten Rotationsinstabilitäten. 2 dieser instabilen Präparate zeigten zwischen Platte und Zylinder schwarze Verfärbungen, die als Korrosion oder Abrieb interpretiert wurden. Es kam bei einem Humerus zu einer Fraktur des zentralen Nagels mit Fraktur einer Schraube distal. Bei allen diesen Segmenten wurde Knochen gefunden, der den Fiber-metal-Zylinder bedeckte. Außerdem wurde bei diesen Implantaten eine solide Überbrückung zwischen dem proximalen Knochenanteil über den intramedullären Nagel zum distalen Teil gefunden.

Die radiologische Evaluation zeigte eine Pseudarthrose bei 2 der subperiostal resezierten Femora, bei 2 der extraperiostal resezierten Knochen ohne Knochenspan oder Kompression und bei einer der extraperiostal resezierten Tibia ohne Kompression und Span. Alle extraperiostal resezierten Segmente, bei denen Kompression und Knochenspan verwendet worden waren, zeigten befriedigende radiologische Verhältnisse an der Implantat-Knochen-Grenze. Ein Aufhellungssaum konnte weder um den Zylinder noch um den intramedullären Nagel gefunden werden. Eine Knochenmanschette um den „Fiber-metal"-Zylinder war bei 83% der subperiostal resezierten, bei 78% der mit Knochenspan versehenen Implantate zu finden (Abb. 2)

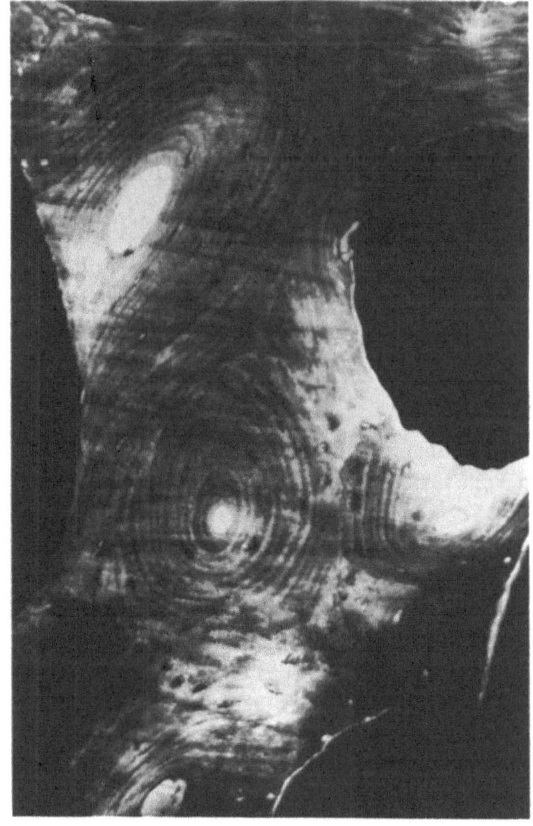

Abb. 3. An mikroskopischen Dünnschliffpräparaten finden sich vitale Osteone, die dem Titaniumgeflecht eng anliegen (3 Jahre nach Implantation) (Vergrößerung 64fach)

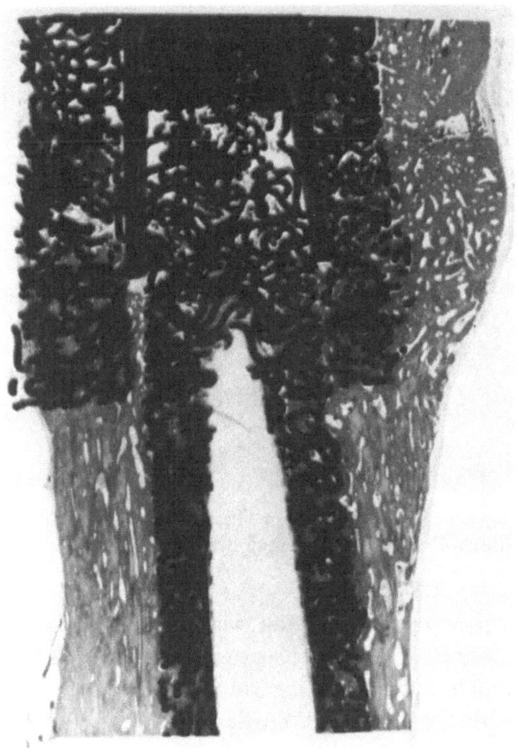

Abb. 4. Längsschnitt durch die Übergangsregion zwischen Titaniumzylinder und Knochen. Keine Instabilitätszeichen und tiefes Einwachsen des Knochens bis zum Metallkern des Marknagels (entfernt)

Histologie

Nur 2 der subperiostal resezierten Segmente zeigten Knocheneinwachsen an der proximalen und distalen Grenzschicht. Einwachsender Knochen konnte histologisch bei 6 der 12 Grenzschichten gefunden werden. Bei der Gruppe mit extraperiostaler Resektion ohne Knochenspäne (7 Implantate) zeigte nur ein Segment Knochenheilung am proximalen und distalen Ende. Von 14 Grenzschichten waren lediglich 4 (bei 3 Tieren) solide durch einwachsenden Knochen befestigt. In der Gruppe mit extraperiostaler Resektion mit Knochenspan und ohne Knochenkompression zeigte lediglich 1 von 3 Segmenten Knocheneinwachsen an beiden Grenzschichten. Die Resektionen mit Kompression und Knochenspan zeigten einwachsenden Knochen an beiden Grenzschichten in 5 der 6 untersuchten Segmente. Zusätzlich fand sich eine komplette Knochenmanschette um die Titaniumröhre. In den Regionen mit einwachsendem Knochen war der Kontakt zwischen Knochen und „Titanium fibers" sehr eng, d.h. ohne Zwischenlagerung von Bindegewebe (Abb. 3). In den stabilen Implantaten konnte keine osteoklastische Aktivität nachgewiesen werden. Die Knochenmanschette zeigte bei etwa 50% der Implantate Einwachsen in den Fibertubus von der Zirkumferenz her. Einwachsender Knochen vom Endosteum her konnte am intramedullären Nagel bei 95% aller Querschnitte bei allen 22 Implantaten festgestellt werden (Abb. 4). Mittels Tetracyclinmarkierung wurde auch der Zeitpunkt des Knocheneinwachsens bestimmt. Bereits 6 Wochen nach Implantation konnte unreifer Knochen zwischen den Fibern festgestellt werden. Nach 3 Monaten lag bereits ausgereifter Knochen vor.

Prothesenimplantation beim Menschen

Seit 1976 wird das „Titanium-fiber-metal" aus Knochenersatz bei malignen und semimalignen Tumoren im Rush-Medical-Center in Chicago und an der Mayo-Klinik angewendet. Die „Titanium-Fiber-metal"-Zylinder haben an beiden Enden einen Marknagel angeflanscht, der mit dem Zylinder fest verbunden ist. Zusätzlich wird unter Kompression eine Titaniumplatte angebracht und Knochenspäne angelagert. Etwa 50 solcher Implantate wurden eingesetzt. Es zeigte sich, daß auch beim Menschen die Biokompatibilität des Titanium sehr gut ist, und daß es bei stabilen Verhältnissen zu einem problemlosen Einwachsen von Knochen in die Poren kommen kann.

Anfänglich bestanden Zweifel darüber, ob sich das „Titanium fiber metal" auch zur Beschichtung von Endoprothesen eignen würde. Wegen des massiven Einwachsens von Knochen in die interkonnektierenden Poren könnte nämlich die Entfernung der Prothese sehr erschwert sein. Ein wichtiger Grundsatz, der v.a. für zementlose Implantate gilt, lautet: „Every implant should be removable." Durch spezielle Prothesendesigns konnte diese Problem aber gelöst werden. Dies ist besonders wichtig für die Hüftprothese. Unter Zuhilfenahme von Finite-Element-Methoden wurde ein „computer-assisted-design" entworfen, das auf einer kragenlosen, sehr stark geschweiften Prothese beruht (Abb. 5). Sie besteht aus einem Titanium-Aluminium-Vanadium-Kern, der auf der ventralen und dorsalen Seite des Schafts mit „Titanium-

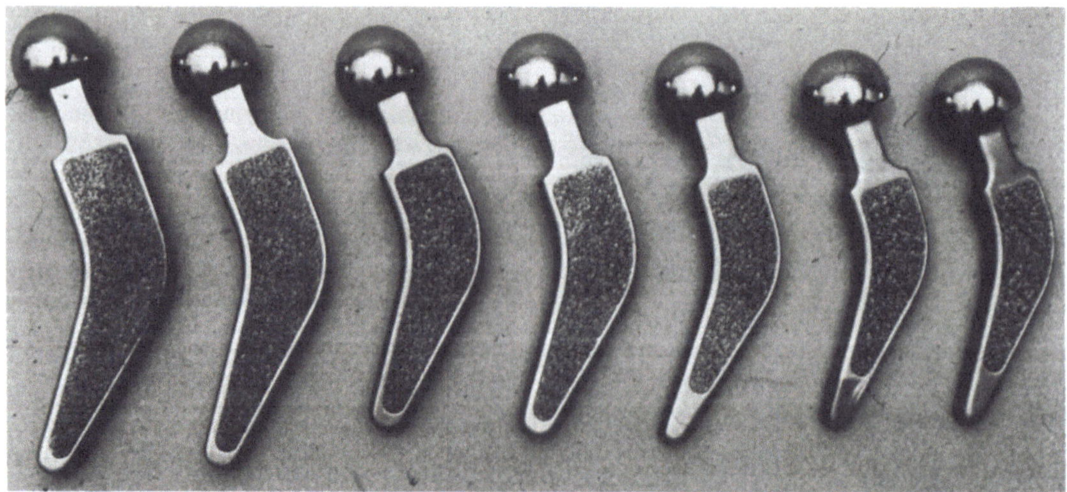

Abb. 5. Die „Titanium-Fiber-Metal"-Hüftprothese ist an der ventralen und dorsalen Fläche porös beschichtet. Die verschiedenen Prothesendurchmesser erlauben einen initialen Pressfit der einzelnen Schäfte

Fiber Metal" beschichtet wird. Die Prothesenschäfte sind in 7 verschiedenen Schaftbreiten erhältlich und können individuell sehr genau eingepaßt werden. Die Vollbelastung erfolgte in allen Fällen spätestens nach 3 Monaten. Die bisherigen klinischen und radiologischen Verläufe sind sehr ermutigend. Ein Beispiel ist in Abb. 6 zu sehen. Bei Knieprothesen wurde der Tibiaplateauanteil mit „Titanium-Fiber-Metal" beschichtet.

Diskussion

Diverse poröse Materialien werden zur Implantatbeschichtung und damit zur besseren Verankerung von Implantaten in den Knochen verwendet. Das „Titanium-Fiber-Metal" ist gut verträglich und besitzt eine günstige Affinität zum Knochen. Das Sintermaterial kann bezüglich Elastizität dem Knochen angepaßt werden. Ein entscheidender Vorteil ist auch das Porensystem. Der Knochen wächst in die verbundenen Porengänge ein und „verkrallt" sich im Implantat. Bei der histologischen Untersuchung konnte sehr häufig ein direkter Kontakt zwischen Knochen und Titanium gefunden werden. Voraus-

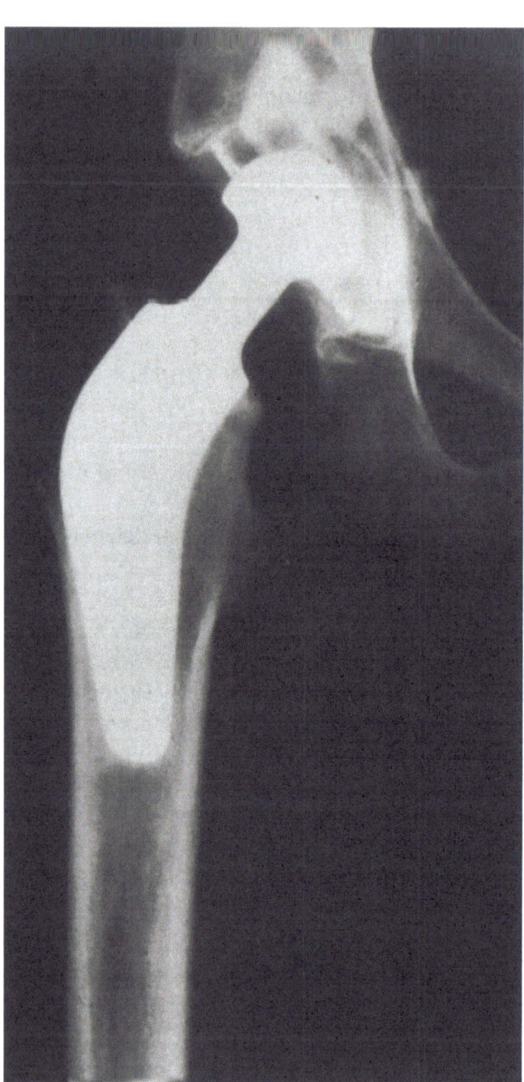

Abb. 6. Einzementierte Pfanne und zementlos verankerter Prothesenschaft 1 Jahr nach Implantation. Patient belastet voll seit der 9. postoperativen Woche und ist beschwerdefrei. Man beachte die Knochenverdichtungen im Kalkarbereich und an der Prothesenschaftspitze

setzung ist allerdings, daß das Implantat schon primär sehr stabil im Knochen verankert wird.

Das „Titanium-Fiber-Metal" besitzt eine gewisse Deformierbarkeit, so daß sich eine Prothese beim Einsetzen in den Knochen bis zu einem gewissen Grad der Knochenform anpassen kann. Die Vergleichsuntersuchungen beim Segmentersatzmodell haben deutlich gezeigt, daß gutes Einwachsen von Knochen nur dann erzielt werden kann, wenn das Implantat ruhig liegt und ein enger Kontakt zum Knochen besteht. Eine zusätzliche Spongiosaplastik verbessert und beschleunigt das Einwachsen von Knochen.

Durch den Aufbau der multipel gesinterten Drähte sind auch keine Ermüdungsfrakturen zu befürchten, so daß die Streßpropagation bei diesem System nicht möglich ist. Für das „Titanium-Fiber-Metal" wurden ausgedehnte mechanische Versuche und Tierexperimente unternommen. Histologische Nachkontrollen von Zehnjahresimplantaten dürften in der Implantatforschung Seltenheitswert besitzen.

Bei allen nichtzementierten Implantaten muß darauf geachtet werden, daß v.a. während der Entlastungsperiode ein gutes Einwachsen von Knochenmaterial möglich ist. Durch die spätere Belastungsphase kann sich das Implantat aber sekundär auslockern, v.a. wenn zu große Elastizitätsunterschiede zwischen Implantat und Knochen bestehen. Beim „Titanium-Fiber-Metal" kann die Elastizität durch die Wahl der Sintertemperatur dem Knochen angepaßt werden. Die Deformationseigenschaften sind sehr ähnlich dem des umgebenden trabekulären Knochens. Folgende Grundbedingungen für das Einwachsen von Knochen in das poröse Implantat können beim „Titanium-Fiber-Metal" erfüllt werden:

1. Intimer Kontakt zwischen Implantat und Knochen,
2. Stabilität bereits beim Einbau,
3. der Kraftfluß muß möglichst breitbasig auf das Implantat übertragen werden können, damit es zu einem „Remodeling" des Knochens kommt.

Langfristig sollte keine sekundäre Osteolyse um das Implantat auftreten. Die Streßübertragung auf das Implantat ist v.a. im Hüftbereich von grundlegender Bedeutung. Knöchernes Einwachsen im proximalen Schaftdrittelbereich ist wesentlich. Diese Forderung kann dadurch erfüllt werden, daß die poröse Beschichtung nur im proximalen Anteil angewendet wird, oder daß durch eine sehr kurze kragenlose Prothese eine Streßkonzentration im proximalen Femur erreicht wird. Das „Titanium-Fiber-Metal" zeichnet sich gegenüber anderen porösen Materialien dadurch aus, daß es sehr gut verträglich und korrosionsresistent ist. Das Material kann in jede Form gesintert werden. Es besitzt untereinander verbundene Poren, was das Einwachsen von Knochen begünstigt. Die Elastizität des Implantats kann dem Knochen angeglichen werden.

Das „Titanium-Fiber-Metal" hat sich in ausgedehnten Tierversuchen auch als sehr langfristiges Implantat (10 Jahre) bewährt. Beim Menschen wird es schon seit mehreren Jahren als Knochenersatz bei Tumoroperationen verwendet. Die Beschichtung von Hüft- und Knieprothesen mit „Titanium-Fiber-Metal" wird für Humanimplantate seit 1 1/2 Jahren verwendet. Die relativ kleine Anzahl von Patienten und die relativ kurzen Beobachtungszeiten lassen noch keine schlüssigen Aussagen zu.

Literatur

1. Andersson GJ, Gächter A, Galante JO, Rostoker W (1978) Segmental replacement of long bones in baboons using a fiber titanium implant. J Bone Joint Surg [Am] 60:31–40
2. Escalas F, Galante JO, Rostoker W, Coogan P (1976) Biocompatibility of materials for total joint replacement. J Biomed Mater Res 10:175–195
3. Galante JO, Rostoker W (1972) The use of fiber metal composites as a method of fixation of skeletal prostheses. Rush-Presbyterian-St. Luke's Med Bull 11:143–150
4. Galante JO, Rostoker W (1973) Fiber metal composites in the fixation of skeletal prostheses. J Biomed Mater Res 7:43–61
5. Galante J, Rostoker W, Ray RD (1970) Physical properties of trabecular bone. Calcif Tissue Res 5:236–246
6. Galante JO, Rostoker W, Lueck R, Ray RD (1971) Sintered fiber metal composites as a basis for attachment of implants to bone. J Bone Joint Surg [Am] 53:101–114
7. Lembert E, Galante JO, Rostoker W (1972) Fixation of skeletal replacement by fiber metal composites. Clin Orthop 87:303–310
8. Lueck RA, Galante JO, Rostoker W, Ray RD (1969) Development of an open pore metallic implant to permit attachment of bone. Proc Am Coll Surg 20:456–457
9. Rostoker W, Galante JO, Shen G (1974) Some mechanical properties of sintered fiber metal composites. J Test Eval 2:107–112

Der derzeitige Entwicklungsstand von zementfreien Tantal- und Niobstielendoprothesen *

H. Plenk jun., G. Pflüger, S. Schider, N. Böhler und F. Grundschober

Oberflächenstrukturierte Femurschaftendoprothesen aus kaltverformtem Tantal und Niob wurden ohne Knochenzement in einem einseitigen totalen Hüftgelenkersatz bei Beaglehunden implantiert. 21 Tantal- und 6 von 13 Niobschäften wurden bisher nach Beobachtungszeiten bis zu 14 Monaten ausgewertet und es zeigten sich 4 Lockerungen bei den Tantal- und 3 bei den Niobprothesen. Die restlichen festsitzenden Implantate waren nach der histologischen Untersuchung von Dünnschliffpräparaten dicht am Knochengewebe verankert und zeigten Verankerungsmuster, die für zementfreie Femurschaftendoprothesen typisch sein dürften.

Tantal und im besonderen Niob kann durch geeignete pulvermetallurgische Verarbeitung, Dispersionshärtung und nachfolgende Kaltverformung bereits Festigkeitswerte erreichen, die zusammen mit ihrer Korrosionsbeständigkeit und Gewebeverträglichkeit eine Herstellung derartiger hochbelastbarer, zementfrei implantierbarer Endoprothesen für den Menschen möglich erscheinen lassen.

Die hochschmelzenden Metalle Tantal und Niob waren bisher wegen ihrer hervorragenden Korrosionsbeständigkeit und der resultierenden Gewebeverträglichkeit als diagnostische Hilfsmittel und als geringbelastete chirurgische Implantate eingesetzt (Mears 1979). Durch Fortschritte in der pulvermetallurgischen Verarbeitung ist jedoch eine Steigerung der mechanischen Festigkeitswerte erzielbar, die nun auch die Herstellung von hochbelasteten Implantaten möglich erscheinen lassen (Schider u. Bildstein 1982).

Der vorliegende Bericht soll die bisherigen tierexperimentellen Erfahrungen mit oberflächenstrukturierten Tantal- und Niobfemurschaftendoprothesen nach zementloser Implantation und den derzeitigen Stand in der Entwicklung mechanisch tauglicher Tantal- und Niobwerkstoffe zusammenfassen.

Die mechanische Festigkeit von reinem Tantal und Niob kann vom geglühten Ausgangszustand, in dem beide Metalle sehr weich und verformbar sind, durch verschieden starkes Kaltbearbeiten in einem weiten Bereich verbessert werden, allerdings unter Verlust der Verformbarkeit. Mit Hilfe der Dispersionshärtung, die einem geringgradigen Legieren entspricht, kann die Zug-Bruch-Festigkeit jedoch bedeutend gesteigert werden, ohne weiter an Verformbarkeit zu verlieren (Abb. 1). Da für hochbelastete Implantate eine ausreichende Dauerwechselfestigkeit noch wichtiger erscheint, wurde in vorläufigen Untersuchungen dieses Verhalten bei verschieden bearbeiteten Tantal- und Niobwerkstoffen mit dem Ultraschallresonanzverfahren geprüft. Kaltverformtes Tantal, wie es in den hier vorgestellten Tierversuchen für die Femur-

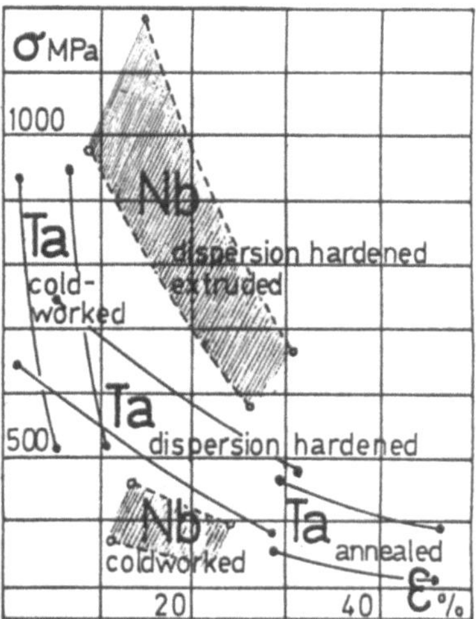

Abb. 1. Bereiche der Zugfestigkeit (in MPa) und Dehnung (ε%) von Tantal- und Niobdrähten (Durchmesser 0,8–1,5 mm) im geglühten, kaltbearbeiteten und dispersionsgehärteten Zustand

* Danksagung: Diese Untersuchungen wurden von den Metallwerken Plansee A.G., Reutte, Österreich und dem Forschungsförderungsfonds der Gewerblichen Wirtschaft in Österreich, Projekt Nr. 3/1851-IP, unterstützt

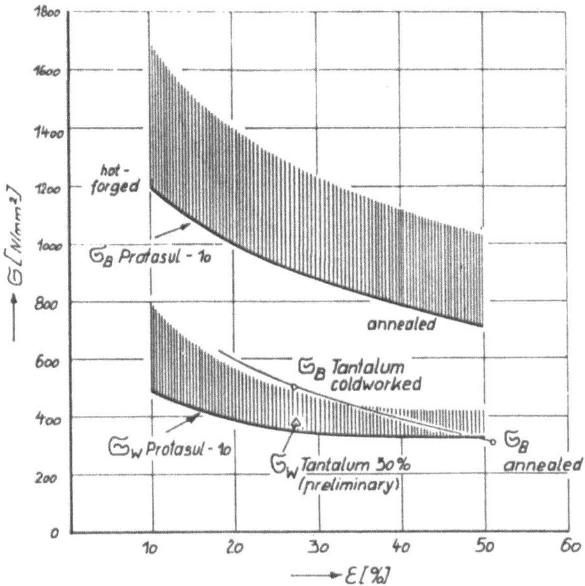

Abb. 2. Zug-Bruch-Festigkeit (σ_B) von kaltbearbeitetem Tantal und entsprechende Dauerwechselfestigkeit (σ_W) bei einer gegebenen Dehnung (ε%) im Vergleich mit den für Protasul 10 angegebenen Festigkeitsbereichen (*schraffierte* Areale in N/mm^2)

schaftendoprothesen verwendet wurde, erreichte trotz geringerer Zugfestigkeit bereits eine Dauerwechselfestigkeit, die bei gleicher Dehnung in dem Festigkeitsbereich liegt (Abb. 2), der für den Prothesenwerkstoff Protasul-10 angegeben wird (Gebr. Sulzer, Winterthur, Schweiz). Die Dauerwechselfestigkeit von Tantal und Niob wird außerdem durch ein korrosives Milieu praktisch nicht beeinflußt, was zusammen mit der geringen Kerbrißempfindlichkeit dieser beiden Metalle die Herstellung von oberflächenstrukturierten Implantaten für eine zementfreie, direkte Knochenverankerung ermöglicht.

Die Femurschaftendoprothesen wurden aus kaltgeschmiedetem Tantal und Niob hergestellt und mit konischen Oberflächengrübchen (Durchmesser 900 μm) versehen (Abb. 3a, b). Kopf-Hals-Teile aus Tantal für die Tantalschäfte (Abb. 3a) bzw. Aluminiumoxid-Köpfe auf Tantalhalsteilen für die Niobschäfte (Abb. 3b) wurden mit Schraub- oder selbsthaftenden Konusverbindungen im Schaft auswechselbar befestigt und mit einzementierbaren Polyäthylenpfannenprothesen kombiniert. Dieses künstliche Hüftgelenk wurde einseitig bei Beaglehunden implantiert (Tantalschäfte bei 21, Niobschäfte bei 13 Hunden), und die Implantate nach Beobachtungszeiten von 6 Wochen–14 Monaten für die histologische Untersuchung entnommen. Diese wurde an unentkalkten Dünnschliffen mit Hilfe der polyfluorochromen Sequenzmarkierung und an Mikroradiographien durchgeführt. Zusätzlich wurden Gewebeproben von den Kapselregeneraten sowie von den regionären und zentralen Lymphorganen licht- und elektronenmikroskopisch untersucht.

Die Untersuchungsserie mit den Tantalschäften (Pflüger et al. 1982) ist mit den längsten Beobachtungszeiten von 14 Monaten bereits abgeschlossen und ergab 4 klinisch bzw. hi-

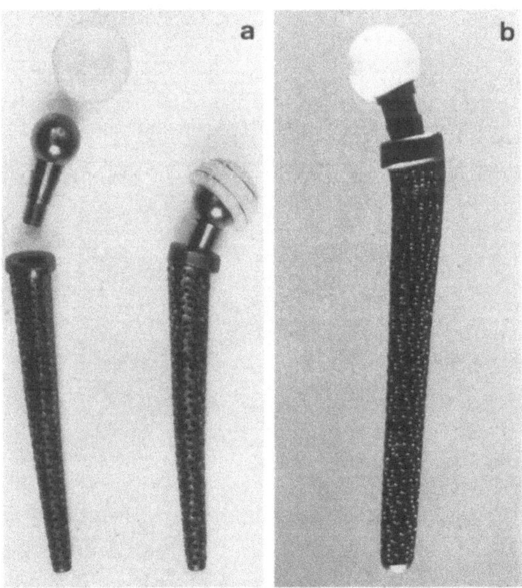

Abb. 3a, b. Oberflächenstrukturierte Femurschaftendoprothesen für den Beaglehund. **a** Aus Tantal mit auswechselbaren Tantal-Kopf-Hals-Teilen, **b** aus Niob mit Aluminiumoxid-Tantal-Kopf-Hals-Teilen und der zementierbaren Polyäthylenpfannenprothese

Tabelle 1. Ergebnisse der Untersuchungsserien mit Tantalschaftprothesen (21 Hunde) und mit Niobschaftprothesen (13 Hunde, davon 6 bisher ausgewertet)

Implantationszeit	Anzahl	Tantal				Anzahl	Niob			
		Schaft fest/ locker	Dichte Knochenverankerung				Schaft fest/ locker	Dichte Knochenverankerung		
			Proximal	Mitte	Distal			Proximal	Mitte	Distal
6 Wochen	1	1/0	+	+	+	0				
Bis 3 Monate	3	2/1	+	+	+	1	1/0	+	+	+
Bis 6 Monate	3	2/1	+/−	+	+	2	1/1	+	+	+
Bis 9 Monate	4	4/0	+/−	+	+	0				
Bis 12 Monate	7	5/2	+/−	+	+	0				
Bis 14 Monate	3	3/0	+/−	+	+	3	1/2	+	+	+

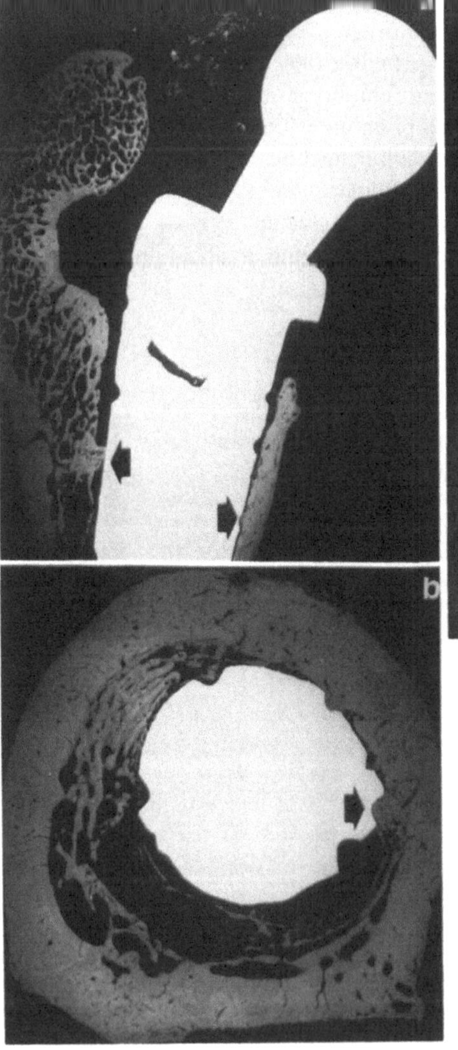

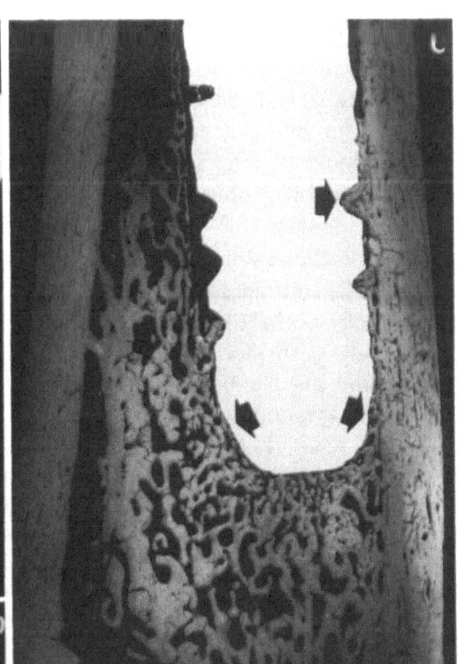

Abb. 4a–c. Korrespondierende Mikroradiographien von unentkalkten Dünnschliffen durch den proximalen (**a**), mittleren (**b**) und distalen Teil (**c**) einer Femurschaftendoprothese aus Tantal, 12 Monate nach Implantation im Beaglehund. Punktförmige oder flächenhafte, dichte Knochenkontakte und Einwachsen in die Oberflächengrübchen (*Pfeile*). (Vergrößerung 3×)

stologisch lockere Schaftimplantate. In Tabelle 1 sind die Ergebnisse zusammengestellt und es zeigte sich, daß bei den stabilen Implantaten in den meisten Fällen punktförmige oder flächenhafte dichte Knochenkontakte mit Einwachsen in die Oberflächengrübchen sowohl im proximalen als auch im mittleren und distalen Schaftbereich nachweisbar waren (Abb. 4a–c). In einzelnen Fällen (6 von 17) fanden sich jedoch proximal keine Knochenkontakte, wobei mit einer Ausnahme Lockerungen der Kopf-Hals-Teile und/oder Pfannenprothesen für eine Unruhe und einen vermehrten Anfall von Metallabriebpartikeln gesorgt hatten. Erwartungsgemäß kam es mit zunehmender Implantationszeit zu einem immer stärkeren Verschleiß des Tantalkopfes gegen die Polyäthylenpfanne, und die Abriebpartikel wurden ohne erkennbare Zellschädigung von Makrophagen aufgenommen und nicht nur im Kapselgewebe und in den regionären und zentralen Lymphorganen abgelagert, sondern auch in der Bindegewebshülle, die die Schaftprothesen zumindest teilweise umgab. Die Anwesenheit von solchen Makrophagen interferierte sichtlich mit dem Heranwachsen von Knochengewebe und weist damit auf die Bedeutung von Abriebreaktionen für die zementfreie Verankerung von Endoprothesen hin, selbst wenn es sich um an sich inerte Abriebpartikel handelt.

Wegen der oben angeführten Nachteile wurden die Niobschäfte mit einer besseren Gleitpaarung ausgestattet, bei den bisher ausgewerteten 6 Implantaten waren jedoch weiterhin Probleme mit den auswechselbaren Kopf-Hals-Teilen aufgetreten. Die bisherigen Ergebnisse sind ebenfalls in Tabelle 1 zusammengestellt und zeigen 3 Lockerungen. Die stabilen Implantate sind jedoch wieder in gleicher Weise wie die Tantalschäfte verankert. Damit ist die röntgenologisch meist erkennbare und histologisch eindeutig nachweisbare dichte Abstützung am distalen Schaftende nicht wie bisher üblich als Lockerungszeichen aufzufassen, wenn sie mit dichten Knochenkontakten im mittleren und proximalen Schaftbereich auftritt. Für die nur im mittleren und distalen Bereich stabil verankerten Implantate dürfte auch der Elastizitätsmodul, der vor allem bei Niob näher bei dem des Knochengewebes liegt, eine Rolle gespielt haben. Für die Zukunft bleibt nachzuweisen, ob die bei Drähten (Abb. 1) erzielbare Festigkeitserhöhung auch für größere Implantate wie Gelenksendoprothesen zutrifft, und ob mit dem Verfahren der Dispersionshärtung Tantal- und Niobwerkstoffe in gleichbleibender Qualität hergestellt werden können, die den Anforderungen für Humanimplantate gerecht werden. Die bisherigen Erfahrungen im Tierversuch zeigen, daß Tantal und vor allem das leichtere und besser verfügbare Niob die übrigen materialmäßigen Voraussetzungen für die Herstellung von zementlos verankerbaren Prothesen besitzen.

Literatur

Mears DC (1979) Materials and orthopaedic surgery. Williams & Wilkins, Baltimore, pp 115, 123

Pflüger G, Plenk H Jr, Böhler N, Grundschober F, Schider S (1982) Experimental studies on total knee- and hip-joint endoprostheses made of tantalum. In: Winter GD, Gibbons DF, Plank H Jr (eds) Biomaterials 1980. Advances in biomaterials, vol 3. Wiley, Chichester New York Brisbane Toronto Singapore, pp 161–167

Schider S, Bildstein H (1982) Tantalum and niobium as potential prosthetic materials. In: Winter GD, Gibbons DF, Plenk H Jr (eds) Biomaterials 1980. Advances in biomaterials, vol 3. Wiley, Chichester New York Brisbane Toronto Singapore, pp 13–20

Erste Erfahrungen mit der PM-Prothese

K. Walcher

Die Klinik des Referenten liegt in Franken, und Franken ist das Land der Hüftdysplasien. Viele jüngere Patienten mit fortgeschrittenen Dysplasiearthrosen, bei denen Alternativeingriffe nicht mehr möglich sind, fragen beinahe täglich nach den modernen Möglichkeiten der operativen Behandlung ihres schweren Gelenkleidens.

Es wurde daher das Angebot der Herren Parhofer und Mönch/Memmingen und Ungethüm/Tuttlingen, uns zusammen mit 4 Kliniken, nämlich Erlangen, Freiburg, Baden-Baden und Memmingen, an der klinischen Prüfung der „PM"-Prothese zu beteiligen, sehr begrüßt. Herr Parhofer hat im Juli 1980, und die Klinik für Unfallchirurgie, Wiederherstellungs- und Handchirurgie, Bayreuth, im Februar 1981 mit der Implantation der PM-Prothese (Abb. 1) begonnen. Der Bericht kann also nur ein vorläufiger sein und muß sich naturgemäß angesichts der kurzen Beobachtungszeit auf Fragen der Technik und Beobachtungen innerhalb der ersten 16 Monate beschränken.

Die PM-Prothese besteht aus einem strukturierten Schaft aus der geschmiedeten Implantatlegierung Isotan. Isotan ist eine Legierung auf Titanbasis, es zeichnet sich durch hohe mechanische Eigenschaften aus. Diese Prothese wurde bereits von Herrn Semlitsch kurz vorgestellt.

Das Elastizitätsverhalten dieses Werkstoffs kommt demjenigen des Knochens von allen anderen metallischen Implantatlegierungen am nächsten.

Auf den konischen Schaftfortsatz wird eine Keramikkugel aus Biolox aufgesteckt. Die Pfanne besteht ebenfalls aus Titan, die gewindeartig angeordneten Tragrippen der konischen Schraubpfanne führen zu einer stabilen Verankerung im Becken. In die Pfanne wird ein Polyäthyleneinsatz eingedrückt. Die Gleitflächenpaarung besteht also aus Keramik-Polyäthylen (Abb. 1).

Die neu konzipierte Prothese wurde im biomechanischen Labor der Aesculap-Werke getestet. Diademonstration des Belastungssystems und einer servohydraulischen Dauerschwinganlage zur Prüfung der Ermüdungsfestigkeit der neuen Prothese. Nach Aussage der Biomechaniker erträgt die PM-Prothese millionenfach wiederholte Spitzenbelastungen über das 7fache des Körpergewichts ohne Bruch.

Die Technik der Implantation ist nach gewissen Anfangsschwierigkeiten relativ einfach.

Die Pfanne wird nach Vorbereitung mit Hammer und Meißel und schließlich Formfräsen erweitert und vertieft. Nach Anwendung der kleinsten Formfräse ist zentral ein Führungsloch für die nächst größeren Fräsen vorhanden.

Jetzt wird ein Gewinde geschnitten und die Schraubpfanne bis zu einem absolut festen Sitz eingedreht. Ein Zeichen für festen Sitz ist für den Operateur die Mitbewegung des Beckens des Patienten beim Versuch des weiteren Eindrehens der Pfanne.

Anschließend wird der Polyäthyleneinsatz eingedrückt. Ganz anders als bei der Zementfixation, bei der wir auf die Erhaltung der subchondralen Compactaschicht achten, scheuen wir uns bei dysplastischen Pfannen nicht, die Schraubpfanne zumindest mit einer Kante ins kleine Becken ragen zu lassen, wenn dadurch für das Schraubgewinde genügend viel Knochenmaterial, besonders proximal, zur Verfügung steht.

Bei primärer Perforation ins kleine Becken kann sich etwa nach Jahresfrist ein neu gebildeter knöcherner Abschluß gegen das kleine Becken bilden.

Die Radiologen der Städtischen Krankenanstalten Bayreuth machen postoperativ und bei späteren Kontrollen durchleuchtungsgezielte Aufnahmen, um bei genau seitlicher Projektion der Pfanne das Knochengewebe in den Gewindetälern genau beurteilen zu können. Das radiologische Kriterium des Pfanneneinbaus scheint uns die zunehmende Verdichtung des Knochens in den Gewindetälern zu sein.

Schmale Säume im Pfannengrund sollte man nicht unbedingt als Resorptionssäume deu-

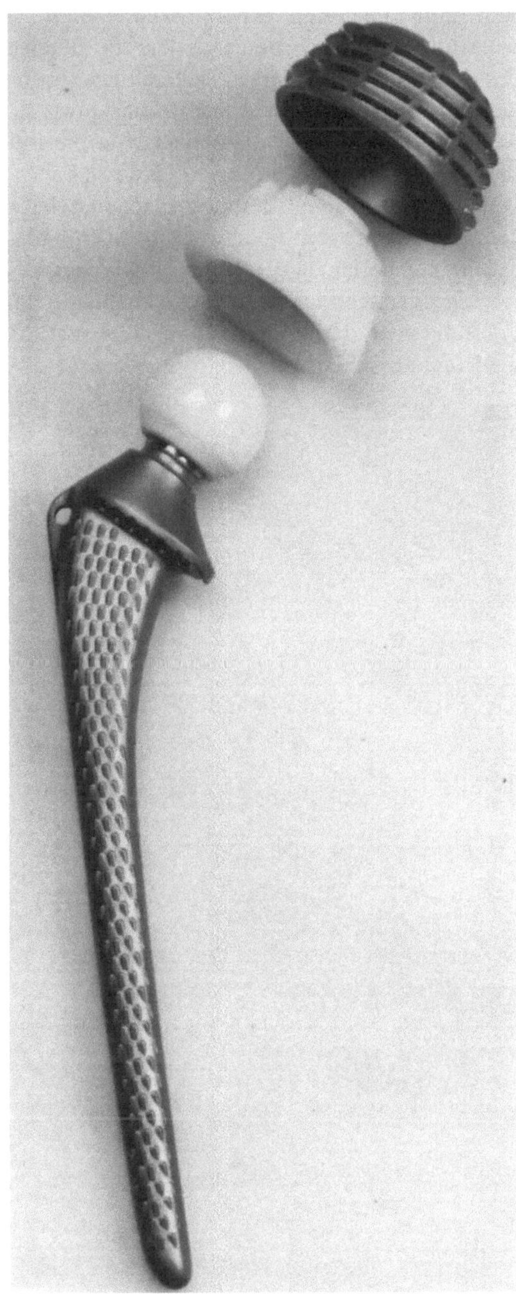

Abb. 1. PM-Prothese

ten, sie können von einer gewissen Richtungsänderung bei der endgültigen Implantation der Pfanne herrühren.

Um den Schaft in guter Valgusposition implantieren zu können, was bei der zementlosen Fixation sicher besonders wichtig ist, wird man dem Luer eine Rinne in den schenkelhalsnahen Trochanterbereich angelegt. Die entsprechende Raspel wird bis zum Anschlag eingeschlagen.

Die Schaftprothese soll nun anschließend bis etwa 3 cm Distanz bis zum bündigen Aufsitz mit der Hand eingeführt werden können. Von da ab wird mit Vorschlag und Hammer eingetrieben.

Bei jeder 30. Prothese etwa wird eine Fissur an der Prothesenspitze gesetzt. Es wurden davon keine bleibenden Folgen gesehen. Die Fissuren heilen innerhalb der 12- bis 16wöchigen Entlastungszeit sicher aus.

Eindeutiges radiologisches Zeichen für den Einbau des Schafts scheint uns die Abstützung der Schaftspitze durch einen kräftigen distalen Knochensockel, der aber nicht obligatorisch sein muß und von der Menge der eingebrachten Spongiosa abhängt. Von anderen Autoren allerdings wird dieser Sockel als beginnendes Lockerungszeichen gedeutet.

Selbstverständlich ist die Sockelbildung nicht zu verwechseln mit einer deutlichen lateralen Kortikalis- und Periostverdickung bei primärer Varusposition des Schafts.

Über die Kalkaratrophie bzw. -resorption bei der Zementprothese ist schon viel diskutiert worden. Eine Kalkarverdichtung ist wohl als ein Zeichen von Stabilität bei Fehlen von Zugspannungen in der Zirkumferenz des Schenkelhalsstumpfes zu werten. Wahrscheinlich ist ein Teil der eingebrachten Belastung als physiologische Druckspannung in den Knochen eingeleitet worden.

Vielleicht gibt es aber unter diesen Voraussetzungen auch einen Kalkaraufbau.

Erscheint die zementlose Implantation der Schaftprothese besonders bei posttraumatischen Zuständen mit fortgeschrittener Porose und sehr weiter Markhöhle zu unsicher, wird die PM-Schraubpfanne mit der Geradschaftprothese nach Müller unter Verwendung von wenig Knochenzement kombiniert. Natürlich nur bei Patienten, die über 60 bis 65 Jahre sind.

Es ist wichtig zu wissen, daß es bei schweren Dysplasien mit deformierten Köpfen zu einer ungewollten Verlängerung des Beins von 2–3 cm kommen kann. Bei doppelseitiger Implantation kann die Verlängerung dann problemlos bei der zweiten Seite ausgeglichen werden.

Auch bei der zementlosen Implantation gibt es periartikuläre Verknöcherungen. Ist eine Luxation, wie bei einem demonstrierten Fall, vorausgegangen, scheint die Genese klar.

Nun zu den bisherigen Ergebnissen: Leider mußten 2 Infekte beobachtet werden. Der eine betraf eine 45jährige Frau, bei der eine alkoholbedingte Leberzirrhose bekannt war. Eine mediale Schenkelhalsfraktur war andernorts mit einer Ender-Nagelung behandelt worden, es kam zur neuerlichen Dislokation. Beide Prothesen mußten nach zwischenzeitlicher Saug-Spül-Drainage bzw. Ketteneinbringung entfernt werden. Sie fallen jedoch nicht der Methode zur Last.

Von den zahlreichen Nachuntersuchungskriterien soll nur über die Frage des endgültigen knöchernen Einbaus berichtet werden.

Von den 100 Operationen der ersten Serie sind 58 länger als ein halbes, 20 länger als 1 Jahr implantiert. Bei 7 Patienten bestehen noch belastungsabhängige Beschwerden im Bereich des Oberschenkels, eine sichere Lockerung konnte bisher nur in einem Fall nachgewiesen werden. Bei 4 dieser Patienten machte die Implantation der Schaftprothese Schwierigkeiten, vielleicht macht eine zu streng sitzende Schaftprothese längere Zeit Beschwerden. Auch andere Kliniken berichten über dieses Phänomen.

Selbstverständlich ist eine abschließende Beurteilung nach der kurzen Verlaufsbeobachtung noch nicht möglich.

Erste Erfahrungen mit der PM-Prothese

A. Reichelt und K. Bläsius

Die zementlose Hüftendoprothese Modell PM besteht aus einem der Form des Femurschafts weitgehend angepaßten Titan-Aluminium-Vanadium-Schaft, aus einer Schraubpfanne derselben Legierung, einem Polyäthylenpfanneneinsatz sowie aus einem Prothesenkopf aus Aluminiumoxidkeramik. Die Oberfläche des Prothesenschafts weist zur besseren Verklemmung der Spongiosa eine tropfenförmige Strukturierung auf. Die Pfanne kann dank ihrer Form und den gewindeartig angeordneten Tragrippen sehr stabil im Beckenknochen verankert werden.

Seit 30. März 1981 haben wir dieses Prothesenmodell 68mal zum primären Ersatz und 5mal bei Austauschoperationen angewendet. Das Durchschnittsalter lag bei 57 Jahren, der jüngste Patient war 17, der älteste 77 Jahre alt. Obwohl wir mehrfach entgegen der bisherigen Praxis mit konventionellen Prothesen auch jüngere Patienten operiert haben, liegt das durchschnittliche Lebensalter relativ hoch, woraus ersichtlich wird, daß wir uns nicht gescheut haben, auch ältere Menschen mit diesem Modell zu versorgen, was in keinem Fall zu Verankerungsschwierigkeiten geführt hat.

An intraoperativen Komplikationen erlebten wir 5 Fissuren, wovon nur die Trochanterfissuren für die zementfreien Prothesen fast typisch sind, da wir anfangs mit der Wahl der Prothesengröße gelegentlich Schwierigkeiten hatten und die sich zu 2/3 im Schaft befindenden, aber zu großen Schaftprothesen nur unter größter Anstrengung wieder ausschlagen konnten.

Seitdem eine Schablone zur Verfügung steht, sind solche Fissuren nicht mehr aufgetreten. Zu Schaftsprengungen ist es in keinem Fall gekommen. Die Schaftperforation infolge ungenügender Lagerung des Beines beim Aufraspeln ist nicht spezifisch für dieses Prothesenmodell. Sie läßt sich aber innerhalb weniger Minuten folgenlos korrigieren. An postoperativen Komplikationen (Tabelle 1) haben wir lediglich eine Luxation beobachtet. Zu einer Infektion oder Lockerung ist es bisher nicht gekommen. Trochanterosteotomien sind in der Regel nicht erforderlich. Nur bei sehr tiefen Pfannen haben wir sie ausnahmsweise durchgeführt, um Platz zu gewinnen.

Tabelle 1. Komplikationen

Peroperativ:	Perforation	1
	Trochanterfissuren	4
Postoperativ:	Luxation	1

42 Patienten konnten nach 3 Monaten, 30 nach 6 und 11 Operierte nach 12 Monaten nachuntersucht werden.

Von den 30 nach 6 Monaten nachuntersuchten Patienten waren 23 (77%) in der Lage, 60 min schmerzfrei zu gehen. Nach 12 Monaten hatte alle 11 Nachuntersuchten dieses Gehvermögen erlangt. Die Benutzung von Stöcken zeigt die Tabelle 2.

Röntgenologisch haben wir auch nach Monaten keine Veränderungen beobachten können, die für eine Zunahme der knöchernen Umbauung der Prothese sprachen. Bei einem Vergleich der postoperativen Röntgenbilder mit später angefertigten, scheinen die Prothese und insbesondere die Pfanne bereits zum Zeitpunkt der Operation maximal von Spongiosa umschlossen zu sein. Der Calcar femoris wies weder eine Osteolyse noch eine Spongiosierung auf. Dagegen ließen zahlreiche Prothesen die auch von anderen beobachteten Periostverdik-

Tabelle 2. Stockbenutzung

	Nach 6 Monaten (n = 30) [in %]	Nach 12 Monaten (n = 11) [in %]
Keine	60	73
1 Stock	30	27
2 Stück	10	0

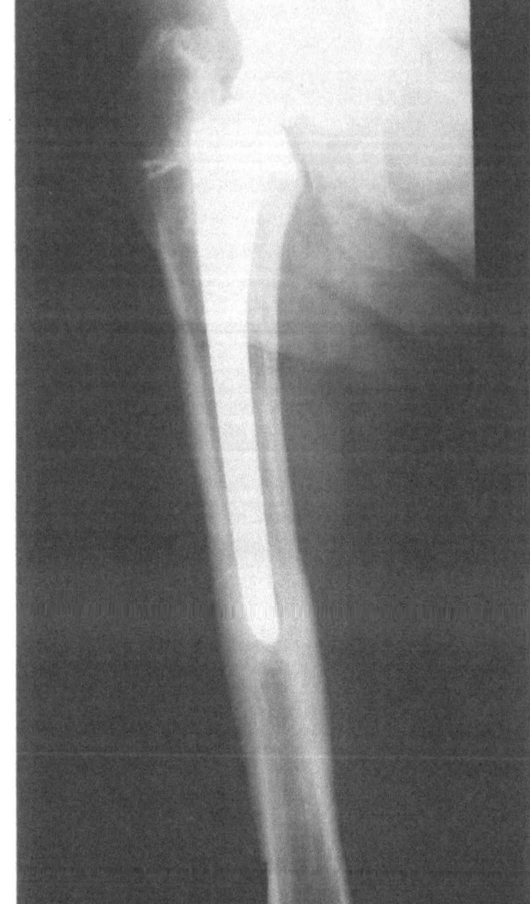

a

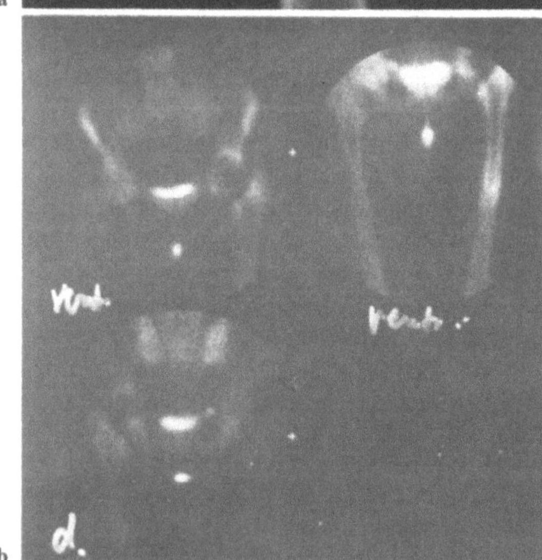

b

Abb. 1 a, b. Scan nach 1 Jahr

Tabelle 3. Oberschenkelschmerzen

	[in %]
Nach 3 Monaten (n=42)	31
Nach 6 Monaten (n=11)	33
Nach 12 Monaten (n=11)	9

kungen und die medulläre Knochenverdichtung um die Prothesenspitze herum erkennen.

Insgesamt ergab sich, daß nach 3 Monaten von 42 Patienten 32 (79%) mit dem Operationsergebnis zufrieden waren. Nach 6 Monaten war der Hundertsatz mit 77%, d.h. 23 von 30 Operierten, praktisch gleich, aber nach 12 Monaten stieg der Anteil der zufriedenen Patienten auf 91% (10 von 11 Patienten) an. Die Verbesserung des subjektiven Urteils beruht überwiegend auf dem Nachlassen der von zahlreichen Patienten geäußerten, ziehenden, eher uncharakteristischen Schmerzen meist im distalen Femurbereich (Tabelle 3).

Das Problem der monatelangen postoperativen Schmerzen kann zumindest teilweise durch die von uns durchgeführten szintigraphischen Untersuchungen erklärt werden. Alle über Schmerzen klagenden Patienten wiesen nach 6 und ggf. auch noch nach 12 Monaten eine Indikatoranreicherung auf, die Zeichen eines vermehrten peri- und endostalen Knochenanbaus ist. Dieser Knochenanbau läßt sich regelmäßig nach spätestens 12 Monaten röntgenologisch nachweisen und tritt besonders dann auf, wenn infolge Varusstellung der Prothese punktförmige Spitzenbelastungen vorhanden sind (Abb. 1a, b). Diese Fehlstellungen haben Mikrobewegungen mit reaktiven Knochenumbauprozessen zur Folge, wie auch aus spannungsoptischen Untersuchungen hervorgeht (Konermann).

Füllt dagegen der Prothesenschaft den Markraum ganz aus und liegt er beidseits der Kortikalis an, so ist weder eine szintigraphische Anreicherung feststellbar, noch werden Schmerzen geäußert (Abb. 2a, b).

Zusammenfassend können wir aufgrund der ersten Ergebnisse nach einer nur 15monatigen Implantationszeit sagen, daß das Modell PM eine technisch leicht implantierbare Hüftendoprothese darstellt, die nach eigenen Erfahrungen bisher zu sehr erfreulichen Frühresultaten geführt hat.

Abb. 2 a, b

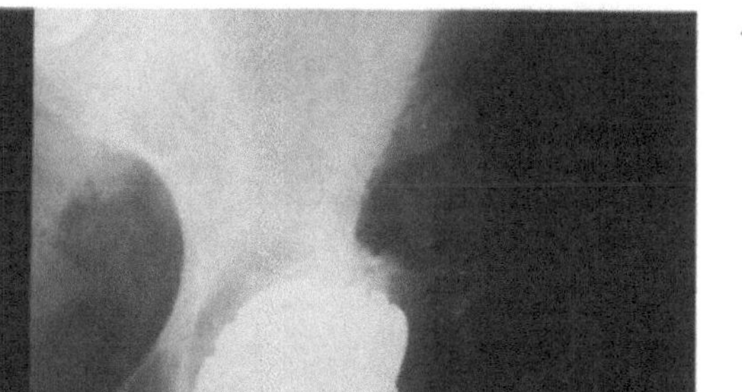

a

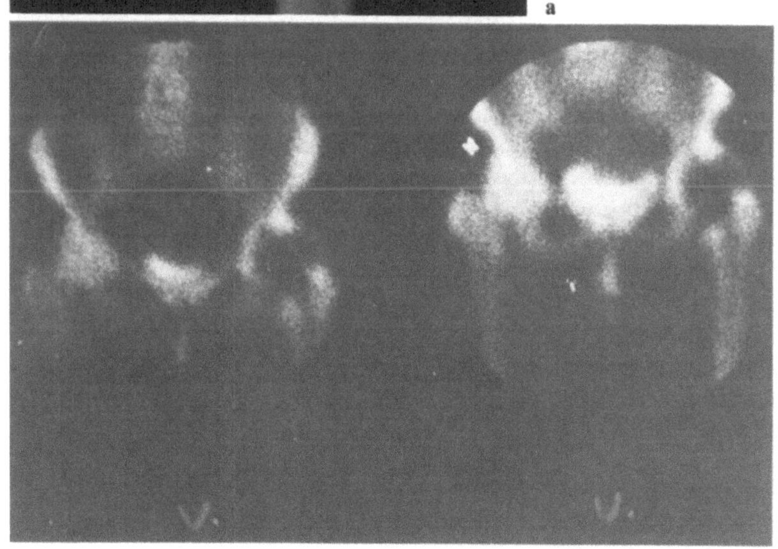

b

9 Jahre Erfahrung mit isoelastischen Hüftendoprothesen aus plastischem Material

E. Morscher

Die Idee der isoelastischen Prothese d.h. eines Implantates, das ähnliche physikalische, im besonderen elastische Eigenschaften aufweist wie der Knochen, in dem es fixiert ist, basiert auf der bei der Frakturosteosynthese gemachten Beobachtung, daß rigide metallene Implantate auf den Knochen eine „Streßprotektion" ausüben und dieser darauf mit Atrophie reagiert. Als Folge dieser lokalen Knochenatrophie könnte es dann später zu einer Lockerung des Implantates kommen.

Wenn auch die „Einheilung" einer Hüftprothese mit der Frakturheilung durchaus verglichen werden darf, muß man sich doch klar darüber sein, daß eine Hüftendoprothese im Gegensatz zu einer Osteosyntheseplatte die Kräfte, die auf das Femur einwirken, nicht nur zu 100%, sondern auch für dauernd übernehmen muß. Das Problem der Streßprotektion ist auch bei weitem nicht in allen Teilen gelöst und mit Sicherheit spielen für die lokale Osteoporose auch Änderungen der Knochendurchblutung eine Rolle. Eine Endoprothese wird aber nur dann dauerhaft im Knochen inkorporiert bleiben, wenn sich zwischen Belastung und Knochenstruktur ein biomechanischer Gleichgewichtszustand einstellt. Mit dem Einsetzen einer Prothese kommt es zu einer grundlegenden Änderung der biomechanischen Konstellation des Hüftgelenkes, und ein neuer biomechanischer Gleichgewichtszustand wird um so rascher erreicht sein, je weniger die ursprüngliche Biomechanik geändert wird und je weniger das Implantat selbst die Übertragung und Verteilung der Kräfte auf den Knochen stört.

Aus der Idee der Isoelastizität heraus hat Mathys anfangs der 70er Jahre eine Hüftendoprothese aus Polyacetalharz konstruiert [1]. In Laboratoriumsversuchen und diversen Prüfungen hat sich dieses Material am günstigsten erwiesen, da es neben anderen Bedingungen am ehesten die eines möglichst ähnlichen Elastizitätsmoduls, wie ihn der Knochen besitzt, aufweist. Um die angestrebte optimale Übertragung der Kräfte von der Prothese auf den Knochen zu gewährleisten, mußte diese selbstverständlich zementfrei eingesetzt werden, wodurch auch die Nachteile des Knochenzementes eliminiert werden konnten.

Auch die Hüftgelenkspfanne bestand aus Polyacetalharz. Dieses Material hat sich jedoch wegen eines zu starken Abriebs nicht bewährt und mußte in der Folge durch Polyäthylen ersetzt werden. Die zementlose Fixation einer Polyäthylenpfanne ist an unserer Klinik in den letzten Jahren zur Standardmethode geworden [8]. Polyäthylen hat sich als Gleitschicht doch so weit bewährt, daß zukünftige andere Materialien sich an diesem messen müssen, so wie bei der Einführung neuer Antiphlogistika das Indometacin als Testobjekt gilt.

Das Problem der zementlosen Fixation einer Polyäthylenpfanne haben wir in den letzten 5 Jahren speziell studiert. Um das Ziel der Lösung einer zementlosen Verankerung an der Hüftpfanne rascher und sicherer zu erreichen und v.a., um weitere unbekannte Faktoren, wie sie sich aus der zementlosen Fixation des Prothesenschaftes ergeben, auszuschließen, haben wir eine größere Serie von über 500 Hüftpfannen in Kombination mit einer konventionellen einzementierten Schaftprothese implantiert (Ta-

Tabelle 1. Von 1973 bis Mai 1982 mit „isoelastischer" Hüftprothese durchgeführte Hüftarthroplastiken

Isoelastische Totalprothese Modell 1973	70
Isoelastische Totalprothese Modell 1975	31
Kopfprothesen	50
Zementlos fixierte Polyäthylenpfannen (mit zementiertem Schaft)	514
Ersatz gelockerter Pfannen (Knochenspannung + zementlose Pfanne)	61
Ersatz gelockerter Metallschäfte	7
Doppel-Cup-Arthroplastik (zementlose Pfanne)	6
	739

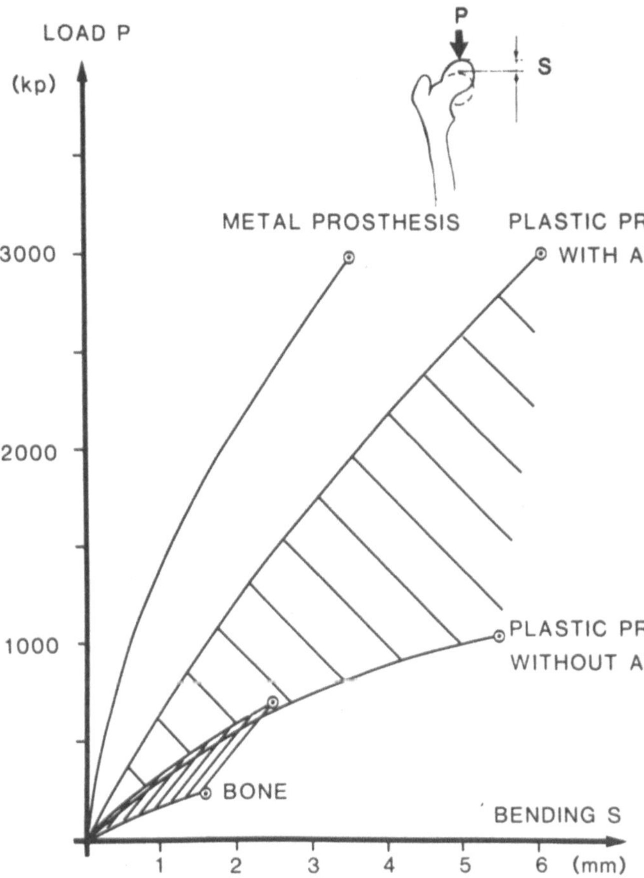

Abb. 1. Deformation des proximalen Femurendes mit Metallprothese und isoelastischer Prothese aus Kunststoff armiert und nicht armiert unter Belastung

belle 1). In der ganzen Entwicklung der zementlosen isoelastischen Prothese ist zu berücksichtigen, daß wir von Anfang an mit der Hüftpfanne weniger Probleme hatten als mit dem Prothesenschaft [2, 3, 4, 5, 6].

Das Primärziel für die femorale Komponente war es, einen Prothesenschaft zu konstruieren, der mit dem Femur gleiches Deformationsverhalten aufweist. Eine in den Femurschaft eingesetzte Polyacetalharzprothese mit relativ dünner Metallarmierung ergab im Belastungsversuch tatsächlich eine dem normalen Femur weitgehend entsprechende Elastizität (Abb. 1). Spannungsoptische Versuche mit einer solchen isoelastischen Prothese versprachen auch eine wesentlich bessere Kräfteverteilung, als dies bei Metallprothesen der Fall ist (Abb. 2). Nachdem auch die übrigen Labortests bezüglich Biokompatibilität, Oberflächengestaltung usw. positiv ausgefallen waren, wurde am 22. März 1973 an unserer Klinik die erste isoelastische Hüftprothese eingesetzt. Insgesamt wurden von diesem Modell 70 Prothesen implantiert (Tabelle 1). Anfänglich wegen technischer Mängel, später wegen Lockerungen mußte die Mehrzahl dieser Patienten reoperiert werden. Die Hauptursache der Fehlschläge lag in der zu hohen Elastizität des proximalen Bereichs des ersten Modells (Abb. 3).

Voraussetzung für die biomechanische Inkorporation einer Prothese und damit ihre dauerhafte Fixation ist die Verhinderung von Relativbewegungen zwischen Implantat und Knochen und von Streßkonzentrationen.

Im Gegensatz zur Hüftpfanne werden bei der Schaftprothese – jedenfalls proximal – die Kräfte nicht nur als Druck, sondern v.a. auch als Biegekräfte übertragen (Abb. 3). Insbesondere wird das kräftige Calcar femorale seitlich auf intermittierenden Druck beansprucht. Dieser intermittierende Druck kann bei einem zu elastischen Implantat auch durch Zuggurtungsschrauben und Auflage des Prothesenkragens am Calcar nicht neutralisiert werden, wie dies nach dem ursprünglichen Konzept erhofft wurde, sondern er führt zu Knochenresorption und

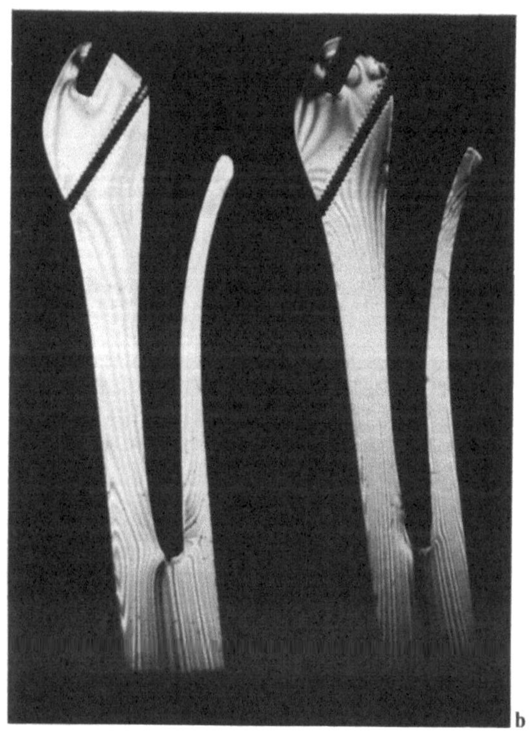
a b

Abb. 2. Spannungsoptik des proximalen Femurendes unter Belastung, **a** mit Metallprothese, **b** mit isoelastischer Kunststoffprothese

damit zur Lockerung des Implantates. Die einzige Möglichkeit, bei einer intramedullär verankerten Prothese Wechsellasten und damit Knochenresorption zu verhindern, besteht in der Versteifung der Prothese im Trochanterbereich. Die Prothese mußte somit durch Armierung im Hals-Trochanter-Bereich verstärkt werden. Inzwischen wurde auf Vorschlag von Bombelli auch der Schenkelhalsschaftwinkel von 135 auf 144° erhöht. Zusätzlich wurden im dorsalen Bereich der Prothese sog. Flügel angebracht und die Prothese im Knochen mit 2 Spongiosaschrauben anstatt nur mit einer fixiert (Abb. 4a, b). Diese letztgenannten Modifikationen dienen v.a. auch einer besseren Verankerung gegenüber Torsionskräften.

Um die Kräfte besser von lateral her auf das Calcar femorale einleiten zu können, steht z.Z. eine Prothese, bei welcher der Kragen angeschrägt ist, in unserer Klinik im Versuch.

Die biomechanische Integration eines Implantates und damit der möglichst innige Implantat-Knochen-Verbund hat – wie bereits erwähnt – mechanische Ruhe im Grenzflächenbereich zur Voraussetzung. Dies heißt, daß eine

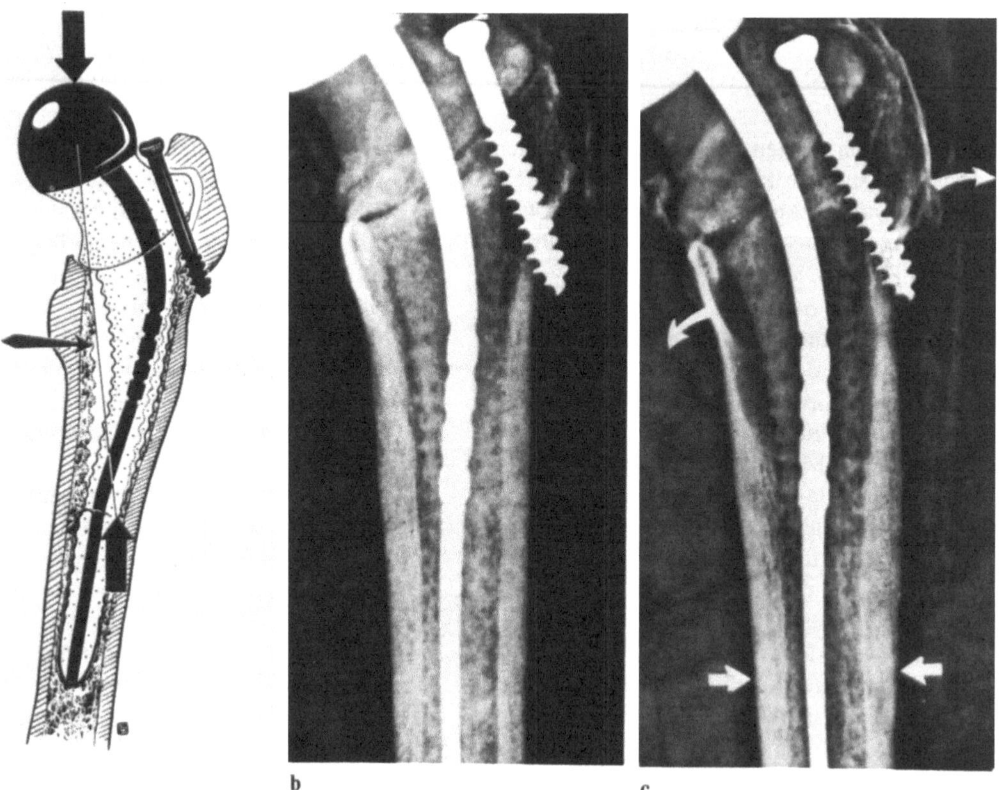
a b c

Abb. 3a–c. Lockerung einer „isoelastischen" Totalprothese im subtrochantären Bereich infolge zu starker Elastizität des Prothesenhalses 4 Jahre nach Implantation

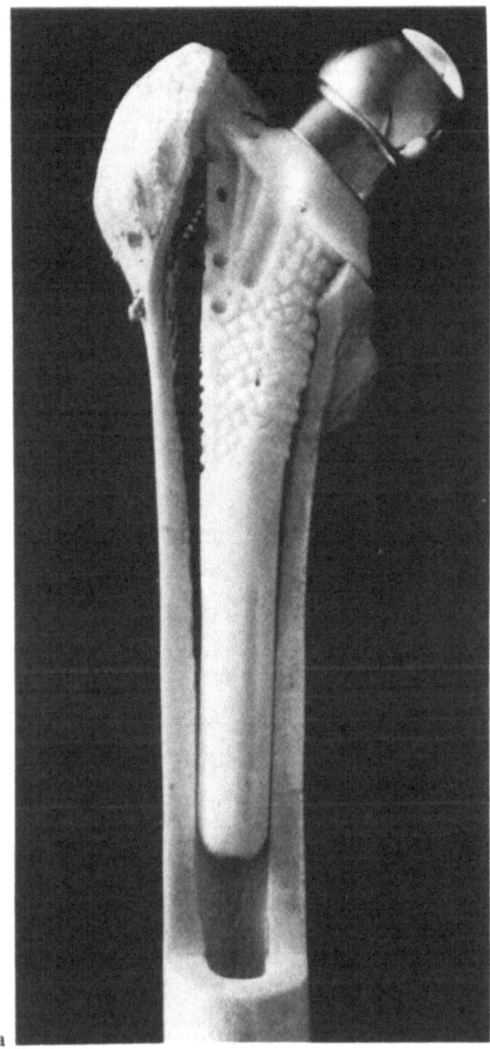

a

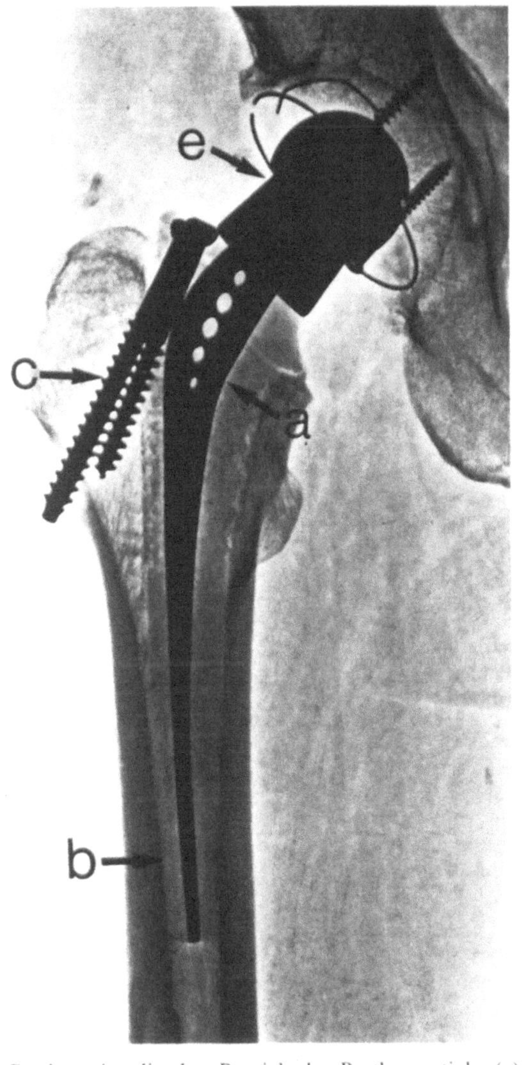

b

Abb. 4a, b. Isoelastische Totalprothese der Hüfte. **a** Prothese eingesetzt in Leichenfemur. **b** Röntgenaufnahme 2 Jahre nach der Implantation (Modell 1975): (a) Armierung verstärkt, (b) glatte Oberfläche der Prothese im distalen Bereich des Prothesenstiels, (c) Zuggurtungsschrauben, (d) Prothesenkopf aufgesteckt. Die Hüftpfanne aus Polyäthylen ist mit 2 Schrauben und 2 Zapfen im Acetabulum fixiert

zementlos fixierte Prothese primär guten Sitz aufweisen muß. Die Kräfte müssen somit unabhängig von ihrer Größe auch qualitativ von Anfang an richtig vom Implantat auf den Knochen übertragen werden. Unsere ersten Erfahrungen haben gezeigt, daß eine Prothese wohl primär gut eingemauert werden kann, solange das Hüftgelenk nicht belastet wird, daß dann aber mit der normalen täglichen Beanspruchung auch sekundär Knochenresorptionen auftreten können, wenn intermittierende Drucklasten zu groß werden. Es stellt sich deshalb ernsthaft die Frage, ob es möglich ist, die dauerhafte Fixation des Implantates durch eine langdauernde Entlastung des Gelenkes sicherzustellen. Unsere Beobachtungen sekundärer Lockerungen nach primär guter Inkorporation lassen darauf schließen, daß eine länger dauernde Entlastung eine potentielle Prothesenlockerung höchstens hinausschieben, aber nicht verhindern kann.

Wie fest kann nun eine Polyacetalharzprothese tatsächlich im Knochen fixiert werden? Schon mit dem ersten Modell der Schaftprothese aus dem Jahre 1973 haben wir beobachtet, daß dort, wo der Schaft in bezug auf die Kraftübertragung bei primär gutem Sitz und mechanischer Ruhe ideale Voraussetzungen vorfindet, d. h. im distalen Bereich des Prothesenstieles, ei-

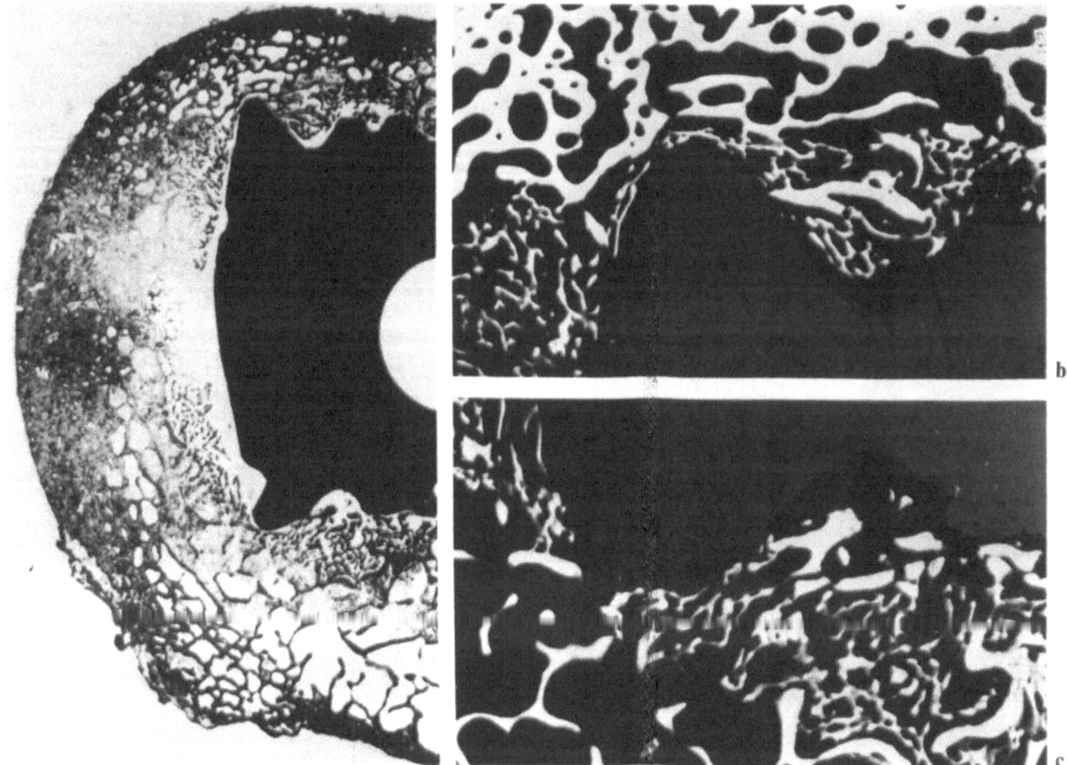

Abb. 5a–c. Histologische Untersuchung des Implantatbettes einer isoelastischen Femurkopfendoprothese 6 Wochen nach Operation. **a** Querschnitt durch Trochanterregion und Implantat, 2,6:0,87, **b** Mikroradiographie der anterolateralen Kante der Prothese mit umgebendem neugebildetem Knochentrabekel, 8,7:0,87, **c** posterolaterale Kante, 8,7:0,87 (Präparation: Prof. R. Schenk, Anat. Institut, Bern). [7]

ne feste Einmauerung möglich ist und Knochengewebe in die Einsenkungen der Prothesenoberfläche einwächst, also mit dieser recht gut verwächst (Abb. 5a–c). Die knöcherne Einmauerung der Prothese war bisweilen so stark, daß sich bei der Reoperation größte Schwierigkeiten ergaben und die Prothese stückweise aus dem Femurschaft herausgemeißelt werden mußte. Diese Erfahrung führte dazu, daß am neuen Modell der Sitz konisch ausgeführt und die Einsenkungen an der Oberfläche des Stielendes weggelassen werden mußten, um im Falle einer Reoperation der Forderung nach einfacher Reoperierbarkeit entsprechen zu können (Abb. 4).

Was haben wir nun heute unter dem Begriff eines isoelastischen Femurprothesenschaftes zu verstehen, nachdem sich gezeigt hat, daß eine Versteifung der Prothese im proximalen Bereich „conditio sine qua non" für eine dauerhafte Implantation ist?

„Iso" heißt „gleich", also entweder: 1. gleiche Elastizität des mit einer Prothese versorgten Femurs wie eines Femurknochens ohne Prothese, oder 2. einfach gleiche Elastizität und damit gleiches Deformationsverhalten zwischen Knochen und Implantat – unabhängig vom ursprünglichen natürlichen Deformationsverhalten des Knochens. Wie dargelegt haben die klinischen Ergebnisse mit dem Prothesenmodell 1973 unmißverständlich gezeigt, daß ersteres, d.h. eben unverändertes Deformationsverhalten eines Femurs mit oder ohne Prothese, nicht möglich ist. Die zweite Definition trifft aber immer dann zu, wenn ein Implantat einwandfrei fixiert ist und Relativbewegungen ausgeschlossen sind. Dieser Zustand der mechanischen Ruhe ist dort, wo die Kräfte als Biegekräfte über ein Implantat auf den Knochen weitergeleitet werden, nur erreichbar, wenn das Implantat selbst bei der Belastung nicht zu stark deformiert wird, also nicht zu elastisch ist.

Die Elastizität eines Implantates hängt nun aber nicht nur vom E-Modul seines Werkstoffes, sondern ebensosehr von seiner Formgebung (Design) ab.

Da bei der Verankerung eines Prothesenschaftes im Markkanal des Femurs gewissermaßen ein dünnerer Stab in ein dickeres Rohr gesteckt wird, ist klar, daß die Rigidität des Stabes im Bereich der Krafteinleitung höher liegen muß als derjenige des Rohres, um bei der Belastung gleiche Deformation zu erhalten und damit Relativbewegungen auszuschließen. Die Erkenntnis, daß hohlzylindrische Stäbe dem Bruch größeren Widerstand entgegensetzen als massive Stäbe gleicher Querschnittsfläche, und daß aus diesem Grunde die Natur die Knochen der Menschen und Tiere, die Federn der Vögel und die Stengel verschiedener Pflanzen hohl ausgebildet hat, verdanken wir bekanntlich Galilei (1564–1642).

Hinzu kommt nun noch, daß ein plastisches Material nach allen Richtungen hin gleiches mechanisches Verhalten zeigt, währenddem Knochengewebe sich diesbezüglich ausgesprochen unterschiedlich verhält, d.h. anisotrop ist. Die Isotropie des Implantatwerkstoffes kann durch entsprechende Formgebung etwas korrigiert und damit das Deformationsverhalten des Implantates demjenigen des Knochens etwas angeglichen werden – aber nur sehr summarisch!

Noch wesentlich komplizierter wirken sich in der Praxis die individuellen Unterschiede bezüglich Elastizität und Belastung aus. Die Deformation eines Implantats oder des Femurknochens hängt ja nicht nur von seinem E-Modul und seiner Form, sondern ebensosehr von den Kräften ab, die auf das Implantat einwirken. Angesichts der großen individuellen Unterschiede bezüglich Körpergewicht, Körperbau und täglicher Aktivität, kann die Antwort auf diese Frage nur darin bestehen, daß in bezug auf Elastizität in der Prothese ein „Sicherheitsfaktor" nach oben eingebaut werden muß. Diese Erkenntnis läßt sich aufgrund unserer nun 9jährigen klinischen Erfahrung mit der isoelastischen Prothese aufzeigen: Die Abb. 6 zeigt z.B. eine „isoelastische" Hüftprothese des ersten Modells, eingesetzt 1974 bei einer 154 cm großen und nur 45 kg schweren Patientin. Die Patientin ist somit sehr leicht und wegen einer schweren Koxarthrose auf der Gegenseite in ihrer körperlichen Aktivität eingeschränkt. Die Polyacetalharzpfanne zeigt nach 8 1/2 Jahren erheblichen Abrieb, die Schaftprothese noch immer guten Sitz. Ihre Elastizität war damit der bisherigen Belastung, unter Berücksichtigung des geringen

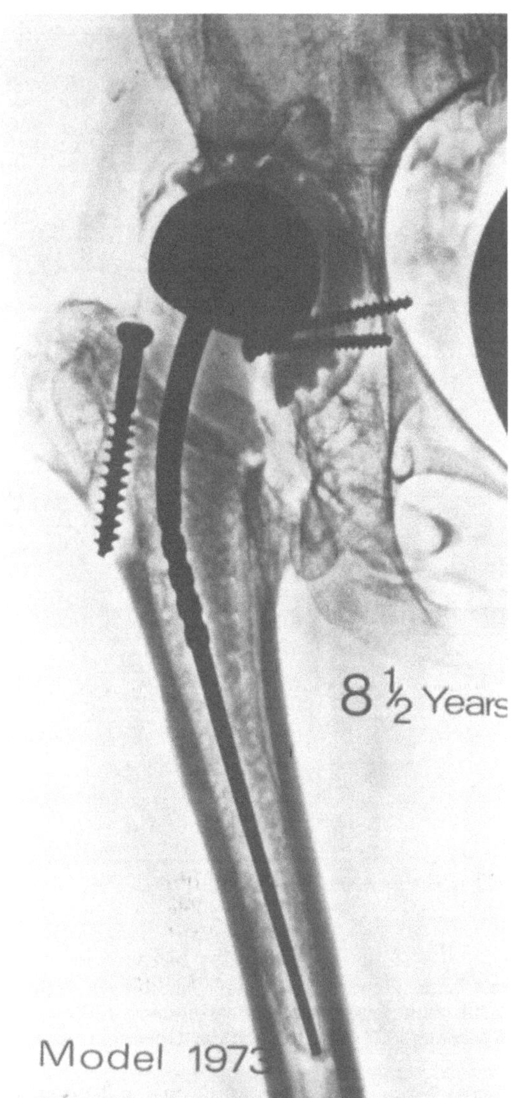

Abb. 6. Resultat einer „isoelastischen" Totalprothese des ersten Modells (1973) 8½ Jahre nach der Operation. Starker Abrieb an der Polyacetalharzpfanne. Trotz der relativ großen Elastizität dieses Modells guter Einbau des Prothesenschaftes. Patientin schmerzfrei. Körpergewicht: 45 kg. Wegen Koxarthrose der Gegenseite besteht auch eine Einschränkung der allgemeinen körperlichen Aktivität

Körpergewichts und der geringen körperlichen Aktivität, gewachsen. Die mit dem neuen, im proximalen Bereich verstärkten Modell erzielten Resultate stimmen optimistisch. Bei den an unserer Klinik bisher eingesetzten 40 Prothesen war bis heute noch keine Reoperation wegen Lockerung nötig. Ob die Prothese den Test der Zeit auch bei schwergewichtigeren Patienten bestehen wird, kann aber nur die Zukunft zeigen.

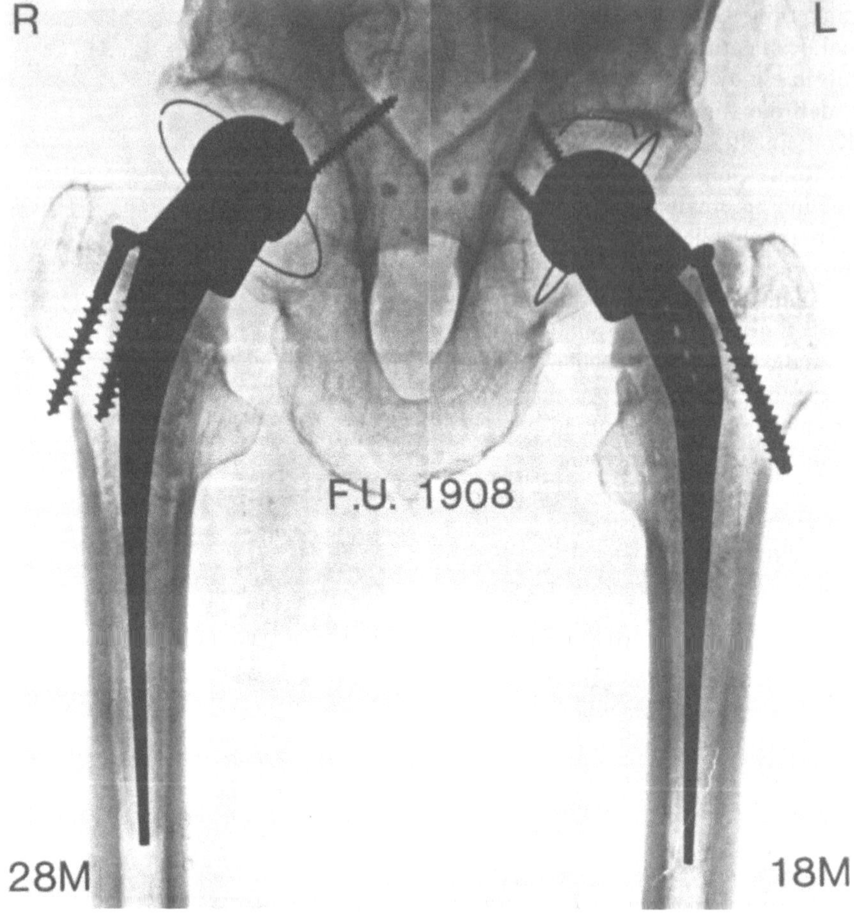

a b

Abb. 7a, b. Gutes Resultat einer beidseitigen Arthroplastik mit „isoelastischer" Hüftendoprothese, **a** 18 Monate, **b** 28 Monate nach der Operation. Ausgezeichneter Einbau sämtlicher 4 Komponenten. Entsprechend gutes klinisches Resultat

Eine weitere Einschränkung des Begriffs Isoelastizität betrifft das „Remodeling" des Knochens. Während sich der Knochen den auf ihn einwirkenden resultierenden Kräften ständig anpassen kann, bleibt die Struktur einer Prothese gleich. Andererseits steht außer Zweifel, daß eine größere Elastizität, als sie den heute größtenteils verwendeten metallischen Implantaten eigen ist, dem Knochen gerade dieses „Remodeling" im Sinne struktureller Anpassungsvorgänge ermöglichen kann. Der Hauptunterschied zwischen einer steifen und einer elastischeren Prothese liegt ja nicht im Ausmaß der vom Implantat auf den Knochen übertragenen Kräfte, sondern in deren Verteilung auf den Knochen. Eine bessere Verteilung der Kräfte hingegen läßt weiterhin sämtliche Teile des die Prothese umgebenden Knochens am weitgehend natürlichen „Remodeling" teilnehmen.

Zusammenfassend sind wir, trotz der Einschränkungen, die wir an dem Begriff der Isoelastizität anbringen müssen, weiterhin der Überzeugung, daß elastischere Endoprothesen, als sie bis heute allgemein Verwendung finden, zu einer besseren und gleichmäßigeren Übertragung der Kräfte fähig sind, und damit dem Knochen auch ein natürlicheres „Remodeling" unter Ausschaltung abnormer Streßkonzentrationen erlauben. Unsere bisherige Tätigkeit auf diesem Gebiet haben uns dieser Zielvorstellung einer möglichst geringen Störung des physiologischen „Remodeling" des das Implantat tragenden Knochens sehr viel näher gebracht (Abb. 7). Wie exakt aber auch immer unsere theoretischen Überlegungen und physikalischen Berechnungen sein werden, über Erfolg oder Mißerfolg entscheidet letzten Endes immer nur die Klinik und damit der Test der Zeit.

Literatur

1. Mathys R (1973) Stand der Verwendung von Kunststoffen für künstliche Gelenke. Aktuel Traumatol 3:253
2. Morscher E (1979) Isoelastische Prothesen. Langenbecks Arch Chir 349:321–326
3. Morscher E, Mathys R (1974) La prothèse totale isoélastique de hanche fixée sans ciment. Acta Orthop Belg 40:639–647
4. Morscher E, Mathys R (1975) Erste Erfahrungen mit einer zementlosen isoelastischen Totalprothese der Hüfte Z Orthop 113:745–749
5. Morscher E, Mathys R (1976) First experiences with a cementless isoelastic total prosthesis of the hip. In: Gschwend N, Debrunner HU (eds) Total hip prosthesis. Huber, Bern
6. Morscher E, Henche HR, Mathys R (1976) Isoelastic endoprosthesis – a new concept in artificial joint replacement. In: Schaldach M, Hohmann D (eds) Advances in artificial hip and knee joint technology. Engineering in medicine, vol 2. Springer, Berlin Heidelberg New York, p 403
7. Morscher E, Bombelli R, Schenk R, Mathys R (1981) The treatment of femoral neck fractures with an isoelastic endoprosthesis implanted without bone cement. Arch Orthop Traumat Surg 98:93–100
8. Morscher E, Dick W, Kernen V (1982) Cementless fixation of polyethylene acetabular component in total hip arthroplasty. Arch Orthop Traumat Surg 99:223–230

Experimentelle Aspekte und klinische Früherfahrungen einer zementlosen Hüftgelenkpfanne aus UHMW-Polyäthylen

M. Endler jun., F. Endler und H. Plenk jun.

Beim totalen Hüftgelenkersatz weist die Implantation der Pfanne gegenüber der des Prothesenschafts eine unterschiedliche Problematik auf. Während der Schaft in ein starres, nur schwer verformbares Knochenrohr eingebracht wird, kann das knöcherne Pfannenlager durch die präparatorische Zerstörung der Pfannensklerose während der Implantation bei Belastung nicht unbeträchtliche Verformungen erleiden (Huggler et al. 1974). Um dieses zusätzliche Risiko auszuschalten, sollte an der Grenzschicht zwischen Pfannenimplantat und Lager eine verformbare Zwischenschicht liegen, die diese Bewegungen kompensiert und gleichzeitig die Stoßbelastung dämpft. Bei unnachgiebigen Implantaten besteht die Gefahr von pathogenen Spannungsspitzen an der Grenzfläche, die zum lokalen Knochenabbau und schließlich zur Ausbildung einer mehr oder weniger starken bindegewebigen Membrane führen können. Charnley (1979) konnte bei seinen Untersuchungen an Langzeitimplantaten um die Pfannen immer eine dicke Bindegewebsmembrane beobachten.

Aufgrund dieser Überlegungen muß von einem zementfreien Pfannenimplantat eigentlich gefordert werden, daß neben einer zumindest übungsstabilen Sofortverankerung, die für die Einheilung unbedingt erforderlich ist (Griss 1976; Swanson u. Freeman 1979), auch eine gewisse Verformbarkeit des Knochenlagers kompensiert werden kann, ohne daß es dabei zu einer wesentlichen Deformierung der Gleitflächen der Pfanne kommt.

Bezüglich des Implantatmaterials können wir aufgrund zahlreicher experimenteller Untersuchungen und klinischer Erfahrungen feststellen, daß eigentlich alle bioinerten Materialien im unbelasteten Zustand und unbeweglichen System mit gutem knöchernem Anschluß einheilen, wobei vielleicht die Einheilungszeiten unterschiedlich sind (Galante et al. 1971; Klawitter u. Hulbert 1971; Cameron et al. 1972; Lyng et al. 1973; Spector et al. 1976; u.a.). In dem Augenblick, wo eine Belastung des Implantats erfolgt, wird die Einheilung des Implantats durch die Art der auftretenden Spannungen an der Grenzfläche, die Stabilität und die mechanischen Eigenschaften des Werkstoffs bestimmt (Cameron et al. 1973; Biehl et al. 1975; Geduldig et al. 1975; Muhr et al. 1976; Griss 1976; Plenk et al. 1978).

Aufgrund dieser Überlegungen haben wir eine Pfanne aus ultrahochmolekularem Polyäthylen mit einem konischen fortlaufenden Gewinde versehen (Endler M u. Endler F 1982). Das konische Gewinde hat dabei 2 wesentliche Aufgaben: Einerseits wird durch die Keilwirkung des Konus beim Hineinschrauben in das vorgeschnittene Gewinde an der Implantat-Knochen-Grenze eine Vorspannung erzeugt, die zu einer stabilen Sofortverankerung des Implantats führt. Andererseits kommt es dadurch, daß die Gewinde praktisch nie vollständig in ihrer Tiefe vorgeschnitten werden können, zu einer Aufhängung der Pfanne an den elastisch verformbaren Polyäthylengewindegängen. Dadurch kann eine Stoßbelastung der Pfanne gedämpft und geringe Verformungen des Kno-

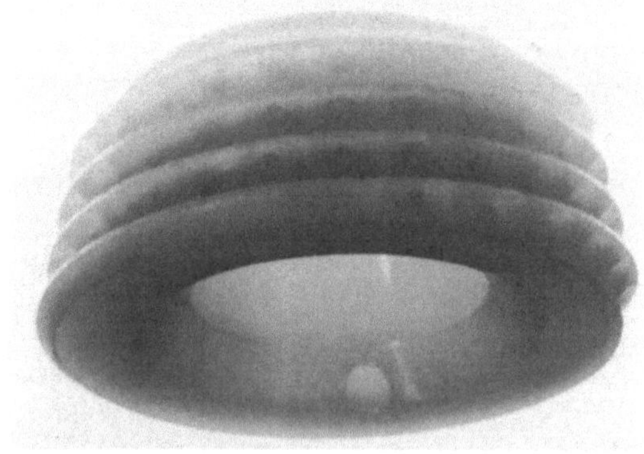

Abb. 1. Polyäthylenschraubpfanne: In den Gewindegängen sind die Bohrungen zur Sicherung der Rotation gut zu erkennen. Am Pfanneneingang befinden sich 3 Löcher zum Einsetzen des Eindrehinstruments

chenlagers, wie sie nach der vorbereitenden Präparation durchaus anzunehmen sind, kompensiert werden.

Um eine spätere Lockerung der Pfanne durch Herausdrehen zu verhindern, wurden Bohrlöcher von 0,5 mm Stärke in die Flanken der Gewinde gelegt, in die später Bindegewebe und Knochengewebe einwachsen sollte (Abb. 1).

Ein Tierversuch schien zur Beantwortung folgender Fragen notwendig:

1. Kommt es durch das konische Gewinde zu einer ausreichenden Sofortstabilität des Implantats, so daß eine knöcherne Konsolidierung überhaupt erst möglich wird?
2. Kommt es v. a. durch die primär erzielte Vorspannung zum gehäuften Auftreten von pathogenen Druckspannungen mit lokalisierten Knochennekrosen an der Implantat-Knochen-Grenze?
3. Wie verläuft die Ausbildung der Implantat-Knochen-Grenze, und was scheint ihre definitive Form zu sein?
4. Werden die Bohrlöcher mit Knochenzotten ausgefüllt, oder wann kann mit einer Stabilisierung durch Bindegewebszotten gerechnet werden?

Der Tierversuch wurde an 12 Schafen durchgeführt, bei denen im Rahmen eines totalen Hüftgelenkersatzes insgesamt 21 konische Polyäthylenschraubpfannen implantiert wurden (Endler et al. 1981; Endler et al. 1982a, b). Bei der Obduktion waren von 14 nichtluxierten Hüften 2 Pfannen gelockert. Die übrigen 12 Pfannen waren nach einer Implantationsdauer von 1 Woche–18 Monaten klinisch fest und wurden auch, wie eine regelmäßige Untersuchung mit der Kistler-Platte zeigte, während des Versuchs belastet (Endler et al. 1981). Schon wenige Wochen nach der Implantation kam es neben reparativen Vorgängen zu einer starken ungerichteten Knochenneubildung, die einerseits von Knochenbröckeln und der Knochenwunde ausging, andererseits allerdings auch sehr stark im umliegenden spongiösen Gewebe beobachtet werden konnte (Abb. 2). Während die Knochenneubildung im Bereich der Wunde als eine vorwiegend biologische Reaktion betrachtet werden kann, scheint die Verstärkung der Spongiosabälkchen im unversehrten Pfannenlager Ausdruck einer funktionellen Anpassung an die veränderte Beanspruchung durch die Pfanne zu sein.

Diese mechanisch ungerichtete, biologisch induzierte Neubildung von Geflechtknochen im Bereich der Knochenwunde ist in den ersten 3 Monaten besonders deutlich zu beobachten. Während dieses Zeitraums können auch größere Spaltbildungen zwischen Implantat und Knochen überbrückt werden, vorausgesetzt, daß das Implantat stabil ist.

Im Polarisationsmikroskop lassen sich im doppelbrechenden Polyäthylen polychrome spannungsoptische Phänomene beobachten. So fanden sich bis zu 4 Monate nach der Implantation häufig in den Graten der Polyäthylengewindegänge Isochromate, was auf lokale Druckspannungen schließen läßt. Da sich in diesen Bereichen immer direkte Kontaktzonen zwischen Knochen und Implantat finden, ist anzu-

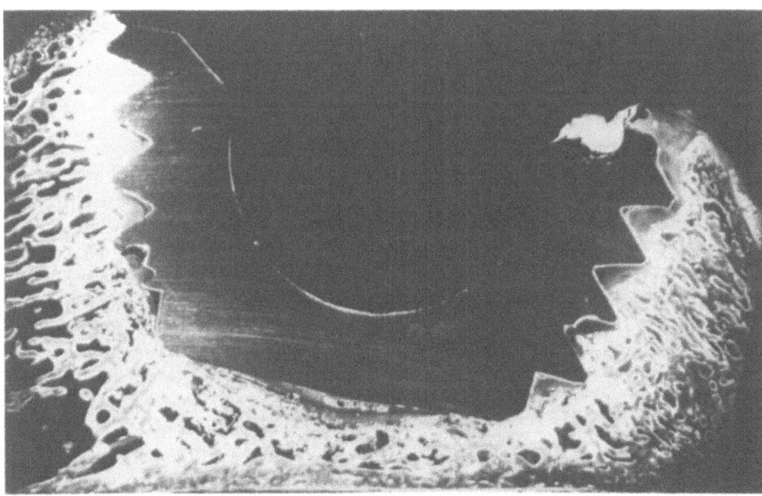

Abb. 2. Schliffpräparat einer Polyäthylenpfanne nach 4wöchiger Implantationsdauer. Das Präparat wurde 2 Tage vor der Entnahme mit Tetracyclin markiert. Die hell aufleuchtenden Anbauzonen finden sich nicht nur unmittelbar in der Knochenwunde, sondern auch im angrenzenden Spongiosalager

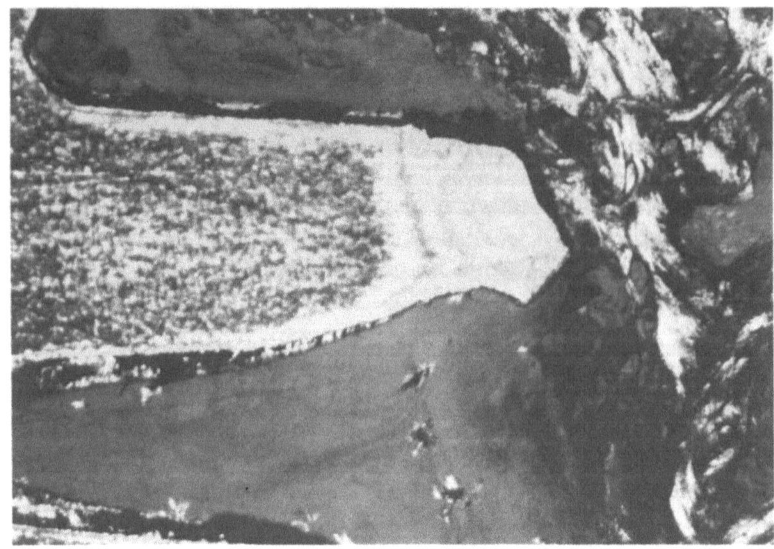

Abb. 3. Dünnschliffpräparat durch die belastete Zone der Implantat-Knochen-Grenze nach 4monatiger Implantationsdauer. Im polarisierten Licht treten an den Kontaktstellen zwischen Knochen und Gewindegrat im Polyäthylen Isochromaten auf

nehmen, daß diese Druckspannungen durch das Einschrauben der Pfanne entstanden sind (Abb. 3). Das würde einerseits bedeuten, daß die stabilisierende Vorspannung zumindest stellenweise noch nach 2 Monaten vorhanden ist, andererseits scheinen die lokalen Spannungsspitzen nicht so groß zu sein, daß es zu einem überstürzten Knochenabbau kommt.

Ab dem 3. Monat scheint sich die Ausbildung des endgültigen Implantatlagers abzuzeichnen. Um die Gewindegänge herum bildet sich eine Schicht aus straffem Kollagenfasergewebe, die im belasteten Kranialbereich deutlich dünner ist als im unbelasteten kaudalen Bereich. Mit zunehmender Implantationsdauer kommt es zu einem weiteren Einwachsen des Knochens in die Gewindegänge sowie zur Ausbildung von Knorpelinseln gegenüber den Gewindegraten (Abb. 4).

Dieses faserreiche Implantatlager mit Faserknorpelpolstern über den Gewindegraten, die sich langsam über die Flanken der Gewindegänge ausbreiten, ist an den Präparaten fast immer zu beobachten. Die Umwandlung des pri-

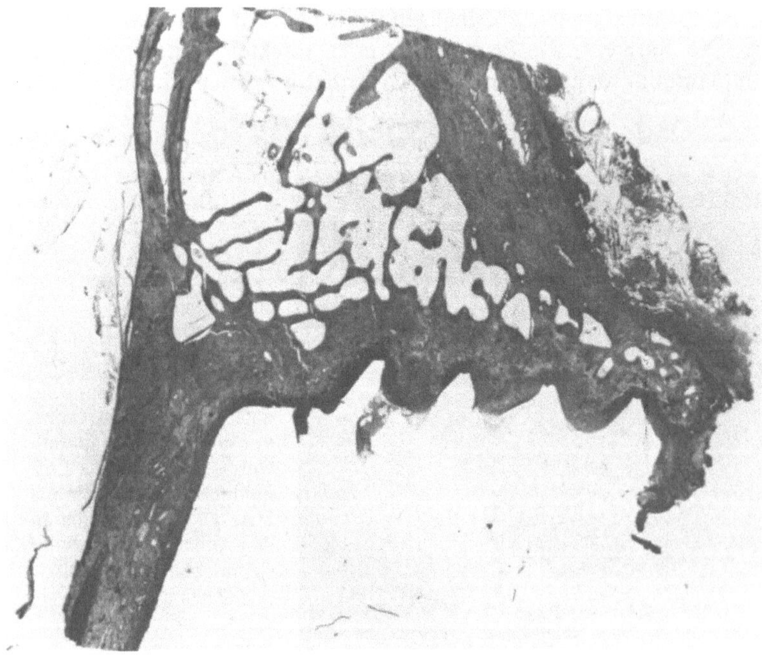

Abb. 4. Dünnschnitt in der Hauptbelastungsrichtung nach 18monatiger Implantation (Toluidinblau). Um die Pfanne herum hat sich eine durchgehende Knochenlamelle ausgebildet, wobei der Knochen in die Gewindegänge hineinreicht. Gegenüber den Graten der Gewindegänge finden sich (*dunkel gefärbt*) zarte Knorpelpolster

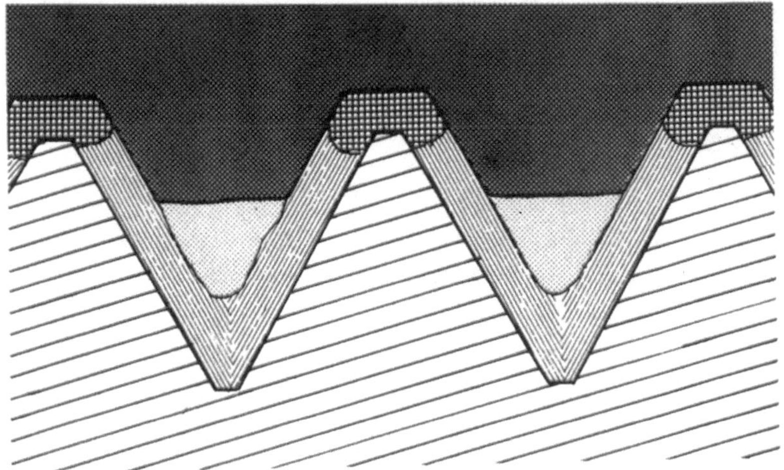

Abb. 5. Schematische Darstellung der Anbauvorgänge um die Pfanne (*schräg schraffiert*). Die Gewindegänge sind primär von kollagenfaserreichem Gewebe umkleidet, das an den Graten der Gewindegänge in Faserknorpel (*gekreuzt schraffiert*) umgewandelt wird. Die Knochenneubildung (*hell punktiert*) erfolgt in den Gebieten absoluter Ruhe, also der Tiefe der Gewindegänge, im Anschluß an das alte Knochenlager (*dunkel punktiert*)

mär einwuchernden Granulationsgewebes in differenziertes Stützgewebe entspricht nach unserer Meinung den Gesetzen der kausalen Histogenese (Pauwels 1960; Kummer 1963). Zwischen den äußeren Bereichen der Gewindegänge und dem neugefrästen Knochenlager kommt es zum Auftreten von Druckspannungen, welche den mechanischen Bildungsreiz für Kollagenfasergewebe darstellen. Dabei richtet sich der Faserverlauf entsprechend den Zugspannungen aus. Unmittelbar über den Gewindegraten entwickeln sich durch die Stabilisierung mit dem Kollagenfasergewebe Zonen mit hydrostatischem Druck, die wieder eine Differenzierung zu Faserknorpel herbeiführen, der sich dann allmählich über die Gewindegänge ausbreiten kann. Für das Knochengewebe selbst gibt es nach Pauwels keinen typischen mechanischen Bildungsreiz. Es entwickelt sich in Zonen absoluter Ruhe, auf Basis eines kollagenfaserreichen Gewebes, eine Situation, wie wir sie in den Tiefen der Polyäthylengewindegängen vorfinden (Abb. 5).

In den Bohrlöchern fand sich bereits wenige Wochen nach der Implantation Granulationsgewebe. Ab dem 6. Monat konnte bei zahlreichen Präparaten das Einwachsen von Knochen in die Bohrlöcher beobachtet werden. Die feste Verbindung dieser Knochenzotten mit dem umgebenden Knochenlager stellt nach unserer Meinung einen Beweis für stabile Verankerung der Pfanne dar (Abb. 6).

Da es sich bei der hier vorgestellten Pfanne um die Anwendung eines damals bereits erprobten Fixationsprinzips – nämlich des von Mittelmeier (1974) bei der keramischen Pfanne angewendeten konischen Gewindes – und eines im konventionellen Hüftgelenkersatz bewährten

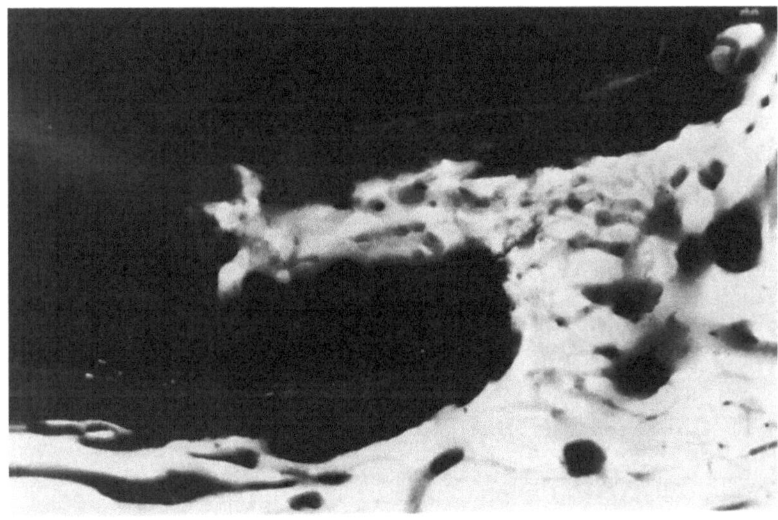

Abb. 6. Mikroradiographie eines Dünnschliffpräparats nach 12monatiger Implantationsdauer. In dem hier getroffenen Bohrloch findet sich eine Knochenzotte, die kontinuierlich mit dem knöchernen Pfannenlager verbunden ist

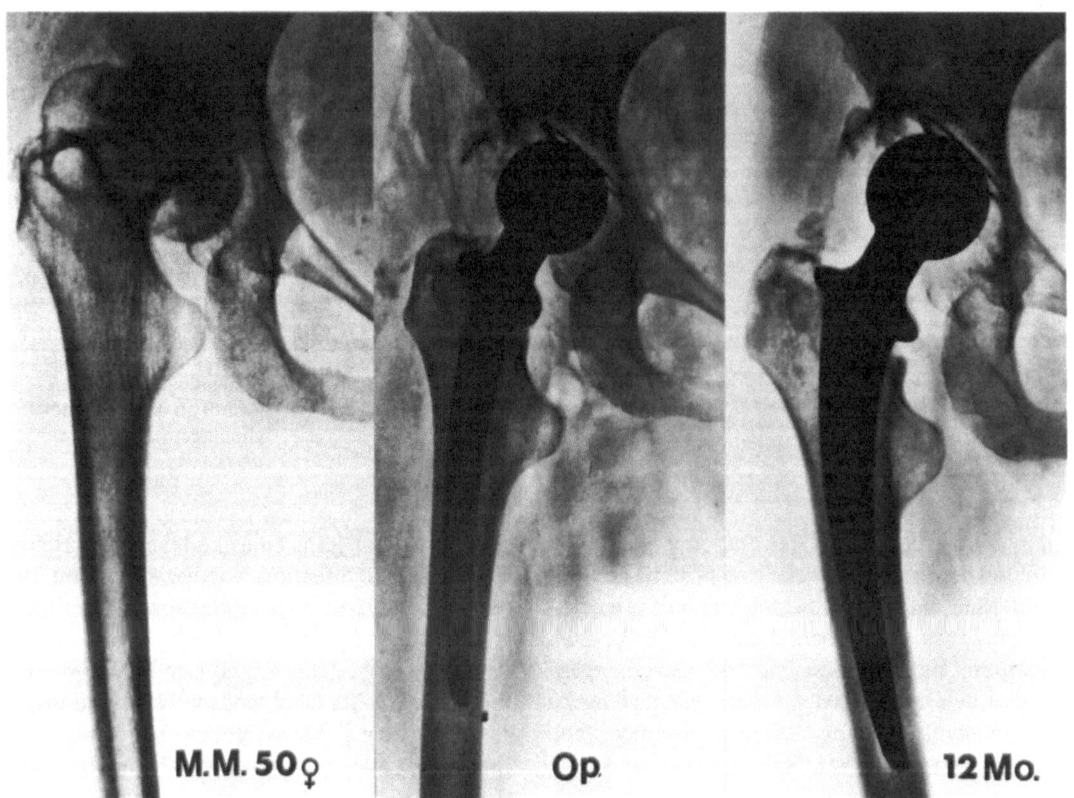

Abb. 7. Dysplasiearthrose bei einer 50jährigen Patientin. Durch die starke Medialisierung läßt sich die Schraubpfanne im verdickten Pfannenboden ohne Schwierigkeiten verankern

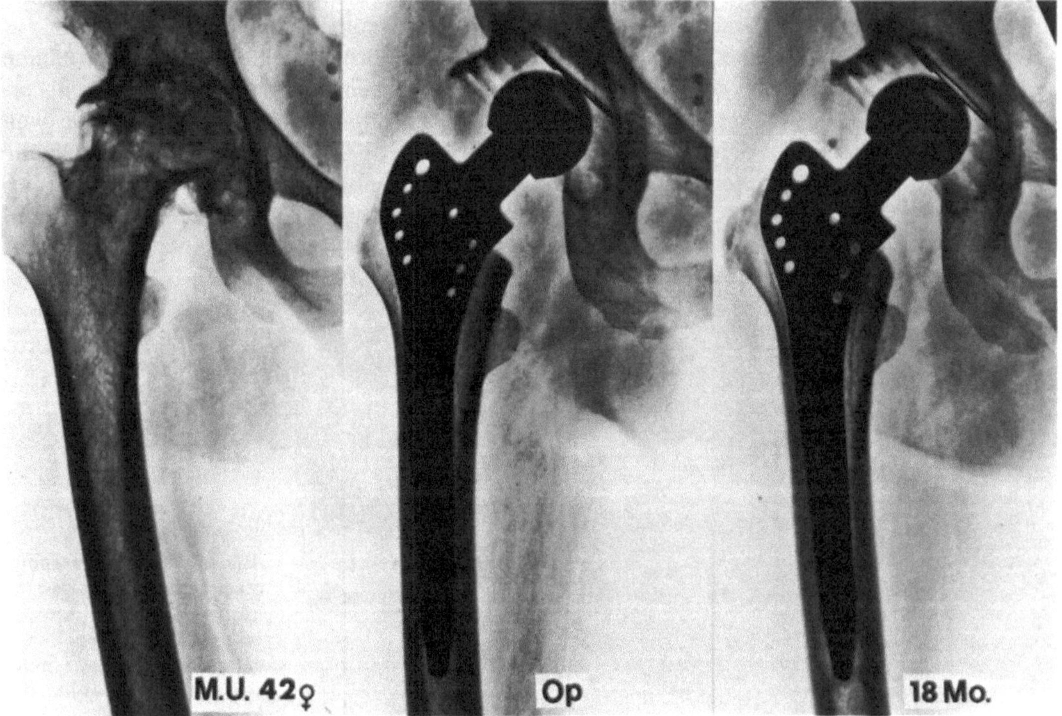

Abb. 8. Kortisoninduzierte sekundäre Hüftkopfnekrose bei einer 42jährigen, nierentransplantierten Patientin. Der gestörte Knochenmetabolismus verzögert den Einbau der zementfreien Pfanne in keiner Weise

Pfannenmaterials handelte, schien es uns gerechtfertigt, gleichzeitig mit dem Tierversuch in ausgewählten Fällen diese Pfanne zu implantieren. Nach Vorliegen der ersten Ergebnisse der Tierversuche und der endgültigen Entwicklung eines entsprechenden Instrumentariums, wurde im Rahmen einer „field study" an weiteren österreichischen, deutschen und Schweizer Kliniken mit der Implantation begonnen. Bis zum März 1982 wurden im Sanatorium Hera und der Orthopädischen Universitätsklinik in Wien insgesamt 194 Polyäthylenschraubpfannen zementfrei implantiert. Die Implantation erwies sich nach anfänglichen Schwierigkeiten als problemlos, lediglich in 4 weiteren Fällen mußte die Pfanne unter Zuhilfenahme von Zement fixiert werden.

Die Pfanne wird in 4 Größen erzeugt, die bei der bisherigen Verwendung völlig ausreichend waren. Bei der Aufschlüsselung der angewendeten Größen zeigt sich, daß die beiden mittleren Größen mit Abstand am häufigsten eingesetzt wurden (Tabelle 1). Vom Juli 1978 bis März 1981 wurden an den beiden genannten Kliniken insgesamt 79 Polyäthylenschraubpfannen verwendet, wobei 19mal als Schaftteil ein Weber-Stühmer-Schaft und 60mal ein zementfreier Zweymüller-Schaft eingesetzt wurde. Von diesen Patienten konnten 72 mindestens 1 Jahr nachbeobachtet werden. Die längste Beobachtungszeit war 39 Monate, der Durchschnitt betrug 17 Monate.

Die Hüfterkrankungen wiesen eine unterschiedliche Ätiologie auf. So handelte es sich bei 54 Patienten um idiopathische Arthrosen, wobei 5 Patienten eine beträchtliche polare Kopfnekrose im Sinne einer „forme detruisante rapide" aufwiesen. Bei 8 Patienten fand sich eine Dysplasie, 5 Patienten litten an pcP und 7 Patienten wurde wegen einer Hüftkopfnekrose mit einer Prothese versorgt.

Auch relativ flache Pfannen bei dysplastischen Hüftgelenken boten genug Platz, um ein ausreichendes Knochenlager für die Schraubpfanne zu schaffen (Abb. 7). Ebenso zeigte sich, daß auch bei sekundären metabolischen Osteopathien nach Kortisongabe die Einheilung der Pfanne ohne Schwierigkeiten erfolgte (Abb. 8). Bei dem hier nachuntersuchten Kollektiv von 79 Patienten kam es von seiten des Gelenks in 5 Fällen zu Komplikationen (Tabelle 2). Ausgedehnte periartikuläre Verkalkungen, die zu schweren Funktionsstörungen führten, so

Tabelle 1. Implantierte Pfannengröße

52-mm-Pfanne	13
58-mm-Pfanne	95
64-mm-Pfanne	68
68-mm-Pfanne	18

Tabelle 2. Komplikationen

1 Frühluxation
2 Periartikuläre Verkalkungen
1 Schaftlockerung
1 zu steile Pfannenimplantation

Tabelle 3. Hüftindex

Alter	Präoperativ	Postoperativ
über 90	0	29
80 – 89	0	34
66 – 71	0	6
50 – 65	16	3
unter 50	63	0

daß schließlich die Verknöcherung operativ entfernt werden mußte, fanden sich nur in 2 Fällen. Bei einer Patientin trat nach 16 Monaten eine Lockerung des zementierten Weber-Stühmer-Schafts auf. Beim Schaftwechsel war die Pfanne stabil verankert, und die Patientin ist jetzt weitgehend beschwerdefrei. Schließlich kam es bei einem Patienten nach steiler Pfannenimplantation zu starken Belastungsschmerzen. Bei der nach 8 Monaten auswärts durchgeführten Reoperation fand sich kein Zeichen einer Pfannenlockerung. Der Patient wurde mit einer konventionellen zementierten Prothese versorgt und ist weitgehend beschwerdefrei, so daß anzunehmen ist, daß die Schmerzen möglicherweise durch eine Subluxation bei Belastung bedingt waren.

Die klinischen Ergebnisse sind mit den kurzfristigen Ergebnissen konventioneller, mit Zement implantierten Prothesen durchaus ebenbürtig. Zur Gesamtbeurteilung wurde der Hüftindex von Harris herangezogen, der sich vorwiegend auf eine Beurteilung von Schmerz und Gehleistung stützt (Tabelle 3). Eine völlige Wiederherstellung der normalen Hüftfunktion konnte bei 29 Patienten erreicht werden. Die größte Gruppe, nämlich 34 Patienten, zeigte nur eine geringe Invalidisierung, die auf Aktivitäten

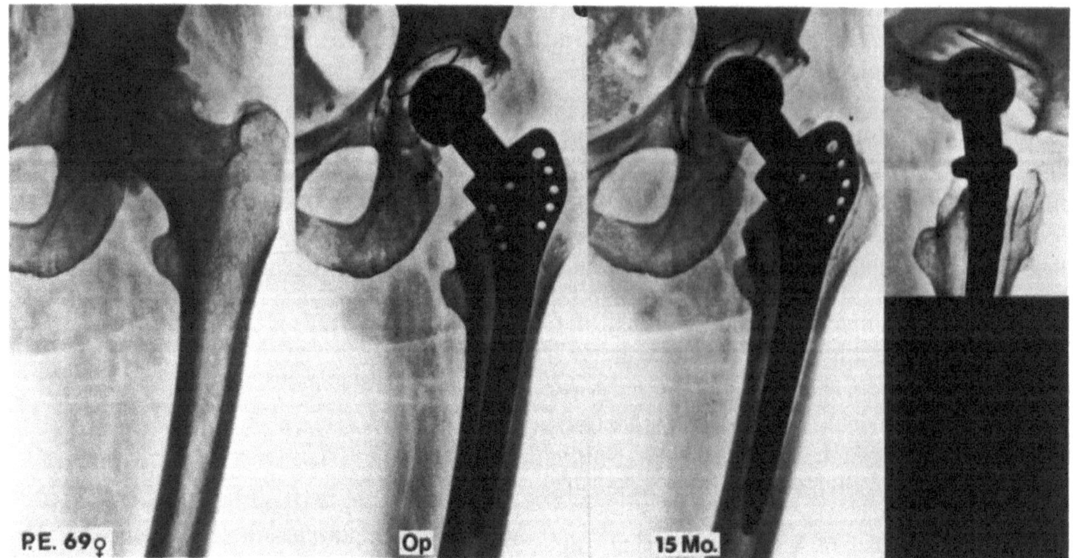

Abb. 9. Mediale Arthrose bei einer 79jährigen Patientin. 15 Monate nach der Operation ist der Abdruck der Gewindegänge im Knochen deutlich zu erkennen, was einer guten funktionellen Anpassung des Lagers entspricht

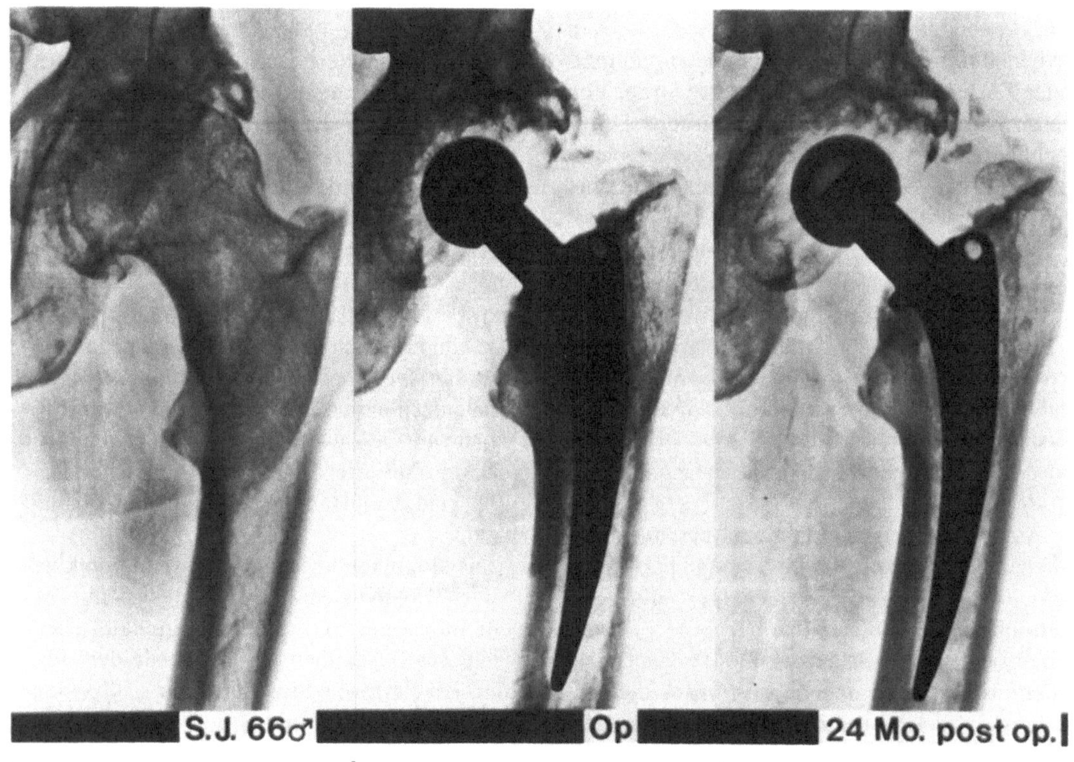

a b c

Abb. 10. a Konzentrische Knorpelnekrose bei einer 66jährigen Patientin. **b** Die Gewindegänge sind nur undeutlich zu erkennen. **c** Auffällig ist jedoch, daß auch nach 2 Jahren noch keine durchgehende Sklerosierung um die Pfanne herum zu beobachten ist. Der Patient ist völlig beschwerdefrei, so daß eine Lockerung der Pfanne nicht anzunehmen ist

Tabelle 4. Schmerzen

	Prä-operativ	Post-operativ
Schmerzfrei	0	50
Wetterfühlig	0	19
Leichte Schmerzen nach längerer Belastung	2	3
Mäßiger Belastungsschmerz	38	0
Starker Belastungsschmerz	39	0
Starker Dauerschmerz	2	0

Tabelle 5. Röntgen

Gewinde gut erkennbar	53
Gewinde schwach erkennbar	13
Gewinde nicht erkennbar	6

des täglichen Lebens kaum einen Einfluß hatte. 3 Polyarthritispatienten wiesen postoperativ noch eine beträchtlich Invalidisierung auf, obwohl sie im Bereich der Hüfte beschwerdefrei und gut beweglich waren.

Der Einfluß der Operation auf die Schmerzen war noch besser. Auch hier wurde die Bewertung nach dem Harris-Schema vorgenommen: 50 Patienten waren nach der Operation völlig beschwerdefrei, 19 gaben zeitweise Wetterfühligkeit bzw. leichte Schmerzen nach extremer Beanspruchung an, und lediglich 3 Patienten klagten über deutliche Schmerzen nach stärkeren Belastungen, ohne daß jedoch dadurch die tägliche Aktivität begrenzt wurde (Tabelle 4).

Eine Interpretation der röntgenologischen Ergebnisse erweist sich insofern als schwierig, als die Polyäthylenpfanne bis auf den Markierungsdraht im Röntgenbild nicht abgebildet wird. Die Ausbildung einer zarten schraubenförmigen Sklerose gegenüber den Graten der Gewindegänge ist unserer Meinung nach Ausdruck einer optimalen funktionellen Anpassung des Knochenlagers (Endler 1982). Diese Sklerose entwickelt sich zwischen dem 3. und 9. Monat nach der Implantation (Abb. 9). In 53 Fällen war das Gewinde klar erkennbar, in 13 Fällen war es nur teilweise und v.a. im kranialen Bereich ausgebildet, während in 6 Fällen der knöcherne Pfannenabdruck nicht zu erkennen war (Tabelle 5, Abb. 10). Trotzdem konnte in keinem einzigen Fall eine Wanderung der Pfanne beobachtet werden bzw. bestanden klinisch keine Verdachtzeichen einer Pfannenlockerung.

Wir sind uns bewußt, daß mit den hier vorgestellten kurzfristigen Ergebnissen keinerlei Beweis für die Langzeitstabilität unseres Pfannenimplantats vorliegt. Aufgrund der experimentell gefundenen Anpassungsreaktionen des knöchernen Auflagers (Endler et al. im Druck) und den mit diesen übereinstimmenden positiven klinischen Beobachtungen (Endler M u. Endler F 1982), die vereinzelt bis zu 4 Jahre zurückreichen, glauben wir uns jedoch berechtigt anzunehmen, daß das konische fortlaufende Gewinde, welches mit Bohrungen versehen ist, durchaus eine Möglichkeit der zementfreien Fixation aus ultrahochmolekularem Polyäthylen darstellt.

Literatur

Biehl G, Harm J, Mäusle E (1975) Tierexperimentelle und histopathologische Untersuchungen über die Anpassungsvorgänge des Knochens nach der Implantation von Tragrippenendoprothesen. Arch Orthop Unfallchir 81:105

Cameron H, McNab I, Pillar R (1972) Porous surfaced vitallium staple. S Afr J Surg 10:63

Cameron H, Pillar R, McNab I (1973) The effect of movement on the banding of porous metal to bone. J Biomed Mater Res 7:301

Charnley J (1979) Low friction arthroplasty of the hip. Springer, Berlin Heidelberg New York

Endler M (1982) Theoretisch experimentelle Grundlagen und erste klinische Erfahrungen mit einer neuen zementfreien Polyäthylenschraubpfanne beim Hüftgelenkersatz. Acta Chir Austria [Suppl] 45:1–20

Endler M, Endler F (1982) Erste Erfahrungen mit einer zementfreien Polyäthylenschraubpfanne. Orthop Prax 18:319–323

Endler M, Plenk H, Grundschober F, Girtler D, Schnabl H (1981) Ergebnisse der experimentellen Prüfung einer einschraubbaren Hüftgelenkspfanne aus Polyäthylen beim Schaf. Vortr. 6. Symposium des Arbeitskr. für Osteologie, Juni 1981, Wien

Endler M, Girtler D, Schnabl H, Plenk J, Grundschober F (1982a) Tierexperimentelle Untersuchungen mit einer zementfreien Polyäthylenpfanne. Z Orthop 120:404

Endler M, Schnabl H, Girtler D, Seebacher M (1982b) Untersuchungen mit einer Kistler-Mehrkomponentenkraftmessplatte an gesunden und hüftoperierten Schafen. Z Orthop 120:403

Endler M, Plenk H, Grundschober F, Girtler D, Schnabl H (im Druck) Ergebnisse der experimentellen Prüfung einer einschraubbaren Hüftgelenkspfanne aus Polyäthylen beim Schaf. Z Orthop

Galante JO, Rostoker W, Lueck R, Ray RD (1971) Sintered fiber metal composites as a basis for attachment of implants to bone. J Bone Joint Surg (Am) 53:101–114

Galante IO, Rostoker H (1973) Wear in total hip prosthesis. An experimental evaluation of candidats materials. Acta Orthop Scand [Suppl] 145:1–46

Geduldig D, Dörre E, Happel M, Lade R, Prüssner P, Willert HG, Zichner L (1975) Welche Aussicht hat die Biokeramik als Implantatmaterial in der Orthopädie? Med Orthop Techn 6:138

Griss P (1976) Die Aluminiumoxydkeramik – ein neuer Werkstoff für Endoprothesen. Ergebnisse der experimentellen Prüfung und erste klinische Anwendungen. Habilitationsschrift, Universität Heidelberg

Huggler AH, Schreiber A, Dietschi C, Jakob H (1974) Experimentelle Untersuchungen über das Deformationsverhalten des Hüftacetabulums unter Belastung. Z Orthop 112:44

Klawitter JJ, Hulbert SF (1971) Application of porous ceramic for the attachment of load bearing internal orthopedic applications. J Biomed Mater Res 2:161

Kummer B (1963) Grundlagen der Biomechanik des menschlichen Stütz- und Bewegungsapparates. Verh. IX. Congr. SICOT, Wien Bd 2, 60

Lyng S, Sudmann E, Hulbert SF, Suaer WB (1973) Fixation of permanent orthopedic prosthesis. Use of ceramics in the tibial plateaus. Acta Orthop Scand 44:694

Mittelmeier H (1974) Zementlose Verankerung von Prothesen nach dem Tragrippen-Prinzip. Z Orthop 112:27

Muhr G, Stockhusen H, Müller O (1976) Die Hüftarthroplastik mit isoelastischen Totalprothesen im Tierexperiment. Arch Orthop Unfallchir 86:115

Pauwels F (1960) Eine neue Theorie über den Einfluß mechanischer Reize auf die Differenzierung der Stützgewebe. Z Anat Entw Gesch 121:478

Plenk H Jr, Locke H, Punzet G, Zweymüller K (1978) Biomechanical aspects of bone reactions on total bioceramic hipjoint endoprosthesis. Vortr. Meeting of the European Soc. of biomaterials Brüssel, 22. u. 23. Mai 1978

Spector M, Flemming WR, Kreutner A, Sauer BW (1976) Bone growth into porous hig density polyethylene. J Biomed Mater Res 10/4:595

Swanson SA, Freeman MA (1979) Die wissenschaftlichen Grundlagen des Gelenkersatzes. Springer, Berlin Heidelberg New York

Zementlose Verankerung einer Hüftgelenkpfanne aus Polyäthylen

E. Morscher und W. Dick

Wie wir aus den Untersuchungen von Huggler et al. [5] wissen, weist das Becken und damit auch das Acetabulum eine relativ große Elastizität, d.h. eine relativ starke Deformation unter der Belastung auf. Da andererseits der Gelenkknorpel nur etwa 10% der Energie absorbiert, scheint seine Hauptfunktion mehr in einer Verteilung der Kräfte zu liegen [3, 6]. Aufgrund dieser physikalischen Fakten folgern wir, daß eine elastische Hüftgelenkpfanne, die sich in engem Kontakt mit dem Knochen befindet, diese Funktion der natürlichen Kraftverteilung wohl besser übernehmen kann als ein rigides Implantat oder eine Hüftgelenkpfanne, die mit einer Schicht von brüchigem Knochenzement bedeckt ist.

Die erste Hüftgelenkpfanne, die wir zementlos einsetzten, bestand aus Polyacetalharz. Entgegen den Erwartungen, die wir nach den Ergebnissen der Laboratoriumsversuche in dieses Material setzen durften, ergab sich in vivo ein sehr starker Abrieb, so daß auf die weitere Verwendung von Polyacetal für die Hüftpfanne verzichtet werden mußte. Aus diesem Grunde entschieden wir uns 1977, Hüftpfannen aus hochpolymerem Äthylen zementlos nach den gleichen Prinzipien einzusetzen. Polyäthylen ist ein sehr günstiges Material für Hüftgelenkpfannen aufgrund seiner schockabsorbierenden und kräfteverteilenden Eigenschaften, welche auf seiner hohen Kompressibilität und hohen Schlagfestigkeit beruhen.

Basierend auf dem Prinzip, daß die natürliche Form und Funktion und damit auch die natürliche Kraftübertragung bei der zementlosen Verankerung eines Hüftgelenkes so wenig wie möglich gestört werden soll, wurde für die Pfanne die Halbkugelform gewählt. Die Kräfte, die bei der Belastung übertragen werden, werden vorwiegend in der Kortikalis des Beckenknochens und im subchondralen Knochen des Acetabulums weitergeleitet. Die Kugelform bietet auch die Oberfläche, bei der die entsprechenden Bewegungen zwischen Becken und Femurkopf in einem physiologischen Gleichgewicht zwischen Kompressions- und Scherkräften übertragen werden. Bei der reinen Kugelform können somit unerwünschte Streßkonzentrationen vermieden werden, wie sie bei Zementfixationen oder bei Cups, deren Form von der der Kugel abweicht, wie z.B. bei Zylindern auftreten.

Die Fixation eines Implantats läßt sich verbessern, indem die Kontaktoberfläche vergrößert wird. Dies geschieht einerseits durch ringförmige Einsenkungen. Da infolge der Reibung zwischen Femurkopf und Hüftpfanne aber auch Torsionskräfte auf die Pfanne wirken, muß andererseits auch diesen in besonderer Weise Rechnung getragen werden. 2 Zapfen im ge-

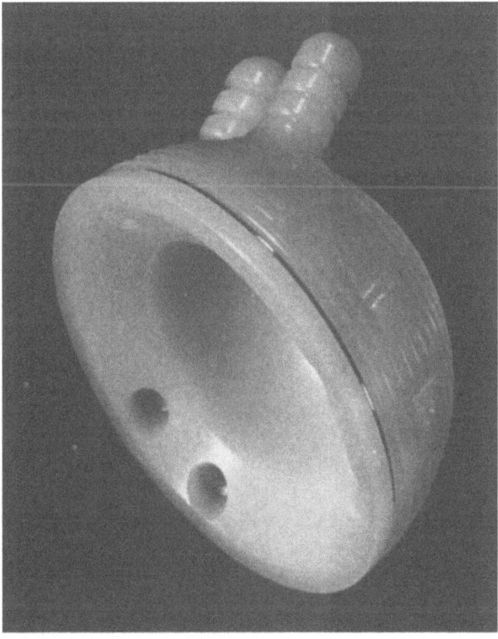

Abb. 1. Standardpfanne aus Polyäthylen zur zementlosen Verankerung (Herstellung: Robert Mathys, Chirurgische Instrumente, CH-2544 Bettlach/Schweiz)

wichttragenden Teil der Hüftpfanne gewährleisten in erster Linie diese Rotationssicherung. Zusätzlich bewirken Schrauben einen primären Anpreßdruck und eine weitere zusätzliche Rotationssicherung (Abb. 1 und 2).

Die maximale Fixation der Hüftpfanne durch Einwachsen von Knochengewebe in die Einsenkungen der Pfannenoberfläche nimmt einige Zeit in Anspruch. Bei den ersten Pfannen, die noch mit tieferen und breiteren Rillen versehen waren und bei denen das Einwachsen von Knochengewebe deshalb im Röntgenbild auch verfolgt werden konnte, dauerte dieser Prozeß etwa 6–9 Monate.

Bewegungen zwischen Implantat und Knochen, wie sie z. B. durch zu frühe Belastung auftreten können, stören die Knochenneubildung an der Prothesenoberfläche [4]. Schädliche Relativbewegungen sind aber praktisch ausgeschlossen, wenn die Kräfte als reine Druckkräfte vom Knochen auf das Implantat und umgekehrt übertragen werden. Dies ist zumindest im kranialen Pfannenbereich der Fall, während unterhalb des Pfannenäquators Zugkräfte auftreten und deshalb in diesem Bereich auch kein direkter Kontakt zwischen Knochen und Implantat erwartet werden kann (Abb. 2).

Da, wie bereits erwähnt, die Belastung vom Becken über den subchondralen Knochen des Acetabulums übertragen wird, muß dieser Knochen bei der Pfannenpräparation so weit wie möglich geschont werden. Untersuchungen von Amstutz [1] haben im übrigen gezeigt, daß Mikrobewegungen zunehmen, wenn der subchondrale Knochen entfernt wird. Bei der Zementfixation wird der subchondrale Knochen durch multiple Löcher angebohrt, um dem Zement ein Eindringen und eine feste Verankerung im Acetabulum zu ermöglichen. Bei der zementlosen Fixation einer Hüftpfanne muß dieser Knochen ebenfalls so gut wie möglich erhalten bleiben. Der Knorpel wird mit der preßluftbetriebenen Kugelfräse nur so weit entfernt, bis einzelne Blutpunkte am subchondralen Knochen erscheinen. Damit wird gewährleistet, daß aus diesem subchondralen Knochen Bindegewebe, das später ossifiziert, in die Einsenkungen der Pfannenoberfläche einwachsen kann.

Wird z. B. einmal bei zu flacher Pfanne die subchondrale Skleroseschicht entfernt, oder ist eine solche wie bei der Umwandlung einer Hüftarthrose in eine Arthroplastik gar nicht vorhanden, so muß die Hüftpfanne in der Beckenspongiosa verankert werden. In solchen Fällen

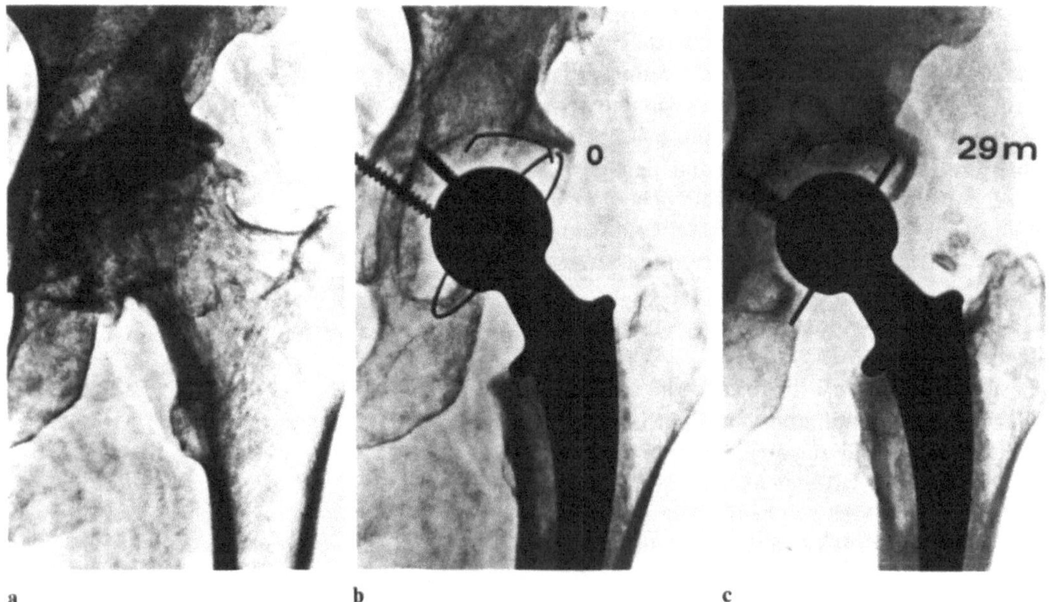

Abb. 2a–c. Zementlose Fixation der Polyäthylenpfanne. **a** H.M., 68jährige Patientin mit primärer Koxarthrose. **b** Hüfttotalprothesenarthroplastik mit zementloser Fixation der Polyäthylenpfanne und zementiertem Metallschaft. **c** Resultat 29 Monate postoperativ. Beachte die neugebildete subchondrale Knochenschicht im Bereich der druckaufnehmenden Zone der künstlichen Hüftpfanne

ist dann mit einer gewissen Pfannenwanderung zu rechnen bis sich durch den physiologischen Reiz der Druckkräfte eine neue subchondrale Knochenschicht gebildet hat.

Auch die Position der Hüftgelenkpfanne in bezug auf die Geometrie des Beckens muß so gewählt werden, daß ein möglichst großer Teil der Belastungskräfte als Druckkräfte vom Bekken auf die Hüftpfanne übertragen und die Kontaktfläche zwischen Implantat und Knochen so groß und so eng wie möglich gestaltet wird.

Da das natürliche Acetabulum in einem Winkel von 45 ° zur Horizontalebene steht und einen Anteversionswinkel von 10 ° aufweist, ist dies die Pfannenposition, die auch von den meisten orthopädischen Chirurgien für die künstliche Hüftgelenkpfanne gewählt wird. Klinische und radiologische Beobachtungen sowie theoretische Berechnungen machen es jedoch wahrscheinlich, daß eine horizontalere Lage der Hüftpfanne günstiger wäre: So zeigen z. B. radiologische Beobachtungen bei Pfannenlockerungen, daß, abgesehen von den Fällen mit zentraler Wanderung oder Einbruch, sich die Pfanne im kaudalen Bereich vom Becken löst und nach lateral kippt, wobei der kraniale Teil scharnierartig am Pfannenerker fixiert bleibt. Aus dieser Beobachtung muß man auf eine Kraft schließen, die die Pfanne in lateraler Richtung ausstößt. Nach den theoretischen Berechnungen von Bombelli [2] existiert eine solche Kraft tatsächlich. Diese Kraft erklärt auch die laterale Subluxation des Femurkopfes bei der Koxarthrose. Bombelli weist auch auf die Existenz des sog. „gotischen Bogens" hin als ein Zeichen dafür, daß die resultierenden Kräfte aus dem Körperschwerpunkt vertikal auf den Femurkopf übertragen werden und nicht in einem Winkel von 16 °, wie dies Pauwels berechnet hat. Als Hinweis auf die Richtigkeit dieser Überlegungen beobachteten wir bei unseren zementlos eingesetzten Polyäthylenpfannen, daß die neugebildete Sklerosezone bei Hüftpfannen, die eine horizontalere Lage einnehmen, in der Regel einen breiteren Kreissektor umfaßt als bei steiler Pfannenlage.

Resultate

Zwischen August 1977 und Juni 1982 wurde die beschriebene Hüftpfanne bei 534 primären Arthroplastiken in Kombination mit einem einzementierten Metallschaft eingesetzt. Die ersten 250 Fälle, mit einer damaligen Beobachtungszeit von 6–48 Monaten (im Durchschnitt 19 Monate) wurden im Sommer 1981 nachkontrolliert. Diese Ergebnisse wurden publiziert [7]. Es hatte sich bis dahin und auch bis heute noch kein Fall einer aseptischen Pfannenlockerung ergeben.

Röntgenbefunde

Die in regelmäßigen Abständen erfolgten Röntgenkontrollen zeigten bis heute ein absolut gleichförmiges Bild mit Ausnahme von 4 Fällen, in denen sich eine Infektion einstellte: Unmittelbar nach der Operation ist durch die Anfrischung des Acetabulums die subchondrale Knochenschicht verdünnt, und deshalb in vielen Fällen nur schwach sichtbar. In den folgenden Wochen und Monaten kommt es aber zu einer zunehmenden Sklerose und weiteren Verdichtung dieses Knochens um den Polyäthylencup herum, und zwar fast ausschließlich in der druckaufnehmenden kranialen Zone. Die Knochenverdichtung nimmt bis etwa 9–12 Monate nach der Operation zu. Ein Jahr und mehr nach der Operation können dann keine weiteren Veränderungen mehr festgestellt werden, was darauf hindeutet, daß sich ein biomechanischer Gleichgewichtszustand eingestellt hat und damit die Hüftgelenkpfanne biomechanisch integriert ist (Abb. 3). Unterhalb des Pfannenäquators entwickelt sich in der Regel keine dem Polyäthylen anliegende Sklerosezone als Zeichen dafür, daß dort eine mehr oder weniger dicke fibröse Schicht das Polyäthylen vom Knochen trennt.

Pathologisch-anatomische Untersuchungen

Bis heute verfügen wir nur über 2 postmortale pathologisch-histologische Untersuchungen von mit einer zementfreien Pfanne versehenen Hüftgelenken. Es handelt sich einmal um eine 83jährige Patientin, die 3 Wochen nach der Operation an einem rupturierten Aortenaneurysma gestorben ist. Die Pfanne zeigte sehr engen Kontakt zum Knochen des Acetabulums. Im hi-

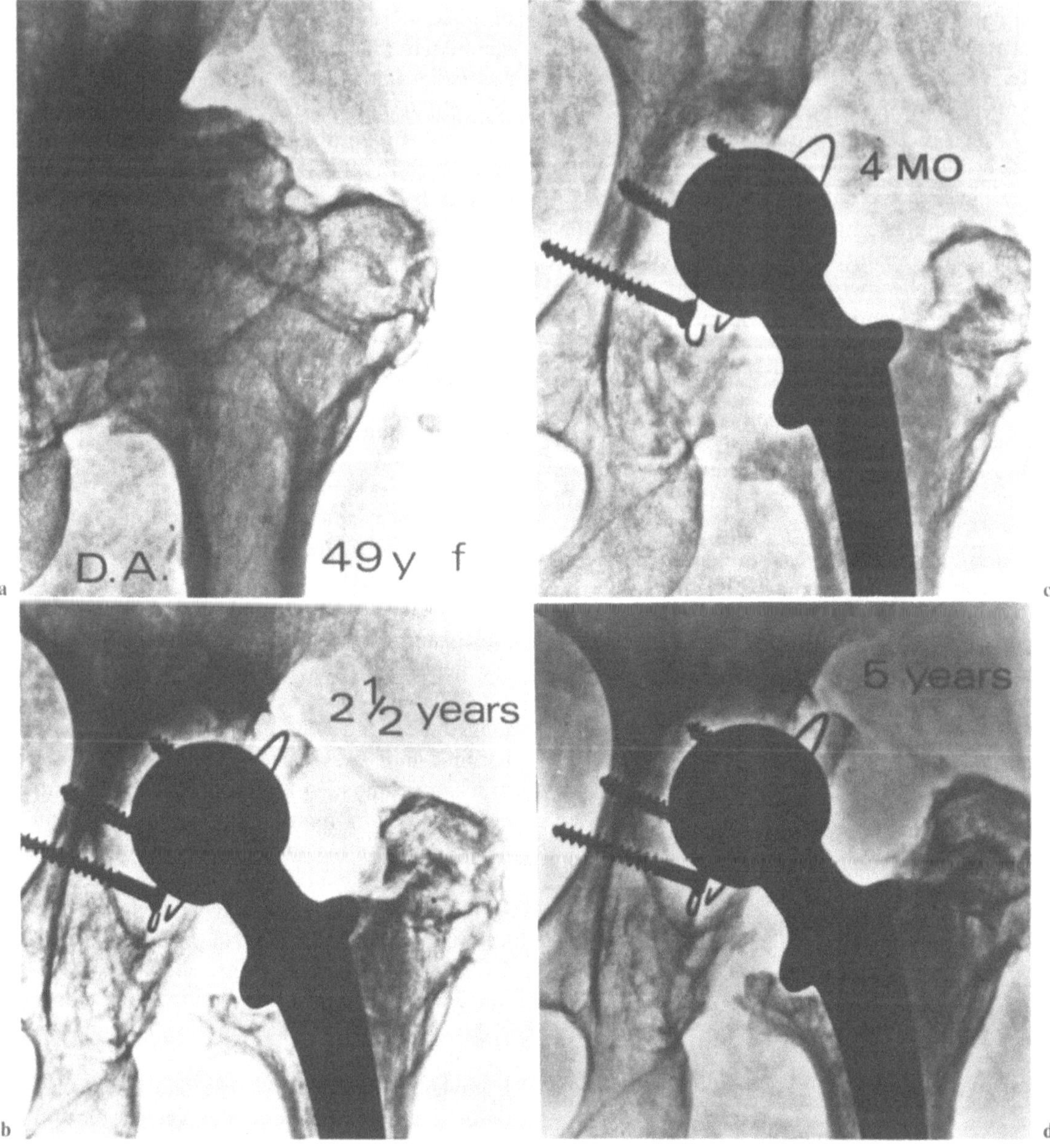

a c b d

Abb. 3a–d. 5-Jahresresultat einer zementlos implantierten Polyäthylenpfanne. **a** D.A., 49jährige Patientin mit Koxarthrose nach intertrochantärer Osteotomie bei Dysplasiepfanne. **b–d** Zustand 4 Monate, 2½ und 5 Jahre nach Totalprothesenarthroplastik mit zementloser Polyäthylenpfanne und zementiertem Stahlschaft

stologischen Bild war verständlicherweise noch kein Einwachsen von Knochengewebe in die Einsenkungen der Implantatoberfläche zu beobachten. Die zweite Untersuchung war bei einem 82jährigen Patienten, der 3 Jahre nach der Operation verstarb, möglich. Die Hüftpfanne zeigte feste Verankerung. Im Bereich der Belastungszone hatte sich eine deutliche Knochenverdichtung entwickelt. An einigen Stellen reichte diese bis unmittelbar an die Oberfläche der Polyäthylenpfanne heran (Abb. 4).

Histologische Untersuchungen liegen auch von den 4 Fällen vor, bei denen ein Prothesenwechsel wegen einer Infektion durchgeführt werden mußte. In diesen Fällen fand sich eine mehr oder weniger ausgeprägte Osteolyse der subchondralen Knochenschicht um den Cup herum, und eine relativ dicke entzündete Mem-

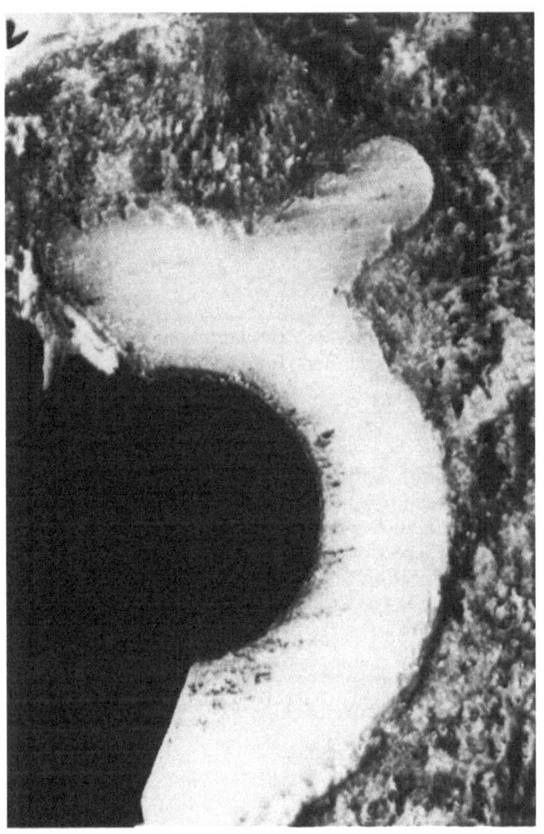

Abb. 4. Querschnitt durch die Polyäthylenpfanne des 82jährigen, 3 Jahre nach der Operation verstorbenen Patienten

bran trennte das Knochengewebe vom Implantat. Einzig in einem Fall einer sehr leichten, sog. „low grade infection", hatte das Knochengewebe engen Kontakt mit dem Polyäthylen. In diesem Fall hatte das Polyäthylen im gewichtstragenden Teil durch die Belastung Impressionen der Polyäthylenoberfläche erlitten. Solche Impressionen und Unregelmäßigkeiten der Polyäthylenoberfläche im gewichttragenden Teil hatten wir schon früher bei zementfixierten Polyäthylenpfannen beobachtet, dann nämlich, wenn der Zement nicht die ganze Oberfläche bedeckt, sondern Inseln frei gelassen hatte, die in direktem Kontakt zum Knochen treten konnten. Irgendwelche Nachteile solcher Veränderungen der Pfannenoberfläche haben wir bis heute nicht gesehen. Da das benachbarte Knochengewebe aber doch Spuren von Polyäthylen enthält, stellt sich uns die Frage, ob zukünftig nicht doch eine Überschichtung des Polyäthylens, die die Elastizität der Pfanne nicht beeinträchtigt und vielleicht zusätzlich ein Einwachsen von Knochengewebe ermöglicht, in Erwägung gezogen werden sollte.

Zusammenfassend kann aufgrund der gemachten Erfahrungen mit der zementlosen Fixation unserer Polyäthylenpfanne gesagt werden, daß sich diese bis heute durchaus bewährt hat. Da wir aber wissen, daß das Problem der Pfannenlockerung erst 5, 8 und mehr Jahre nach der Implantation wirklich akut wird, müssen noch einige Jahre verstreichen bis eine eventuelle Überlegenheit dieser Art des künstlichen Pfannenersatzes auch tatsächlich bewiesen werden kann. Schon heute aber steht für uns außer Zweifel, daß bei Prothesenwechseln, wo massive Knochenverluste bestehen, die zementlose Fixation in Kombination mit Knochentransplantaten ganz wesentliche Vorteile gegenüber jeder anderen Technik gebracht hat.

Literatur

1. Amstutz H (1982) Restoration of functional biomechanics in reconstructive hip surgery. NIH Consensus Development Conference, Bethesda, Maryland
2. Bombelli R (1976) Osteoarthritis of the hip. Springer, Berlin Heidelberg New York
3. Christel P, Derethe P, Sedel L (1980) Periacetabular pressure recording, using a hip simulator. Acta Orthop Belg 46:647–662
4. Ducheyne P, De Meester P, Aeroudt E, Martens M, Mulier JC (1977) Influence of a functional dynamic loading on bone ingrowth into surface pores of orthopaedic implants. J Biomed Mater Res 11:811–838
5. Huggler A, Schreiber A, Dietschi C, Jacob H (1974) Experimentelle Untersuchungen über das Deformationsverhalten des Hüftazetabulum unter Belastung. Z Orthop 112:44–50
6. Meunier A, Blouet J, Christel P, Sedel L (1978) Etude expérimentale du choc avec frottement d'un contact cartilage/métal. IIe Congres de Biomécanique, Paris
7. Morscher EW, Dick W, Kernen V (1982) Cementless fixation of polyethylene acetabular component in total hip arthroplasty. Arch Orthop Trauma Surg 99:223–230

Erfahrungen mit zementfrei implantierten Polyäthylenpfannen

K. Knahr, M. Salzer und P. Frank

Mit der Einführung von Biokeramik in den endoprothetischen Gelenkersatz wurde 1974 erstmals begonnen, bei Implantationen von Tumorendoprothesen die Hüftpfanne zementfrei einzusetzen [4]. Das Verankerungsprinzip dieser Pfanne basierte auf 3 symmetrisch angeordneten Füßchen, die einen mechanisch stabilen Primärsitz ermöglichen. In den folgenden Jahren wurden bei 14 Tumorpatienten und 71 Arthrosepatienten derartige Pfannen zementfrei implantiert [5].

Die hohe Rate von Keramikkopfbrüchen führte im Jahre 1978 zur Beendigung der weiteren Anwendung dieses Materials. Da sich das Design der Füßchenpfanne bewährt hatte – Reoperationen aufgrund einer primären Lockerung der Pfanne waren in keinem Fall erforderlich gewesen –, wurde das Prinzip der Füßchenverankerung beibehalten und lediglich das Material Keramik durch Polyäthylen ersetzt.

Material

An der Allgemein orthopädischen Abteilung Wien-Gersthof wurden ab Juni 1979 bis Ende Mai 1982 insgesamt 350 Polyäthylenfüßchenpfannen implantiert. Für die vorliegende Nachuntersuchung fanden nur die zwischen Juni 1979 und September 1980 eingesetzten Implantate Berücksichtigung, so daß eine Mindestnachbeobachtungsdauer von 18 Monaten gewährleistet war. Insgesamt wurden in diesem Zeitraum bei 76 Patienten 77 Polyäthylenfüßchenpfannen zementfrei implantiert (Tabelle 1).

Es handelte sich dabei um 24 Männer und 52 Frauen im Alter zwischen 34 und 79 Jahren. Das Durchschnittsalter zum Zeitpunkt der Operation betrug 60 Jahre. Einzige Ausnahme war ein 8jähriger Patient, bei dem nach Radiatio eines Ewing-Sarkoms eine pathologische Fraktur im proximalen Femur aufgetreten war. Hier wurde der befallene Femuranteil reseziert und

Tabelle 1. Zementfreie Implantationen von Polyäthylenfüßchenpfannen Juni 1979–September 1980 (n=77)

Diagnose	
Idiopathische Arthrose	49
Dysplasiearthrose	8
Maligner Knochentumor	12
Strahlennekrose	3
TEP-Reoperation	3
Chronische Polyarthritis	1
M. Bechterew	1
Geschlechtsverteilung	
24 Männlich : 52 Weiblich	
Altersverteilung	
(8) 34 – 79 Jahre	
(Durchschnittsalter: 60,0 Jahre)	

durch eine Totalendoprothese ersetzt. Bis zu seinem Tode an generalisierter Metastasierung 18 Monate postoperativ hatte der Patient ein voll belastbares und funktionstüchtiges Bein.

Die Diagnose war bei 49 Patienten eine idiopathische Koxarthrose, bei 8 Patienten eine Dysplasiearthrose, 12 Patienten waren an einer malignen Knochengeschwulst erkrankt, 3mal lag eine hochgradige Schädigung des Femurkopfes nach Bestrahlung eines gynäkologischen Malignoms vor. Weitere Indikationen waren 3 Reoperationen nach vorangegangener Totalendoprothesenimplantation und je einmal eine chronische Polyarthritis und eine Arthrose bei M. Bechterew.

Operationstechnik

Operationstechnisch ist die Implantation der Füßchenpfanne etwas aufwendig und bedarf einer sorgfältigen Präparation des Pfannenlagers. Der Pfanneneingang soll zunächst zirkulär von störenden Kapselresten befreit werden. Nach

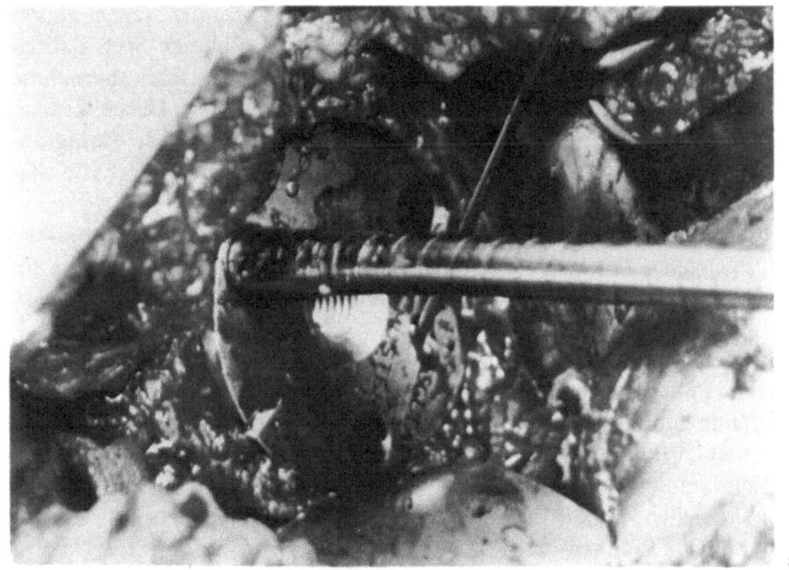

a

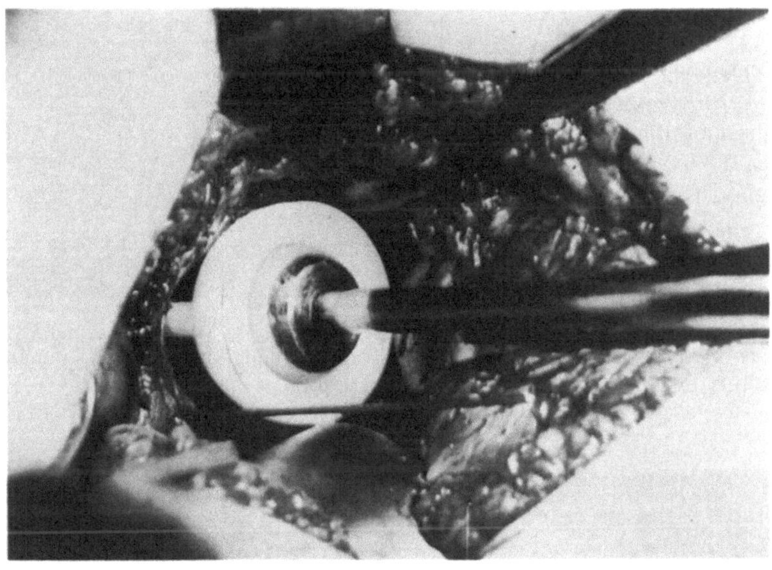

b

Abb. 1 a, b. Implantationstechnik der zementfreien Füßchenpfanne. **a** Einbringen der Schablone und Aufbohren der Verankerungslöcher mit flexiblem Bohrer. **b** Die Markierung der Rotation erleichtert die zentrale Einpassung der Füßchenpfanne in die Verankerungslöcher

dem Ausfräsen des Acetabulums bis an die innere Kortikalis wird die Füßchenschablone eingebracht. Diese sollte primär bereits einen stabilen Sitz aufweisen. Nach zusätzlicher Fixation der Schablone durch einen Kirschner-Draht erfolgt das Aufbohren der Verankerungslöcher mit einem Bohrer mit biegsamer Welle (Abb. 1a). Dabei wird die innere Beckenkortikalis meist durch ein Füßchen perforiert. Im Anschluß an die Markierung der Rotation durch einen Kirschner-Draht – diese Markierung an der Schablone entspricht jener an der Prothese – wird die Schablone entfernt und die Polyäthylenpfanne entsprechend der Markierung eingebracht (Abb. 1b). Nach dem Einschlagen mit dem Nachschlaginstrument resultiert ein mechanisch stabiler Primärsitz.

Ergebnisse

Von den 76 Patienten mit 77 implantierten Hüftpfannen verstarben 8 Patienten noch vor Erreichen des Mindestnachbeobachtungszeitraumes von 18 Monaten. Die restlichen 69 operierten Hüftpfannen konnten lückenlos nach einem Zeitraum von 18–33 Monaten (im Durchschnitt 24,2 Monate) klinisch und röntgenologisch nachuntersucht werden.

Die klinischen Ergebnisse wurden nach dem von Harris angegebenen Bewertungsschema analysiert [1]. Diese Untersuchung stellt eine gesamtheitliche Beurteilung der Hüftprothese dar und bietet keinen direkten Rückschluß auf eine klinische Beurteilung der Pfanne allein. Von den nachuntersuchten 69 Hüftgelenken zeigten 43 ein sehr gutes und gutes Ergebnis (mehr als 80 Punke), 16mal war das Ergebnis zufriedenstellend (70–79 Punkte). Das schlechte Ergebnis (weniger als 70 Punkte) bei 10 Patienten war meist durch eine unbefriedigende funktionelle Rehabilitation (ungenügende Gehleistung, Verwendung von Gehhilfen, Einschränkung des Bewegungsumfangs) bedingt. Lediglich einmal mußte aufgrund einer hochgradigen Pfannenprotrusion eine Reoperation indiziert werden (s. später).

Die röntgenologischen Verlaufskontrollen zeigten, daß bei 65 Pfannen eine adäquate Positionierung gelang (40–50° Varusposition), lediglich 4mal erfolgte eine zu steile Implantation der Pfanne. Insgesamt waren 2 Luxationen zu verzeichnen, die beide bei einer Patientin auftraten. Auf der einen Seite war die Pfanne in Normalstellung implantiert, auf der anderen Seite erfolgte die Implantation in deutlicher Valgusposition. Beide Operationen wurden im Rahmen eines stationären Aufenthalts innerhalb eines Monats durchgeführt. Nach der 2. Operation mußte die Patientin wegen akuter kardialer Dekompensation in eine Spezialabteilung verlegt werden. Bei der Rückübernahme waren beide Hüftgelenke luxiert. Durch Reposition in Narkose und anschließende Ruhigstellung für 6 Wochen gelang eine dauerhafte, stabile Reposition.

Nach 18 Monaten Mindestbeobachtungszeit fand man im Bereich der Belastungszone bis auf 2 Fälle bei allen übrigen 67 Pfannen sowohl am

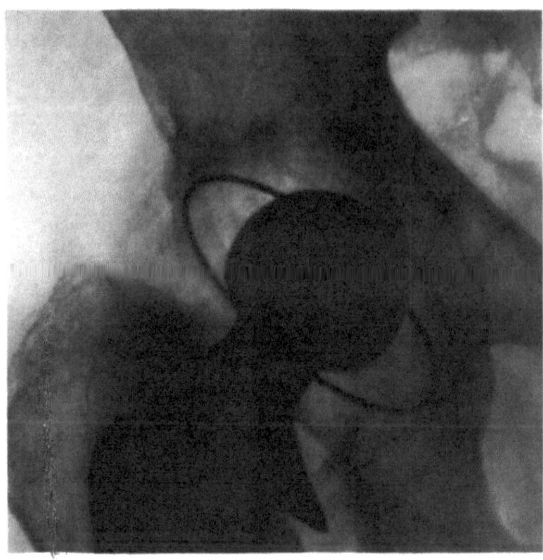

Abb. 2. Z.A., 67, weiblich, 31 Monate postoperativ. Zarter Sklerosesaum entlang der Füßchen, stabile Verankerung des Implantats

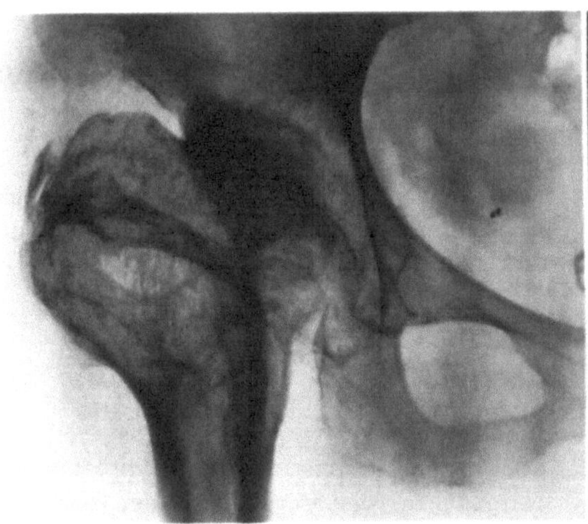

a

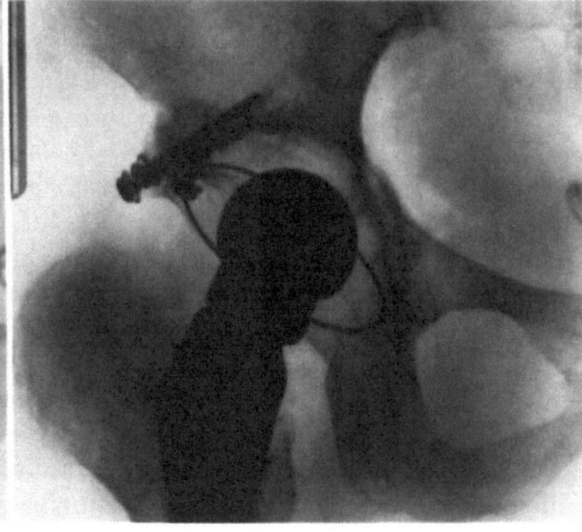

b

Abb. 3a, b. St.E., 54, weiblich: **a** Dysplasiearthrose rechte Hüfte. **b** Stabile Implantation der Füßchenpfanne mit Vergrößerung des Pfannendachs durch kortikospongiösen Block aus dem resezierten Schenkelhals (24 Monate postoperativ)

Pfannenboden als auch entlang der Füßchen eine deutliche Sklerosierung (Abb. 2). Eine Saumbildung, wie sie praktisch immer zwischen Knochenzement und Pfannendach bzw. zwischen Keramik und Pfannendach gesehen wurde, konnte in keinem Fall beobachtet werden. Dies wäre aus dem günstigeren elastischen Verhalten des Kunststoffs durchaus erklärbar. Ähnliche Ergebnisse konnten auch mit der von Morscher angegebenen Füßchenpfanne, bei der eine kombinierte Füßchen-Schrauben-Verankerung erfolgt, gesehen werden [2].

Spezielle Indikationen

Beim *dysplastischen Pfannendach* gelingt es meist nicht, auch nach tiefer Implantation der Pfanne in Normalstellung eine suffiziente Überdachung zu erzielen. Es ist jedoch immer möglich, mindestens 2 Verankerungsfüßchen trotz der Dysplasie stabil im Becken zu fixieren. Durch Anlegen eines kortikospongiösen Blocks aus dem resezierten Schenkelhals und Transfixation desselben mit Schrauben gelingt es, selbst bei steilen Pfannendächern eine ausreichende Überdachung zu erzielen (Abb. 3). Diese Vorgangsweise hat sich bei allen 8 operierten Dysplasiehüften sehr bewährt [3].

Auch nach *lokaler Strahlentherapie* im Beckenbereich ist es durchaus möglich, trotz Vorschädigung des Pfannenlagers eine zementfreie Implantation durchzuführen (Abb. 4a, b). Weiter gelang es, bei einer akut schmerzhaften Femurkopfnekrose im Rahmen einer *primär chronischen Polyarthritis* eine Füßchenpfanne stabil zu verankern, obwohl das Pfannendach durch hochgradige, zystische Degeneration ein sehr ungünstiges Prothesenlager bot. Bei *Reoperationen* von gelockerten, zementierten Pfannenimplantaten kann ebenfalls durch Verwendung der Füßchenpfanne eine stabile zementfreie Pfannenverankerung erzielt werden.

Der bisher einzige Mißerfolg trat bei einer Patientin mit Psoriasisarthritis auf. Anamne

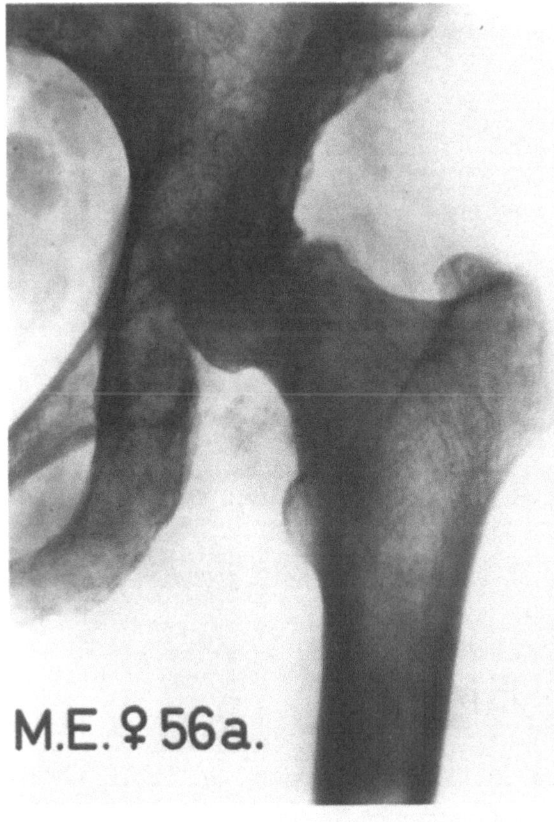

a

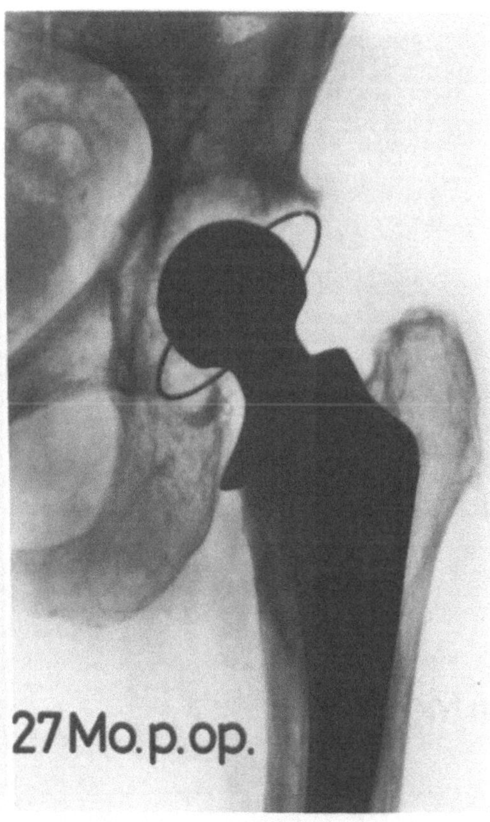

b

Abb. 4a, b. M.E., 56, weiblich: **a** Strahlennekrose des linken Hüftgelenks nach Radiatio eines Uteruskarzinoms. **b** 27 Monate postoperativ stabile Implantation der Polyäthylenfüßchenpfanne; Patientin völlig beschwerdefrei ohne Gehilfe gehfähig

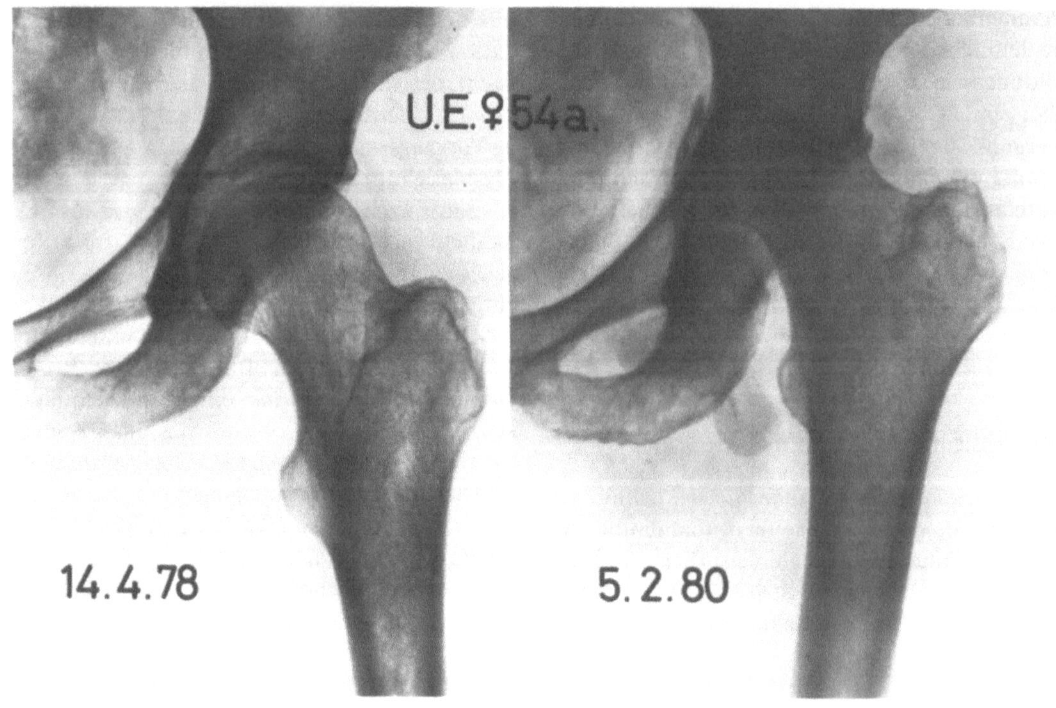

a b

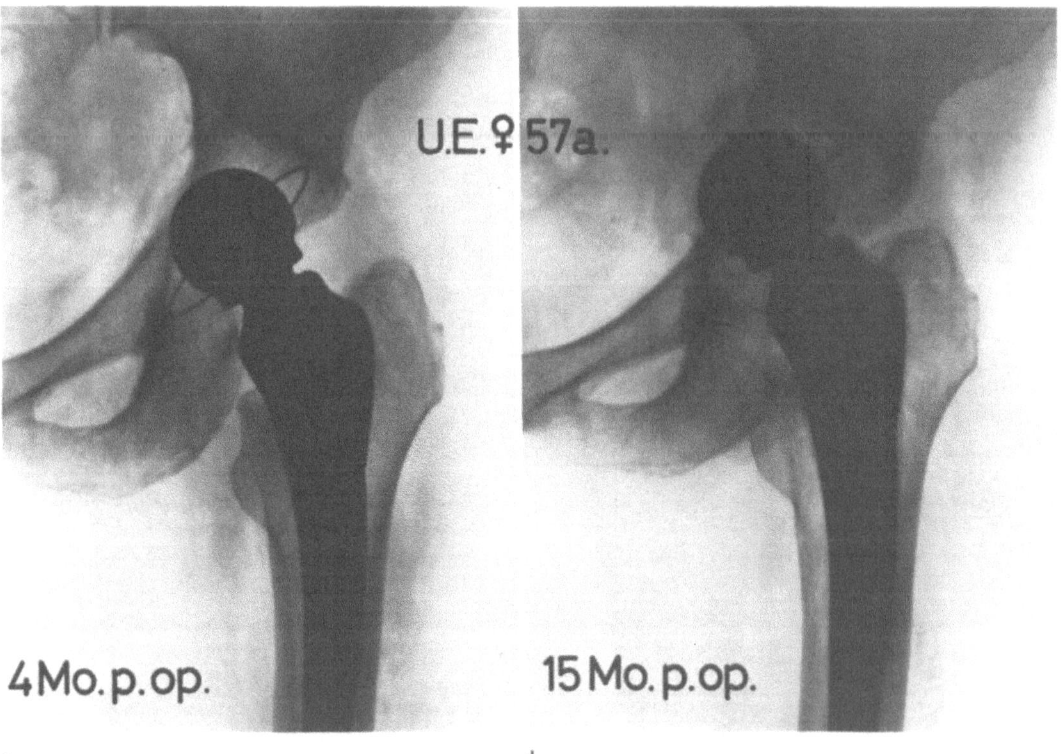

c d

Abb. 5a–d. U.E., 54, weiblich: Strahlennekrose linkes Hüftgelenk bei gleichzeitiger Psoriasisarthritis. **a, b** Rasche Progredienz der Destruktion des Hüftgelenks, **c, d** zunehmende Protrusion der Pfanne mit starken Schmerzen und Bewegungseinschränkung

stisch bestand zusätzlich eine 6 Jahre zurückliegende Uterusexstirpation mit lokaler Radiatio (Abb. 5a, b). Wenige Monate postoperativ war eine Protrusion der Pfanne zu bemerken, die eine deutliche Progredienz zeigte und dazu führte, daß wegen zunehmender Schmerzhaftigkeit 15 Monate postoperativ die Prothese ersatzlos entfernt werden mußte (Abb. 5c, d). Offensichtlich war es durch die Kombination der beiden Noxen, und zwar akute Psoriasisarthritis und Zustand nach lokaler Radiatio, zu einer derartig hochgradigen Schädigung des knöchernen Pfannendachs gekommen, daß eine stabile Tragfähigkeit nicht mehr gegeben war.

Diskussion

Die bisherigen Erfahrungen zeigen, daß sich das Prinzip der Füßchenverankerung zur zementfreien Implantation von Pfannenprothesen durchaus bewährt hat. Bei übersichtlicher Darstellung der Pfanneneingangsebene stellt die Implantation der Füßchenpfanne etwa die gleichen technischen Anforderungen an den Operateur, wie die verschiedenen Modelle von Schraubenpfannen. Allerdings dürfte es mit der Füßchenpfanne im Vergleich zur Schraubpfanne leichter gelingen, einen tiefen Sitz der Pfanne mit zirkulärer Überdachung zu erzielen. Eine valgische Positionierung der Füßchenpfanne war nur in Ausnahmefällen erfolgt. Auch bei dysplastischen Pfannendächern ermöglicht die Füßchenverankerung eine technisch relativ einfache Fixation der Pfanne.

Literatur

1. Harris WH (1969) Traumatic arthritis of the hip after dislocation and acetabular fractures: Treatment by mold arthroplasty. J Bone Joint Surg [Am] 51:737–755
2. Morscher EW, Dick W, Kernen V (1982) Cementless fixation of polyethylene acetabular component in total hip arthroplasty. Arch Orthop Trauma Surg 99:223–230
3. Salzer M, Knahr K, Plenk H Jr (1981) Long-term clinical and histological evaluation of bioceramic total hip endoprostheses. Orthop Clin North Am 4/11:1231–1240
4. Zweymüller K, Locke H, Plenk H Jr, Salzer M (1976) Endoprothesen aus Biokeramik bei Knochengeschwülsten. Med Orthop Techn 96/6: 169–171

Zementlose, isoelastische Totalprothesenarthroplastik des Hüftgelenks: Vorläufiger Bericht der ersten 215 konsekutiven Fälle

R. Bombelli und R.F. Santore

200 der ersten 215 (93%) konsekutiven, zementfrei durch Bombelli implantierten isoelastischen Hüfttotalprothesen wurden nachuntersucht. Die durchschnittliche Nachkontrollzeit betrug 17 Monate bei einer Mindestkontrolldauer von 6 Monaten. Die längste Beobachtungszeit war 25 Monate. In dieser Serie konnten keine Fälle von Lockerung, weder des Schaftteils noch der Pfanne, oder Implantatbruch beobachtet werden.

Einführung

Das Ziel der Entwicklung des isoelastischen Prothesensystems (Mathys) war die Übertragung von weitgehend physiologischen Kräften auf den Knochen. Dies konnte erreicht werden durch das Ausschalten der Kontaktflächen zwischen Acrylknochenzement und Prothesenteilen einerseits und Knochen andererseits, durch die Verwendung von biokompatiblen Materialien mit ähnlichem Elastizitätsmodul wie Knochen und durch eine Formgebung, die zu früher Stabilität führt und eine stabile Inkorporation der Prothese in den Knochen ermöglicht.

Erfahrungen mit dem femoralen Prothesenschaft wurden bei dessen Benützung zum endoprothetischen Ersatz bei Schenkelhalsfrakturen älterer Patienten gesammelt. 1974 wurde die erste Schenkelhalsfraktur auf diese Weise versorgt, und bis heute wurden 84 solche Operationen ausgeführt. Die Abb. 1 zeigt das Röntgenbild eines Patienten, der 1978 operiert worden war, und das Kontrollbild nach 3 Jahren. Die klinischen Resultate waren durchgehend befriedigend.

In unserer Klinik haben wir 1979 begonnen, einen nichtzementierten Schaft mit 32 mm Kopfdurchmesser und entsprechendem, zementfrei implantiertem Acetabulumteil als vollständigen Hüftgelenkersatz zu implantieren.

Prothesensystem

Der Schaftteil besteht aus einer flexiblen rostfreien Stahlarmierung und einem Mantel aus Polyacetal. Der ursprüngliche Schaft wies eine dünne Stahlarmierung auf, die in späteren Modellen wegen der zu großen Elastizität der ersten Prothesengeneration verstärkt worden war. Bei keinem Patienten dieser Studie wurde ein Modell der ersten Generation eingebaut. Ursprünglich war der größte erhältliche Schaftdurchmesser 14 mm. Ende 1980 wurden auch Prothesen mit größeren Schaftdurchmessern von 16 und 18 mm hergestellt.

Die Prothese ist modular aufgebaut. Ein Kopf-Hals-Teil, der einrastet, wird auf den Prothesenschaft aufgesetzt. Der gleiche Prothesenschaft kann somit sowohl für die Totalprothesenarthroplastik als auch für den endoprothetischen Ersatz lediglich des Femurkopfes benützt werden. Die hemisphärisch geformte Prothesenpfanne besteht aus „High-density"-Polyäthylen und weist einen Innendurchmesser von 32 mm auf. Der Außendurchmesser variiert von 46–64 mm mit Zwischengrößen in 2-mm-Abständen. 2 leicht divergierende Zapfen an der kraniolateralen Oberfläche erhöhen den Anpreßdruck und verhindern zugleich die Rotation der Pfanne.

3 zusätzliche Schrauben im Bereich des Pfannenrandes ergeben eine stabile 5-Punkte-Fixation. Das Design der Gelenkpfanne hat bisher keine Änderung erfahren.

Kasuistik

Von April 1979 bis Mai 1981 wurden durch Bombelli 215 konsekutive, zementfreie, isoelastische Hüftgelenkarthroplastiken durchgeführt. 93% dieser Fälle konnten 6–25 Monate nach dem Eingriff nachkontrolliert werden. Von den 15 Patienten, welche für die Nachuntersuchung

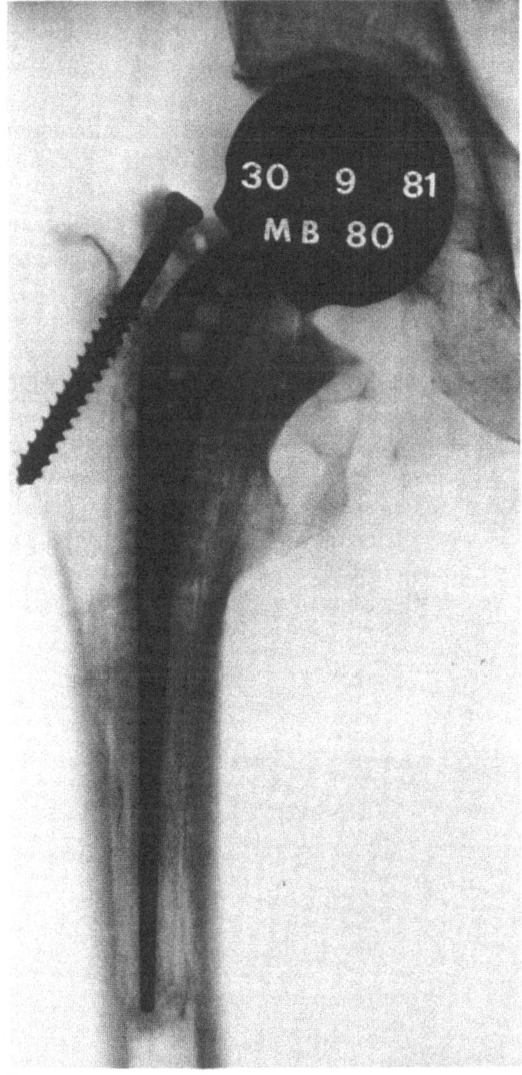

a

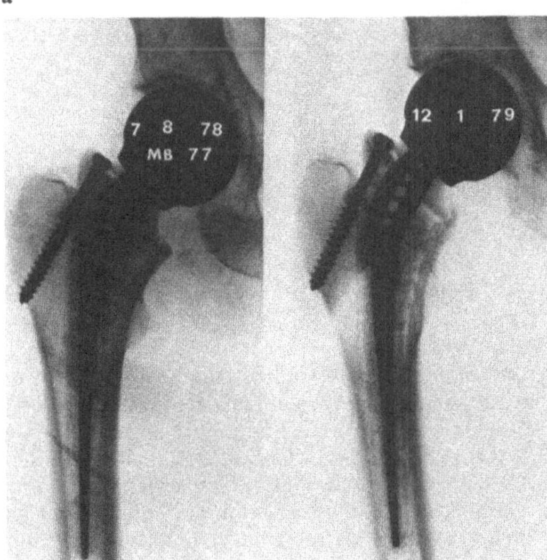

b

nicht zur Verfügung standen, waren 3 kurz nach dem operativen Eingriff gestorben (1 Patient starb an Lungenembolie, einer an cerebrovaskulärem Insult und einer an Herzinsuffizienz), 5 Patienten starben 6–10 Monate nach dem Eingriff (3 starben an malignen Tumoren, einer an Herzinfarkt und einer an cerebrovaskulärem Insult) und 7 Patienten waren nicht mehr erreichbar.

Diese Studie ist als ein vorläufiger Bericht zu werten, da nach dieser kurzen Zeit keine definitive Beurteilung eines neuen Prothesensystems möglich ist.

Das Durchschnittsalter aller Patienten war 66 Jahre. Die häufigste Diagnose war mit 72% Osteoarthritis (155 Patienten); die weiteren Diagnosen waren Schenkelhalsfrakturen 14% (30 Patienten), Femurkopfnekrosen 8% (17 Patienten) und rheumatoide Arthritis 3% (7 Patienten). Bei 5 Fällen lag eine Schenkelhalspseudarthrose vor, bei einem Fall wurde eine lockere zementierte Totalprothese entfernt und durch eine zementfrei implantierte isoelastische Totalprothese ersetzt. Bei 7 Patienten der 155 Fälle mit Osteoarthrose war früher eine Osteotomie zur Behandlung der Arthrose durchgeführt worden.

Chirurgische Technik

Die ersten 26 Fälle wurden durch einen posterolateralen Zugang operiert. Später wurde aus 2 Gründen der von Müller modifizierte Zugang nach Watson-Jones benützt. Verschiedentlich ist es zu problematischen Dislokationen nach posterolateralem Zugang gekommen, und zusätzlich sind wir überzeugt, daß der laterale Zugang eine bessere Übersicht über die Acetabulumverhältnisse zuläßt. Die gute Übersicht über die Pfannenregion ist von besonderer Wichtigkeit bei Fällen von Dysplasie.

Zur Entlastung und besseren Darstellung werden die Sehne des M. glutaeus minimus und die anterioren Muskelfasern des M. glutaeus

Abb. 1 a, b. Dreijahreskontrolle einer frühen Hüftendoprothese mit 12-mm-Schaft bei einem 77jährigen Patienten. Neben der Varusstellung des Schafts ist ein schmaler lateraler Saum zu sehen. Medial im Bereich des Kalkars ist es zu Knochenneubildung gekommen. Klinisch ist der Patient asymptomatisch

medius unmittelbar proximal der Insertion durchtrennt. Die Gelenkkapsel wird vollständig entfernt. Die Pfanne wird in 25–30 ° Inklination und 10–15 ° Anteversion implantiert. 2 Schrauben werden anschließend inferio-posterior und eine weitere lateral eingebracht. Die Fixationsschrauben werden absichtlich nicht diametral gegenüber eingebracht, um geringgradige Deformationsbewegungen der Pfanne bei Belastung nicht zu blockieren. Es wurde damit bewußt ein Kompromiß zwischen der Notwendigkeit einer sicheren Verankerung der Pfanne und den Gegebenheiten der Kraftübertragung auf das Acetabulum eingegangen. Dieser technische Kompromiß ermöglicht theoretisch Mikrobewegungen der Polyäthylenpfanne, welche die Funktion der Facies semilunaris und des transacetabularen Ligament-komplexes in der Übertragung von Kräften im normalen erwachsenen Acetabulum nachahmen.

Um den Einbau einer Schaftprothese von möglichst großem Durchmesser zu ermöglichen, wird das Femur mit Markraumbohrern, konischen Raffeln und Formraffeln aufgebohrt (Abb. 2a, b). Beim Aufbohren entstandenes und entferntes Knochenmaterial sowie spongiöser Knochen, welche im Bereich der Metaphyse entfernt wurden, werden bei der Einführung der Schaftprothese ebenfalls in das Femur eingebracht und bilden eine Art Knochenpaste.

Mit 2 6,5-mm-Spongiosaschrauben wird der Schaftprothesenteil lateral proximal am Trochanter major fixiert. Die beiden Schrauben werden aus 2 Gründen benutzt: Zum einen ergeben sie Rotationsstabilität und zum anderen stützen sie die Prothese lateral gegen exzessiven Zug, analog einer Zuggurtung.

Anschließend wird ein Kopf-Hals-Teil von passender Größe aufgesetzt. Der modulare Aufbau mit Halslängen von 28, 34, 40 oder 44 mm

a

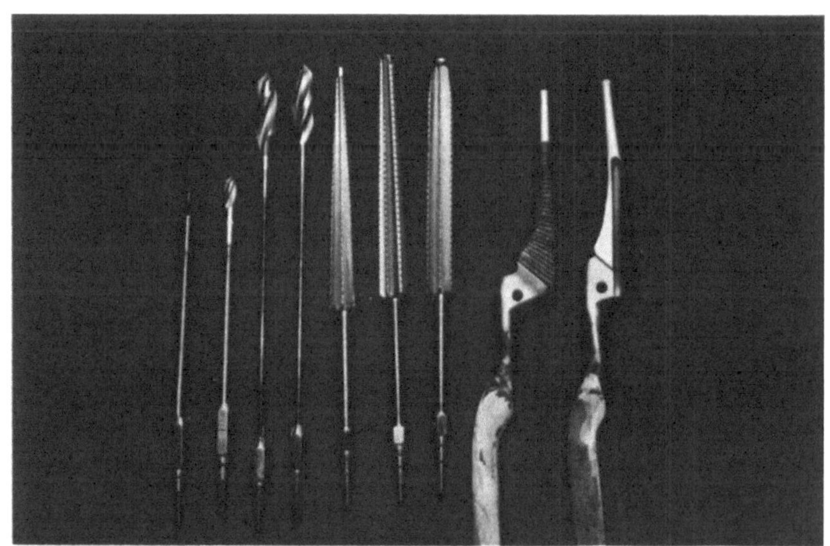

b

Abb. 2a, b. Femurinstrumentarium (nicht alle Instrumente sind gezeigt): **a** *1.* Gerade Markraumbohrer (8–18 mm), *2.* Konische Markraumbohrer (8–18 mm), *3.* Raffeln (Standard- und Flügelraffel). **b** Seitliche Ansicht des konischen Markraumbohrers zur Vorbereitung des proximalen Femurmarkraums; entsprechend Lage und Richtung des Bohrers entsteht ein gerader Kanal für den Prothesenschaft, und die Kalkarregion wird symmetrisch zirkulär vorbereitet

vereinfacht die Anpassung an die Weichteilverhältnisse und reduziert zugleich die Anforderungen an die Lagerhaltung.

Anschließend werden die durchtrennten vorderen Abduktoren mit Dexon-Nähten reinseriert und mehrere Saugdrainagen in die Wunde eingelegt.

Ende 1981 wurden längere Schaftprothesen von 180 mm (bisher 140 mm) vorgestellt. Für die ersten 215 vorgestellten Fälle waren diese neuen Prothesen allerdings noch nicht erhältlich. Neuerdings werden sie aber wegen der besseren Frühstabilität und erhöhten Stabilität gegen Varusfehlstellungen bevorzugt.

Postoperative Behandlung

Im Aufwachraum wird das operierte Bein in einer Schaumgummischiene in leichter Abduktion und leichter Flexion gelagert. Der Patient liegt in einem Standardklinikbett, eine Extension wird nicht angelegt. Am ersten postoperativen Tage beginnt das Training mit aktiven Übungen im Bett. Passive Physiotherapie wird nicht erlaubt. Die Mobilisation mit Hilfe eines Gehapparats mit Abstützung in der Axilla beginnt am 4. oder 5. Tag nach dem Eingriff. Die Patienten werden normalerweise mit 2 Amerikanerstöcken nach einem 2wöchigen Klinikaufenthalt entlassen.

Die Patienten benützen 6 Monate lang 2 Stöcke, anschließend für 3 weitere Monate noch 1 Stock. Bei den Nachkontrollen berichteten die Patienten jedoch über eine Benutzungszeit für 2 Stöcke von 4,5 Monaten und von 1 Stock von 2,5 Monaten. Wenn die gehabhängigen Beschwerden verschwinden, benutzen die Patienten trotz gegenteiliger Instruktion die Krücken meist nicht mehr. Bei der Nachkontrolle der frühen Fälle berichteten die Patienten, bei denen ein relativ dünner Schaft in ein relativ weites Femur implantiert worden war, über einen während mehrerer Monate anhaltenden ziehenden Schmerz im anterolateralen Oberschenkel. Der allmähliche Rückgang dieser Beschwerden wurde als Maß im weitesten Sinne für den stabilen Einbau der Prothese in den Knochen angenommen. Die spätere Benutzung dickerer und längerer Prothesenschäfte hat einen dramatischen Rückgang dieser Symptomatik gebracht.

Komplikationen

An Komplikationen waren in den ersten 215 Fällen 3 peroperative Todesfälle (1,4%), 3 tiefe Infektionen (1,4%), 4 Luxationen (1,9%), 9 Fälle mit heterotopen Verknöcherungen (4,1%) und 1 Fall mit reversibler Femoralisparese zu nennen.

Intraoperativ ist es zu 45 (21%) longitudinalen oder segmentalen Frakturen im Femurhalsbereich, zu 2 Femurschaftfrakturen (0,9%) und zu 9 (4,2%) Frakturen des Trochanter major gekommen.

Bei den Nachkontrollen wurden 7 Schraubenbrüche im Bereich der Pfanne und ein Schraubenbruch im Bereich des Schafts gefunden. Schraubenanteile sind nicht in den Gelenkbereich gewandert.

Maßnahmen bei Komplikationen

Luxationen wurden in intravenöser Kurznarkose geschlossen reponiert, wie dies 3mal der Fall war. Anschließend wird ein Gehgipsstiefel angelegt. Falls notwendig, wie in einem der Fälle, wird die Luxation offen reponiert.

Im Fall einer Infektion wird sehr aktiv vorgegangen und operativ revidiert, nekrotisches Gewebe reseziert und die Wunde ausgiebig mit Betadine-Lösung ausgespült. Wenn früh nach Auftreten der Infektion operiert werden kann, wird die Prothese in situ belassen und die Wunde geschlossen. Bei spätem Eingreifen und bei Nachweis einer Osteitis wird die Prothese ausgebaut und die Wunde anschließend verschlossen. Gleichzeitig wird systemisch antibiotisch behandelt.

Bis dahin hat bei keinem der nachuntersuchten Patienten eine heterotope Verkalkung zu einer Einschränkung der Beweglichkeit oder zur Nachoperation geführt.

Schaftfrakturen werden mit Drahtcerclagen behandelt, bei Trochanterfrakturen werden Achterschlingenzuggurtungen benutzt. Bei Halsfrakturen wird eine Spongiosaplastik in den Defekt eingebracht.

Radiologischer Verlauf

Bei der radiologischen Nachuntersuchung der 200 Fälle konnte kein Nachweis einer Lockerung weder des Pfannenteils noch des Schaft-

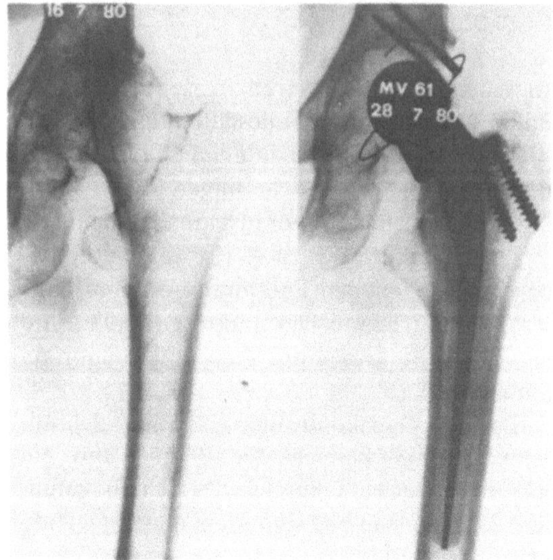

a

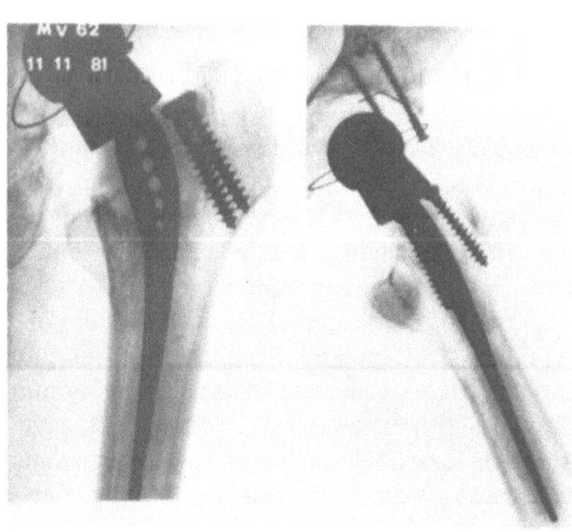

b

Abb. 3. a, b Nachkontrolle mit optimalem radiologischem Resultat 16 Monate nach zementfreier isoelastischer Totalprothesenarthroplastik bei einem 61 Jahre alten Patienten

teils erbracht werden. In Abb. 3 wird ein repräsentativer Fall bis 16 Monate nach dem Eingriff gezeigt. Der charakteristische radiologische Verlauf an den Implantatknochengrenzen und die typische Lage der Prothese werden dargestellt.

Des weiteren konnte keine radiologisch sichtbare Knochenresorption gefunden werden. Diese Beobachtung trifft sowohl für die Region des Kalkars als auch für den Schaft im anterioren, posterioren, medialen und lateralen Bereich zu. Es konnte im Gegenteil in späteren Röntgenaufnahmen von Patienten, bei denen präoperativ eine hauchdünne Kortikalis vorlag, eine Verdickung des kortikalen Knochens beob-

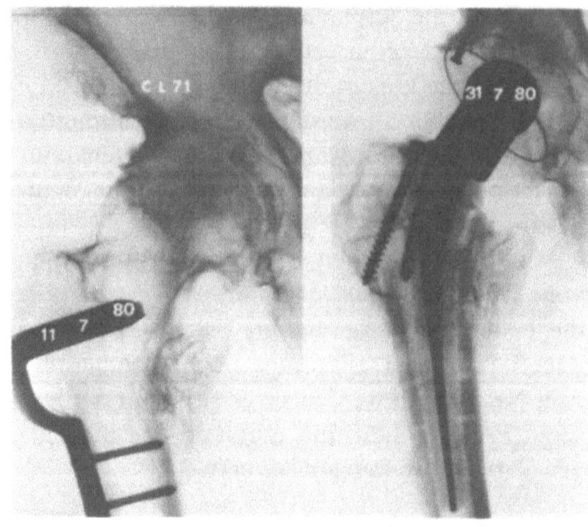

a

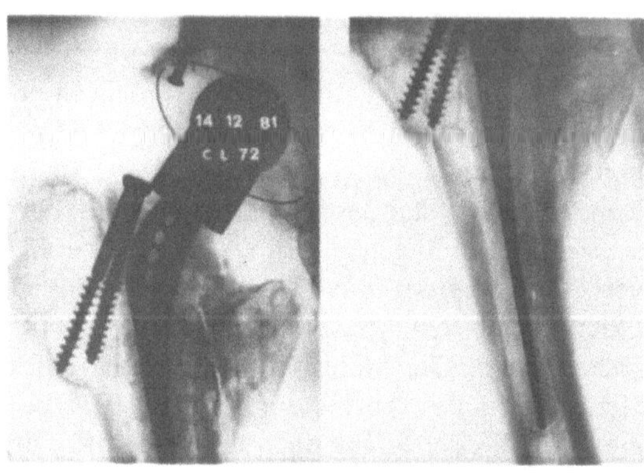

b

Abb. 4. a, b Kontrollaufnahme 17 Monate nach Totalprothesenarthroplastik bei einem Patienten, bei dem 11 Jahre vorher eine Osteotomie durchgeführt worden war. Zu beachten ist das Remodeling der lateralen Kortikalis des proximalen Femurs im Bereich der Winkelplatte; die Schraubenlöcher sind mit neu gebildetem Knochen aufgefüllt

achtet werden. Auch von früheren Osteotomien herrührende Löcher im medialen und lateralen Kortex wurden gleichmäßig mit Knochen aufgefüllt. Dies war 7mal bei erfolglosen Osteotomien der Fall, bei denen anschließend eine Totalprothesenarthroplastik durchgeführt werden mußte. Die Abb. 4 zeigt die verschmälerte Kortikalis unter der Platte und die gut sichtbaren Schraubenlöcher medial und lateral auf der postoperativen Aufnahme. 17 Monate später ist das Remodeling der lateralen Kortikalis zu sehen, und die Schraubenlöcher haben sich mit Knochen aufgefüllt.

Intraoperativ aufgetretene Frakturen sind, unabhängig von der Lokalisation der Fraktur, rasch abgeheilt. Bei keinem der nachuntersuchten Patienten konnte eine Pseudarthrose eines

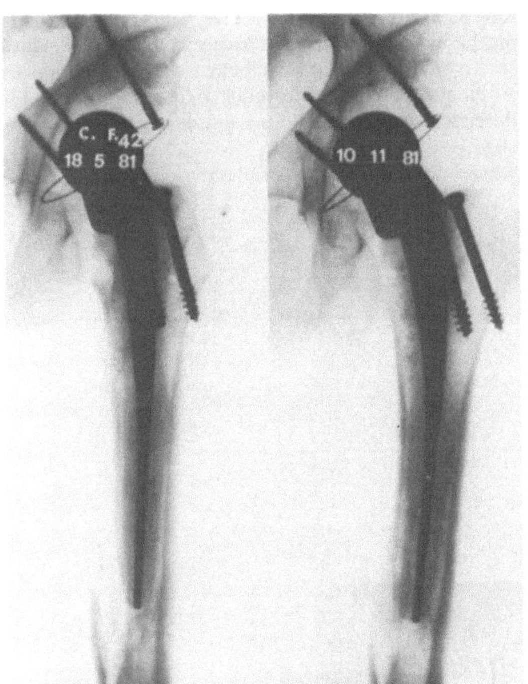

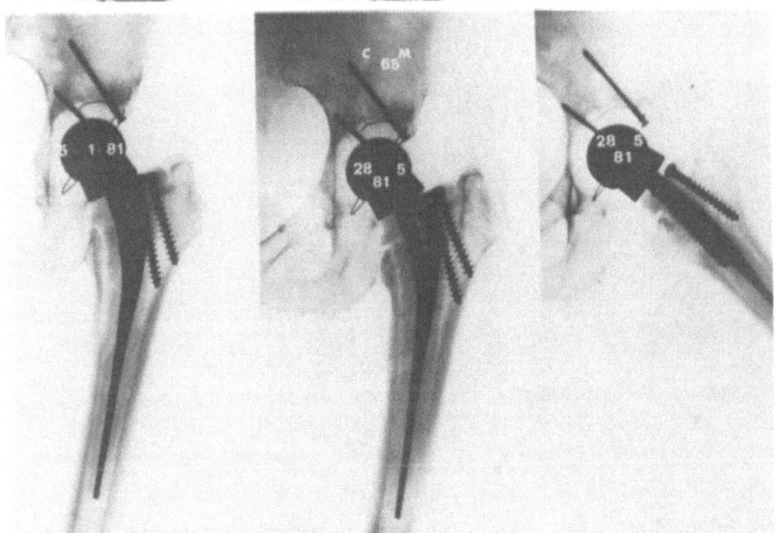

Abb. 5. a Diese diaphysäre Fraktur im Bereich der Prothesenschaftspitze wurde erstmals auf der Kontrollaufnahme 1 Woche nach dem Eingriff bemerkt. Die Mobilisation mit Hilfe von Krücken ist ohne zusätzliche Fixation des Beins normal erfolgt. 6 Monate später war die Fraktur vollständig verheilt. **b** Ein anderer Fall mit einer Femurfraktur, diesmal im Bereich der proximal medialen Kortikalis. Die Mobilisation erfolgte in üblicher Weise, und nach 4 Monaten war die Fraktur verheilt. Beide Fälle verliefen klinisch asymptomatisch und waren von Routineverläufen nicht zu unterscheiden

frakturierten Trochanter major oder nach einer Trochanterosteotomie gefunden werden. In Abb. 5 wird eine Berstungsfraktur der Diaphyse im Bereich der Prothesenschaftspitze dargestellt. Diese Fraktur wurde erstmals 1 Woche nach dem operativen Eingriff auf dem Routineröntgenbild diagnostiziert. Trotzdem wurde der Patient mit Hilfe von 2 Stöcken mobilisiert. 6 Monate später war die Fraktur einwandfrei verheilt. Die Abb. 5 zeigt eine mediale Femurschaftfraktur und die vollständige Ausheilung 4 Monate später, ebenfalls nachdem der Patient routinemäßig mobilisiert worden war.

Bei Fällen mit inkongruenter Abstützung des Prothesenhalses auf dem Calcar femoris, entweder intraoperativ oder auf den Kontrollröntgenbildern, wurde das Auffüllen des Zwischenraums mit Knochen beobachtet.

Bei den operierten Patienten, bei denen vergleichsweise dünne Schaftprothesen eingesetzt wurden, konnte neben den bereits berichteten Oberschenkelschmerzen auch eine Varusfehl-

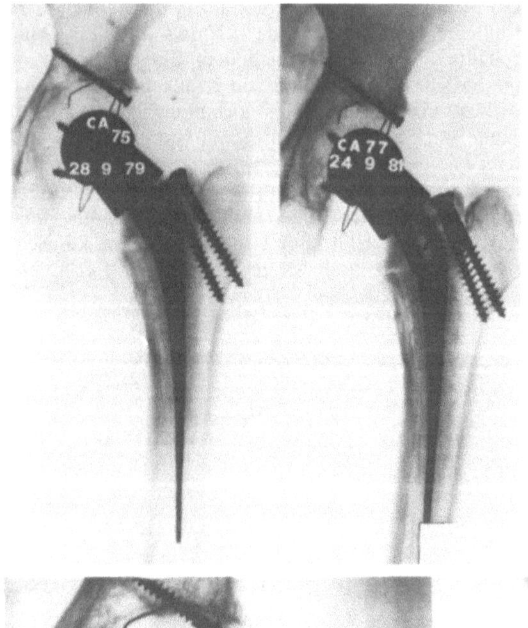

a

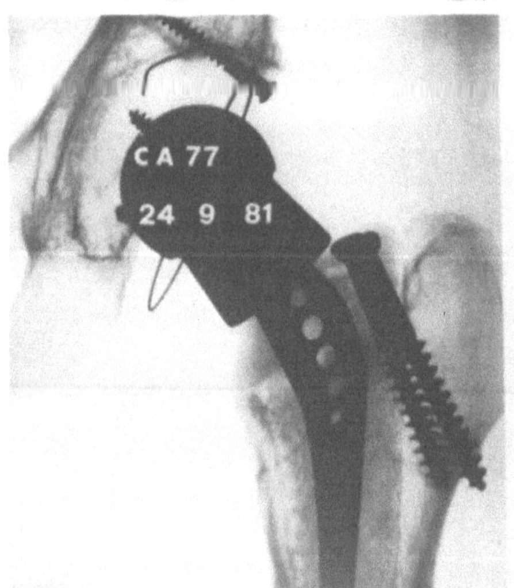

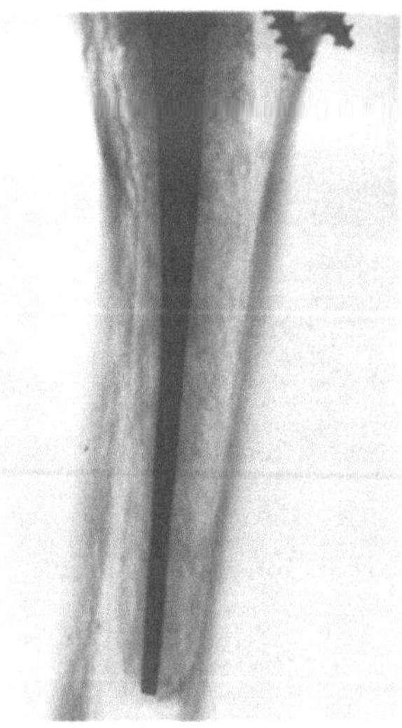

b

Abb. 6. a, b Zu beachten ist hier, 2 Jahre nach Totalprothesenarthroplastik, die Varusposition der Prothese. Trotz des distalen Scheibenwischereffekts kam es zu einer Obliteration des noch freien Markraums im Bereich der Prothesenspitze durch spongiösen Knochen

stellung des Prothesenschafts beobachtet werden (Abb. 6). Bei diesen Patienten wurde ein Zwischenraum im proximal-lateralen Schaftbereich und ein distaler „Scheibenwischereffekt“ im Bereich der Prothesenspitze beobachtet. Spätere Kontrollaufnahmen zeigten das Umwachsen der Prothesenspitze mit trabekulärem Knochen sowie Knochenapposition mit graduellem Auffüllen des Zwischenraums im proximal-lateralen Bereich des Prothesenschafts.

Auf der Pfannenseite (Abb. 7 u. 8) kann eine dünne, hemisphärische, der Prothese unmittelbar aufliegende Sklerosezone beobachtet werden. In keinem Fall konnte eine Lysezone oder ein Wandern der Pfanne festgestellt werden. Auch ein evtl. unbedeckter lateraler Pfannenrand wird regelmäßig von Knochen überwachsen.

Entwicklung der Prothese

Sowohl theoretische Überlegungen als auch Erfahrungen aus den ersten Fällen haben zu den derzeitigen Prothesenmodellen und chirurgischen Techniken geführt.

Wir sind der Meinung, daß Prothesenschäfte von größtmöglicher Länge und Dicke eingebaut werden sollten, obwohl dies ein ausgedehntes Vorbereiten und Ausbohren der Femurmark-

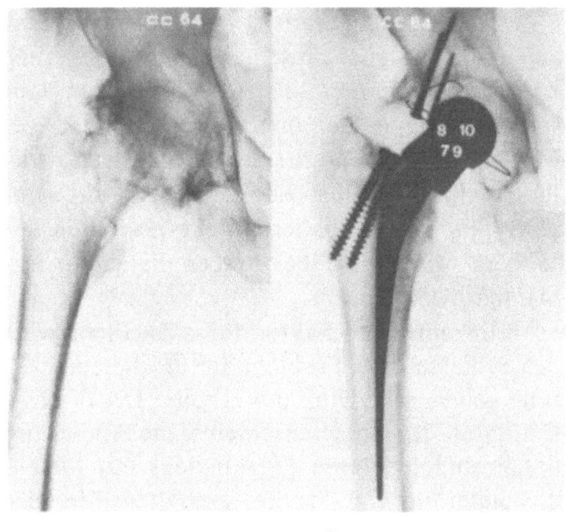

a b

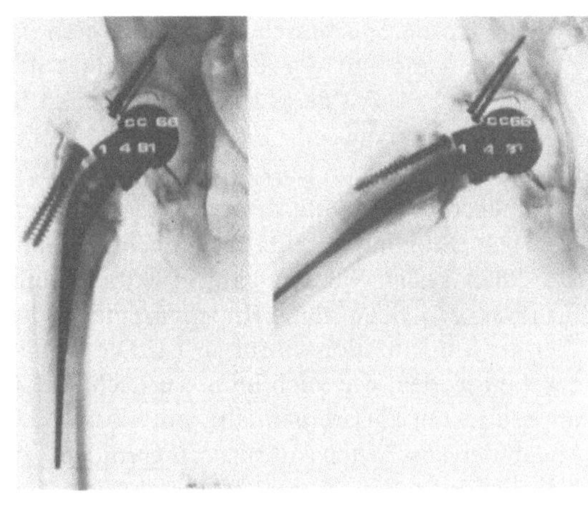

c d

Abb. 7. a–d Zustand der Pfanne **a, b** prä- und unmittelbar postoperativ und **c, d** 18 Monate später. Die charakteristische hemisphärische Sklerose ist sichtbar

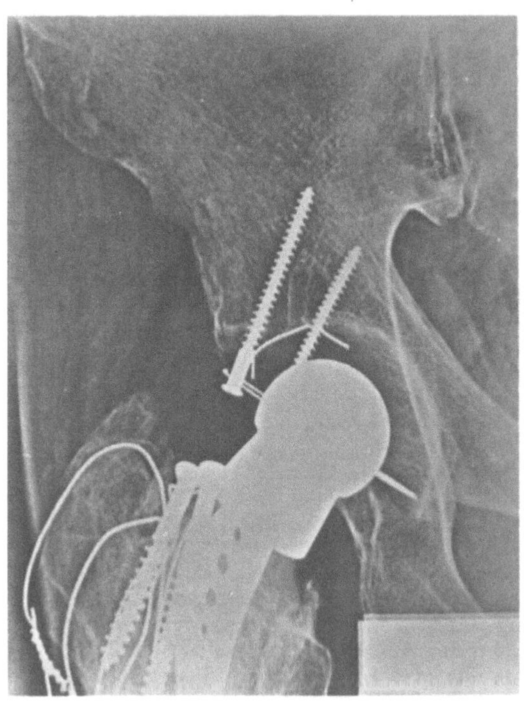

Abb. 8. Das photographische Negativbild zeigt deutlich die hemisphärische Sklerosezone, die der Pfanne und den Zapfen der Pfanne aufliegt

höhle notwendig macht. Da der anterio-posteriore Durchmesser des proximalen Femurs größer ist als der mediolaterale, ist ein ausgedehntes Aufbohren der proximalen Markhöhle notwendig, um einen zirkulären Kontakt zwischen Knochen und Prothese zu gewährleisten (s. Abb. 4, S. 191). Eine solide Paßform über die ganze proximale Zirkumferenz bedeutet frühe Stabilität. So ergibt die Kombination aus der Benutzung eines dicken und langen Prothesenschafts mit einer guten Paßform im Femur die besten Voraussetzungen gegen eine Varusfehlstellung.

Die meisten der als Komplikationen berichteten Femurfrakturen ergaben sich aus dem Bemühen, einen möglichst großen Prothesenschaft zu implantieren. Der klinische Verlauf war bei diesen Patienten in keiner Weise beeinträchtigt. Die proximal laterale Begrenzung des Prothesenschafts wurde begradigt, um das Entstehen eines Zwischenraums zwischen Knochen und Prothese nach Möglichkeit zu verhindern. Zudem wurde der Schafthalswinkel im Valgussinne von 135° auf 144° vergrößert (Abb. 9), um die vertikale Kraftkomponente der Abduktoren zu vergrößern und damit die Wahrscheinlichkeit einer sicheren Fixation zu erhöhen. Deshalb wird gleichzeitig die Prothesenpfanne flacher eingebaut, um die Kontaktfläche des Gelenks zu vergrößern.

Das derzeitige Prothesenschaftmodell hat einen dicken, elastischen rostfreien Stahlkern, eine gerade proximal-laterale Begrenzung, eine minimale Länge von 140 mm, einen Schafthalswinkel von 144° und ist in Schaftdurchmessern von 8–18 mm (Zwischengrößen jeweils im 2-mm-Abstand) erhältlich. Dieses Prothesenmodell lag für die ersten 215 Operationen noch nicht vor. Seit Ende 1981 wurden für die Schaftdurchmesser 14, 16 und 18 mm lange Prothe-

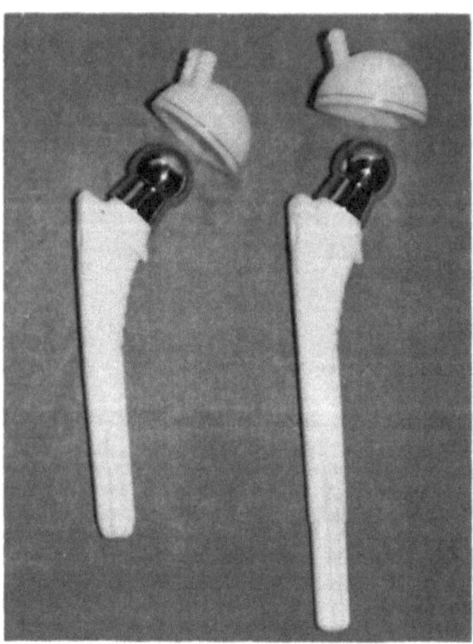

Abb. 9. Auf der rechten Seite ist die Ende 1982 entstandene neue Form des Prothesenschafts zu sehen. Zu beachten sind die größere Länge und Dicke der Prothese, die gerade proximal-laterale Begrenzung und der größere Valgus des Schafthalswinkels

senschäfte von 180 mm produziert. Bei den letzten, von Bombelli operierten Patienten wurde dieses Prothesenmodell verwendet.

Diskussion

In der Hüftprothesenchirurgie mit zementierten Komponenten ist die progressive Osteolyse im Bereich des medialen Kalkars eine häufige Beobachtung und Ursache von Befürchtungen. Die Rarifizierung des medialen Kalkars ist ein Faktor beim lateralen Zementbruch durch seine Hebelwirkung beim Prothesenschaftbruch und beim Einsinken der Prothese. Ein noch beunruhigenderer Aspekt liegt im zunehmenden Knochenschwund im Bereich der Pfanne und in der Wanderung derselben.

Harris aus Boston hat einmal gesagt, daß orthopädische Chirurgen in der zweifelhaften Lage waren, Zeuge zu sein bei der Entstehung eines neuen Krankheitsbildes im Rahmen der Bemühungen, das arthrotische Hüftgelenk chirurgisch nachzuahmen. Das Endstadium dieses Krankheitsbildes ist der Zustand der Girdlestone-Hüfte, welcher gelegentlich erreicht wird, wenn es wegen ausgedehnter Knochenresorption nicht mehr möglich ist, ein mehrfach voroperiertes Hüftgelenk zu rekonstruieren.

Ob nun der Gebrauch von Knochenzement zu eliminieren oder ob seine Anwendung weiter zu vervollkommnen sei, ist zum großen Gesprächsthema in der orthopädischen Welt geworden. Befruchtend für diese Diskussion wirkte das Problem der Implantatlockerung von konventionell zementierten Prothesen, insbesondere wenn diese bei jungen Patienten implantiert wurden.

Kein einzelner Faktor für sich allein wird den Schlüssel zum Problem der Prothesenlockerung geben, sei es nun der erhöhte Druck beim Einführen des Knochenzements, die Armierung des hochmolekularen Polyäthylens mit Metall, die Sinterung von Prothesenschäften oder der Gebrauch von Kohlestofffasern oder keramischen Materialien.

Jede einzelne technische Änderung muß im Zusammenhang mit der Biokompatibilität des ganzen benutzten Systems gesehen werden, d.h. im Zusammenhang mit Biomaterialien, Form der Komponenten und Fixationsmethoden. Wir bevorzugen den bewußt etwas vage gehaltenen Audruck „Biokompatibilität", da noch nicht mit Sicherheit gesagt werden kann, ob die stabile Fixation, mit oder ohne Knochenzement, das Ziel der Implantationschirurgie ist. Die stabile Fixation jedoch, wie auch immer erreicht, kann ohne direkten Zusammenhang mit Form oder Materialeigenschaften der Prothesenteile zu Knochenresorption führen. Unser oberstes Ziel muß die Langzeitverträglichkeit zwischen Knochen und Prothese bei gleichzeitig anhaltender guter klinischer Funktion des Gelenks sein.

Prothesenwechsel

1981 wurde in unserer Klinik erstmals versucht, Theorie und Technik der zementlosen isoelastischen Prothetik beim schwierigen Problem der lockeren zementierten Hüfttotalprothese anzuwenden. Die Fähigkeit des Knochens zum Remodeling ergab den Anstoß, den Circulus vitiosus von zunehmender Knochenresorption und Knochenabbau bei lockeren Totalprothesen zu durchbrechen.

In schwierigen Fällen werden große Komponenten benötigt, insbesondere für die Pfanne. Gleichzeitig ist eine ausgedehnte autologe Spongiosaplastik vom Beckenkamm erforderlich.

Bisher wurden 11 Patienten auf diese Weise behandelt. Die Frühresultate sind vielversprechend. Die Nachkontrollzeiten sind aber zu kurz, um irgendwelche Schlußfolgerungen zu ziehen.

Zusammenfassung

Das Ziel des Konzepts einer zementfreien isoelastischen Totalprothesenimplantation ist die stabile Verankerung von dauerhaften, leicht flexiblen Prothesenkomponenten im Knochen, welche Kräfte im physiologischen Rahmen auf eben diesen Knochen übertragen. Das auf Kontrollbildern beobachtete ausgedehnte Remodeling des Knochens sowie das Fehlen jeglichen Nachweises einer klinischen oder radiologischen Lockerung der Prothesenteile bestätigen bis zum heutigen Zeitpunkt die Richtigkeit dieses Konzepts. Die kritische Analyse von Langzeitresultaten wird notwendig sein, bevor definitive Schlußfolgerungen gezogen werden können.

Ergebnisse der teilweise zementfrei implantierten Keramik-Keramik-Hüftendoprothesen Typ Lindenhof 4–8 Jahre post operationem

P. Griss

In der Zeit von September 1974 bis Oktober 1978 wurden an der Orthopädischen Klinik Lindenhof 95 Hüftendoprothesen des Typs Lindenhof implantiert. Bis heute ergibt das einen Beobachtungszeitraum von 4–8 Jahren post operationem, im Durchschnitt etwa von 5 Jahren. Bezüglich der allgemeinen Statistik verweise ich auf frühere Arbeiten (Griss u. Heimke 1981). Zur kurzen Information sei lediglich wiederholt, daß die Mehrzahl der Patienten in der Altersgruppe zwischen 40 und 60 Jahren war. Frühkoxarthrosen, Hüftkopfnekrosen und die pcP waren die häufigsten Ursachen für den Gelenkersatz.

Verwendung fand eine zylindrische Schraubpfanne mit breitem Rand, die in 3 Größen zur Verfügung steht und mit einem exakten Fräs- und Schneidinstrumentarium sehr genau und im Press-fit-Verfahren zementfrei eingesetzt werden kann (Einzelheiten bei Griss et al. 1975). Pfanne und Kopf bestehen aus dichter Al_2O_3-Keramik, der stets zu zementierende Schaft anfangs aus rostfreiem Stahl (Charnley-Typ), Chrom-Cobalt-Gußlegierung (Weber-Schaft) und später (seit 1976) aus Endocast (eigener Schaft, s. Griss et al. 1978). Kopf und Metallschaft werden durch einen selbsthemmenden Konus fest miteinander verbunden.

Bei den letzten systematischen Kontrolluntersuchungen aller Operierten im Jahre 1980 waren 84,2% der Patienten mit dem Ergebnis zufrieden. Bei 15,8% allerdings waren Restbeschwerden oder neue Beschwerden unterschiedlichen Ausmaßes vorhanden, die die Funktion und Belastbarkeit des Kunstgelenks beeinträchtigten. Inzwischen sind weitere 2 Jahre verstrichen und eine Reihe von Patienten, jedoch nicht alle, war zur Routineuntersuchung wieder gekommen, so daß anhand der folgenden Statistiken ein neues, jedoch nicht vollkommenes Bild gezeichnet werden kann.

Beginnen wir zunächst mit dem Regelfall eines guten Ergebnisses. Bei guter Implantationstechnik läßt sich die Pfanne in direktem Knochenkontakt fest einschrauben. Im Laufe der Jahre danach bleibt dieser innige Kontakt zwischen Beckenknochen und Keramikpfanne in der Regel erhalten, es entsteht ein stationärer dünner Saum an Weichgewebe mit scharf begrenztem sklerotischem knöchernem Randbereich (Abb. 1a, b).

Häufiger gelingt es nicht, rund um die Pfanne ein exaktes knöchernes Bett zu fräsen, so daß anfangs nach der Operation auf Röntgenaufnahmen ein weicher unscharfer Grenzbereich zu sehen ist. Unter der Belastung geschieht dann relativ rasch eine biomechanische Anpassung des Beckenknochens, die unscharfe untermineralisierte Grenzfläche verdichtet sich, das Implantat wird dauerhaft integriert.

Müssen größere Lücken um das Implantat bei der Operation (sei es durch Fehlfräsen oder vorgegebene Pfannenfehlform entstanden) mit Eigenknochen durch Transplantation geschlossen werden, so werden diese Transplantate in der Regel innerhalb eines Jahres eingebaut, wobei häufiger ein Setzen der Pfanne gesehen wurde. Dieses Setzen darf jedoch nicht mit Lockerung verwechselt werden, da dieser Vorgang klinisch asymptomatisch abläuft und spätestens 1–2 Jahre nach Implantation zur Ruhe kommt (Abb. 2a, b).

Diese eben beschriebenen Adaptationsvorgänge verhelfen der Mehrzahl der Implantate

Tabelle 1. Schwere Komplikationen beim Keramikschraubpfannensystem. Lindenhof-Prothesen (Schraubpfanne) (n = 95)

Komplikationen im System	[in %]
Keramikkopfbrüche	6 = 6,3
Pfannenlockerung	8 = 8,4
Schaftlockerung	4 = 4,2
Schaftbruch (Charnley)	2 = 2,1
Periartikuläre Verkalkungen Grad II	2 = 2,1
Pfanne gesetzt (Schmerzen) locker?	2 = 2,1

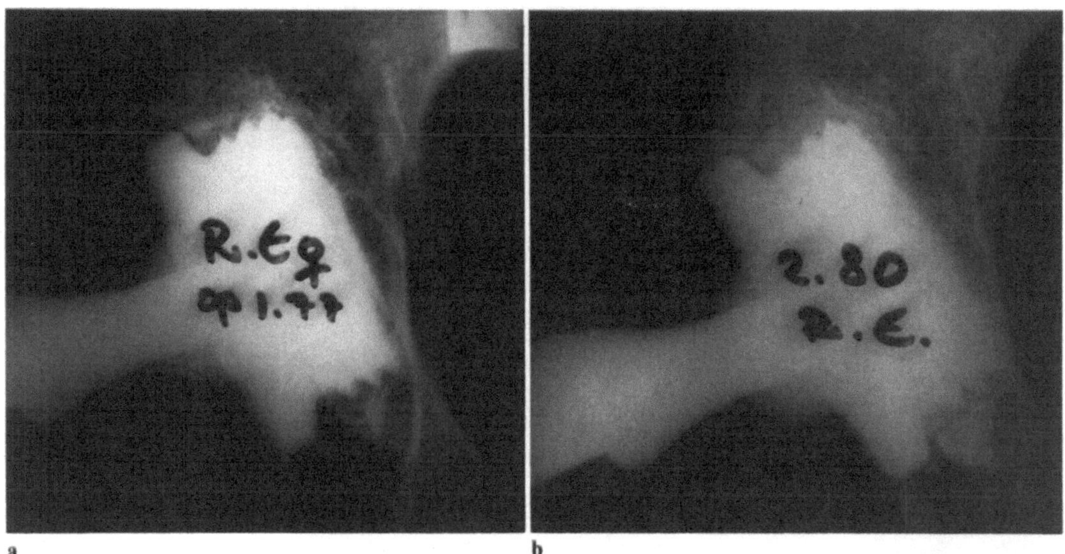

a b

Abb. 1 a, b. Röntgenaufnahmen der rechten Hüfte eines 56jährigen Patienten, D'Aubigné-Hüftwert: 18. Gutes Ergebnis einer zementfreien Pfanneninkorporation: **a** 1 Monat nach Implantation, **b** Kontrolle 3 Jahre später

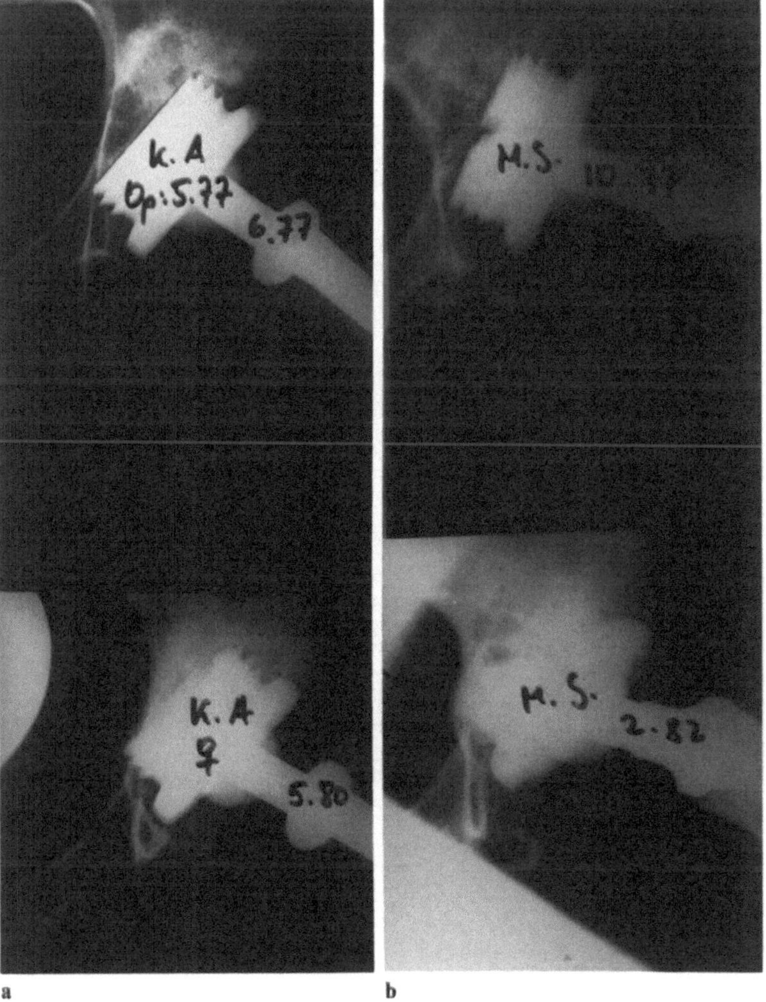

a b

Abb. 2 a, b. Röntgenvergleichsaufnahmen zweier Pfannenwanderungen: **a** 57jährige Patientin mit zunehmenden belastungsabhängigen Schmerzen; **b** 56jährige Patientin mit zwischenzeitlich belastungsabhängigen Beschwerden, die jetzt rückläufig waren (**a** = Beispiel für protrahierte Pfannenlockerung, **b** = Beispiel für Pfannensetzung mit bisher gutem Ergebnis. Beide Fälle noch nicht reoperiert)

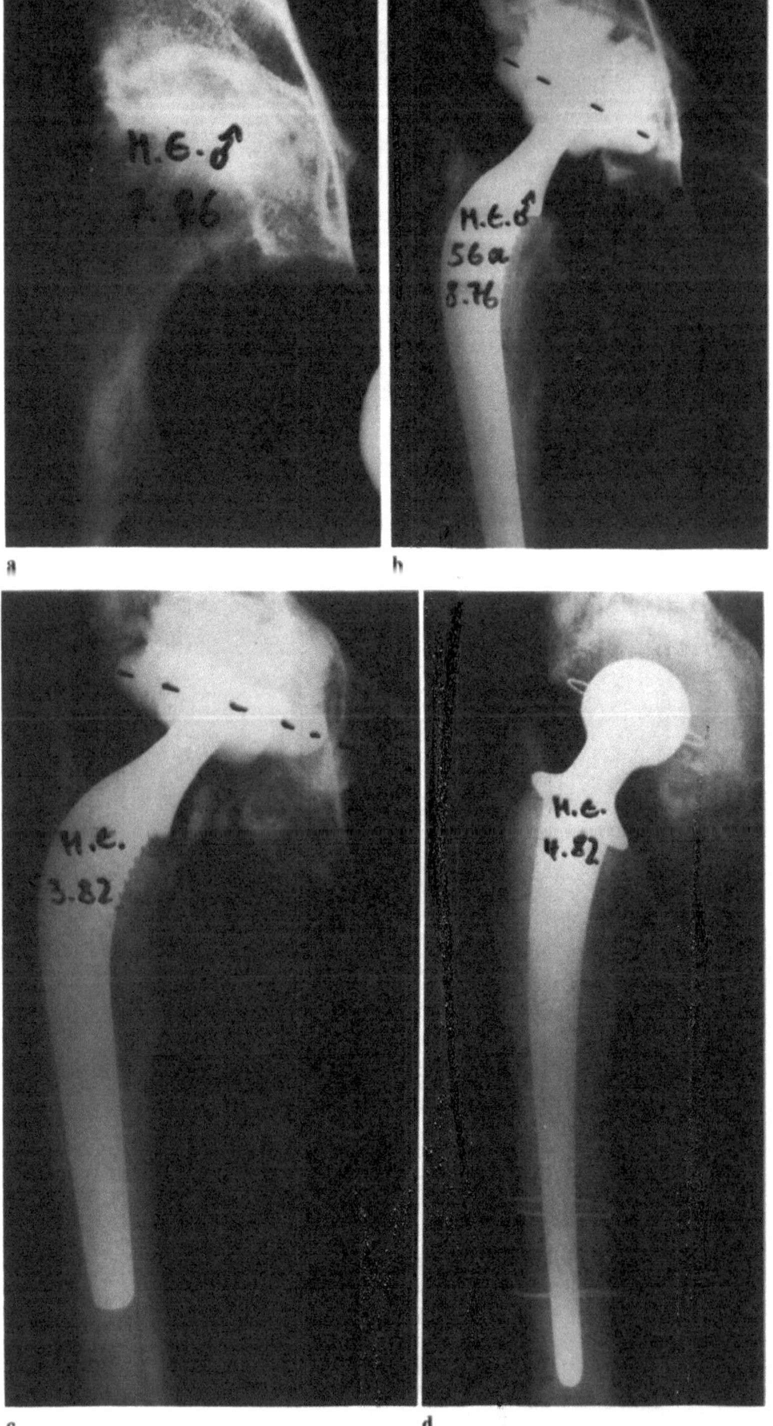

Abb. 3a–d. Röntgenbildserie einer Pfannenlockerung mit Keramikkopfinfraktion bei einem 56jährigen Patienten. **a** Präoperatives Hüftbild, **b** direkt postoperativ, **c** 5 Jahre 7 Monate postoperativ, Pfannenwanderung und Kippung, 2 Kopffragmente im Gelenkraum (*Pfeil*), **d** Austauschprothese

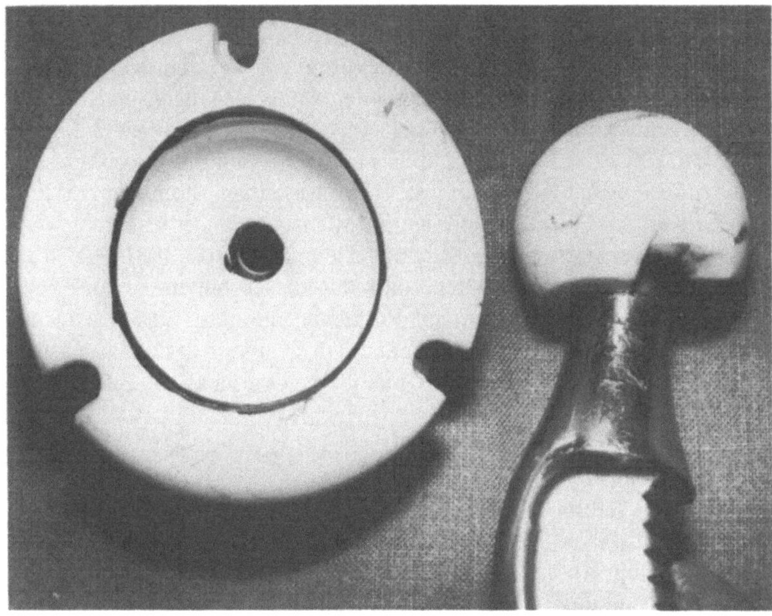

Abb. 4. Makroaufnahme der entnommenen Teile des in Abb. 3 gezeigten Falles. Grober Abrieb der Pfanne bei regelrecht implantierter Endoprothese (s. Abb. 3). Absprengung von Keramikkopffragmenten. Schwarze Kratzer operationsbedingt. (Pfannenrandbetonung mit Tusche zur besseren Kontrastierung)

zum Langzeiterfolg, soweit wir dies bisher anhand unserer Erfahrungen beurteilen können. In den letzten 4 Jahren wurden jedoch auch eine Reihe von Komplikationen und Veränderungen an Röntgenaufnahmen beobachtet, die eine genauere Beschreibung und Analyse erfordern.

Zunächst die Gesamtstatistik der beobachteten schweren Komplikationen: Bei 25,3% der Patienten wurden schwere Komplikationen gesehen, die allerdings erst bei 14,6% aller Patienten zur Reoperation, meist zum Austausch der Prothese, geführt haben. In Tabelle 1 sind diese Komplikationen aufgeschlüsselt. In 6 Fällen wurde 2 Wochen bis 5 Jahre post operationem eine Keramikkopffraktur beobachtet, die in der Regel ohne zusätzliches Trauma zustande gekommen ist. Die Schadensanalyse der entnommenen Teile hat hierfür v.a. die Inhomogenität der Korngröße in der Keramik und die damals nicht optimierte Konusgeometrie als mögliche Ursache für diese Fehlschläge zutage gefördert. Inzwischen sind beide Details durch Verbesserungen optimiert.

Die Lockerung von Pfanne und Schaft wurde bei 8 bzw. 4 Komponenten beobachtet. Die Lockerung einer zementfreien Pfanne war also in unserer Serie doppelt so häufig wie die eines zementierten Schafts. Die Lockerung nicht zementierter Pfannen ist darüber hinaus ein Phänomen, das wir erst in den letzten beiden Jahren beobachten mußten. In einigen Fällen waren beide Komponenten locker (Abb. 3a–d).

Bei den Pfannenlockerungen konnte bei der Reoperation gehäuft eine mehr oder minder ausgeprägte Abriebsituation an Keramikkopf und Pfanne beobachtet werden. Im einfachsten Fall waren nur Schliffspuren auf der Kopfzirkumferenz dort zu erkennen, wo der Kopf dauernd im Randbereich wesentlich belastet war. Es wurden jedoch auch starke Entrundungen von Kopf und Pfanne mit bis zu 2 mm Materialabtrag gefunden (Abb. 4). In keinem der genannten Fälle lag eine abnorme Position der implantierten Komponenten vor, die eine Subluxation oder eine marginale Belastung von Kopf und Pfanne als einfachste Ursache für diese abnorme Abriebsituation hätten erkennen lassen. In unserem Kollektiv sind sogar 3 Fälle, bei denen die Pfannen weit über 50 ° zu steil implantiert worden sind. Diese Pfannen sind saumfrei in den Knochen inkorporiert und funktionieren jetzt bis zu 7 Jahre völlig störungsfrei. Wir besitzen auch die Komponenten eines Patienten, bei dem 5 Jahre postoperativ in 8monatigem Abstand beiderseits nacheinander die Charnley-Schäfte aus rostfreiem Stahl gebrochen sind. Der Patient hat nachweislich bis zu 4 h täglich Tennis gespielt und als Handwerker körperlich gearbeitet. Auf der linken Seite fand sich ein konzentrischer Abtrag von wenigen hundert µm, auf der 2. Seite war der Abtrag noch geringer, aber sichtbar. Diese widersprüchlichen Phänomene sind nicht einfach mit Qualitätsunterschieden in der Keramik erklärbar. Wir glauben vielmehr, daß die Toleranzgrenzen der Keramik-Keramik-Kombination im täglichen Gebrauch, d.h. im Einzelfall, viel enger sind, als wir dies von zementierten Prothesen herkömmlicher Kunststoff-Metall-Kombination her gewohnt sind. Offenbar gibt es im Körper im Einzelfalle unerwartete Abriebsituationen, bei denen die entstehenden Keramikabriebpartikel nicht genügend von der Gelenkfläche der artikulierenden Partner entfernt werden, so daß immer wieder die Möglichkeit des Einklemmens einzelner Körner zwischen beide gleich harte Oberflächen möglich sind (Plitz u. Griss 1981). Es entsteht so ein Schmirgeleffekt, der zu Abrieb führt und im Laufe der Jahre nicht zur Ruhe kommt, sondern sich stetig steigert. Mit zunehmender Entrundung wird selbstverständlich dieser Mechanismus immer aktiver und führt schließlich zur katastrophalen Abriebsituation. Die histologische Untersuchung entnommenen Materials in diesen Fällen zeigt bis zu 40 μm große Keramikabriebpartikel, die z.T. von Riesenzellen umgeben sind, in der Regel jedoch von einkernigen Makrophagen in größerer Anzahl im Zytoplasma gespeichert und lokal abtransportiert werden. Die Beladung des Gewebes mit Abriebmaterial kann im Einzelfall so stark sein, daß Bilder zustande kommen, wie wir sie vom Polyester her zu sehen gewohnt waren. Es fragt sich, ob die in den letzten beiden Jahren bei uns beobachteten Pfannenlockerungen nicht doch zumindest z.T. im Zusammenhang mit solchen abnormen Keramikabriebsituationen zu sehen sind. Wir hätten es dann mit einem nicht gleichgültigen Spätphänomen zu tun, das der weiteren intensiven Beobachtung und Untersuchung bedarf.

Die Entwicklung, v.a. auf dem Keramiksektor, ist inzwischen weiter gegangen und hat zur Entwicklung einer neuen, bereits seit 2 Jahren klinisch angewendeten Aluminiumoxidkeramik geführt, die eine wesentlich homogenere und kleinere Korngröße hat als unser bisher verwendetes Material (Heimke u. Griss 1981). Es ist zu erwarten, daß mit dieser neuen Keramik die bisherigen Probleme eindeutig zurückgedrängt werden können. Ob sie allerdings vollständig zu lösen sind, bleibt eine Option an die Zukunft.

Literatur

1. Griss P, Heimke G (1981) Five years experience with ceramic-metal-composite hip endoprostheses. I. Clinical evaluation. Arch Orthop Trauma Surg 99:157–164
2. Griss P, Heimke G, v. Andrian-Werburg H (1975) Die Aluminiumoxidkeramik-Metall-Verbundprothese. Eine neue Hüftgelenktotalendoprothese zur teilweise zementfreien Implantation. Arch Orthop Unfallchir 81:259–266
3. Griss P, Jentschura G, Heimke G (1978) Zur Technik der Pfannenimplantation bei dysplastischem Acetabulum. Arch Orthop Trauma Surg 93:57–63
4. Heimke G, Griss P (1981) Five years experience with ceramic-metal-composite hip endoprostheses. II. Mechanical evaluations and improvements. Arch Orthop Trauma Surg 98:165–171
5. Plitz W, Griss P (1981) Clinical, histo-morphological and materialrelated observations on removed alumina-ceramic hip joint components. Conf. Proc.: Implant retrieval: Material and biological aspects. Gaithersburg, MD 1980, U.S. Dept. of Commerce, pp 131–147

Keramikhüftgelenkprothesen mit zementfreier Verankerung (Autophor)

H. Mittelmeier

Unsere Entw cklung bezieht sich nicht nur auf den Gebrauh von Aluminiumoxidkeramik, sondern betrifft insbesondere auch die *Rückkehr zum zementfreien Verankerungsprinzip.* Letzteres basiert auf unseren grundlegenden histopathologischen Studien der ersten Judet-Prothese aus Polymethylmetakrylat (Mittelmeier u. Singer 1956). In dieser Untersuchung wurde zunächst die Bedeutung von Ermüdungsfrakturen der Prothesen sowie des Prothesenabriebs mit beträchtlicher Fremdkörperreaktion auf das Abriebmaterial dargelegt, weiter jedoch auch die Bedeutung der Biomechanik, welche nicht nur zum Aufbau einer neuen knöchernen Trageschicht, sondern leider auch durch Überlastung derselben infolge osteoklastischer Knochenresorption zu zahlreichen Lockerungen Anlaß gab. Aufgrund dessen haben wir bereits damals – also vor 25 Jahren – vorgeschlagen, die Verankerung von Gelenkendoprothesen durch Oberflächenvergrößerung zu lösen, da durch Anpassung des Knochens mit gleichfalls vergrößerter Tragefläche eine Kraftverteilung und damit Druckminderung entsteht, welche unterhalb der kritischen Resorptionsgrenze zu einem Belastung-Struktur-Gleichgewicht führen und aseptische Prothesenlockerung vermeiden sollte. Wir schlugen vor, dies sowohl durch Protrusionen als auch Exkavationen an der knochenseitigen Prothesenoberfläche vorzunehmen und zur Prothesenkonstruktion anstelle des PMMA ein bruch- und abriebfestes Biomaterial zu verwenden.

Diese Vorschläge wurden größtenteils durch das Prinzip der Totalprothese nach Charnley (ab 1960) überholt, der eine Metall-Plastik-Kombination zur Verringerung der Reibung (low friction principle) sowie die Prothesenverankerung mit selbsthärtendem Knochenzement vorschlug, der den Vorteil der sofortigen Prothesenstabilisierung unter Bildung einer vergrößerten Kontaktfläche zum Knochen beinhaltete. Aufgrund seiner guten Anfangserfolge fand dies weltweite Verbreitung, auch in Form zahlreicher Modifikationen.

Die Charnley-Prothese und ihre Modifikationen beinhalten jedoch auch erhebliche Nachteile. Zunächst ergibt sich im Laufe der Jahre doch ein zunehmender Polyäthylenabrieb (ca. 200 μm/Jahr im Durchschnitt), der durch die bislang unvermeidbaren, spikesartig vorstehenden Blockkarbide an der metallischen Kopfoberfläche bewirkt wird und eine zunehmende Fremdkörperreaktion im Prothesenlager bewirkt. Im Vordergrund stehen jedoch die Zementprobleme neben einer gewissen toxischen Einwirkung auf das Implantatlager v.a. Ermüdungsbrüche der Zementschicht, evtl. mit nachfolgendem Bruch des Verankerungsstiels und insbesondere einer steigenden Zahl aseptischer Lockerungen, welche schwierige Nachoperationen erfordern. So zeigt diese Methode eine begrenzte Standzeit und wurde dementsprechend auch von Charnley (1979) selbst nur für ältere Patienten mit begrenzter Lebenserwartung (älter als 60 Jahre) empfohlen. Damit blieb jedoch das Problem schwer zerstörter Hüftgelenke bei jüngeren Patienten weitgehend ungelöst, bzw. weiterhin den funktionell unbefriedigenden Methoden der Arthrodese bzw. Resektionshüfte überlassen (Abb. 1).

Die teilweise bestrittene „Zementalterung" im Sinne der Materialermüdung wurde im biomechanischen Labor unserer Klinik in sog. Wechselbiegeuntersuchungen einwandfrei nachgewiesen. Die Wöhler-Kurven zeigen hier einen permanenten Abfall bis zu etwa 15 Mill. Lastwechseln (jede Million etwa einem Lebensjahr entsprechend), womit das klinisch häufig beobachtete Materialversagen nach einigen Jahren leicht erklärt werden kann.

Möglicherweise kann durch Zementverbesserung, beispielsweise die von uns vorgeschlagene Kohlefaserverstärkung und Bioaktivierung durch Apatitbeigaben, eine Lösung erreicht

a

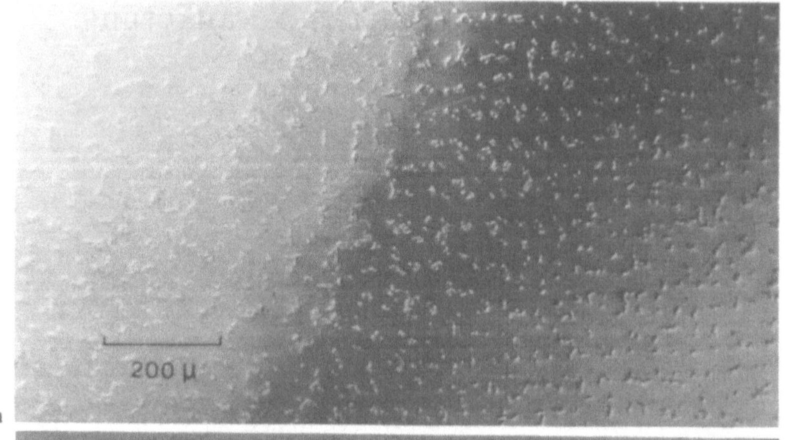

b

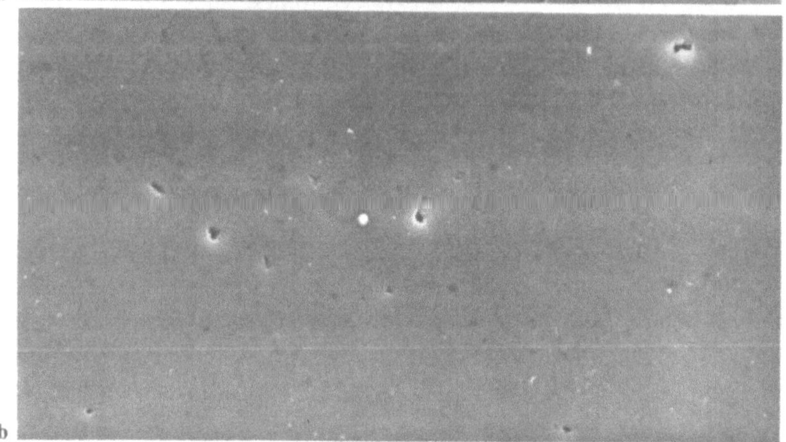

Abb. 1 a, b. Rasterelektronenmikroskopische Aufnahmen von **a** hochglanzpoliertem CoCrMo-Hüftkopf mit den spikesartig vorstehenden Blockkarbiden und **b** poliertem Aluminiumoxidkeramikkopf (gleiche Vergrößerung)

werden (Mittelmeier et al. 1980). Die diesbezügliche Entwicklung bleibt jedoch zunächst abzuwarten.

Im Hinblick auf die Probleme der Charnley-Prothese und ihrer Modifikationen begannen wir 1969 (H. Mittelmeier in Zusammenarbeit mit der Osteo AG) mit der Entwicklung einer neuen selbsthaftenden Hüftprothese nach dem „Oberflächenvergrößerungsprinzip" und nannten dieselbe im Hinblick auf die Form und Verankerungsweise „Tragrippen-Prothese" (Autophor). Dabei erfolgt die Oberflächenvergrößerung – anstelle des Knochenzements – durch das mit einem Oberflächenprofil versehene hochfeste Prothesenmaterial selbst. Für die primäre Fixation wird zudem noch das Prinzip der mechanischen Vorspannung durch Konus bzw. Keilwirkung verwendet. Zunächst war dabei die Verwendung einer Metall-Polyäthylen-Kombination beabsichtigt. In dieser Zusammenstellung wurde die Prothese auch 1973 erstmals klinisch zur Anwendung gebracht. Diese Biomaterialkombination wurde jedoch durch die inzwischen angelaufenen Untersuchungen über die Aluminiumoxidkeramik überholt.

Die Verwendung von Aluminiumoxidkeramik für Gelenkprothesen wurde erstmals von dem deutschen Erfinder Rock 1934 vorgeschlagen. Die erste Realisierung erfolgte in Form einer Ellbogenprothese 1978 durch Eyring in USA, für den Hüftgelenkersatz 1970 durch Boutin (1972) in Frankreich, allerdings zunächst in zementierter, später auch selbsthaltender Form.

Anfang der 70er Jahre begannen in Deutschland verschiedene Arbeitsgruppen von Herstellern und orthopädischen Chirurgen intensive Forschungsarbeiten über die Verwendung der Aluminiumoxidkeramik als Prothesenmaterial (Griss et al. 1973; Dörre et al. 1975; Mittelmeier et al. 1980, 1981; Salzer et al. 1975). Unsere eigene Forschung betraf dabei speziell die „Biolox"-Keramik (Feldmühle AG).

Die von uns verwendete Aluminiumoxidkeramik besteht aus 99,7% Aluminiumoxid mit einer sehr feinen Korngröße von maximal 4 µm, wobei insbesondere Reinheit, Dichte und feines

Korn für die Materialeigenschaften maßgeblich sind (Dörre et al. 1975). Die Prothesenkörper werden dabei aus polykristallinem Pulver im keramischen Sinterverfahren hergestellt.

Besonders wichtig sind die hervorragenden tribologischen Eigenschaften der Keramik. Im Unterschied zur metallischen Oberfläche ermöglicht die Keramik eine glatte Politur.

In Simulatoruntersuchungen (Dörre et al. 1975) zeigte die Biolox-Keramik einen anfänglichen Reibungskoeffizienten wie bei der „Low-friction"-Kombination Metall-Polyäthylen von Charnley, wobei sich das Verhältnis im Laufe der Zeit zugunsten der Keramik verbesserte. Als wichtigste Eigenschaft ist aber v.a. ein extrem niedriger Abrieb festzustellen, der nur etwa 1/10 bis 1/20 der Metall-PE-Kombination ausmacht (natürlich hervorragende Oberflächenrundheit und Politur vorausgesetzt). Nach dem Simulatortest erscheint die Keramik abriebfest für mehrere Dekaden, wahrscheinlich sogar Lebenszeit (Abb. 6).

Aber auch die Kombination von Keramik mit Polyäthylen ergibt eine niedrige Reibung und einen deutlich geringeren Abrieb als die Metall-Polyäthylen-Kombination, wenngleich die Keramik-Keramik-Paarung den geringsten Abrieb zeigt (Semlitsch) (Abb. 3).

Der Grund für die ausgezeichneten Reibungseigenschaften liegt in der Anziehung der Wasserstoffatome der Wasser-Dipol-Moleküle an die Sauerstoffatome der Aluminiumoxidkeramik, wodurch ein Schmierfilm erzeugt wird. Die diesbezügliche Überlegenheit der Aluminiumoxidkeramik im Vergleich zu den anderen gebräuchlichen Biomaterialen (rostfreier Stahl, Cobalt-Chrom-Legierungen und Polyäthylen) wird am besten im sog. Tropfentest erkenntlich, wobei die Keramik den flachsten Tangentenwinkel zeigt (Semlitsch).

Ein weiterer Vorteil liegt in der hohen Korrosionsstabilität, auch der Abriebpartikel, da die Aluminiumoxidmoleküle sehr stabil sind und praktisch keine chemisch aktive Metallionen abgeben, also die Grundlage für hervorragende Biokompatibilität.

Ein weiterer klinischer Vorteil ist der gute Röntgenkontrast gegenüber Knochen, Polyäthylen, Knochenzement und Metall mit einem geradezu idealen Halbschatten.

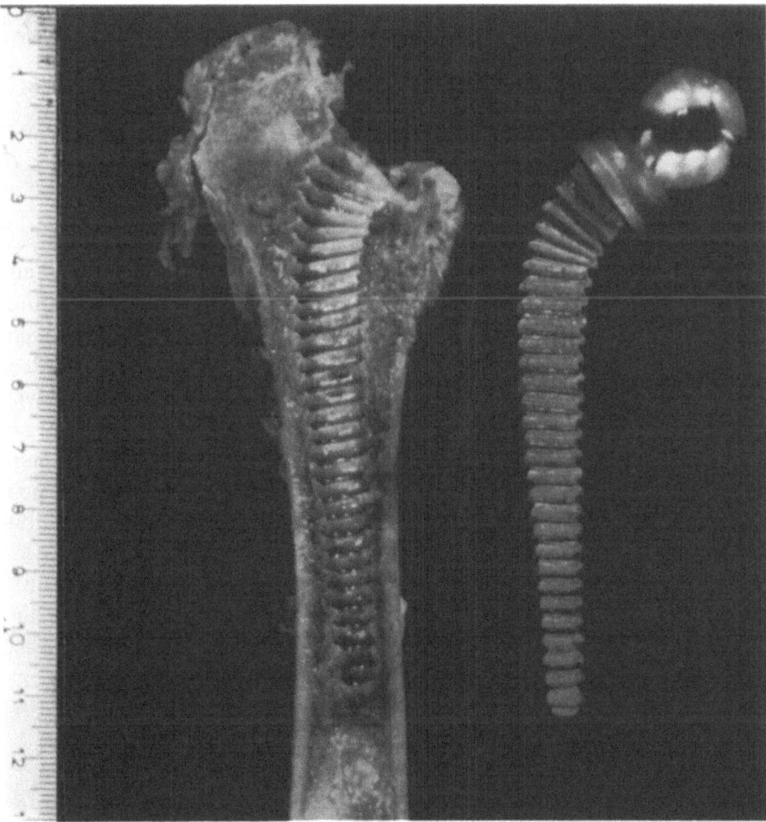

Abb. 2. Tierexperimentelle Prüfung des zementfreien Verankerungsprinzips durch Oberflächenvergrößerung mit Tragrippenprothese beim Hund. Nach einem Jahr abgußartige Anpassung des Knochens an das gerippte Stielprofil

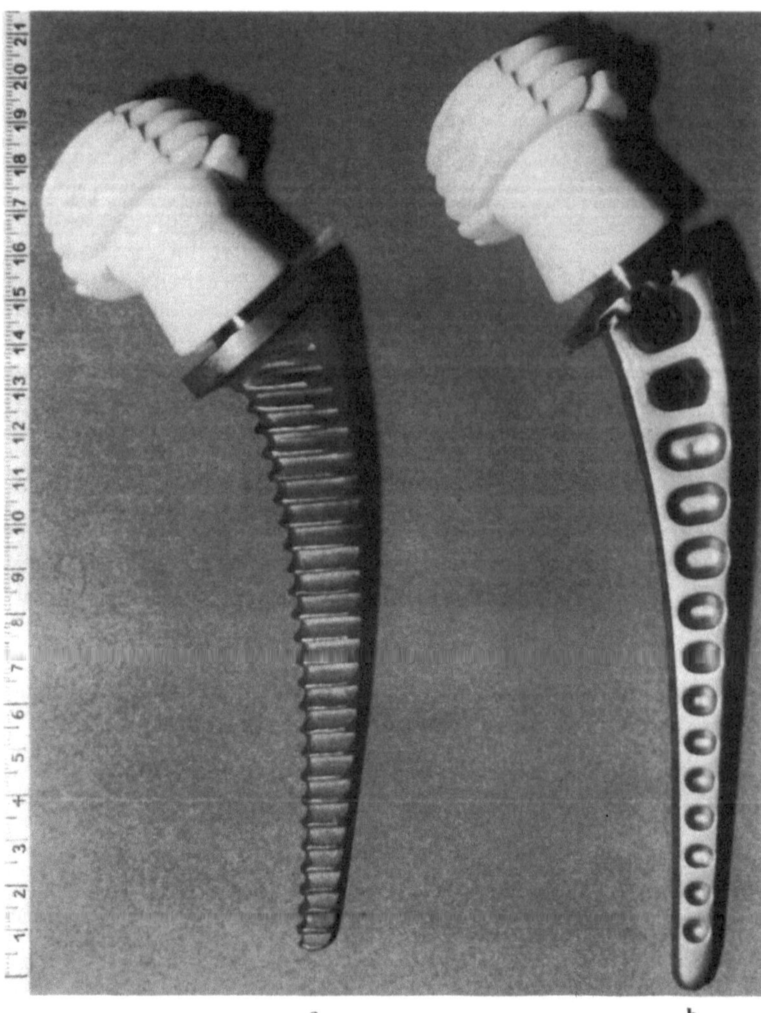

Abb. 3a, b. „Autophor"-Keramikprothesen mit konischer Schraubpfanne und Keramikkopf, durch Konusklemmung auf metallischen Stiel aufgesteckt. **a** Stieltyp I mit nur transversalen Tragrippen aus herkömmlicher CoCr-Gußlegierung; **b** Stieltyp II aus Endocast

Ein weiterer Vorteil besteht darin, daß die Aluminiumoxidkeramik der *Dampfdrucksterilisation* (138 °C), auch wiederholt, unterzogen werden kann, im Unterschied zu Polyäthylen.

Außerdem wurden in dieser Zeit zahlreiche biologische Verträglichkeitsuntersuchungen mit Zellkulturen, Testimplantationen bei Ratten und Kaninchen, einschließlich Applikation in Pulverform durchgeführt, welche eine ausgezeichnete Gewebeverträglichkeit ergaben (Griss et al. 1973; Willert et al. 1974; Harms et al. 1980).

Da die Aluminiumoxidkeramik leider keine ausreichende Biegefestigkeit besitzt, erfolgte gleichzeitig (durch die Krupp AG) auch die Entwicklung der hochfesten Cobalt-Chrom-Gußlegierung „Endocast", welche die doppelte Dauerschwingfestigkeit herkömmlicher Co-Cr-Legierungen und außerdem im Elektrokorrosionstest eine überlegene Korrosionsbeständigkeit im Vergleich zu rostfreiem Stahl, herkömmlichen Cobalt-Chrom-Legierungen und den neuerdings propagierten Titanlegierungen ergibt (Müller). Diese Eigenschaften werden durch eine besondere Wärmebehandlung sowie Einbindung von Nitrogen erreicht. In den an unserer Klinik durchgeführten biologischen Verträglichkeitsuntersuchungen ergab sich gleichfalls eine hervorragende Biokompatibilität (Harms u. Mäusle 1980).

Aufgrund der ausgezeichneten mechanischen und biologischen Eigenschaften der Aluminiumoxidkeramik wie auch des Endocast wurden seit 1974 diese Biomaterialien zur Konstruktion der Tragrippenprothese herangezogen (Abb. 4).

In Tierversuchen an Hunden mit verkleinerten „Tragrippenprothesen" wurde eine ausgezeichnete Formanpassung des Knochengewebes an die profilierten Prothesenoberflächen mit anhaltender Selbstverankerung festgestellt (Biehl et al. 1975). Damit schienen alle wesentlichen Voraussetzungen für eine erfolgreiche klinische Anwendung gegeben.

Der Femurverankerungsstiel der Autophorprothese zeigte anfangs nur zirkuläre Tragrippen (*Stieltyp I*), der bei der klinischen Erprobung dann jedoch keine ganz befriedigende Rotationsstabilität ergab und deshalb nach 2jährigem Gebrauch, Ende 1976, aufgegeben wurde. Er wurde ersetzt durch einen verbesserten Tragrippenstiel (*Stieltyp II*) mit zusätzlichen Längsrippen an den Stielkanten, woraus ein wabenähnliches Oberflächenprofil mit versetztem Doppel-Y-Querschnitt resultierte. Außerdem wurde noch kraniolateral ein zusätzlicher Stabilisierungsflügel und eine Profilierung der Kragenunterseite vorgenommen (Abb. 5).

Die Femurköpfe wurden mit Durchmessern von 32 und 38 mm mit jeweils 3 verschiedenen Halslängen (mit 8 mm Längenunterschied) gefertigt. Die Verbindung mit dem metallischen Femurstiel erfolgte durch eine mechanische Konusklemmung, welche auch einen Kopfaustausch ermöglicht.

Die Autophorhüftpfannen erhielten die Form eines Stumpfkegels mit abgeflachter Front, um entsprechend dem berühmten Columbus-Ei Kippstabilität zu erzielen, sowie ein Außengewinde, welches das Einschrauben der Pfanne ermöglicht.

In Anpassung an die verschiedenen Körpergrößen der Patienten mußten natürlich Pfannen und Femurverankerungsstiele gleichfalls mit verschiedenen Größen hergestellt werden.

Die Oberflächenvergrößerung an der Pfanne durch das Gewinde beträgt durchschnittlich ca. 50 cm^2, des Femurverankerungsstiels durch die Tragrippen durchschnittlich ca. 20 cm^2.

Aufgrund der stumpfkegeligen Form der Pfanne sowie der Keilform des Stiels wird bei Einschrauben der Pfanne bzw. Einschlagen des

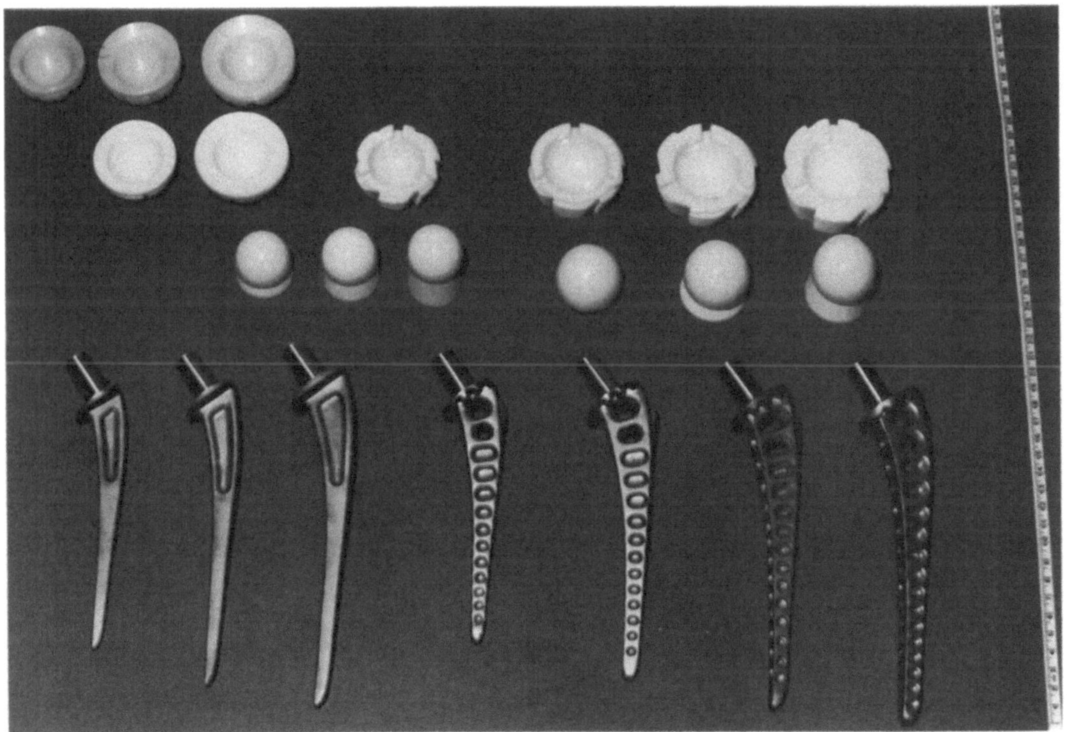

Abb. 4. Satz Keramikhüftprothesen mit verschiedenen Größen, *links* der zementierbare „Xenophor"-Typ mit glatten Stielen und hemisphärischen Hüftpfannen (alternativ aus Keramik sowie Polyäthylen), *rechts* „Autophor"-Prothese mit den verbesserten Tragrippenstielen Typ II und den keramischen Schraubpfannen. Dazwischen Hüftköpfe mit Durchmesser 32 mm (*links*) für Schraubpfanne Größe I und zementierbare Pfannen (*rechts*) mit 38 mm Durchmesser für die „Autophor"-Pfannen der Größen II–IV, jeweils mit 3 verschiedenen Halslängen

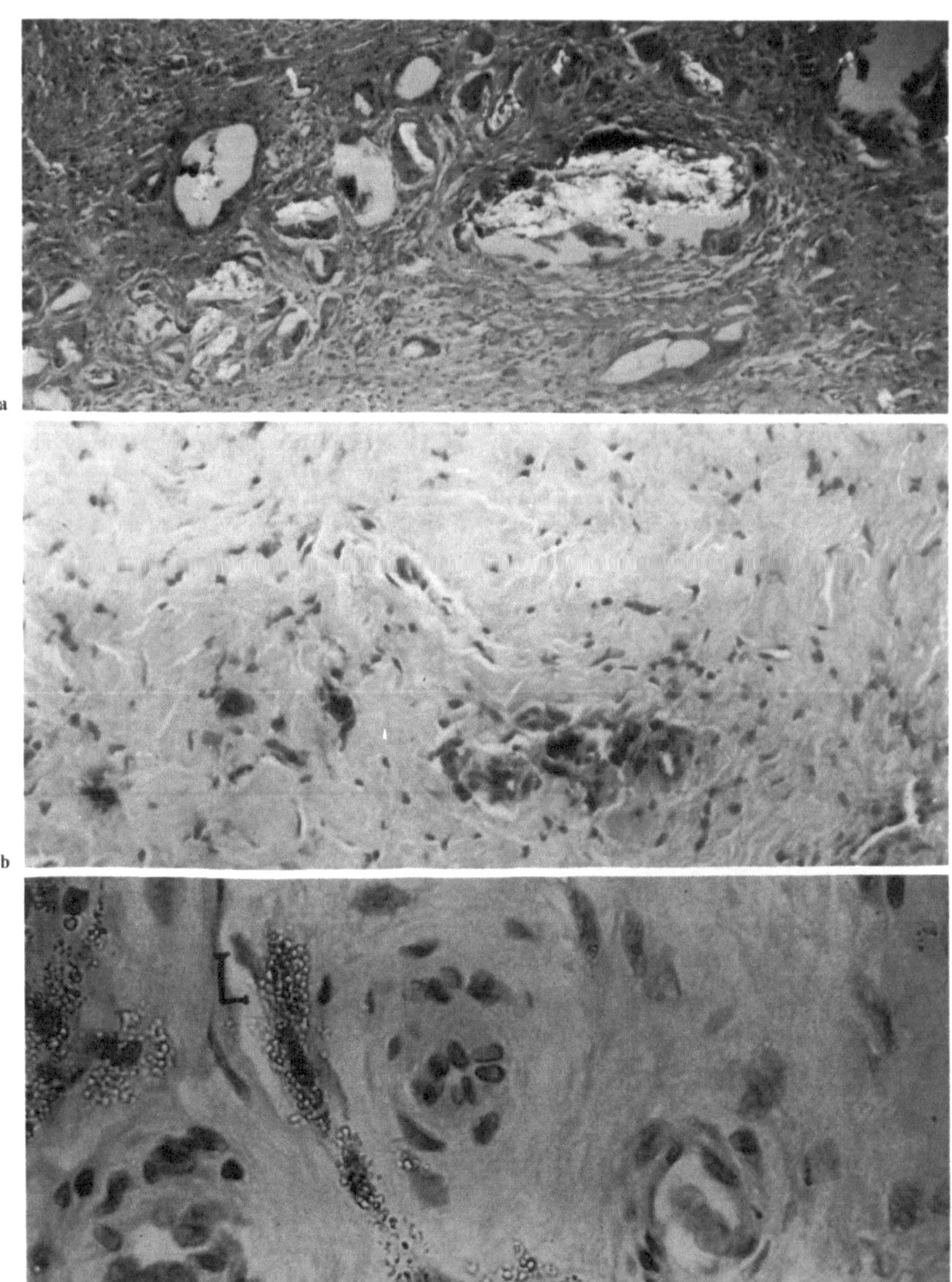
a
b
L
c

a

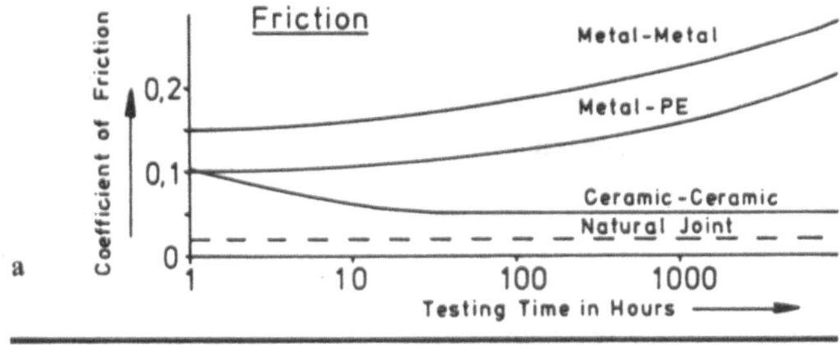

b

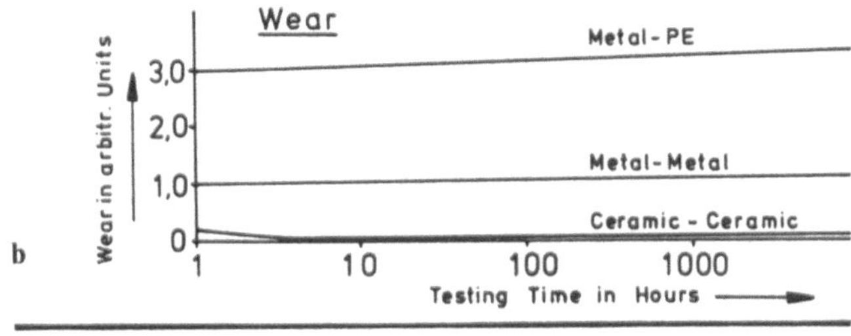

c

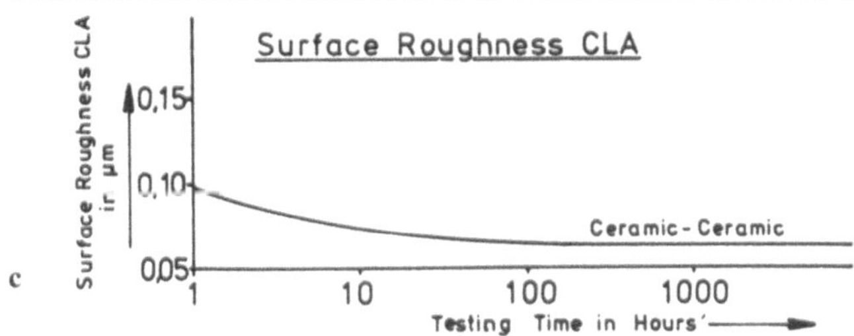

Abb. 6a–c. Vergleichende Simulatoruntersuchungen mit verschiedenen Materialpaarungen bei Hüftprothesen (Dörre et al. 1975). Die Testzeit entspricht einer natürlichen Laufzeit von mehreren Jahrzehnten. **a** Reibung, **b** Abrieb, **c** Oberflächenrauhigkeit bei Keramik-Keramik-Paarung

Stiels eine feste Verkeilung mit Vorspannung erzielt.

Bezüglich der Operationstechnik ist kurz anzuführen, daß bei der „Autophor"-Implantation die natürliche Hüftpfanne in Form eines Stumpfkegels vorbereitet und mittels Gewindeschneider ein Gewinde vorgeschnitten wird. (Die stumpfkegelige Schraubpfanne hat jedoch auch noch eine selbstschneidende Wirkung.) Am Femur erfolgt die Implantation des Tragrippenstiels zusammen mit autologen Knochenpartikeln, welche sowohl in die Stielexkavationen als auch in die innere Knochenwand des Femurs eingepreßt werden und eine weitere Verriegelung bedingen. Sie dienen sozusagen als „autologer Knochenzement", der jedoch zukünftig keine Fremdkörperreaktionen verursachen kann und die knöcherne Verankerung des Tragrippenstiels begünstigt und beschleunigt.

Es sei jedoch erwähnt, daß neben der zementfrei implantierbaren Autophorprothese (gleichfalls in Zusammenarbeit mit der Osteo AG) auch ein zementierbarer Keramikprothesentyp mit konventioneller Formgebung entwickelt wurde (Xenophor), für den die gleichen Hüftköpfe Verwendung finden, für die Pfannen jedoch alternativ sowohl Keramik als auch Polyäthylenteile zur Verfügung gestellt wurden. Aufgrund der gleichartigen Kopfkomponenten ergibt sich damit die Möglichkeit einer Kombination zementierter Pfannen und selbstverankernder Tragrippenstiele wie auch umgekehrt von Schraubpfannen und zementierten Stielen, was als „kombinierte Autophor-Xenophor-Prothese" bezeichnet wird. Diese Kombinationsmöglichkeit erwies sich v.a. bei Austauschoperationen partiell gelockerter Prothesen als vorteilhaft (Abb. 6).

Abb. 5a–c. Histologische Kapselschnittbilder: **a** Bei herkömmlich zementierter Metall-PE-Prothese mit zahlreichen lichtbrechenden Abriebpartikeln; massive phagozytäre Reaktion, Bildung von Fremdkörperriesenzellen. **b** Ausdifferenziertes zellarmes Kapselgewebe bei Keramikprothese mit geringem Abrieb. Im Bereich der Gefäße einzelne Makrophagen mit feinkörnigen Keramikpartikeln (kleine Vergrößerung). **c** Typischer feinkörniger Keramikabrieb, Partikel mit nur wenigen µm-Durchmesser, von Makrophagen leicht phagozytierbar, bei *L* Abtransport in ein Lymphgefäß (starke Vergrößerung)

Unsere Indikation für die selbsthaltende „Autophor"-Prothese erstreckte sich anfangs ausschließlich auf jüngere Patienten, denen nach allgemeiner Meinung keine zementierte Standardprothese eingesetzt werden sollte. Dementsprechend befindet sich der Durchschnitt unserer Patienten im mittleren Erwachsenenalter. Wir haben jedoch auch sehr junge Patienten in der Adoleszenz operiert und später in zunehmendem Maße auch ältere Patienten (über 60 Jahre), welche einen guten Allgemeinzustand und gute Knochenverhältnisse (ohne Osteoporose) aufwiesen. In Anlehnung an Rossak u. Brinkmann (1980) haben wir seit 1978 die Indikation jedoch auch auf den Austausch gelockerter zementierter Standardprothesen, auch bei älteren Patienten, ausgeweitet, selbst wenn schlechte Knochenverhältnisse vorlagen. (Die Indikation für die zementierte „Xenophor"-Prothese sehen wir hauptsächlich bei alten Menschen, meistens über 60 Jahre, in schlechtem Allgemeinzustand mit kurzer Lebenserwartung und Osteoporose gegeben, bei denen mehr Wert auf die Sofortstabilisierung als auf langfristige Dauerstabilität gelegt werden muß.)

Klinische Erfahrung

Die beiden „Pilotfälle" mit der Metall-Polyäthylen-Ausführung der Tragrippenprothese von 1973 zeigten anfangs gute Verhältnisse, kamen dann jedoch außer Kontrolle.

Mit der Keramikausführung der „Autophor"-Prothese begannen wir die klinische Anwendung im Oktober 1974 und schließen demzufolge im September 1982 eine 8jährige Erfahrung ab. Am 18. November 1981 hatten wir die Grenze von 1000 Fällen mit Keramikprothesen überschritten; bis jetzt wurden an unserer Klinik insgesamt ca. 1120 Operationen mit Keramikprothesen durchgeführt (Autophor, Xenophor und Kombinationen).

Unsere letzte Ergebnisstatistik, Ende des vergangenen Jahres (1981) durchgeführt, basierte auf den ersten 7 Erfahrungsjahren mit insgesamt 962 Hüftalloplastiken unter Verwendung von Keramikprothesen. Es handelte sich dabei um 536 Autophorprothesen (55,7%), 374 Xenophorprothesen (38,9%) und 52 Kombinationen Autophor/Xenophor (5,4%). Bei den Autophorprothesen handelt es sich ausschließlich um die

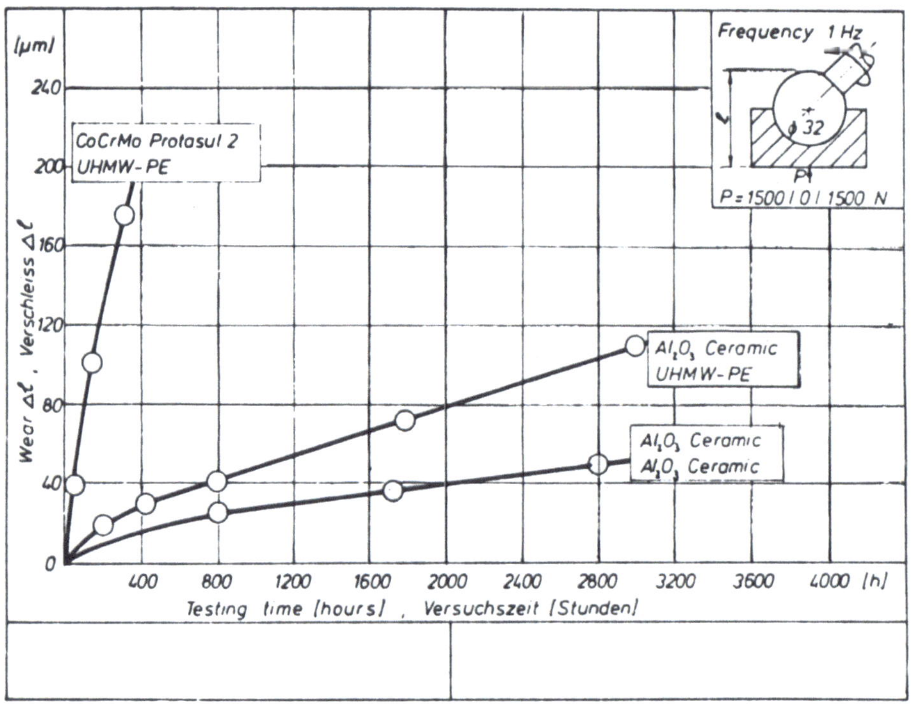

Abb. 7. Verschleißverhalten von Wirkstoffpaarungen für Hüftgelenkendoprothesen im H_2O. Vergleichende Abriebsimulatoruntersuchung von Semlitsch. Steiler Anstieg der Polyäthylenabriebmenge, vergleichsweise wesentlich günstigeres Verhalten bei Paarung des Polyäthylen mit Keramikkopf; bestmögliche Verhältnisse bei Keramik-Keramik-Paarung

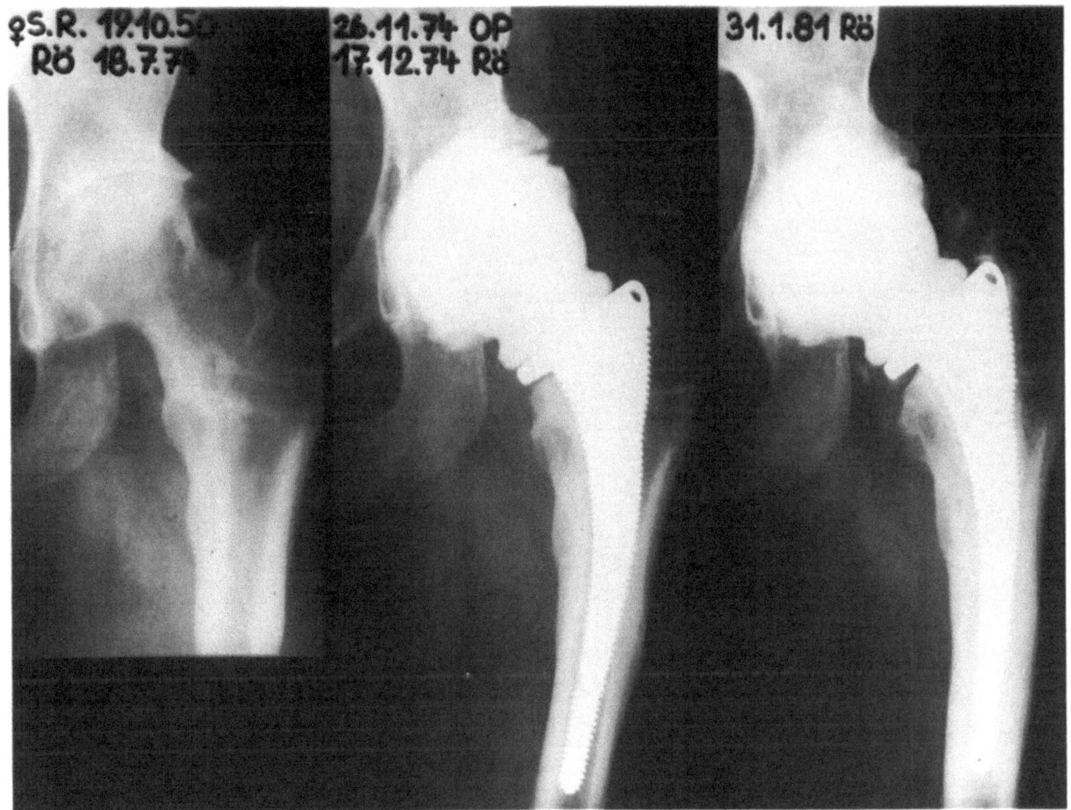

Abb. 8. Röntgenverlaufsserie bei 23jähriger Patientin mit schwerer Koxarthrose nach vergeblicher Umstellungsosteotomie. Alloplastik mit Tragrippenprothese, Typ Ia. Unverändert gute knöcherne Stabilisierung nach 7jährigem Verlauf

Kombination Keramik-Keramik (bei den Xenophorprothesen, hier ca. die Hälfte, um die Kombination Keramik-Keramik und Keramik-Polyäthylen) (Abb. 7).

Die Ergebnisauswertung unserer Autophorprothesen wurde jedoch auf diejenigen 432 der 536 Autophorprothesen begrenzt, welche einen mindestens 1jährigen Verlaufszeitraum aufwiesen, also bis 30. September 1980 operiert wurden, um eine einigermaßen verläßliches „Primärergebnis" darzustellen. Die restlichen 104 Fälle aus dem letzten Operationsjahr wurden nicht berücksichtigt.

Von den 432 ausgewerteten Fällen standen noch 415 unter Nachuntersuchungkontrolle, was mit 96,1% sehr repräsentativ ist. Die restlichen 17 Fälle (3,9%) konnten nicht nachuntersucht werden.

Unsere Kasuistik der „Autophor"-Fälle unterscheidet sich erheblich von den publizierten Kasuistiken mit den konventionellen zementierten Prothesen vom Charnley-Typ sowie seiner Modifikationen, welche vorwiegend alte Patienten betreffen. In unserer Kasuistik sind dagegen 12 Adoleszenten (bis 19 Jahre) und viele Patienten im 3., 4. und 5. Lebensjahrzehnt vertreten, jedoch auch etwa 11% Patienten, die älter als 60 Jahre waren (Abb. 8).

Die Diagnosen der Hüftschäden sind gleichfalls sehr unterschiedlich. Insbesondere sind darin vorwiegend 31% Dysplasiekoxarthrosen enthalten, einschließlich Subluxationen und Luxationen, weiter viele andere Sekundärarthrosen vorwiegend nach Epiphyseolysis, avaskulärer Hüftnekrose, rheumatischer Koxarthritis, aber auch infektiösen Gelenkentzündungen (einschließlich Tuberkulose) und zahlreiche posttraumatische Fälle (insbesondere auch nach Pfannenfrakturen), aber auch eine gewisse Zahl idiopathischer Koxarthrosen. Weiter sind insbesondere 37 Fälle von Austauschoperationen nach fehlerhafter zementierter Hüftalloplastik zu erwähnen, vorwiegend aseptisch, in geringer Zahl auch septische Lockerung, bei denen die

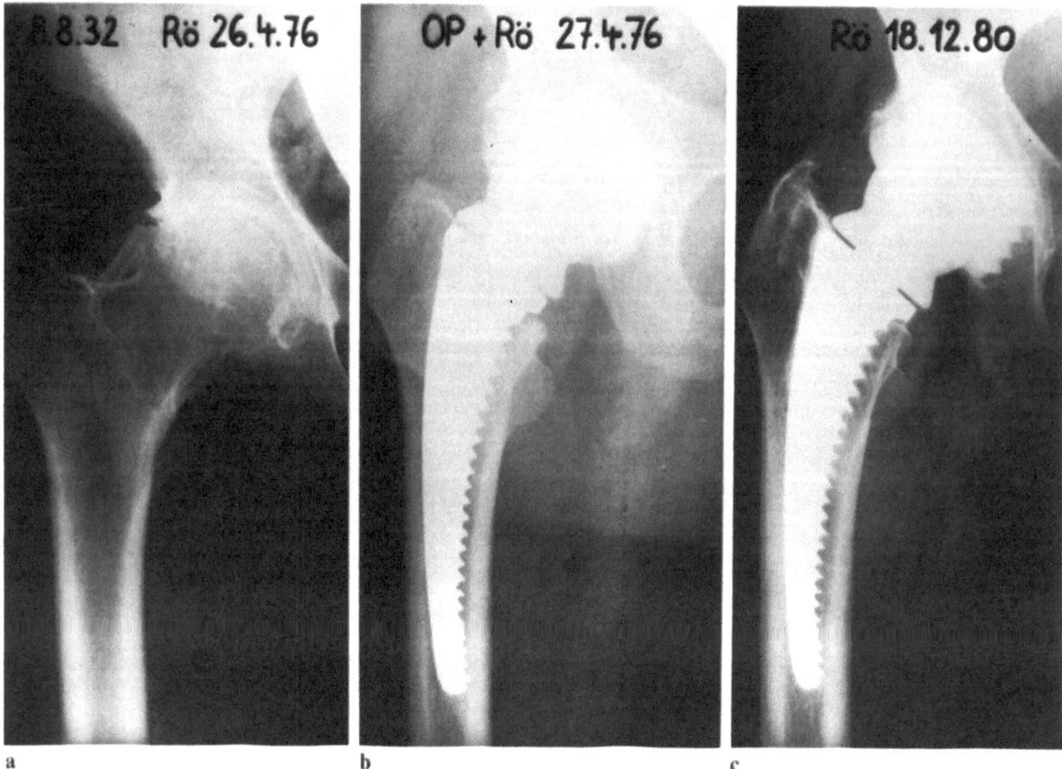

Abb. 9a–c. Röntgenverlaufsserie eines 43jährigen Patienten mit **a** hochschmerzhafter Koxarthrose, **b** zementfreie Alloplastik mit Stieltyp I **c** nach 4,5 Jahren unverändert guter Prothesensitz, gute Abstützung um Pfanne und Stiel

„Autophor"-Prothesen im Zuge einer sog. Wechseloperation Anwendung fanden.

Aufgrund der zahlreichen Dysplasiefälle und vorangegangenen Hüftpfannenfrakturen zeigten viele unserer Patienten *im Pfannenbereich sehr schlechte anatomische Ausgangsbedingungen;* auch lagen viele ungünstige Dislokationszustände mit Beinverkürzung und erhebliche Kontrakturen vor. In wenigen Fällen handelte es sich auch um *knöcherne Ankylosen und Arthrodesen*, welche der alloplastischen Remobilisierung zugeführt wurden (Abb. 9).

Auch im Hinblick auf zahlreiche vorausgegangene Operationen bestanden erschwerte Ausgangsbedingungen (152 Operationen = 35,2%). Hauptsächlich handelt es sich um Osteotomien, Hängehüften, Hüftrepositionen nach angeborenen und traumatischen Luxationen, aber auch die bereits erwähnten fehlerhaften Hüftalloplastiken. Als typische intraoperative Komplikationen sind, neben einigen unbedeutenden Trochanter-major-Frakturen, einige Femurschaftfrakturen zu nennen, insbesondere mit dem durchwegs gekrümmten Stieltyp I sowie Wechselfällen mit sehr schlechten Knochenverhältnissen. Erwähnenswert sind insbesondere auch einige Nervenüberdehnungen bei Reduktion hoher dysplastischer Hüftluxationen, weshalb wir jetzt diese Operationen in 2. Sitzung (nach primärer Distraktion mit Verlängerungsapparat) vornehmen.

An postoperativen Komplikationen sind 1 Todesfall (Leberatrophie) und 31 Fälle mit klinisch evidenter Thrombose, in wenigen Fällen auch mit Lungenembolie zu verzeichnen, letztere jedoch ohne letalen Ausgang, außerdem 1% frühe Luxationen.

Frühzeitige Reinterventionen waren hauptsächlich wegen Infektion sowie bei 2 Luxationen erforderlich, bei denen in einem Fall eine fehlerhafte Steilimplantation der Pfanne erfolgt und im anderen Fall ein zu kurzer Kopf mit der Folge mangelnder Muskelspannung eingesetzt worden war.

Späte Reinterventionen waren hauptsächlich wegen aseptischer Lockerungen, in 4 Fällen wegen stärkerer Verknöcherungen und in einigen Fällen zur Entfernung von Osteosynthesematerial (Plattenentfernung nach Fraktur, Entfernung störender Cerclagen vom Trochanter major) erforderlich.

An unüberwindlichen tiefen Infektionen wurden 13 (3,1%) registriert, bei denen wir uns auf den Status der Resektionshüfte zurückziehen mußten (einige Fälle wurden später einer Realloplastik nach einem infektionsfreien Intervall unterzogen). Erwähnenswert ist jedoch in diesem Zusammenhang, daß die Operationen der hier vorliegenden Statistik ausschließlich in konventionellen Operationsräumen, also nicht in Reinluftkabinen, durchgeführt werden mußten. Weiter sei erwähnt, daß es in den letzten Jahren durch eine konsequente Mandokef-Prophylaxe über durchschnittlich ca. 3 Tage möglich war, die Infektionsquoten im konventionellen OP auf unter 1% zu senken, weiter, daß in unserer Klinik gerade jetzt 2 Reinluftkabinen eingerichtet werden.

Nach Abzug der 13 nicht beherrschbaren tiefen Infektionen verbleiben 402 kontrollierte aseptische Erkrankungen (96,9% der 415 insgesamt kontrollierten Fälle).

Als wesentliches Hauptproblem verblieb dann eigentlich die aseptische Prothesenlockerung, die hauptsächlich den Stieltyp I betraf, in geringem Umfang jedoch auch noch beim Stieltyp II beobachtet wurde. Bei evidenter aseptischer Lockerung mit stärkeren Beschwerden wurde i. allg. konsequent eine operative Revision durchgeführt, wobei die Lockerungen des Stieltyps I teils mit dem zementierbaren Xenophor-Stiel, teils mit Stieltyp II versorgt, während die Lockerungen des Stieltyps II gewöhnlich der Zementierung zugeführt wurden.

Besonders erwähnt sei in diesem Zusammenhang, daß es sich bei den aseptischen Lockerungen der „Autophor"-Prothese i. a. um eine Frühkomplikation handelt, welche hauptsächlich kurz nach Belastungsfreigabe in Erscheinung tritt, so daß die Revisionen meistens schon innerhalb der ersten beiden Jahre erfolgen mußten. Diejenigen Fälle, die nach der Belastungsfreigabe im ersten Jahr keine Lockerungserscheinungen zeigen, bleiben nach unserer Erfahrung meistens auch für den ganzen weiteren Beobachtungszeitraum stabil. Insoweit besteht ein wesentlicher Unterschied zur zementierten Alloplastik, welche anfangs stabile Verhältnisse, dann jedoch zunehmende Lockerungsquoten zeigte.

Bei Stieltyp I wurden unter 108 Nachuntersuchungen 21 aseptische Lockerungen gezählt (19,2%), die der Revision bedurften. Die Lockerungsquote war zwar wesentlich geringer als bei den von uns früher verwendeten zementfreien Prothesen vom Typ Moore und Thompson, jedoch nicht voll befriedigend, was uns veranlaßte, diesen Stieltyp Ende 1976 aufzugeben und mit dem Stieltyp II fortzufahren.

Der Stieltyp II, der Ende 1976 eingeführt wurde und mit dem somit auch 6 Jahre Erfahrung besteht, erwies sich erfreulicherweise als weitgehend erfolgreich und zeigte nur eine geringe Quote aseptischer Lockerungen. Unter den 307 ausgewerteten aseptischen Fällen mit Stieltyp II wurden nur 12 aseptische Lockerungen (4,8%) gezählt, die eine Revision benötigten.

Die konische Schraubpfanne erwies sich – trotz der vielfach sehr schlechten anatomischen Pfannenverhältnisse – als außerordentlich erfolgreich. Unter den 415 kontrollierten aseptischen Fällen wurden lediglich 4 aseptische Pfannenlockerungen festgestellt (0,9%). Da die Pfannenlockerungen kasuistisch mit Stiellockerungen zusammenfielen, beträgt die aseptische Lockerungsquote seit Einführung des Stieltyps II (Ende 1976) somit insgesamt nur noch 4,8% (Abb. 10).

Umgekehrt ausgedrückt, wurde mit dem Stieltyp I eine *aseptische* Stabilisierungsquote von 80,8%, mit dem Stieltyp II von 95,2% und mit der Schraubpfanne von 99,1%, insgesamt seit Einführung des Stieltyps II (Ende 1976) eine *Gesamtstabilisierungsquote* von 95,2% erreicht.

Insgesamt zeigt damit die Autophoralloplastik gemäß unserer Kasuistik auf der Beobachtungsgrundlage der ersten 7 Operationsjahre bei aseptischem Verlauf eine Stabilisierungschance von 19 : 1, bzw. umgekehrt ein aseptisches Lockerungsrisiko von 1 : 19.

Wie schon erwähnt, folgt die aseptische Lockerung bei der Autophoralloplastik gewöhnlich kurz nach voller Belastungsfreigabe. Das Hauptsymptom ist ein Oberschenkelschmerz, der ins Knie ausstrahlt. Es kann sich hier aber auch um einen „Adaptationsschmerz" der sich an die veränderte Belastung anpassenden Knochenstrukturen handeln. In diesen Fällen ist es deshalb zunächst empfehlenswert, die Entlastung mit 1 oder 2 Gehstützen wieder aufzunehmen, wobei dann teilweise der Schmerz verschwindet, was bis zum Ablauf von 1–1,5 Jahren postoperativ möglich ist. Eine evidente Stiellockerung ist v. a. dann anzunehmen, wenn der Schmerz immer im Belastungszeitpunkt sowie beim Rotationstest erfolgt. In diesen

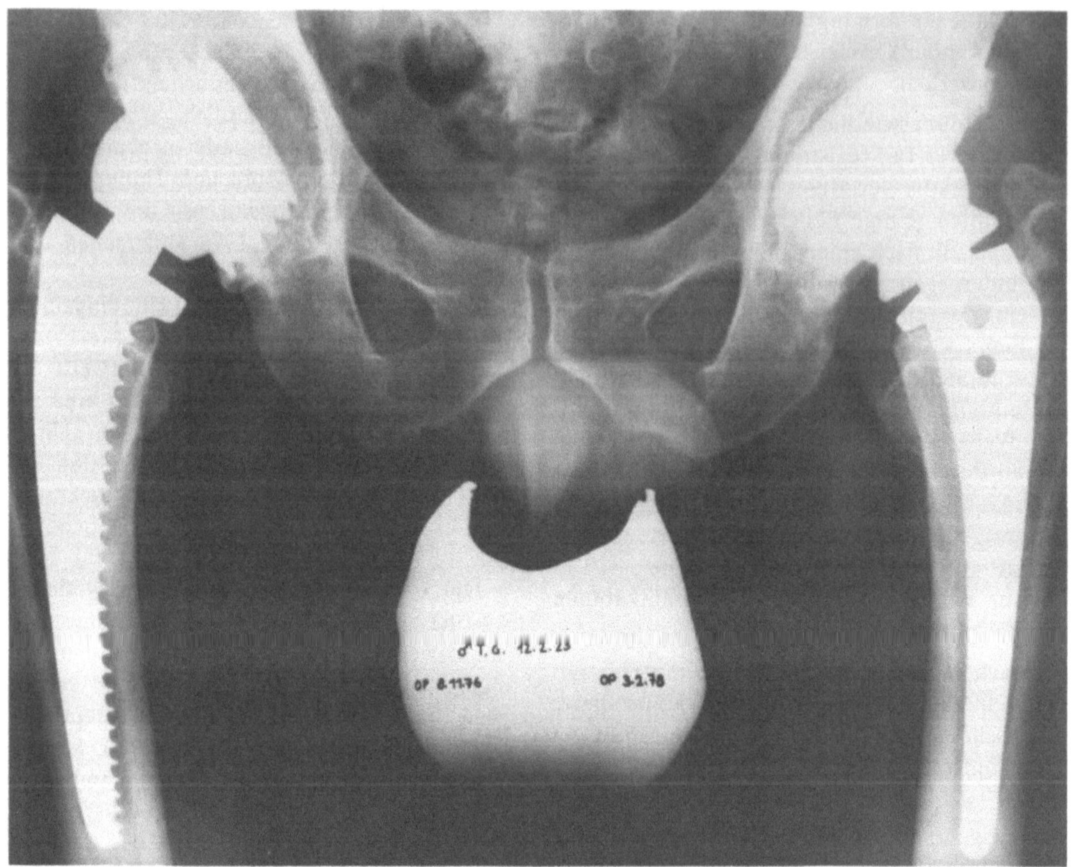

Abb. 10. Bilaterale Hüftalloplastik, *rechts* mit Tragrippenprothese, Stieltyp I: Knochen in den Tragrippenbuchten einsehbar. (Pfanneneingangsebene zu steil gestellt, dennoch nach 5 Jahren kein sichtbarer Abrieb). *links* Vergleichsweise eine Alloplastik mit Stieltyp II nach 3 Jahren

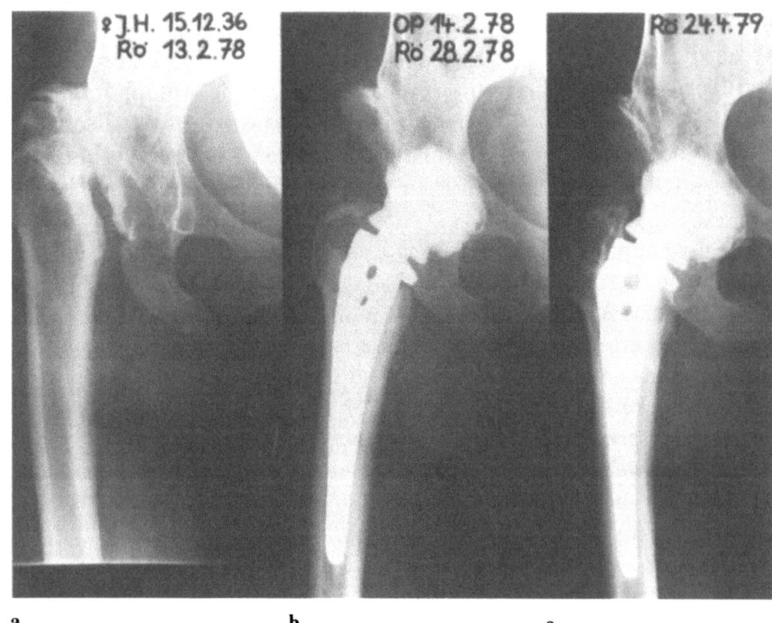

Abb. 11a–c. Röntgenserie eines 46jährigen Patienten mit **a** schwerer Luxationskoxarthrose rechts und Adduktionskontraktur. **b, c** Alloplastik mit Tragrippen-Prothese Typ II unter Normalisierung der Beinlänge

Fällen sollte dann mit der Revision nicht gezögert werden.

Im Vergleich mit den zementierbaren Prothesen handelt es sich bei den Autophoralloplastiken bezüglich der aseptischen Lockerung um ein *Frührisiko bei offensichtlich vermindertem Langzeitrisiko,* während es sich bei den zementierten Prothesen prinzipiell umgekehrt verhält, nämlich nach anfänglich guter Stabilisierung eine zunehmende Fehlerquote auftritt.

Über die Fehlerquoten der konventionellen zementierten Prothesen, die zum Vergleich mit der Autophorplastik dienen können, gibt es sehr unterschiedliche Publikationen. Nach Müller (1974) verlieren wir durchschnittlich jährlich 1,5% der zementierten Prothesen. Dies entspricht auch annähernd der Publikation von Dobbs aus England für eine verbesserte Charnley-Modifikation, wofür eine mittlere Standzeit (50% Fehlerquote) *von 34 Jahren* hochgerechnet wurde. Eine in der Bundesrepublik Deutschland durchgeführte multizentrische Studie (Griss et al. 1981) zeigt im Bereich einer Zehnjahresperiode annähernd 23% „Mißerfolge“ bei einem großen, vorwiegend zementierten Kollektiv, allerdings mit deutlichen Unterschieden und Verbesserungstendenz in den späteren Operationsjahren.

Im Vergleich mit diesen Daten erscheint die „Autophor“-Prothese mit Stieltyp I in der ersten Verlaufszeit zweifellos schlechter. Auch mit dem „Autophor“-Stiel II besteht in den ersten 2 Jahren zweifellos eine etwas höhere Lockerungsquote als mit den zementierten Prothesen (Abb. 11). Für die folgenden Jahre zeichnet sich dann jedoch offensichtlich eine zunehmende Verbesserung zugunsten der Autophorprothese ab, so daß nach 4–5 Jahren annähernd gleichwertige Verhältnisse vorliegen, während sich danach offenbar für die Autophorprothese sogar eine Überlegenheit ergibt. Allerdings ist dabei zu berücksichtigen, daß die Kollektive nicht absolut vergleichbar sind, da mit der Autophorprothese vorwiegend jüngere Patienten operiert wurden, bei denen eine größere Prothesenbelastung angenommen wird, weiter auch eine Reihe schwieriger Austauschfälle im höheren Lebensalter. Insgesamt aber erscheint bei dieser Vergleichsbetrachtung die Anwendung der Autophorprothese v.a. für jüngere Patienten mit längerer Lebenserwartung durchaus gerechtfertigt, ebenso auch der Austauschversuch bei gelockerten zementierten Prothesen älterer Patienten.

Die „Autophor“-Alloplastik befriedigt aber auch in anderer Hinsicht:

Die *Gelenkbeweglichkeit* wurde i. allg. wesentlich verbessert. Während sie präoperativ bei den meisten Fällen stark eingeschränkt war, wurde bei den letzten Kontrollen eine ausgezeichnete Beweglichkeit bei 11,8% und eine gute Beweglichkeit bei 67,7%, zusammen 79,5%, festgestellt. Bei 13,4% war die Beweglichkeit noch befriedigend und nur in 7,1% unbefriedigend. Bei den Fällen mit schlechter Beweglichkeit handelt es sich gewöhnlich bereits um präoperativ sehr eingeschränkte Bewegungsmöglichkeiten oder postoperativ aufgetretene periartikuläre Ossifikationen.

Die periartikulären Ossifikationen waren gemäß Röntgenauswertung in 5,1% in leichter Form, in 2,1% in mäßiger Form und intensiv in 2,3% ermittelt (insgesamt 9,5%). Die Verknöcherungsquote ist damit nicht größer und stärker ausgeprägt als gemäß unseren Erfahrungen mit zementierten Prothesen und sind durchaus vergleichbar mit diesbezüglich günstigen Publikationen von anderer Seite.

Die schmerzfreie Gehstrecke war in unserer Kasuistik präoperativ bei dem größten Teil der Fälle stark eingeschränkt. Nur 2,6% konnten noch zwischen 500 und 1000 m und nur 1 Patient (0,2%) mehr als 1000 m gehen. Bei der letzten Kontrolluntersuchung wurden dagegen 58,5% mit einer schmerzfreien Gehstrecke von über 1000 m und 17,7% mit einer Gehstrecke zwischen 500 und 1000 m ermittelt (zusammen 76,2%. 3/4 der Patienten konnten also die i. allg. erforderlichen Gehstrecken meistern. Eine eingeschränkte schmerzfreie Gehstrecke zwischen 100 und 500 m wurden von 15,3% der Patienten angegeben und eine starke Einschränkung der schmerzfreien Gehstrecke von 8,5% der kontrollierten Patienten. Dabei ist jedoch zu berücksichtigen, daß die ermittelte „schmerzfreie Gehstrecke“ keinesfalls eine absolute Grenze darstellt, sondern die meisten Patienten berichteten, daß sie dann zwar gewisse Beschwerden hätten, jedoch durchaus, evtl. mit Hilfe eines Gehstocks, noch weitere Strecken zurücklegen könnten.

Bei den verbleibenden Schmerzen unserer Patienten handelte es sich teilweise um muskuläre Ermüdungsschmerzen, die v.a. bei den zahlreichen Dysplasiekoxarthrosen mit Dislokation und Voroperationen, insbesondere auch durch Alloplastiken, vorangegangene Resektionshüften u.a. erklärlich sind. Nur bei einem kleinen Teil der Fälle handelt es sich auch noch um Oberschenkelschmerzen, die teils als Muskelschmerz, teils vielleicht auch als Ausdruck einer Knochenüberlastung gewertet werden können. Bei keinem der Patienten waren die diesbezüglichen Beschwerden jedoch so wesentlich, daß man an eine Revision hätte denken müssen.

Auch im Hinblick auf die erforderlichen Gehhilfen scheint die Autophoralloplastik recht erfolgreich. Präoperativ benötigten 10,5% der Patienten 2 Gehhilfen und 35,6% eine Gehhilfe, zusammen 46,1%, so daß nur 53,9% ohne Stockhilfe gehen konnten. Bei der letzten Kontrolluntersuchung war kein Patient mehr auf 2 Krücken angewiesen 3,2% benötigten weiterhin eine Stütze und 22,9% gelegentlich einen einfachen

Handstock, v.a. für längere Gehwege. Insgesamt waren also 73,9% unserer Patienten absolut unabhängig von Gehhilfen geworden. (Dabei ist jedoch zu berücksichtigen, daß die Gehhilfen teilweise auch wegen Beschwerden auf der Gegenseite benötigt wurden, was allerdings nicht genau analysiert wurde.)

In der subjektiven Beurteilung der Operation erachteten 57,7% der Patienten das Ergebnis als „sehr gut" 15,9% als „gut" (73,6%). 18,3% der Patienten bezeichneten das Ergebnis als „befriedigend". Damit ergibt sich eine Gesamtquote sehr guter bis befriedigender Fälle von 91,9%. Die verbleibenden 8,1% beurteilten das Ergebnis als „mäßig" bzw. „unbefriedigend". Als Gründe für die subjektiv unbefriedigenden Ergebnisse wurden Bewegungseinschränkung, Beschwerden im Bereich der Muskulatur oder im Oberschenkel, und insbesondere noch ein hinkendes Gangbild infolge Glutäalinsuffizienz angegeben. Diesbezüglich ist jedoch die hohe Quote primärer Luxationen, schwerer posttraumatischer Schäden, Einsteifungen (Ankylosen und Arthrodesen) sowie Revisionsoperationen zu berücksichtigen!

Außerdem soll noch auf die Fälle mit Prothesenentfernung wegen Infektion hingewiesen werden. Im Unterschied zu den öfter prolongierten Heilungen nach Entfernung zementierter Prothesen sahen wir bei den Infektionen der „Autophor"-Plastiken regelmäßig eine schnelle Infektheilung, offenbar weil die völlige Entfernung des Prothesenmaterials dabei wesentlich leichter sichergestellt werden kann als die völlige Zemententfernung, wobei Zementreste die Infektion fördern können.

Erfreulicherweise kann besonders hervorgehoben werden, daß bei den Fällen mit infektiöser Gelenkdestruktion oder Revision infizierter zementierter Prothesen mit unmittelbarem Austausch durch eine Autophorprothese ein größerer Teil ohne Infektrezidiv zur Heilung gebracht werden konnte (natürlich in Verbindung mit völliger Ausräumung des infektiösen und nekrotischen Gewebematerials sowie unter dem Schutz einer intensiven und prolongierten Antibiotikabehandlung).

Auch das Schicksal der Austauschfälle bei aseptischer Lockerung mit nachfolgender Zementierung ist bislang befriedigend, wobei natürlich das langfristige Zementrisiko berücksichtigt werden muß.

Bei dieser Gelegenheit möchten wir feststellen, daß die selbsthaltenden und zementierten Verfahren nicht allein unter dem Aspekt gegenseitiger Konkurrenz gesehen werden dürfen, sondern vielmehr auch als einander ergänzende Methoden zu betrachten sind, die den orthopädischen Chirurgen und seinen Patienten mit einer Alternativtechnik versehen und herangezogen werden kann, wenn die eine Methode fehlschlägt. Dies gilt nicht nur für den Rückzug auf den Knochenzement im Fall der Lockerung einer primär zementfreien Alloplastik, vielmehr kann umgekehrt die zementfreie Technik als Rettungsmethode bei schwerer Knochenzerstörung nach gelockerter zementierter Alloplastik betrachtet werden. In unserem Krankengut befinden sich insbesondere zahlreiche Fälle mit schwerer Knochenzerstörung nach primärer Verwendung von Polyestermaterial (bei gewissen Prothesentypen von Weber und Huggler sowie Müller), die anfangs der 70er Jahre implantiert worden waren und dann wegen schwerwiegender Fremdkorpergranulation fehlschlugen.

Die röntgenologischen Verlaufsbeobachtungen zeigen nach wenigen Monaten deutliche Anpassungsvorgänge des Knochens an die prothetische Krafteinleitung, insbesondere durch Anpassung an die gerippten Oberflächen. Wie bereits 1956 bei den ersten Judet-Prothesen und später den Hundeversuchen bei Entwicklung der Tragrippenprothese dargelegt, bildet sich an der gerippten Prothesenoberfläche sowohl im Bereich der Pfanne als auch des Stiels eine neue knöcherne Trageschicht. Diese verdichtete Knochenlinie ist teilweise durch eine feine röntgendurchlässige Schicht von der Prothesenoberfläche abgegrenzt, die histologisch aus Bindegewebe besteht. Diese dünne Zwischenschicht darf nicht als Ausdruck einer aseptischen Prothesenlockerung gewertet werden, sondern vielmehr als eine „Dehnungsfuge", welche die unterschiedlichen elastischen Bewegungen des Knochens gegenüber der Prothese ausgleicht. Ähnliche Dehnungsfugen finden auch in der Technik zum thermischen oder mechanischen Bewegungsausgleich zwischen verschiedenen Materialschichten häufig Anwendung. Lediglich stark verdickte röntgendurchlässige Schichten von etwa 1,5 mm und mehr können, in Verbindung mit entsprechenden klinischen Symptomen, als Lockerungserscheinung gewertet werden.

Die neugebildete knöcherne Kraftaufnahmezone kann besonders gut in den Tälern der Pfannengewinde und Tragrippen des Stieltyps I gesehen werden. Bei Stieltyp II sind die Exkavationen durch die longitudinalen Längsrippen an den Stielkanten verdeckt. Dessen ungeachtet kann diese knöcherne Anpassung jedoch auch an der äußeren Oberfläche des Stieltyps II sowie unter dem Kragen beobachtet werden.

Im Unterschied zu den zementierten Fällen ist nur äußerst selten eine Kalkaratrophie infolge „stress protection" zu sehen. Meistens zeigt der Kalkar eine dichte Knochenformation infolge der dortigen Kraftaufnahme.

Die Sockelbildung unter der Stielspitze ist gleichfalls Ausdruck der dortigen Kraftübernahme und darf nicht als Lockerungszeichen betrachtet werden, wie dies bei zementierten Prothesen teilweise zutrifft. Als Zeichen wiedergekehrter guter Knochenfunktion ist auch die oftmals sichtbare Verstärkung der femoralen Kortikalis (im Vergleich zum Ausgangsbefund) zu bewerten.

Wesentlich erscheint aber v.a. die Feststellung, daß bei keinem Fall mit korrekter Prothesenimplantation im Verlauf der Jahre eine Kopfexzentrifizierung innerhalb der Pfanne bzw. eine korrespondierende Lückenbildung zwischen Pfanne und unterem Kopfabschnitt als Zeichen eines Abriebs gesehen werden konnte, wie dies bei Metall-Polyäthylen-Prothesen nach Mitteilungen von Charnley (1979) regelmäßig der Fall ist. Lediglich bei fehlerhafter Steilimplantation der Pfanne mit Kantentrageffekt und rezidivierenden Subluxationen können ausnahmsweise Spaltbildungen zwischen Kopf und Pfanne im unteren Gelenkabschnitt beobachtet werden, diese sind jedoch auf fehlerhafte Implantationstechnik zurückzuführen.

Bei 40 Patienten mit Prothesenentfernung wegen Infektion oder aseptischer Lockerung war es möglich, das wiedergewonnene Prothesenmaterial einer Abriebmessung im Labor zuzuführen. Mit einem Präzisionssphärimeter konnte gezeigt werden, daß meistens nur ein sehr geringer Abrieb stattfindet. 2 Fälle wurden wegen Keramikbruchs (Xenophorprothesen) von der Messung ausgeschlossen. Bei weiteren 5 Fällen war der Abrieb größer als der Meßbereich der Apparatur von 200 µm, so daß auch diese Fälle nicht vermessen werden konnten. Beim Vergleich mit den klinischen Röntgenbildern konnte jedoch gezeigt werden, daß der höhere Abrieb in diesen Fällen offensichtlich durch schräge Pfannenimplantation im Sinne eines Randabriebs erfolgt war. Bei den verbleibenden 33 Fällen mit guter Sockelimplantation betrug der Abrieb nach einer durchschnittlichen Standzeit von 21 Monaten bei den Pfannen 2,6 µm/Jahr und bei den Köpfen 5,4 µm/Jahr (im Durchschnitt). Dieser lineare Abrieb entspricht somit nur 1/40 bzw. 1/80 des Abriebs, der bei den Charnley-Prothesen und ihren Modifikationen beschrieben wurde. Damit wird aus der klinischen Erfahrung heraus sowie durch eine einwandfreie Meßmethode der geringe Keramikabrieb der früheren Simulatorversuche von Dörre et al. (1975) bestätigt (korrekte Prothesenimplantation vorausgesetzt!).

Die operativen Revisionen erlaubten auch eine Gewinnung von Gewebematerial, speziell der Gelenkkapsel, für histologische Studien der Abriebpartikel sowie der Körperreaktion. Hier konnte gezeigt werden, daß der Abrieb der Keramik-Keramik-Kombination überwiegend sehr gering ist und hauptsächlich aus sehr kleinen Partikeln mit einer Größe von etwa 1–2 µm besteht. Nur in Ausnahmefällen mit zu schräger Pfannenimplantation und wiederkehrenden Subluxationen kam es durch Randabrieb auch zu größeren Partikeln bis zu ca. 15 µm maximal (Harms u. Mäusle, 1980). Der feinkörnige Abrieb kann offensichtlich von den Makrophagen leicht aufgenommen und auf dem Lymphblutgefäßweg abtransportiert werden. Es besteht hier also offensichtlich eine phagozytäre Gewebereinigung, welche eine progressive Fremdkörperakkumulation verhindert. Vor allem sahen wir keine toxischen oder nekrotischen Auswirkungen auf die Gewebezellen. Auch die Makrophagen selbst zeigten bei Anfüllung mit Keramikpartikeln ansonsten keine degenerativen Alterationen. Auch wurden keine sonstigen Entzündungs- oder Riesenzellen beobachtet. Hier besteht ein erheblicher Unterschied zu den Metall-Polyäthylen-Prothesen, die neben kleinen Abriebpartikeln auch zahlreiche größere Patikel zeigen, welche nicht phagozytiert und abgeräumt werden können, folglich im Gewebe liegen bleiben, von Riesenzellen umgeben werden und schließlich nekrotische Auswirkungen auf die Umgebung haben, so daß endlich das gesamte Kapselgewebe in ein schwer verändertes Fremdkörpergranulationsgewebe umgewandelt wird. Offensichtlich haben wir bei der Keramikprothese (wiederum korrekten Einbau vorausgesetzt) aufgrund der geringen Abriebmenge und der Kleinheit sowie Phagozytierbarkeit der Abriebpartikel eine kompensierte Situation,

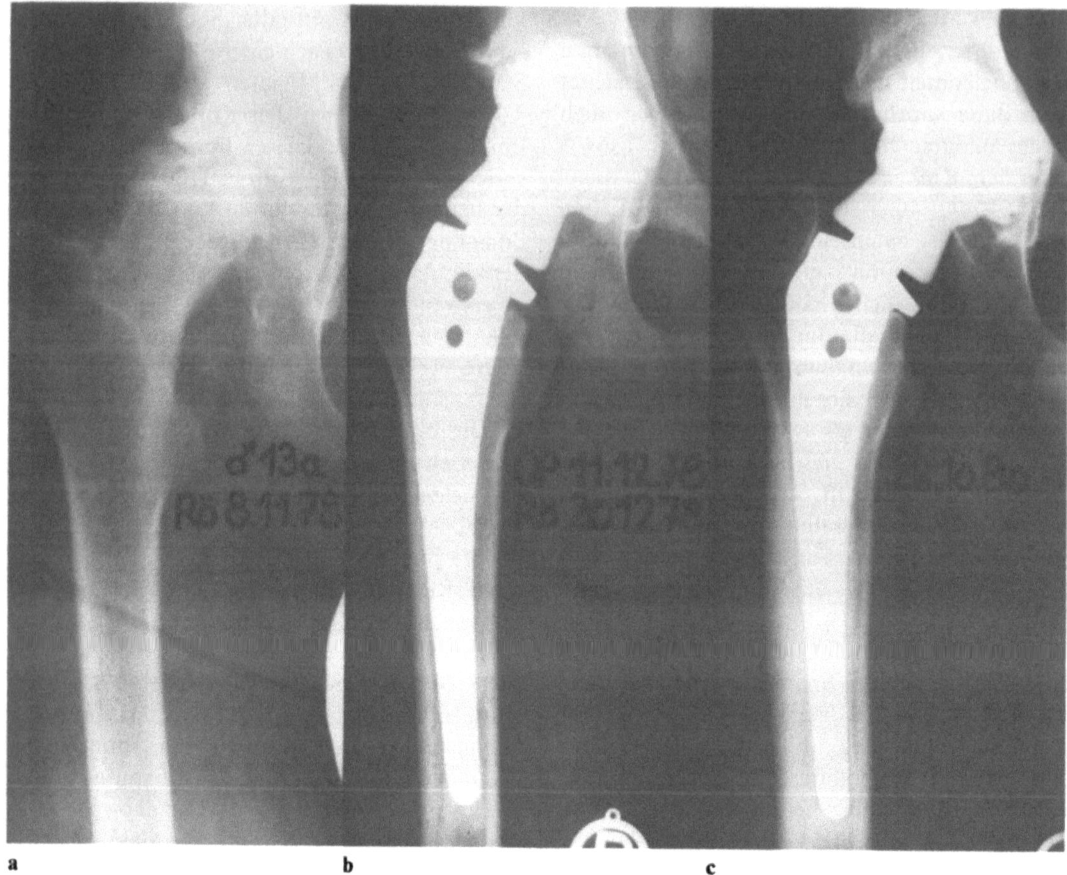

Abb. 12a–c Schwere Hüftkopfnekrose nach traumatischer Epiphysenlösung bei 13jährigem Jungen. **a** Wachstumsschluß. **b, c** Gute Knochenanpassung nach Alloplastik mit Tragrippenprothese (jüngster Patient)

während bei den konventionellen Metall-Polyäthylen-Prothesen die Gewebedekompensation nur eine Frage der Zeit ist (Abb. 12).

Materialbrüche sahen wir in der ausgewählten Statistik nur bei einem Stiel vom Typ I (aus der alten Cobalt-Chrom-Legierung Wisil), dagegen keinen Stielbruch beim Typ II aus Endocast.

Desgleichen haben wir bei der ausgewerteten Statistik von 415 kontrollierten Autophorfällen keine Keramikfraktur beobachtet. Erst zu Beginn dieses Jahres sahen wir bei einer Autophorprothese (später operiert und somit außerhalb der vorliegenden Statistik) erstmals einen Keramikkopfbruch nach einem Unfall, der durch Kopfwechsel rasch saniert werden konnte.

Es sei jedoch erwähnt, daß wir bei unseren Xenophorfällen bis heute bei der Keramik-Keramik-Kombination in 4 Fällen Keramikbrüche an Kopf, Pfanne oder beiden Komponenten beobachten mußten, während wir bei den Keramik-Polyäthylen-Kombinationen keine Keramikbrüche sahen. Offensichtlich ist die Kombination Keramik-Keramik aufgrund mangelnder Schockdämpfung gegenüber extremen Schlagbelastungen bei Unfällen oder wiederkehrender Schlagbelastung bei Subluxation doch nicht absolut bruchsicher. Die Quote der Keramikfrakturen ist jedoch in unserer Gesamtstatistik mit etwa 0,4% gering, zumindest wesentlich geringer als die Zementbruchquote bei den konventionellen zementierten Prothesen, bei denen der Zement grundsätzlich auch als Prothesenteil zu werten ist.

Im Hinblick auf die relativ niedrige Abriebquote der Keramik-Polyäthylen-Kombination in Simulatortests, aber auch gemäß der klinischen Beobachtung, empfehlen wir heute bei der Xenophorprothese vorzugsweise die Kombination von Keramikköpfen mit Polyäthylenpfannen. Da die „Xenophor"-Prothese grundsätzlich nur bei älteren Patienten verwendet wird, kann erwartet werden, daß bei dem geringen Abrieb Keramik-Polyäthylen-Kombination, im Unterschied zur Metall-Polyäthylen-Paarung, während der verbleibenden Lebenszeit keine wesentlichen Abriebprobleme mehr entstehen. Während nach unserer Beobachtung die Metall-Polyäthylen-Kombination aus der Sicht des Abriebs nur für etwa 10–15 Jahre geeignet ist, glauben wir aufgrund unserer bisherigen Erfahrung, daß die Keramik-Polyäthylen-Kombination durchschnittlich ca. 30 Jahre haltbar ist, bevor Abriebprobleme mit stärkeren Fremdkörperreaktionen auftreten. Dies ist jedoch für ältere Patienten ab 60 Jahre sicher ausreichend, während sich andererseits der Vorteil der besseren Schockdämpfung ergibt, der offensichtlich Keramikbrüche völlig vermeiden läßt. Bei wesentlich jüngeren Patienten mit einer prospektiven Lebenserwartung über 30 Jahren, insbesondere Patienten unter dem 40sten Lebensjahr, empfehlen wir nach dem gegenwärtigen Stand der Entwicklung jedoch unbedingt die Keramik-Keramik-Paarung, natürlich in Verbindung mit zementfreier Verankerung, also die übliche „Autophor"-Prothese, weil nur damit Aussicht auf ausreichende Abriebfestigkeit für den Lebensrest besteht.

Weiter möchten wir noch vermerken, daß sich die Konussteckverbindung zwischen den Keramikköpfen und den metallischen Femurverankerungsstielen in unserer Kasuistik als einwandfrei erwiesen hat. Wir haben hier in unserer Statistik keinen einzigen Lockerungsfall zu verzeichnen.

In den letzten Jahren sind in unserer Forschung weitere Verbesserungen ins Auge gefaßt worden, die v.a. auf eine noch bessere Stielstabilisierung abzielen. Wir hoffen, dies durch eine zusätzliche Ausstattung des Stieltyps II mit einer Mikrostruktur zu erreichen.

Bei den konkurrierenden selbsthaltenden Prothesen der neuen Generation von Judet (Porometallprothese) und Lord (Madreporprothese) wurde gezeigt, daß auch Mikrostrukturen der Prothesenoberfläche eine gute Knochenverzahnung ermöglichen. Bei der Judet-Prothese erfolgt dies durch Porosierung, bei der Lord-Prothese durch Aufsetzen von feinen Kugelstrukturen. Die Berichte von Judet (1975) und Lord aus den letzten Jahren über ihre Stabilisierungsquoten entsprechen weitgehend denen unserer „Autophor"-Prothesen, wo bislang lediglich ein Grobprofil verwendet wurde. Wir glauben, daß die Kombination unseres Grobprofils mit einer zusätzlichen Feinstruktur, v.a. in Form von Mikroprotrusionen, die Stabilisierungsquote noch weiter erhöhen könnte. Bereits durchgeführte diesbezügliche Tierexperimente (Harms u. Mittelmeier 1980) erscheinen sehr erfolgreich.

Wir hoffen, daß diese Verbesserung bald auch für die klinische Anwendung zur Verfügung steht. Es soll jedoch erwähnt werden, daß auch bereits zum gegenwärtigen Zeitpunkt die „Autophor"-Prothese einen sehr erfolgreichen Entwicklungsstand besitzt.

Zusammenfassung

Wir sind der Auffassung, daß sich die Rückkehr zum Selbstverankerungsprinzip mit der 2. Generation selbsthaltender Prothesen, basierend auf dem Oberflächenvergrößerungsprinzip, als erfolgreich erwiesen hat, um die gegenwärtigen Zementprobleme zu umgehen. Vor allem in der Kombination mit der sehr abriebfesten Aluminiumoxidkeramik wurden unsere operativen Möglichkeiten wesentlich erweitert. Wichtig ist, daß die „Autophor"-Prothese auch einen Gelenkersatz bei jüngeren Patienten ermöglicht, die früher davon weitgehend ausgeschlossen waren. Außerdem ist sie für eine empfehlenswerte Rettungsaktion für fehlgeschlagene oder fehlerhaft gewordene zementierte Alloplastiken geeignet, auch bei älteren Patienten. Natürlich kann – wie bei jeder Operation – keine Erfolgsgarantie gegeben werden; die Aussicht auf ein gutes Langzeitergebnis ist jedoch statistisch betrachtet (im Hinblick auf unsere bisherigen Erfahrungen) sehr hoch. Allerdings kann nur weitere Erfahrung über viele Jahre schließlich den Beweis auf die erhofften guten Langzeitresultate liefern. Der gegenwärtige Entwicklungsstand ist wahrscheinlich noch keine absolut endgültige Lösung, gewiß aber ein beachtlicher Meilenstein und eine gute Ausgangsbasis für die weitere Vervollkommnung.

Literatur

1. Bentler H, Lehmann M, Strähli G (1974) Verschleißverhalten medizinaltechnischer Werkstoffe, Sulzer Technische Rundschau

2. Biehl G, Harms J, Mäusle E (1975) Tierexperimentelle und histopathologische Untersuchungen über die Anpassungsvorgänge des Knochens nach der Implantation von „Tragrippen-Endoprothesen“. Arch Orthop Unfallchir 81:105
3. Boutin P (1972) Arthroplastie totale de la hanche par prothèse en alumine frittée. Rev Chir Orthop 58:229
4. Charnley J (1974) Clinical and laboratory observations on the rate of wear of different plastic materials in the sockets of artificial hip joints. 55th Scientific Meeting: "Materials for use in medicine and bilogy", Cambridge
5. Charnley J (1979) Low friction arthroplasty of the hip. Theory and practice. Springer, Berlin Heidelberg New York
6. Diehl K, Harms J (1976) Beanspruchung und Umbau bei der Alloarthroplastik des coxalen Femurendes des Hundes mit einer selbsthaftenden Tragrippenprothese. Arch orthop Unfall-Chir 84:89–104
7. Diehl K, Harms J (1976b) Über die Aussagekraft tierexperimenteller Ergebnisse mit Hüftendoprothesen. Z Orthop 114:17–25
8. Dörre E, Beutler H, Geduldig D (1975) Anforderungen an oxidkeramische Werkstoffe als Biomaterial für künstliche Gelenke. Arch Orthop Unfallchir 83:269
9. Dörre E, Geduldig D, Happel M, Lade R, Prüssner P. Willert HG, Zichner L (1976) Animal studies on bone ingrowth kinetics of ceramic material under dynamic stress. J Biomed Mater Res 10:493–502
10. Griss P, Krempien B, Andrian-Werburg H v, Heimke G, Fleiner R (1973) Experimentelle Untersuchung zur Gewebeverträglichkeit oxidkeramischer (Al_2O_3) Abriebteilen. Arch Orthop Unfallchir 76:270
11. Groher W (1980) Erfahrungen mit der Keramik-Tragrippen-Hüftprothese nach Mittelmeier. Med Orthop Techn 100:30
12. Harms J, Mäusle E (1980) Biokompatibilität von Implantaten in der Orthopädie. Hefte Unfallheilkd 144:1–118
13. Harms J, Mittelmeier M (1980) Statistische Auswertung von 4 Jahren klinischer Prüfung der Hüft-Alloplastik mit Keramik-Tragrippen-Endoprothesen. Med Orthop Techn 100:25–29
14. Judet R (1975) Totale Hüftendoprothesen aus Porometall ohne Zementverankerung. Z Orthop 113:828–829
15. Mittelmeier H (1974) Zementlose Verankerung von Endoprothesen nach dem Tragrippenprinzip. Z Orthop 112:27
16. Mittelmeier H (1975) Selbsthaftende Keramik-Metall-Verbund-Endoprothesen („Tragrippen-Prothese“). Med Orthop Techn 95:152–159
17. Mittelmeier H (1976) Anchoring hip endoprosthesis without bone cement. In: Schaldach M, Hohmann D (eds) Engineering in medicine, vol 2. Advances in artificial hip and knee joint technology. Springer, Berlin Heidelberg New York, p 387
18. Mittelmeier H (1979) Keramik-Tragrippen-Prothesen ohne Zement (Kongreßbericht 1979). Langenbecks Arch Chir 349:315–319
19. Mittelmeier H (1980) Biomechanisch bedingte Grenzschichtreaktionen des Knochengewebes bei Verankerung von Endoprothesen. In: Jäger M, Hackenbroch MH, Refior HJ (Hrsg) Grenzschichtprobleme der Verankerung von Implantation unter besonderer Berücksichtigung von Endoprothesen. Thieme, Stuttgart
20. Mittelmeier H (1980) Sonderindikationen für zementfrei implantierbare Keramik-Tragrippen-Endoprothesen. Med Orthop Techn 100:32–35
21. Mittelmeier H (1980) Problemfälle bei der Hüftalloplastik mit Keramik-Tragrippenprothesen. Med Orthop Techn 100:36–38
22. Mittelmeier H (1980) 4 Jahre klinische Erfahrung mit Keramik-Tragrippen-Hüftprothesen. Med Orthop Techn 100:19
23. Mittelmeier H (1981) Implantate aus Aluminium-Oxyd-Keramik. Symp. über Biomaterialien. Schriftenreihe der Med Orthop Techn 5:76 (Gentner Verlag)
24. Mittelmeier H (im Druck) Alloarthroplastik des Hüftglenkes – derzeitiger Stand (Unter besonderer Berücksichtigung von Keramik-Endoprothesen). Therapie-Woche
25. Mittelmeier H, Harms J (1977) Die Anwendung von Keramik in der Gelenkersatz-Chirurgie. Med Orthop Techn 97:55–57
26. Mittelmeier H, Harms J (1979) Hüftalloplastik mit Keramik-Endoprothesen bei traumatischen Hüftschäden (Unter besonderer Berücksichtigung zementfrei implantierbarer „Autophor“-Tragrippen-Endoprothesen. Unfallheilkunde 82:67–75
27. Mittelmeier H, Harms J (1979) Derzeitiger Stand der zementfreien Verankerung von Keramik-Metall-Verbundprothesen. Z Orthop 117:478–481
28. Mittelmeier H, Harms J (1980) Pathologische Verankerungen an Implantatlager bei Endoprothetik mit Zementimplantation und Selbstverankerung. 16. Jahrestagung d. Dtsch. Ges. f. Plast. und Wiederherstellungschir., Düsseldorf 1978. Springer, Berlin Heidelberg New York, S 298
29. Mittelmeier H, Singer L (1956) Anatomische und histologische Untersuchungen von Arthroplastikgelenken mit Plexiglas-Endoprothesen. Arch Orthop Unfallchir 48:519
30. Mittelmeier H, Dawihl W, Dörre E, Altmeyer G, Hanser U (1979) Zur Tribologie von Hüftgelenksendoprothesen aus Aluminiumoxydkeramik. Med Orthop Techn 99:114
31. Mittelmeier H, Harms J, Mäusle E (1979) The biocompatibility of alumina ceramics. 10. Congr. of the European Federation of the Int. College of Surgeons, Milan 1977.
32. Mittelmeier H, Biehl G, Harms J (1980) Röntgenologische Anpassungsvorgänge des Prothesenlagers bei zementfreier Verankerung von Keramik-Tragrippen-Endoprothesen. In: Jäger M, Hackenbroch MH, Refior HJ (Hrsg) Grenzschichtprobleme der Verankerung von Implantaten unter besonderer Berücksichtigung von Endoprothesen. Thieme, Stuttgart
33. Mittelmeier H, Hanser U, Harms J (1980) Lösung des biochemischen und mechanischen Zementproblems mit Apatit-Carbonfaser-Zement? In: Jäger M, Hackenbroch MH, Refior HJ (Hrsg) Osteo-

synthese, Endoprothetik und Biomechanik der Gelenke. Thieme, Stuttgart, S 62–68
34. Mittelmeier H, Hanser U, Harms J (1980) Zur Lösung des Zementproblems mittels Apatit-Carbonfaser-Knochenzement. Z Orthop 118:658
35. Müller ME (1970) Total hip prosthesis. Clin Orthop 72:46
36. Müller ME (1974) Der derzeitige Stand der Totalendoprothese des Hüftgelenkes. Z Orthop 112:933
37. Rossak K, Brinkmann KE (1980) Erfahrungen mit dem Einsatz von Keramik-Totalprothesen zum Austausch ausgelockerter Totalendoprothesen des Hüftgelenkes. Med Orthop Techn 100:31–32
38. Salzer M, Zweymüller K, Locke H, Plenk H Jr, Punzet G (1975) Erste Erfahrungen mit einer Hüfttotalendoprothese aus Biokeramik. Med Orthop Techn 95:162–164
39. Salzer M, Zweymüller K, Locke H, Plenk H Jr, Punzet G (1975) Biokeramische Endoprothesen. Med Orthop Techn 95:40–45
40. Willert HG (1973) Tissue reactions around joint implants and bone cement. In: Chapchal G (ed) Arthroplasty of the hip. Thieme, Stuttgart
41. Willert HG, Puls P (1972) Die Reaktion des Knochens auf Knochenzement bei der Allo-Arthroplastik der Hüfte. Arch Orthop Unfallchir 72:33
42. Willert HG, Semlitsch M (1974) Kapselreaktionen bei Gelenkprothesen. Schweizerisch-Niederländische Orthopädie-Tagung, Lausanne
43. Willert HG, Semlitsch M (1976) Kunststoffe als Implantatwerkstoffe. Med Orthop Techn 4:94

Die verschraubte Intramedulläre Hüftprothese

G. Bousquet und F. Bornand

Bei der Verwendung von verschiedenen Typen zementloser Prothesen in den Jahren 1974–1977 haben wir einige Komplikationen beobachtet. Diese Prothesen hatten entweder eine Polyäthylenpfanne oder eine Metalloplastikpfanne. Die Pfannen wurden nicht fixiert. Die langen Femurteile bestanden aus Porometall.

Es ergaben sich folgende Komplikationen:

- „Acetabulitis“ durch schlechte Toleranz des Polyäthylens im Knorpellager.
- „Acetabulitis“ durch Reibung von Metall gegen Knorpel.
- Femorale Schmerzen durch schlechte Anpassung des Schafts in der Markhöhle.
- Femorale Schmerzen aufgrund einer Elastizitätsveränderung im Oberschenkelknochen mit osteoperiostaler Reaktion.

Um diese Komplikationen zu vermeiden, haben wir 1978 eine intramedulläre Prothese entwickelt, die sich auf folgende Prinzipien stützt:

1. Pfanne
   - Bestmögliche Erhaltung der Pfannenelastizität
   - Bestmögliche Verteilung der Druckbeanspruchung
   - Kleinstmögliche Veränderung der Knochenstruktur
2. Femurschaft
   - Sicherstellen der Scherfestigkeit des Prothesenschafts.
   - Bestmögliche und harmonische Verteilung der Druckkräfte entlang dem Oberschenkel
   - Verhinderung der Rotation
   - Erhaltung der Femurelastizität
   - Chemische Neutralität der Prothese

Die Prothese

Die Prothese (Abb. 1) besteht aus einer Metallpfanne, welche im Acetabulum eingeschlagen wird. Die Außenfläche ist mit Al_2O_3 überzogen. 3 Elemente erlauben es, diese Pfanne mit der richtigen Orientierung zu fixieren: Os ilium, Os ischium und Os pubis.

Der untere Rand der Pfanne wurde abgerundet, um den Kontakt zwischen Schenkelhals und Pfanne zu vermeiden.

Der Femurschaft hat eine konische Oberfläche mit einem Schraubengewinde und paßt sich an die Markhöhle an. Die Kombination einer konischen Oberfläche mit einem Kleinwinkel-

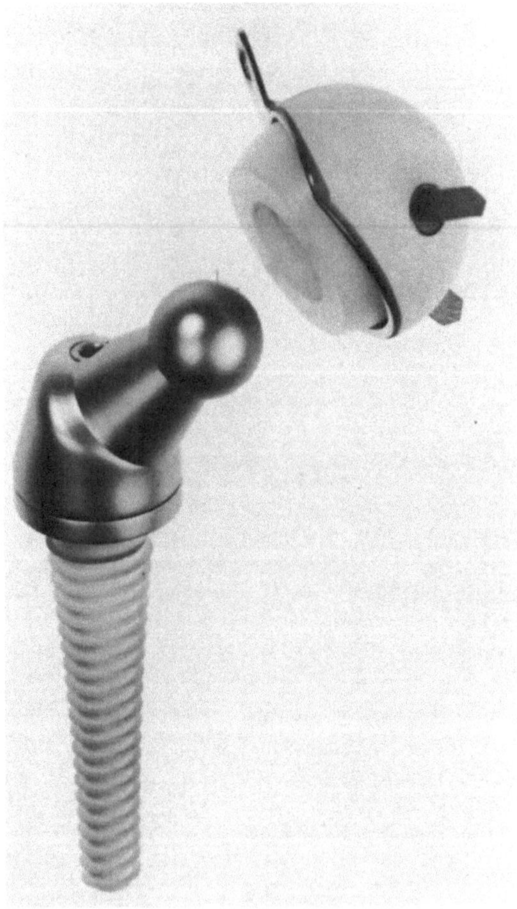

Abb. 1. Metallpfanne mit abgerundetem unterem Rand

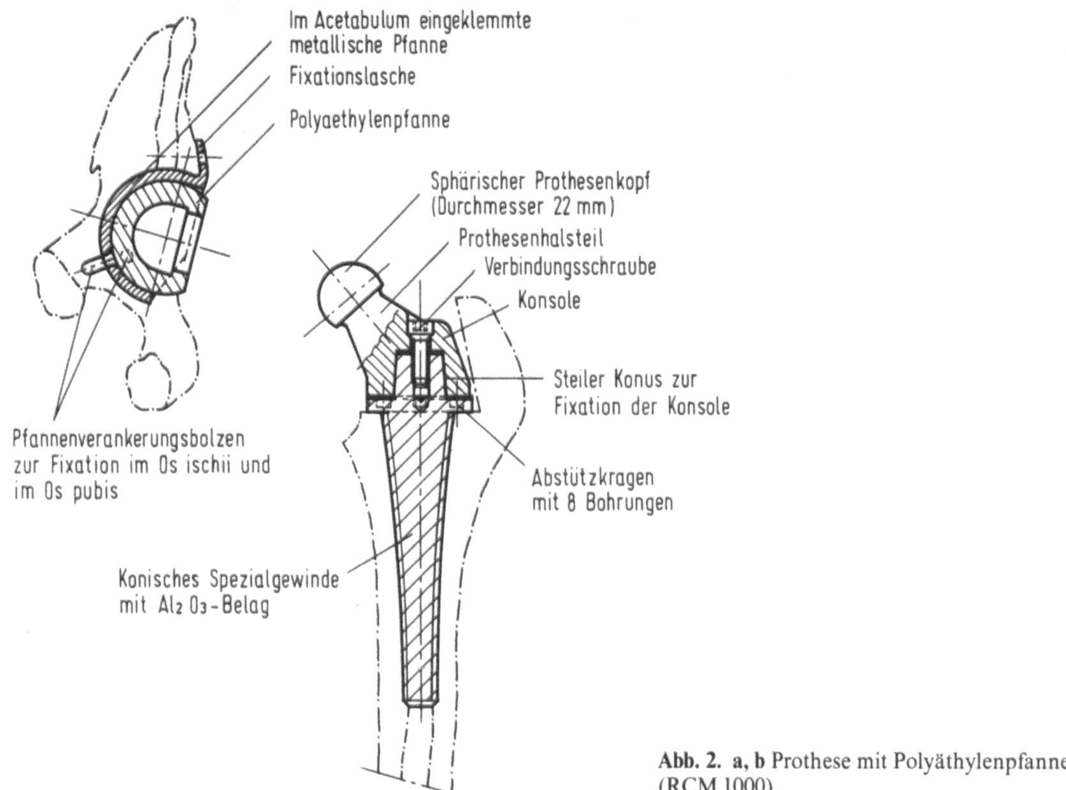

Abb. 2. a, b Prothese mit Polyäthylenpfanne (RCM 1000)

kegel vermeidet die Knochenzerstörung während des Montierens der Prothese. Sie erlaubt eine Verankerung in der Kortikalis und unterstützt die Kortikalisierung der Spongiosa. Das Reibungsmoment eines solchen Systems ist 7 daN. Die Übertragungsfläche des Kontakts mit dem Knochen beträgt 3500 mm². Der Druck auf den Knochen beträgt demnach 0,3 daN/mm². Die Scherkräfte auf die Spongiosa und die Kortikalis betragen 0,2 daN/mm².

Der Prothesenkragen erlaubt dank dem horizontalen Schnitt die Kraftübertragung auf die Kortikalis.

Das Verbindungsstück trägt einen Kopf mit einem Durchmesser von 22 mm mit 3 Halslängen.

Die Polyäthylenpfanne (RCM 1000) besteht aus 2 sphärischen Teilen. Das so geschaffene Doppelgelenk gibt der Prothese eine große Beweglichkeit und eine gute Stabilität. Der Reibungsmoment zwischen Cup und 22-mm-Kopf beträgt 0,3 daN. Die Reibung zwischen Außenpfanne und Polyäthylencup ist 2,5mal größer.

Die meisten Bewegungen erfolgen zwischen 22er Kopf und Cup. Das Metall ist unter Vakuum gegossenes Inox 22 CND 17-B.

Die aus Keramik bestehende Außenpfanne verleiht der Prothese eine totale chemische Trägheit. Sie vermeidet eine Zwischenlage von Bindegewebe zwischen Knochen und Prothese und gestattet auch die Kortikalisierung des Knochens. Schafexperimente mit dieser Al_2O_3 Deckschicht sind vorgesehen.

Die Abb. 3 zeigt ein elektronenmikroskopisches Bild mit 2 verschiedenen Vergrößerungen. Man sieht die Kontaktfläche von Knochen und Keramik, mit links dem Knochen (O) und der Keramik (C), und bei stärkerer Vergrößerung den Osteoidrand (BO) in engem Kontakt mit der Keramik, rechts.

Einsetzen der Prothese

1. Wir verwenden den *posterolateralen Zugang* nach Kocher-Gibson unter Durchtrennung der Außenrotatoren. Nach Luxation des Femurkopfes erfolgt die Osteotomie des Femurs.
2. *Die Osteotomie des Femurs* mittels zweier Osteotomien: Die erste senkrecht zur Achse der Diaphyse, die zweite rechtwinklig dazu entlang dem Trochanter major (Abb. 4).

a

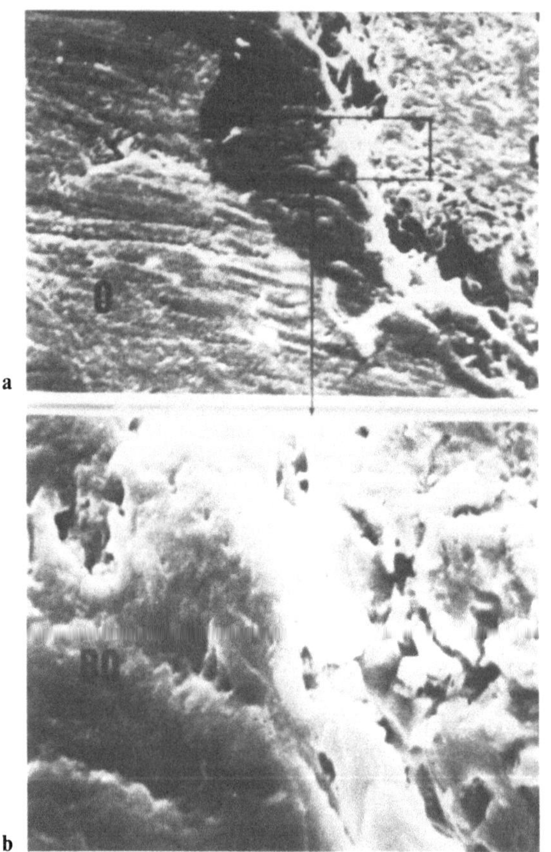

b

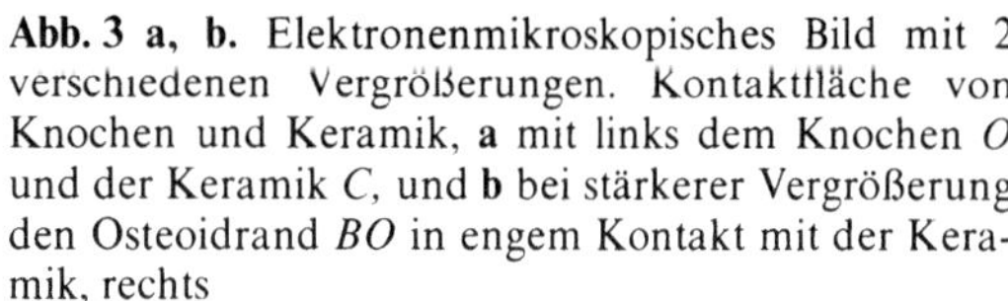

Abb. 3 a, b. Elektronenmikroskopisches Bild mit 2 verschiedenen Vergrößerungen. Kontaktfläche von Knochen und Keramik, **a** mit links dem Knochen *O* und der Keramik *C*, und **b** bei stärkerer Vergrößerung den Osteoidrand *BO* in engem Kontakt mit der Keramik, rechts

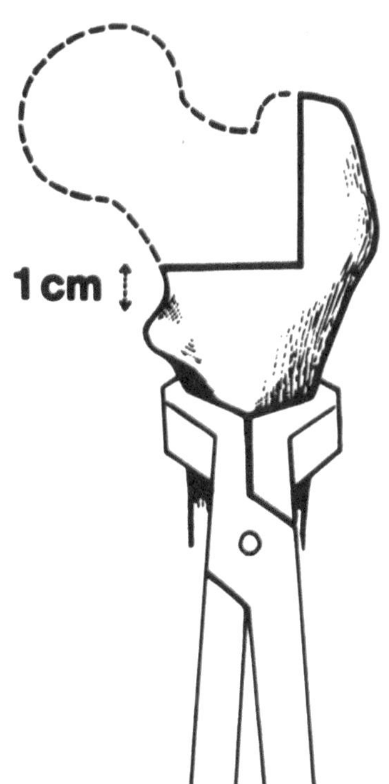

Abb. 4. Osteotomie des Femurs mittels zweier Osteotomien

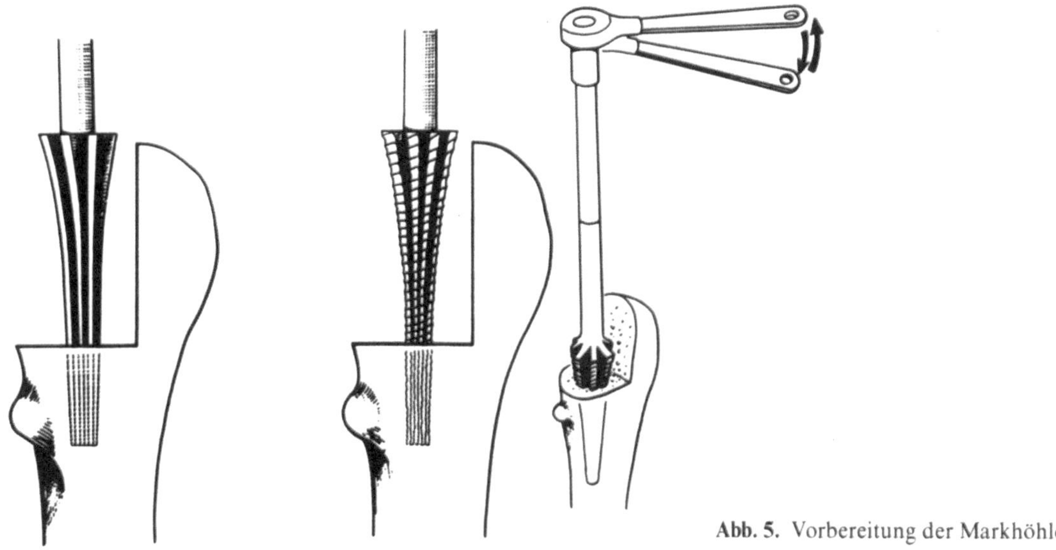

Abb. 5. Vorbereitung der Markhöhle

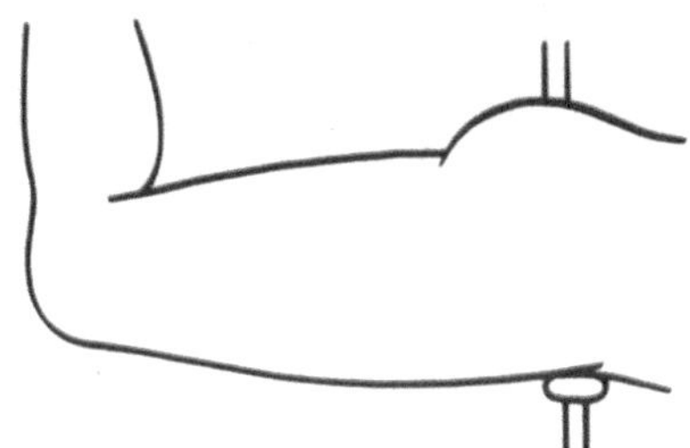

Abb. 6. Einschrauben des femoralen Teils

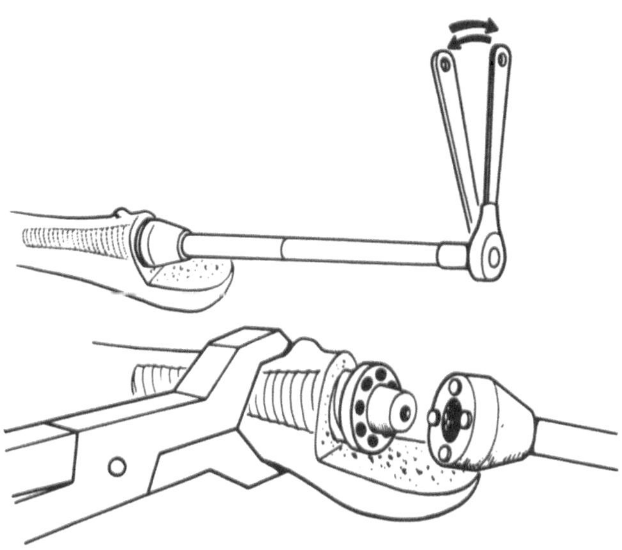

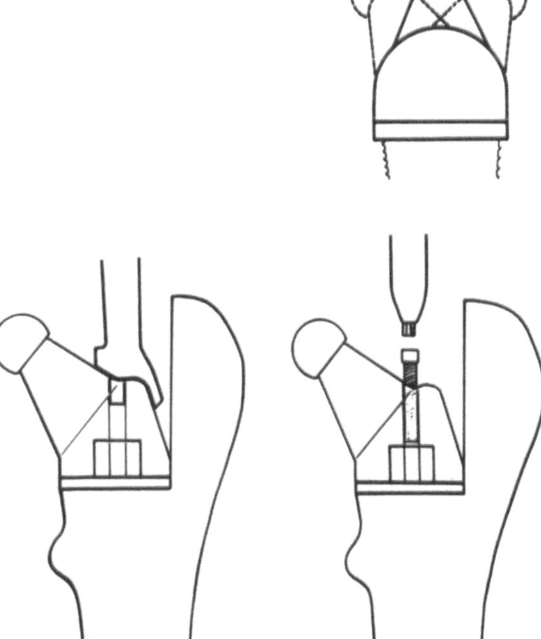

Abb. 7. Einschlagen der Stifte in Pubis und Ilium, danach das Aufstecken des Zwischenstücks

3. Es folgt die *Vorbereitung der Markhöhle* mittels Meißel, Markraumbohrer und Gewindeschneider (Abb. 5).
4. *Das Einschrauben des femoralen Teils* stellt den nächsten Schritt dar (Abb. 6). Bei rechtwinklig gebeugtem Knie wird die Halslänge gemessen.
5. Nun wird das *Acetabulum aufgefräst* bis zum Pfannendurchmesser.
6. *Nach Einsetzen der Probeprothese* erfolgt die Prüfung der Stabilität. Die Probeprothese muß so gewählt werden, daß sie 2 mm größer ist als der Durchmesser der Aufbohrung.
7. Durch eine Schraube in der nach kranial gerichteten Öse wird die *Pfanne am Ilium fixiert.*
8. Die Stifte werden in Pubis und Ilium eingeschlagen. Dann erfolgt das Aufstecken des Zwischenstücks in korrekter Antetorsion (Abb. 7). Dieses wird eingestaucht. Nun erfolgt die Verschraubung des Halses. Zuletzt wird der Kopf in den Pfannenrand eingeklemmt.

Postoperatives Vorgehen. Wir legen 3 Saugdrainagen an. Eine Antibiotikaabschirmung wird nicht vorgenommen. Die volle Belastung wird am Tag nach dem Eingriff freigegeben.

Ergebnisse

Wir haben über 600 Fälle in dieser Art operiert, von welchen wir kürzlich 168 nachuntersucht haben. Die durchschnittliche Beobachtungszeit beträgt über 1 Jahr (345–1110 Tage).

Die Beweglichkeit ist mit allen anderen Prothesen vergleichbar.

In unserer Statistik ergaben sich folgende Ergebnisse:

Ätiologie
136 Koxarthrosen (primäre)
6 angeborene Luxationen
6 Koxitis
12 aseptische Nekrosen
3 Acetabulumfrakturen
2 Status nach Hüftarthrodesen
2 verschiedene
1 Prothesenwechsel

Peroperative Komplikationen
28 subperiostale Frakturen des Trochanter majors, ohne Folgen.
3 Femurfrakturen.

Postoperative Komplikationen
5 frühzeitige Luxationen,
1 Femurfraktur,
2 Infekte, mit Spüldrainage abgeheilt, ohne daß wir die Prothese entfernen mußten,
5 Materialbrüche (mit dem ersten Zwischenstück). Kein Bruch mehr mit dem neuen Material,
1 Lähmung, spontan geheilt.

Schmerzen
68% der Patienten haben überhaupt keine Schmerzen mehr.
28% haben noch vorübergehende Schmerzen.
4% sind unverändert.

Beweglichkeit
130 Patienten können von 0–80° beugen, haben eine Abduktion von 30°.
9 Patienten haben eine Flexionskontraktur von 5°.

Gehen
36% können unbeschränkt gehen,
46% gehen über 4 km.

Reoperationen

9 Patienten mußten reoperiert werden:
5 wegen Materialbrüchen. Bei der Reoperation wurde der gebrochene Teil ausgetauscht.
2 wegen Infekten (s. oben).
2 wegen technischer Mängel. Da man den Prothesenschaft nicht genügend eingeschraubt hatte, waren Zweiteingriffe in den ersten 3 Monaten notwendig.

Experimentelle und klinische Erfahrungen mit Kohlenstoffhüftendoprothesen

H. Rettig und U. Weber

Zunehmende Implantationszahlen künstlicher Hüftgelenke und die damit steigende Anzahl von Versagensfällen waren Anlaß zur Entwicklung neuer Prothesenmodelle und zum Einsatz fortentwickelter Biomaterialien.

Die Bedeutung von Abriebpartikeln des Prothesenwerkstoffs als auslösender Faktor einer Prothesenlockerung, auf die u.a. Willert verwiesen hat, führten zur Suche nach Prothesenmaterialien mit günstigerer Verschleißfestigkeit.

Kohlenstoff wird seit langem als Implantatmaterial in der kardiovaskulären Chirurgie eingesetzt. Seine Biokompatibilität hatte das Material im Tierversuch (Stanitzky u. Moony) und in der Zwischenzeit auch in der Humanimplantation vielfach bewiesen.

Einer hervorragenden Gleitfähigkeit des Graphits, die in der Technik hinreichend bekannt ist, stand in der Verwendung als Gelenkkörper jedoch die Weichheit des Materials entgegen.

Im Rahmen eines Forschungsvorhabens des Bundesministeriums für Forschung und Technologie der Bundesrepublik Deutschland konnte die Firma Schunk & Ebe Kohlenstoffe durch Karbidbildner wie Silikon weiterentwickeln. Eine Abriebfestigkeit des Werkstoffs Kohle, die derjenigen der Aluminiumoxidkeramik entspricht, konnte erreicht werden. Faserverstärkte Kohlestäbe zeigten gegenüber zyklischen Beanspruchungen hervorragende Biegebruchfestigkeit. Der Elastizitätsmodul entspricht nahezu demjenigen des Knochens.

Einheilungsfreudigkeit, Gewebeverträglichkeit und gute Anwachskinetik im Knochen wurden durch die Orthopädische Klinik Gießen in vitro und in vivo überprüft. Die Eigenschaften entsprechen vollauf dem Grundmaterial Graphit.

Seit 1980 wurden 17 Patienten mit Kohlenstoffschalenprothesen aus Silizium verstärkter Kohle versorgt. Biokompatibilität und Funktion der verpflanzten Gelenke in der Anfangsphase sind einwandfrei.

Da an die physikalisch-technischen Eigenschaften der Prothesenstiele von Seiten des Bundesministeriums erhebliche Anforderungen gestellt wurden, wurde die erste Serie von Kohlenstoffkunstgelenken als Zweischalenprothesen implantiert.

Gegenüber herkömmlichem Totalersatz durch Stielendoprothesen bietet die Zweischalenplastik als Oberflächenersatz mit geringerer Knochenresektion bessere Rückzugsmöglichkeit. Nicht verkannt werden darf die schwierigere primäre Operationstechnik und eine Einschränkung der zu erwartenden Gelenkfunktion. Untersuchungen unserer Klinik (U. Weber) zusammen mit dem Mathematischen Institut der Technischen Hochschule Darmstadt (Prof. Hotschek) haben gezeigt, daß das Bewegungsspiel einer Zweischalenplastik keineswegs demjenigen einer Standardendoprothese entsprechen kann. Die Ursache liegt in der Gelenkform mit dem Gleitkörper als Halbkugel.

Eine schenkelhalsgerechte, also varische Postition der Kopfschale würde ein durchaus größeres Bewegungsausmaß bringen. Das biomechanische Risiko mit nachträglichem Versagen durch Lockerung der Kopfschale oder durch Schenkelhalsfraktur müßte aber in Kauf genommen werden. Die biomechanisch notwendige Positionierung der Kopfschale in Valgusstellung zur Stabilitätssicherung wird also mit einem gewissen Bewegungsverlust erkauft. Diese kritischen Probleme der Zweischalenplastik sind uns auch bei der Kohlenstoffzweischalenprothese bewußt und werden berücksichtigt. Die klinische Indikation für den Einsatz ist damit eingeschränkt und macht verständlich, daß seit November 1980 erst 17 Patienten mit siliziumverstärkten Kohlenstoffschalen versorgt werden konnten.

In der Zwischenzeit ist der kohlenfaserverstärkte Stiel soweit fortentwickelt, daß er Dauerbeanspruchungen und zyklischen Lastwechseln im Simulatorversuch mit dem 1 1/2fachen der Stabilität von Stahl gewachsen ist. Damit können die Tierversuche mit Stielprothesen durch Implantation von Kohlenstoffprothesen des Standarddesigns mit Schaft und Gleitpaarung aus dem gleichen Grundmaterial in absehbarer Zeit fortgesetzt werden. Eine hervorragende Anwachskinetik der Kohle, die sich im Tierversuch und bei Ausdrückversuchen gezeigt hat, läßt zudem die zementlose Implantation dieser Prothesenmodelle erwarten.

Literatur

Stanitzky CL Moony (1973) Osseus attachment to vitreus carbons, J Biomed Mater Res Symp 4:97–108

Weber U (1976) Biocompatibilität von Kohlenstoffen. Vortrag BMFT, Bonn

Weber U (1981) Kohlenstoffe als Implantatwerkstoffe in der Hüftgelenkendoprothetik. Thieme, Stuttgart

Willert HG, Buchhorn U (1981) Aussagewert biologischer Tests im Rahmen der Überprüfung von Biomaterialien, Symposion über Biomaterialien 1950 Gießen. Gentner, Stuttgart (Schriftenreihe der med. orthopädischen Technik Band V)

Tierexperimentelle Ergebnisse über die Verwendung von kohlefaserverstärkten Kunststoffprothesen

J. Harms, H. Mittelmeier und E. Mäusle

In der Entwicklung der Endoprothetik hat sich in den letzten Jahren eine deutliche Tendenz zur Implantation selbsthaftender, d.h. zementloser Prothesentypen abgezeichnet.

Bei den Stielkomponenten hat sich der lange Geradschaft durchgesetzt, bei den einzelnen Prothesentypen finden wir unterschiedliche Oberflächenstrukturierungen. Im Pfannenbereich scheint sich die 1973 erstmals von Mittelmeier angegebene konische Schraubpfanne durchzusetzen. Bei den vorhandenen Prothesen bestehen Unterschiede hinsichtlich der Wahl der verwandten Materialien. Dabei konkurriert die Polyäthylenpfanne und die Metall-Polyäthylen-Kombination mit der Pfanne aus Al_2O_3-Keramik.

Wir haben wegen der günstigen tribologischen Eigenschaften der Al_2O_3-Keramik den Vorzug gegeben und konnten bei über 1000 selbsthaftenden Pfannenimplantationen nur eine ganz geringfügige aseptische Lockerungsrate feststellen. Diese liegt weit unter 0,5%.

Ein vermehrter Abrieb oder gar ein Pfannenbruch kann nur bei fehlerhafter Implantation, d.h. bei zu steiler Pfanneneingangsebene, beobachtet werden. Da jedoch Implantationsfehler vollständig nie zu vermeiden sein werden, haben wir uns um einen Werkstoff bemüht, damit diese Komplikation vermieden werden kann. Dabei hatten wir folgende Forderungen an diesen Werkstoff: Festigkeit und Reibeigenschaften sollen der Al_2O_3-Keramik vergleichbar sein, außerdem soll er ein ähnliches Isoelastizitätsverhalten wie der Knochen aufweisen.

Zusammen mit der Firma Bosch wurde dabei das C-faserverstärkte Triacinharz entwickelt, über dessen möglichen Einsatz nun die ersten experimentellen Ergebnisse vorliegen. Die Ergebnisse erheben noch keinen Anspruch auf Vollständigkeit, sie sind jedoch unserer Meinung nach so interessant, daß sie hier genannt werden sollen.

Mechanische Eigenschaften

In mechanischer Hinsicht zeigt dieser Werkstoff Eigenschaften, die ihn für die Knochenimplantation interessant machen.

Biegefestigkeit

In Abhängigkeit von Faserlänge und Faserrichtung kann die Biegefestigkeit zwischen 1000 und 250 N/mm^2 variiert werden, so daß hier durchaus Werte wie bei den metallischen Werkstoffen erreicht werden können.

E-Modul

Gleichzeitig kann der E-Modul zwischen 100 000 und 20 000 N/mm^2 variiert werden, so daß wir uns hier den E-Modulwerten des Knochens nähern. Selbstverständlich ist dabei zu beachten, daß die beiden Werte für die Biegefestigkeit und den E-Modul nicht unabhängig voneinander variiert werden können.

Randfaserdehnung

Die Randfaserdehnung als Ausdruck des Spannungs- und Dehnungsverhaltens liegt unabhängig von Faserlänge und Faserrichtung zwischen 1 und 1,5% und weist auch hier eine große Ähnlichkeit mit dem Knochen auf.

Tribologie

Die Reibeigenschaften sind dem Polyäthylen sehr ähnlich, das Verschleißverhalten scheint infolge des besseren Kriechverhaltens günstiger als bei Polyäthylen zu sein. Absolut verläßliche Werte liegen jedoch noch nicht vor, weitere Untersuchungen müssen abgewartet werden.

Biokompatibilität

In Vorversuchen wurde die Biokompatibilität durch das Batelle-Institut in Frankfurt überprüft:

SC-Implantation von Probekörpern

Bei subkutaner Implantation von Probekörpern konnte in Langzeituntersuchungen keine gewebstoxische Reaktion gesehen werden. In der den Probekörper umgebenden Bindegewebsmembran fanden sich reaktionslos C-Faser- und Matrixpartikel, die aus der Probekörperoberfläche stammen, zwischen den Kollagenfaserbündeln.

Intraartikuläre Injektionen von Triacinpartikeln

Auch bei intraartikulärer Injektion von Triacinpartikeln zeigen diese auch 6 Wochen nach Implantation eine reaktionslose Lage innerhalb der synovialen Membran.

Osteokompatibilität

Bei Prüfung der Knochengewebsverträglichkeit erwies sich das C-faserverstärkte Triacinharz dem Polyäthylen als überlegen. Die unbeschichteten Probeteile standen nahezu vollständig in direkter knöcherner Verbindung zu dem neugebildeten Lagergewebe, während bei Polyäthylen über den gesamten Versuchsablauf doch eine deutliche Bindegewebsmembran nachzuweisen ist.

Pull-out-Test (Spector)

Auch im Pull-out-Test zeigte das C-faserverstärkte Triacinharz eine deutlich bessere Haftung im Femurschaft als das Polyäthylen, wobei die Verhaftung mit der Implantationszeit ständig zunimmt.

Die Ergebnisse des Batelle-Instituts wurden so zusammengefaßt, daß der neuentwickelte Faserverbundwerkstoff TCF für die Herstellung von intraossären Prothesen als gut geeignet einzustufen ist. Die günstige Biokompatibilität wird auf die hohe technische Beständigkeit, insbesondere im Hinblick auf die thermische Mono- und Oligomerfreisetzung, zurückgeführt.

Wir haben vor 1 Jahr begonnen, diesen Werkstoff zur Pfannenimplantation im Tierversuch unter belasteten Verhältnissen zu erproben.

Dabei wird die Pfanne als verkleinerte konische Schraubpfanne nach Mittelmeier geformt. Sie wird nach entsprechender Ausarbeitung des Acetabulums und Einschneiden eines Gewindes in das Becken kippstabil eingedreht.

Als Stiel wurde eine Metallegierung verwandt, wobei verschiedene Prothesenstiele zur Anwendung kamen. Der Kopf der Prothese besteht aus Aluminiumoxidkermaik, so daß die Reibkörperpaarung C-faserverstärktes Triacinharz gegen Al_2O_3-Keramik ist.

In allen Fällen gelang es, die Pfanne primär stabil zu verankern. Die Tiere konnten somit nach 3–4 Tagen mit einer vollen Belastung des operierten Beins beginnen, die sie auch bis zur Tötung beibehielten. Bisher wurden von 15 Tieren erst 3 Tiere nach 9 und 12 Monaten getötet.

Röntgen

Der Röntgenverlauf zeigt eine sehr gute Adaptation des Knochens an die C-faserverstärkte Triacinpfanne. In keinem Fall wurde bisher eine Resorption des Knochens an der Implantatknochengrenze beobachtet. Eher hat man den Eindruck einer Knochenverdichtung mit zunehmender Implantationsdauer. Dies würde auch den Befunden des Batelle-Instituts entsprechen, daß bei günstigen biomechanischen Voraussetzungen eine weitgehende Integration des Prothesenkörpers in ein neugebildetes, voll ausdifferenziertes Knochengewebe möglich ist.

Sektion

Bei der Sektion fand sich eine relativ dünne neugebildete Kapsel, die nur am unteren Pfannenrand eine leichte Schwarzverfärbung aufwies. Eine nennenswerte Ergußbildung intrakapsulär war nicht nachzuweisen. Die Pfanne erwies sich als absolut stabil und zeigte kein Pumpphänomen, wie dies für die gelockerte Pfanne üblich ist.

Histologie der Gelenkkapsel

Die histologische Untersuchung der Hüftgelenkkapsel zeigte eine sehr gute Verträglichkeit der beiden Prothesenkomponenten, nämlich der C-Faser sowie des Triacinharzes. Sowohl um die nachweisbaren Kunststoffpartikel als auch um die Kohlefaser war nur eine geringe zelluläre Reaktion zu sehen. Diese ist völlig identisch mit der Reaktion, die das Batelle-Institut bei direkter intraartikulärer Injektion von TCF-Partikeln nachweisen konnte. Vor allen Dingen konnte die beim Polyäthylenabrieb häufig nachgewiesene hohe Anzahl von großen Histiozyten nicht gefunden werden.

Die Untersuchungen der Knochenreaktion an der Implantatgrenze steht noch aus. Aufgrund des klinischen und röntgenologischen Befundes und auch aufgrund früherer Untersuchung mit anderen Materialien haben wir jedoch keine Bedenken, hier eine enge Verzahnung zwischen Knochen und Implantat zu finden.

Wegen der günstigen Voruntersuchungsergebnisse haben wir in 2 Fällen eine selbsthaftende konische Schraubpfanne bei 2 Patienten implantiert. Wegen der noch nicht abgeschlossenen Untersuchungen hinsichtlich der Reibeigenschaften wurde die Schraubpfanne jedoch mit einer Polyäthyleneinlage mit Schaftverschluß versehen.

Wir hoffen, mit diesem Prothesenwerkstoff eine Alternative zum metallischen und keramischen Werkstoff für die Prothesenimplantation zu finden. Die bisher vorliegenden Untersuchungsergebnisse sind günstig, wenn auch noch eine Vielzahl von Problemen gelöst werden muß.

Regeneration des Femurschafts nach Austauschoperationen und zementlos verankerten Kunststoffprothesen

B. Störmer und G. Hierholzer

Einleitung

Die klinische Problematik des prothetischen Hüftgelenkersatzes mit einem oder mehreren Austauschoperationen ist bekannt. Die hauptsächliche Schwierigkeit besteht in diesen Fällen darin, daß die Knochensubstanz im Schaft- und Pfannenbereich aufgebraucht ist. Bei diesen Patienten mit ausgedehnter Zerstörung der Kortikalis kommt mit den herkömmlichen Gelenkmodellen unter Verwendung von Zement meist nur noch die Krückstockprothese und die Pfannendachschale (M.E. Müller) oder die Pfannenstützschale (Burch/Schneider) in Frage. Hinsichtlich eines langfristigen Erfolgs ist die erneute Verwendung der herkömmlichen Prothesen wenig erfolgversprechend. Aus diesem Grunde stellen wir unverändert die Indikation zum prothetischen Hüftgelenkersatz bei jüngeren Leuten und bei Menschen im mittleren Lebensalter nur in Ausnahmefällen. Ist jedoch ein prothetischer Gelenkersatz vorausgegangen und werden uns die Patienten mit klinischen und röntgenologischen Lockerungszeichen überwiesen, so kann die Behandlung in Form eines Prothesenwechsels nicht umgangen werden.

Klinische Problematik

In Fällen einer Lockerung nach Hüftgelenkprothesenoperationen bei fortgeschrittener Osteolyse im Pfannenbereich und am proximalen Femur verwenden Harris [1] und Sarmiento [6] die Kombination einer Langschaftprothese mit einer ausgedehnten homologen Knochentransplantation. Das Material wird dazu vorzugsweise von Hüftköpfen und proximalen Femuranteilen aus der Knochenbank entnommen. Aufgrund der vorliegenden morphologischen, mechanischen und physikalisch-chemischen Eigenschaften der von Mathys [4] angegebenen und von Morscher [5] klinisch entwickelten „isoelastischen" zementfreien Kunststoffprothese sehen wir die Fragestellung einer Anwendung auch bei der oben dargestellten klinischen Problematik. Die zementfreie Kunststoffprothese in Verbindung mit einer ausgedehnten autologen Transplantation mit kortikospongiösen und spongiösen Anteilen erlaubt evtl. gegenüber der erneuten Zementanwendung eher eine knöcherne Regeneration zu erzielen. Erste und vorläufige Ergebnisse sind für uns Anlaß, diesen klinischen Versuch fortzusetzen. Die Berechtigung dazu leiten wir aus der Kenntnis ab, daß die Austauschoperationen unter Verwendung von Zementprothesen langfristig nicht zu befriedigenden Resultaten führen. Technisch stellt sich für die von uns angewendete Methode mit der zementfreien Kunststoffprothese die Aufgabe, in dem durch Osteolyse weitgehend zerstörten proximalen Femurschaft eine möglichst kraftschlüssige Verankerung zu schaffen, um die biomechanisch notwendige Interaktion zwischen Knochen und Implantat zu erreichen. Eine entsprechende Forderung ergibt sich für die Verankerung der Kunststoffpfanne in dem osteolytisch veränderten Pfannendachbereich. Da dieses Ziel operationstechnisch allein oft nicht erreicht werden kann, erhält die ergänzende Knochenplastik hinsichtlich Ausmaß und Durchführung entscheidende Bedeutung.

Beispielhafte klinische Fallbeschreibung

Der jetzt 36jährige Mann zog sich bei einem Arbeitsunfall 1964 neben anderen knöchernen Verletzungen einen Oberschenkelhalsbruch zu, der zunächst konservativ behandelt wurde. Nach 6 Monaten erfolgte eine Laschennagelung. In der Folgezeit kam es zu einer Hüftkopfnekrose. Deshalb wurde ein Jahr später eine Moore-Prothese implantiert. 1972 wurde diese entfernt und durch eine Totalendoprothese ersetzt. 1979

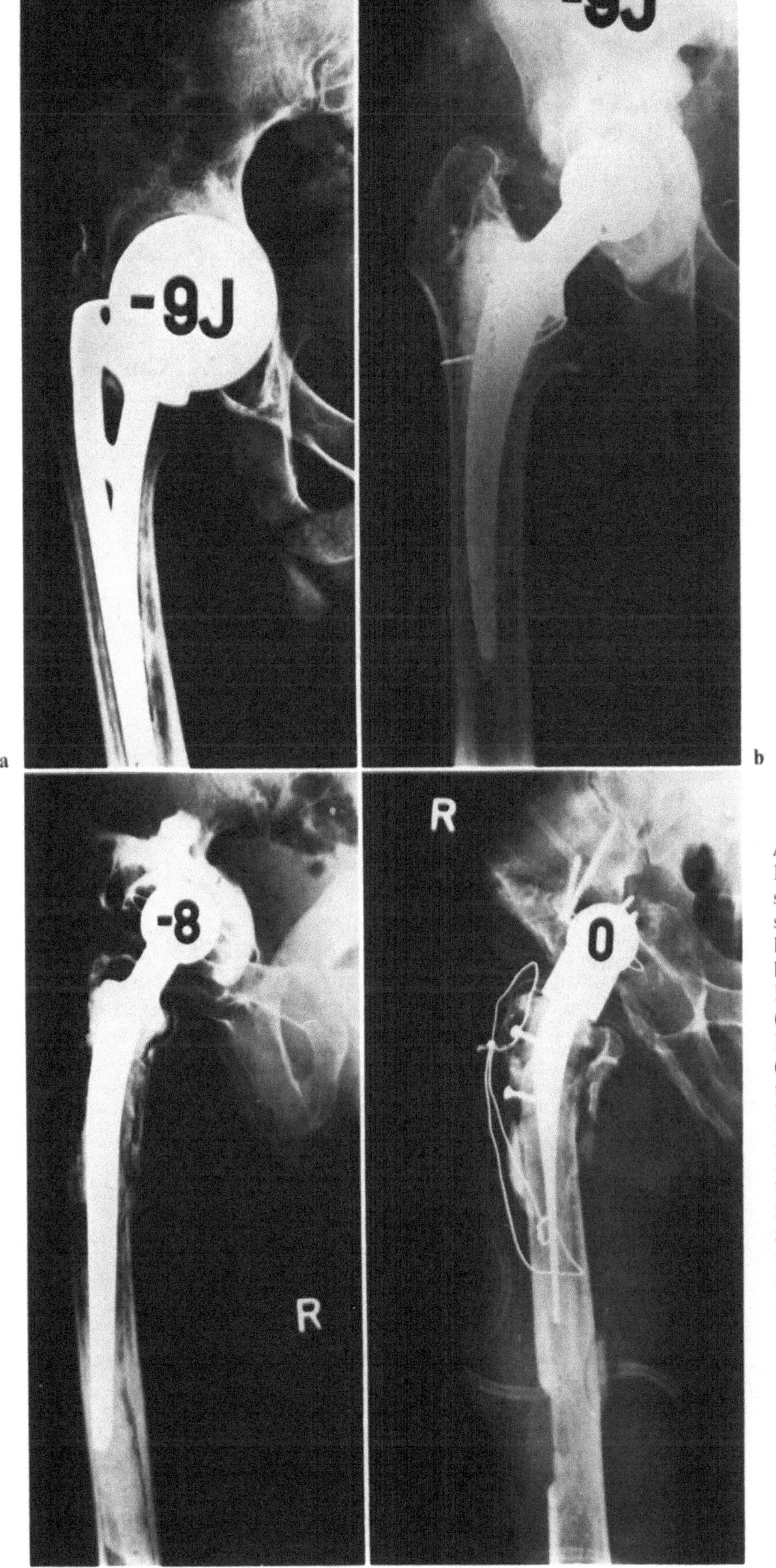

Abb. 1a–b. Der 36jährige Mann mit einem Oberschenkelhalsbruch und anschließender Laschennagelung wurde wegen Kopfnekrose zunächst mit einer Moore-Prothese versorgt (**a**). Wegen Lockerung der Prothese erster Austausch (**b**) und 7 Jahre später zweiter Austausch mit einer Langschaftprothese (**c**). Letztere wurde 1981 wegen Instabilität III im Schaftbereich und Pfanneneinbruch in das Becken gegen eine zementlose Kunststoffprothese ausgetauscht (**d**). Gleichzeitig war eine Spongiosatransplantation im Pfannenbereich notwendig und 2 kortikospongiöse Späne wurden im Schaftbereich angebracht. Die Verlaufskontrollen zeigen einen Wiederaufbau des knöchernen Pfannenlagers und des proximalen Femurs (**e–h**). Funktionelles Ergebnis (**i–l**)

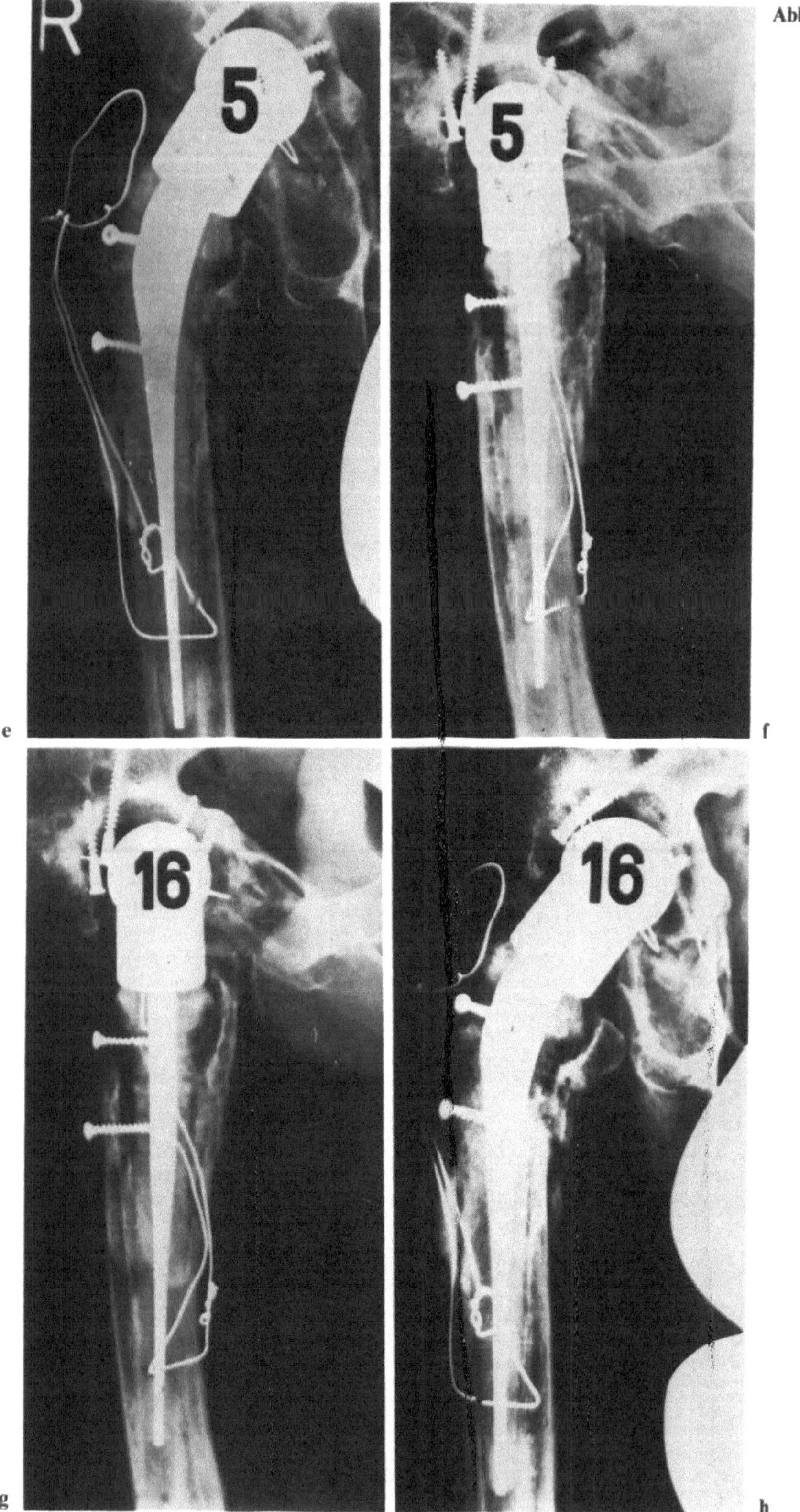

Abb. 1e–h

e f g h

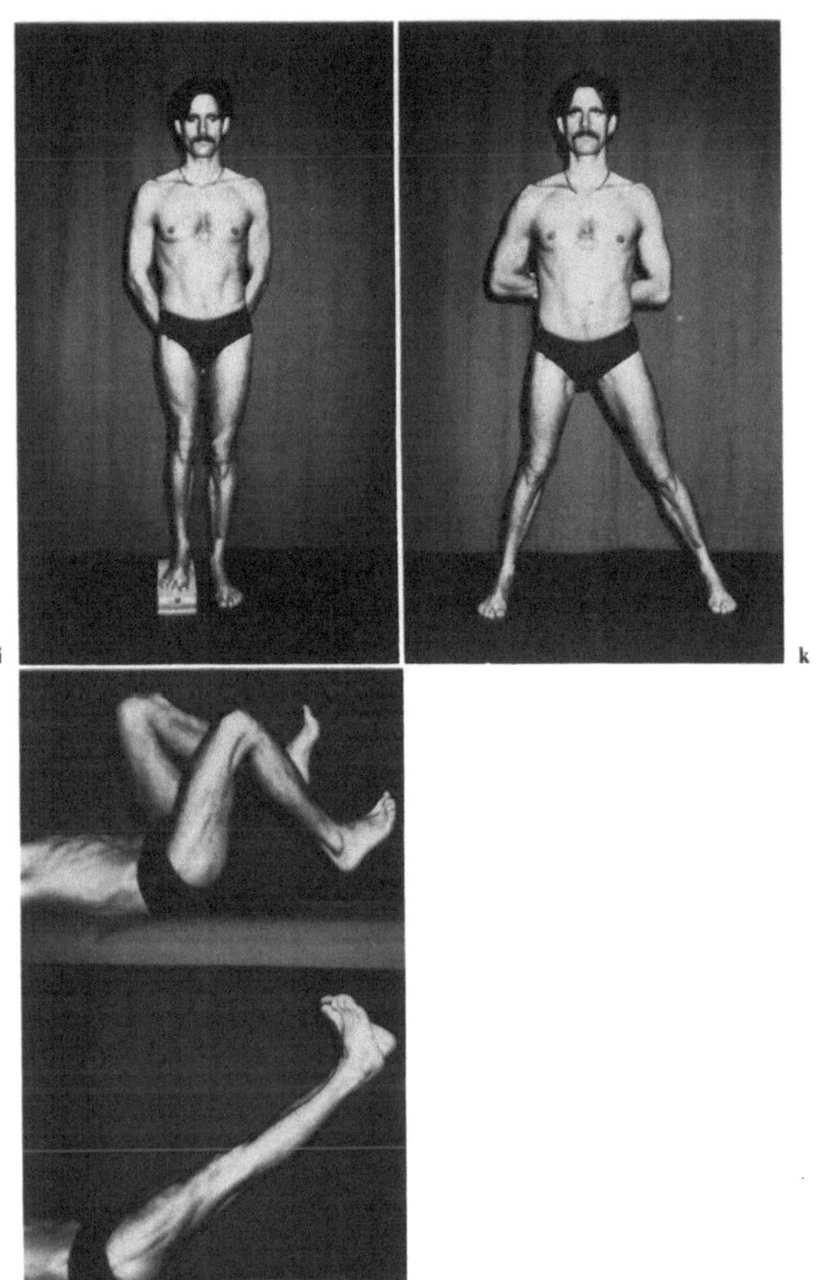
i k l Abb. 1 i–l

erfolgte wegen Lockerung ein Prothesenwechsel mit einer Langschaftprothese. Wegen erneuter Lockerung mit weitgehender Osteolyse im Pfannendachbereich und des proximalen Femuranteils wurde 1981 der 3. Prothesenaustausch mit einer zementfreien Prothese durchgeführt. Gleichzeitig war eine ausgedehnte Spongiosaplastik des Pfannenlagers notwendig sowie der Aufbau des proximalen Femurs mit kortiko-spongiösen Spänen. Der Patient ist jetzt beschwerdefrei und zeigt eine nahezu freie Beweglichkeit des Hüftgelenks. Zurückgeblieben ist eine Beinverkürzung von 3 cm (Abb. 1).

Wir haben bisher unter der obengenannten Indikation mit der beschriebenen Technik in 12 Fällen Austauschoperationen mit der „isoelastischen" Kunststoffprothese vorgenommen. Die längste Beobachtungsdauer beträgt 16 Monate.

Aus diesen Zahlen und Zeitangaben ergibt sich damit, daß es sich um Anfangsergebnisse zu einem besonderen klinischen Problem handelt, die wir zur Diskussion stellen, um Anregungen zu erhalten.

Diskussion

Bei der elastischen Verformung des Knochens nach Prothesenoperationen kommt es zu einer reversiblen Verschiebung zwischen dem mehr oder weniger steifen Implantat und dem Knochen, der Relativbewegung [7]. Da diese Formveränderung im gewissen Ausmaß immer stattfindet, kann ein „elastisches" gegenüber einem „steifen" Implantat dem Knochen mehr folgen und damit die Relativbewegung herabsetzen.

Unter Umständen ist auf diesem technischen Wege ein Nulldurchgang mit Beanspruchungsumkehr [7] zu vermeiden. Ist der proximale Femurschaft durch eine Osteolyse bereits beschädigt, so kommt der „zimmermannsmäßigen" Präparation und Einbringung des Prothesenstiels in die Markhöhle besondere Bedeutung zu. Entsprechend dem Teleskopprinzip soll damit eine möglichst großflächige Krafteinleitung durch den Kunststoff-Knochen-Kontakt erreicht werden. An den Stellen, an denen mit dem ortsständigen Knochengewebe aufgrund der vorangegangenen Osteolyse dieser erforderliche Kontakt nicht herbeigeführt werden kann, muß er durch autologe Knochenplastik in den Monaten nach der Operation in Verbindung mit dem knöchernen Umbau erreicht werden. Der gerade Schaft der isoelastischen Prothese nähert sich der Knochenachse besser als ein gebogener Prothesenstiel, d.h. es ist damit auch eine Verminderung einwirkender Scherkräfte und geringere Relativbewegungen zu erwarten. Der inzwischen veränderte Prothesenhals-Schaft-Winkel von 144° mit der damit verbundenen Valgusposition entlastet die mediale Kortikalis im Bereich des Calcar femorale und verbessert die Krafteinleitung in den distalwärts gelegenen Schaftbereich. Wie weit sich allerdings die Valgusposition langfristig mechanisch an der Pfanne und am Kniegelenk auswirkt, bleibt abzuwarten und intensiv zu beobachten. Eine möglichst schonende Vorbereitung des Schafts, das zementlose Einbringen des Prothesenstiels und die ergänzende autologe Knochenplastik sind wichtige Voraussetzungen für die Revaskularisation und damit für die knöcherne Regeneration in Transplantatlager. Die Frage der primären Biokompatibilität der nicht auspolymerisierten Monomere ist durch Untersuchungen von Kallenberger [2] u.a. beantwortet. Für die Spätphase liegen bisher keine schlüssigen Beweise einer gewebetoxischen Schädigung durch den auspolymerisierten Zement vor. Andererseits besteht bekanntlich die Gefahr einer Lokkerung durch eine Strukturveränderung des Zements in den Jahren nach seiner Einbringung.

Beide der obengenannten Gefahren liegen bei der „isoelastischen" zementfreien Prothese nicht vor, deren Oberfläche, soweit das aus Untersuchungen mit Gewebekulturen geschlossen werden kann, weitgehend inert ist [3].

Zusammenfassung

Im Zusammenhang mit der Problematik von Austauschoperationen nach Lockerung eingebrachter künstlicher Hüftgelenke versuchen wir abzuklären, ob unter Verwendung der „isoelastischen" zementfreien Kunststoffprothese bessere Behandlungsergebnisse zu erzielen sind. Auf die besondere morphologische Situation nach fortgeschrittener Osteolyse, auf die operationstechnischen Forderungen und biomechanischen Gegebenheiten wird eingegangen. Langfristige Ergebnisse stehen noch aus, die ersten Befunde erlauben aber eine Fortführung des Behandlungswegs.

Literatur

1. Harris WH (1981) Allografting and total hip replacement. XV. World Congress of SICOT, Rio de Janeiro 1981
2. Kallenberger A (1982) Untersuchungen zur Zellkompatibilität von Knochenzementen. Symposion Hüftgelenksendoprothetik, Berlin 1982
3. Kinzl L, Burri C, Mohr W, Paulini K, Wolter D (1976) Gewebeverträglichkeit der Polymere, Polyäthylen, Polyester und Polyacetylharz. Z Orthop 114:777
4. Mathys R (1973) Stand der Verwendung von Kunststoffen für künstliche Gelenke. Aktuel Traumatol 4:253
5. Morscher E (1979) Isoelastische Prothesen. Langenbecks Arch Chir 349:321
6. Sarmiento A (1981) Lysis of the femoral neck. XV. World Congress of SICOT, Rio de Janeiro 1981.
7. Schneider R (1982) Die Totalprothese der Hüfte. Aktuel Probl Chir Orthop 24:1–299

6jährige Erfahrungen im Austausch ausgelockerter Totalprothesen mit selbsthaftenden Keramikprothesen

K.E. Brinkmann und J. Harms

Auslockerungen von Totalprothesen sind ein stets aktuelles Problem des operativen Hüftgelenkersatzes. Die Replantation ausgelockerter Totalprothesen ist anerkannt schwierig. Mit Hilfe von Metallköchern, Abstützringen und speziell geformten Prothesenmodellen soll die Haftung der wieder eingesetzten Prothese verbessert werden. Infolge der mangelhaften Verankerungsmöglichkeiten im ausgeschlagenen Knochenlager tritt in vielen Fällen bald wieder eine Lockerung ein. Die vollständige Entfernung der Prothese mit Rückzug auf die Girdlestone-Hüfte ist für den Patienten unbefriedigend. Nur bei älteren Patienten mit septischen Komplikationen fällt der Entschluß zur totalen Entfernung der ausgelockerten Prothese leichter. Jüngere Patienten, die in der Regel noch einen Beruf ausüben, sind mit dem Verlust an Stabilität und der beachtlichen Verkürzung der Extremität nicht einverstanden.

Ermutigt durch unsere guten Erfahrungen mit selbsthaftenden Keramikpfannen haben wir auf Vorschlag von Rossak erstmals im Februar 1976 den Ersatz ausgelockerter Totalprothesen mit Keramikpfannen durchgeführt und dabei auf die Verwendung von Knochenzement verzichtet (Rossak u. Brinkmann 1977). Seither wurden bis Mai 1982 über 200 Patienten auf diese Weise operiert.

Operationstechnik

Der Zugang zum Hüftgelenk erfolgt wahlweise von ventral oder dorsal, entsprechend der Notwendigkeit, Teile der knöchernen Pfanne zu rekonstruieren.

Nach Entfernung der gelockerten Prothese wird das Kapselregenerat vollständig abgetragen und das ausgeschlagene Implantatlager von Granulationsgewebe und Knochenzementresten befreit. Die angefrischte Knochenhöhle wird mit einem Gemisch von Eigen- und Bankspongiosa aufgefüllt. Defekte im Pfannengrund oder in der Wand des Acetabulums müssen mit kortikospongiösen Blöcken aus dem Schienbein oder dem Beckenkamm aufgebaut werden. Die selbsthaftende Keramikpfanne kann in das rekonstruierte Knochenlager eingeschraubt, elastisch verklemmt oder eingebolzt werden. Der gelockerte Prothesenstiel wird nach Deckelung des proximalen Oberschenkelschafts zusammen mit dem Zementköcher entfernt und bei jüngeren Patienten durch einen selbsttragenden Prothesenschaft unter Verwendung von Eigenspongiosa ersetzt. Aus Gründen der rascheren Mobilisierung wird bei älteren Patienten der Prothesenstiel in herkömmlicher Weise zementiert.

Postoperativ erfolgt eine konsequente Entlastung der replantierten Prothese für die Dauer von 6–8 Wochen. Die anfangs strikt durchgeführte Ruhigstellung im Beckenbeinfußgips haben wir inzwischen den Erfordernissen angepaßt. Wenn es gelingt, die Keramikpfanne stabil einzuschrauben oder fest zu verklemmen, verzichten wir auf die Gipsfixation oder beschränken uns auf die Ruhigstellung im Unterschenkelrotationsgips für 3 Wochen. Für weitere 6–8 Wochen sollen die Patienten mit Hilfe von Unterarmstützen das operierte Bein nur teilbelasten. Die Vollbelastung ist abhängig vom röntgenologischen Einbau der Prothesenpfanne.

Statistik

Seit Februar 1976 bis Mai 1982 haben wir in unserer Klinik bei 245 Patienten ausgelockerte Totalprothesen in dieser Weise ausgetauscht. Es handelt sich dabei um 142 Frauen und 103 Männer. 129mal wurde eine Lindenhof-Keramik implantiert, 116mal verwendeten wir eine Mittelmeier-Pfanne. In 34 Fällen konnte ein autophorer Schaft eingesetzt werden. Bei 46 Patienten wurde der Gelenkaustausch doppelseitig vorgenommen.

Das Durchschnittsalter unserer Patienten betrug 55 Jahre. Zum Zeitpunkt der Austauschoperation war der jüngste Patient 39, der älteste 82 Jahre alt. Die Prothesenlockerung war aufgrund klinischer, röntgenologischer und szintigraphischer Befunde eindeutig gesichert.

Komplikationen

An Komplikationen hatten wir 5 tiefe Infektionen, die uns zur völligen Entfernung der Prothese zwangen. Bei 18 Patienten beobachteten wir Sekundärverlagerungen der Keramikpfanne unterschiedlicher Ursache. 8mal erfolgte deswegen ein Zweiteingriff. Dabei mußte in 3 Fällen die Prothese total entfernt werden. Bei weiteren 6 Patienten kam es nach anfänglich geringer Verlagerung bzw. Verkippung der Pfanne zu einem stabilen Einbau. 8mal beobachteten wir passagere Peronäusparesen und 2 Femoralisparesen, die sich 6mal vollständig zurückbildeten. In 4 Fällen verblieb eine leichte Restparese. Wir führen diese Lähmungen auf intraoperative Überdehnung des Ischiasnerven bzw. des Femoralisnerven zurück.

Fehlschläge wie Sekundärlockerungen und Nervenüberdehnungen konnten mit zunehmender Erfahrung, Änderung des operativen Zugangs, verbesserte Operationstechnik, Verwendung von Eigenspongiosa und Fibrinkleber verringert werden.

Ergebnisse

Aus dem Kollektiv von 245 Patienten konnten 100 Patienten über einen Zeitraum von 4 Jahren nachuntersucht werden. Bei mehr als 150 Patienten betrug die Beobachtungszeit wenigstens 2 Jahre. Unsere Nachuntersuchungen ergaben, daß mit den geschilderten Ausnahmen, die selbsthaftenden Keramikpfannen knöchern fest einheilten. Bei der Mehrzahl unserer Patienten mußte das ausgeschlagene Knochenlager aufgebaut werden, z.T. unter ausschließlicher Verwendung von Bankknochen.

Die Bewegungsumfänge des operierten Hüftgelenks waren v.a. in der Rotation und Abspreizung innerhalb des ersten postoperativen Jahres deutlich eingeschränkt. Hier ließ sich eine Abhängigkeit von vorbestehenden Gelenkkontrakturen, Verlagerung der Prothesenteile, Dauer der Gipsfixation und Alter des Patienten feststellen. Mit zunehmender Belastung und Gewöhnung wurden die präoperativen Bewegungsumfänge wieder erreicht und in vielen Fällen sogar überschritten.

Subjektiv waren die Patienten mit dem Operationsergebnis außerordentlich zufrieden. Aus der Serie Februar 1976 bis Dezember 1979 benutzen nur wenige noch einen Handstock und nur 1 Patient noch eine Unterarmgehstütze.

Unsere bisherigen Erfahrungen sprechen dafür, daß durch den Einsatz von Keramikpfannen und selbsthaftenden Prothesenstielen bei der Austauschoperation für die Patienten auf lange Sicht belastungsstabile Verhältnisse am erkrankten Hüftgelenk wiederhergestellt werden können. Die klinischen Befunde und die Röntgenkontrollen zeigen, daß auch bei weitgehend zerstörtem Knochenlager durch Verwendung von Eigenspongiosa und Bankknochen Keramikprothesen dauerhaft verankert werden können. Fehlschläge lassen sich durch Verbesserung der Operationstechnik und v.a. durch den Einsatz von Eigenspongiosa aus den dorsalen Beckenkämmen vermeiden.

Unseres Erachtens ist mit dem geschilderten Vorgehen das Problem des fehlgeschlagenen Hüftgelenkersatzes auch in scheinbar aussichtslosen Fällen lösbar.

Literatur

Boutin P (1974) Les prothéses totales de la hanche en alumine. L'ancrage direct sans ciment dans 50 cas. Rev Chir Orthop 60:233

Eichler J (1973) Ein Vorschlag zur operativen Behandlung der Protrusio acetabuli. Arch Orthop Unfallchir 75:76

Griss P, Heimke G, Silber R, Krempien B, Hachner K, Merkle B (1975) Erste Erfahrungen mit der Keramik-Metallverbundprothese. Med Orthop Techn 6:159–162

Mittelmeier H (1974) Zementlose Verankerung von Endoprothesen nach dem Tragrippenprinzip. Z Orthop 112:27

Plaue R, Städtler J (1975) Infizierte Hüftendoprothesen – ein aktuelles Problem. Z Orthop 113:965–973

Rossak K, Brinkmann KE (1977) Erfahrungen mit dem Einsatz von Keramik-Totalendoprothesen zum Austausch ausgelockerter Totalprothesen des Hüftgelenkes. Z Orthop 115:290–299

Weber BG, Stühmer G, Semlitsch M (1974) Erfahrungen mit dem Kunststoff Polyester als Komponente der Rotationstotalprothese des Hüftgelenkes. Z Orthop 112/5:1106

Witt AN, Hackenbroch MG (1976) Therapeutische Möglichkeiten bei gelockerten Hüfttotalprothesen. Z Orthop 114:330–341

Austauschoperationen mit der isoelastischen Hüfttotalprothese

W. Dick, H. Jenny und E. Morscher

Einleitung

Die Zahl der Austauschoperationen bei gelokkerten Hüfttotalprothesen ist im Ansteigen begriffen. Stellt man dem Ersteinbau von Hüfttotalprothesen die Zahl der Wechseloperationen gegenüber, so ergibt sich heute an unserer Klinik ein Verhältnis von 4:1. Dies bedeutet in Zahlen ausgedrückt, daß derzeit jährlich ca. 80 Prothesenwechsel anfallen. Eigene Berechnungen anhand eines mathematischen Modells haben ergeben, daß sich der Anteil der Rearthroplastiken an unserer Klinik in den nächsten 8 Jahren verdoppeln wird: Im Jahr 1990 wird voraussichtlich bereits auf 2 Arthroplastiken 1 Rearthroplastik kommen.

In einem ersten Abschnitt wird von den Pfannenwechseln mit zementlos verankerter Kunststoffpfanne die Rede sein, in einem zweiten Abschnitt gehen wir auf die Problematik des zementfrei eingebauten Prothesenschaftes im Rahmen der Austauschoperationen ein.

Pfannenwechsel

Die aseptische Lockerung der Pfanne stellt eines der Hauptprobleme für den Langzeitverlauf in der Hüftendoprothetik dar, und zwar besonders deshalb, weil sie häufig mit großen Substanzdefekten des Beckenknochens einhergeht. Diese Defekte können das Pfannendach, den Pfannenboden, den vorderen und hinteren Pfeiler umfassen und einen Pfannenaustausch ernstlich gefährden. Das Ausmaß der Defekte bei der Diagnosestellung ist oft überraschend, sein Zustandekommen aber erklärbar: In den ersten Jahren des Wohlergehens nach der Arthroplastik hat der Patient die Routinekontrollen eingestellt. Der spätere Verschleiß kommt allmählich und ist anfangs auch nur mit geringen Beschwerden verbunden. Der inzwischen älter gewordene Patient reduziert unmerklich, aber stetig seine Aktivität und seine Ansprüche; indessen führt die einmal locker gewordene Prothese mechanisch und das aggressive Abriebgranulationsgewebe osteolytisch zur erst langsamen, dann immer schnelleren Zerstörung des Knochengewebes der Pfannenregion, bis der Patient endlich zur Untersuchung erscheint. Gelegentlich ist es auch erst der völlige Einbruch der Pfanne in das kleine Becken, der ihn zum Arztbesuch zwingt.

Über das Behandlungsziel angesichts dieser Situation besteht generell Übereinstimmung: Einbau einer neuen Prothese mit möglichst der gleichen Dauerhaftigkeit wie bei einer durchschnittlichen Erstimplantation. Die Wege hierzu sind verschieden, die technischen Hilfsmittel wie Pfannendachschalen, Drahtnetze, Pfahlschrauben, etc. bekannt. Darüber hinaus rückt jedoch zunehmend die Erkenntnis in den Vordergrund, daß eine biologische Rekonstruktion der verloren gegangenen Knochensubstanz einem vergrößerten, künstlichen Wandersatz allein vorzuziehen sein dürfte [3, 5]. Erfolgreiche Kombinationen von Knochentransplantation und herkömmlichen zementierten Pfannensystemen sind beschrieben [1, 3, 4, 5, 6, 10, 13]. Das Behandlungsziel läßt sich also so erweitern: Beseitigung des Substanzdefektes durch knöchernen Wiederaufbau der Pfannenregion und damit Wiederherstellung des Ausgangszustandes wie bei der Erstimplantation.

In Verbindung mit einer Knochentransplantation bietet sich der Einsatz zementloser Prothesensysteme nun geradezu an, da bei ihnen die sonst oft schwierig zu lösenden Probleme der Erstfixation und des Eindringens von Zement ins Transplantat wegfallen [2, 9, 11, 12]. Aber auch dort, wo der Pfannendefekt noch klein ist und kein Transplantat, sondern nur eine größere Pfanne verlangt, sehen wir einen Vorteil im Gebrauch einer zementlosen Pfanne, weil sie den geringsten zusätzlichen Knochensubstanzverlust bringt und keine Gefahr besteht, die vitalitätsverminderte Wandung der Lockerungshöhle durch Zement weiter zu schädigen. Das Gleiche gilt für die Fälle, wo anläßlich eines Schaftwechsels massiv abgeriebene, aber noch festsitzende Pfannen zu wechseln sind.

Methode

Während für die Spongiosaplastik bei der Protrusionskoxarthrose und der Dysplasiehüfte *autologer* Knochen vom Femurkopf und Schenkelhals zur Verfügung steht und hier, wie eine umfangreiche Literatur zeigt [1, 4, 6, 10, 13], problemlos mit allen Pfannensystemen zur Einheilung gebracht werden kann, ist beim Prothesenwechsel ein solcher vom gleichen Zugang aus nicht zu gewinnen. Autologen Knochen von der hinteren Beckenschaufel zu entnehmen, ist mit Umlagern des Patienten, Operationszeitverlängerung, zusätzlichem Blutverlust und Turbulenz im Operationssaal verbunden; außerdem reicht die Menge möglicherweise nicht aus. Wir verwenden daher in der Regel *homologe* Spongiosa, die bei Prothesenerstoperationen in Form von Chips oder kompakten Stücken aus Schenkelhals und Femurkopf gewonnen wird oder auch von Tibiakopfosteotomien stammt. Nach Sterilitätsprobe erfolgt Tiefgefrierung bei −20 °C über 3 Monate ohne weitere Zusätze, dann geben wir den Knochen zum Einsatz frei. Ein Gewebsmatching zwischen Spender und Empfänger oder eine Auswahl nach Blutgruppen haben wir nicht durchgeführt.

Technik

Die Pfannenhöhlung wird nach Entfernen des alten Zements von dem meist gut abziehbaren Bindegewebe befreit gut ausküretttiert und angefrischt, was über eventuellen Wanddefekten zum kleinen Becken hin natürlich begrenzt ist. Glatte, weiße Sklerosezonen und -leisten, die oft anzutreffen sind, werden mit dem 2-mm-Bohrer perforiert. Für die Transplantation haben sich 2 Techniken gleich gut bewährt: Entweder werden lauter kleine Spongiosachips aufeinander geschichtet und mit der als Stößel verwandten Probepfanne verdichtet und geformt, oder es können größere Blöcke eingelegt und mit der Fräse formschlüssig angepaßt werden. Zementlos zu verankernde Polyäthylenpfannen [7, 8] stehen im 2-mm-Abstand mit Außendurchmessern bis zu 64 mm zur Verfügung. Dann werden die Verankerungslöcher für die Pfannenzapfen angelegt. In der Regel gelingt es, wenigstens 1 Zapfen oder zumindest seine Spitze in autochthonen Knochen und nicht nur in das Transplantat zu plazieren. Die Pfanne wird eingeführt und für die erste Zeit mit Schrauben gesichert. Wenn die vorgesehenen ventralen und dorsalen Schraubenlöcher über einem Defekt liegen, kann die Verschraubung an beliebiger anderer Stelle durch den breiten Rand erfolgen. Wir erwarten mit dem Transplantatumbau unter Belastung ein gewisses Zusammensintern und damit Einsinken der Pfanne mit konsekutivem Schraubenbruch. Die Schrauben haben daher eine Sollbruchstelle an der 3. Windung, um ein Zurückfallen des Kopfes zu vermeiden.

Nachbehandlung

Die Nachbehandlung ist stets gleich: Sofortmobilisation des Patienten an zwei Amerikanerstöcken unter Entlastung, aber mit Abrollen des Fußes, Klinikentlassung nach 2–3 Wochen (im längsten Fall nach 6 Wochen). Vollbelastung der operierten Seite nach 8–12 Wochen (im längsten Fall nach 14 Wochen).

Krankengut und Ergebnisse

Wir überblicken lückenlos 50 konsekutive Prothesenwechsel mit Einsatz einer zementfreien Pfanne. Die Beobachtungszeit beträgt 6–24 Monate, im Durchschnitt 12 Monate. Es waren 46 Wechsel vorher zementierter Pfannen, 1 Wechsel einer infizierten, zementlosen Polyäthylenpfanne, 1 Wechsel einer zementlosen Keramikpfanne und 2 Fälle von durchgewanderten Kopfendoprothesen.

In 12 Fällen war der neue Pfanneneinbau ohne Knochentransplantation möglich, in 38 Fällen erforderte die Defektbildung einen Spongiosaaufbau der Pfannenwandung. Es wurde 35mal homologer Knochen, 2mal autologer und 1mal beide kombiniert gebraucht. Die für einen einzigen Rekonstruktionsfall benötigte Transplantatmenge stammte von 1 bis zu 4 Spendern; die Schichtdicke des Transplantates betrug 3–20 mm.

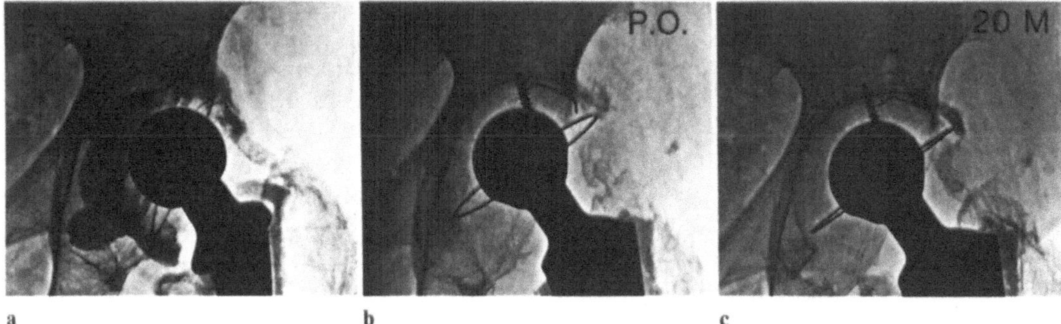

a b c

Abb. 1a–c. 69jährige Patientin (S.E.). **a** Pfannenlockerung mit großer Defektbildung. **b** Beim Prothesenwechsel: Auffüllen mit homologer Spongiosa. **c** 20 Monate nach dem Prothesenwechsel hat sich in dem zunächst amorphen Transplantat durch vitalen Umbau unter der Belastung eine gerichtete Trabekelstruktur und eine „Neokortikalis" um die Pfanne gebildet

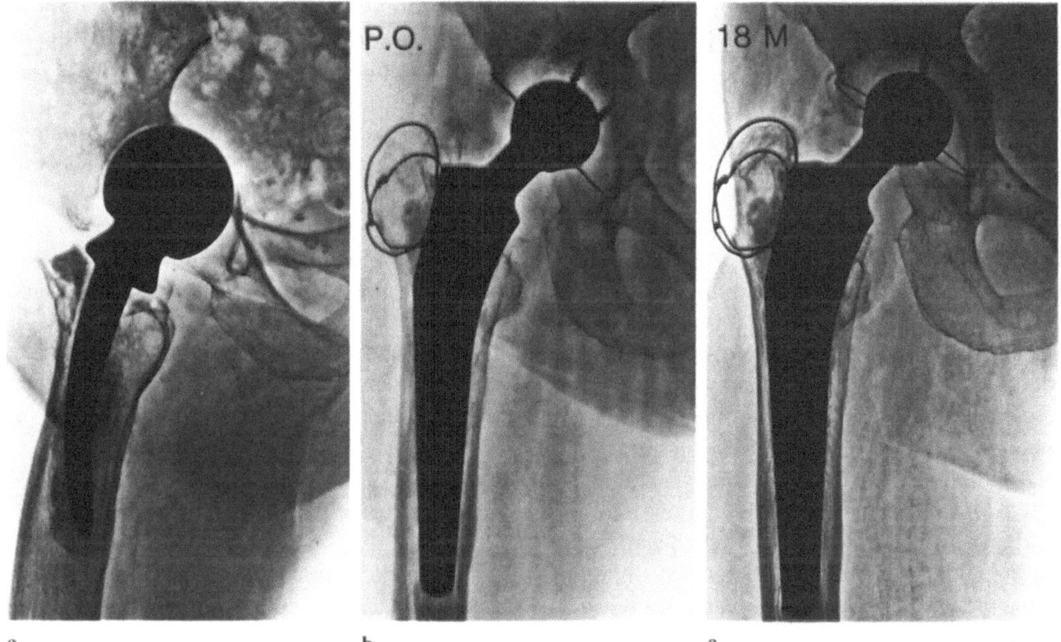

a b c

Abb. 2a–c. 63jährige Patientin (S.R.). **a** Zentrale Durchwanderung einer Femurkopfprothese. **b** Beim Wechsel homologes Spongiosatransplantat im Pfannenbodendefekt. **c** Nach 18 Monaten Ausbildung einer tragfähigen neuen Skleroseschicht um die Pfanne. Transplantat im Pfannenboden nach leichtem Zusammensintern durchgebaut

Peroperative Komplikationen waren pfannenseitig keine zu verzeichnen, 2 Schaftsprengungen seien erwähnt. Postoperativ sind bisher in keinem Fall Unverträglichkeitsreaktionen oder ein Infekt aufgetreten.

48 der 50 Patienten gehen stockfrei und ohne Beschwerden: Röntgenologisch ist regelmäßig ein Einbau des Transplantats bzw. der Pfanne erfolgt. Im anfänglich amorphen Transplantatmaterial erscheint mit dem vitalen Umbau eine der Krafteinwirkung nach gerichtete, ruhige Trabekelstruktur, und um die Pfanne und ihre kranialen Verankerungszapfen bildet sich unter der Belastung in den ersten Monaten eine tragfähige, neue Verdichtungsschicht, eine „Neokortikalis", sowohl im Transplantat wie in der Kontaktzone zum autochthonen Beckenknochen (Abb. 1 und 2). Der Einbau des Transplantats ist in diesen Fällen offenbar unter so geringem Volumenverlust vor sich gegangen, daß die beim Zusammensintern der Spongiosa erwarteten Schraubenbrüche bisher weitgehend ausge-

blieben sind. Wir registrierten bei diesen 48 Patienten 1 Schraubenbruch und 1 verbogene Schraube mit anschließender Konsolidierung des Pfannensitzes.

2 Fälle stufen wir als schlechtes Ergebnis ein, weil es zu einer erneuten Medialwanderung, Kippung und Fehlen einer ruhigen Knochenstruktur sowie der „Neokortikalis" um die Pfanne kam, die wir für ein gutes Ergebnis fordern. Die eine der beiden Patientinnen belastet stockfrei und schmerzfrei, die andere benötigt einen Handstock und meldet mäßige Beschwerden und eine Bewegungseinschränkung.

Analysiert man diese beiden Fälle, so ist der ausschlaggebende Fehler wohl der zu tiefe Einbau in Protrusionsfehlstellung: Die Eingangsebene ist nicht durch genügenden Knochenunterbau an den anatomischen Ort lateralisiert worden.

Schaftwechsel

Ein ebenfalls großes Problem bei Austauschoperationen stellen wie am Acetabulum auch am proximalen Femurschaft immer wieder die ausgedehnten Knochendefekte dar. Es liegen nur allzu oft riesige, grotesk geformte Knochenhöhlen vor uns, die für die Wiederaufnahme der neugeplanten Prothesenkomponenten hergerichtet werden müssen. Die Idee, in einer solchen Situation ohne die z.T. sicher nachteiligen Seiten des Knochenzementes auszukommen, liegt auf der Hand. Eine zusätzliche Schädigung des in punkto Qualität und Quantität ohnehin schon prekären Knochenbetts kann so vermieden werden. Ein Wiederaufbau von Knochen um den Prothesenschaft herum wird angestrebt.

Operationsindikation

Als Operationsindikation für das Einsetzen einer isoelastischen Schaftprothese im Rahmen einer Austauschoperation gelten für uns die folgenden Kriterien:

1. Massive Zerstörung und stellenweise Devitalisierung des proximalen Femurknochens mit starken Osteolysen.
2. Das Vorhandensein einer überdurchschnittlich stark ausgeweiteten proximalen Markhöhle mit dünner Kortikalis, was das massive Auffüllen des Markraums mit Knochenzement um die neue Prothese nach sich ziehen würde.
3. Bei jüngeren Patienten, bei denen man auf eine Erholung des geschädigten Knochenköchers hoffen kann, um einen evtl. in Zukunft notwendigen Prothesenwechsel ohne ausgedehnte Knochendefekte durchführen zu können.

Kasuistik

An unserer Klinik wurden in der Zeit zwischen Dezember 1980 und Frühjahr 1982 insgesamt 10 isoelastische Hüftprothesenschäfte im Rahmen einer Austauschoperation eingesetzt. Es kamen 6 Frauen und 4 Männer zur Operation. Das Durchschnittsalter der Patienten betrug 70 Jahre. Der jüngste Patient war 50 Jahre alt, der älteste 79 Jahre.

Die Ausgangssituation für die 10 durchgeführten Prothesenwechsel präsentiert sich wie folgt:
5 aseptische Lockerungen,
3 Lockerungen bei „low grade infection",
1 Lockerung bei manifester Osteitis mit ausgedehnter Knochenzerstörung,
1 Sanierung einer Girdlestone-Hüfte nach Totalprothesenwechsel und anschließendem schwerem Infekt.

Zur Operationstechnik

In seitlich leicht angehobener Rückenlage anterolateraler Zugang zum Hüftgelenk durch die alten Narben. Der proximale Anteil der Inzision soll so gestaltet werden, daß der Beckenkamm zur Gewinnung von autologer Spongiosa erreichbar ist.

Nach dem Ausbau der gelockerten Schaftprothese muß der gesamte Knochenzement sowie das Granulationsgewebe aus dem Femurschaft entfernt werden. Die Markhöhle wird aufgebohrt, bis eine möglichst ausgedehnte, vitale Fläche im Knochenköcher des proximalen Femurs vorliegt. Durch das Aufbohren sollte der ohnehin schon verdünnte und geschädigte Knochen am Femurschaft jedoch nicht allzusehr zusätzlich geschwächt werden, was speziell für die laterale Kortikalis gilt. Unter Zuhilfenahme eines Spezialinstrumentariums wird anschließend der proximale Anteil des noch verbliebenen Femurknochenköchers für die Aufnahme der geplanten isoelastischen Schaftprothese geformt. Es ist unbedingt darauf zu achten, daß eine möglichst satt sitzende Prothese in das präparierte Femur eingebracht wird.

Aussparungen zwischen dem Polyacetalschaft und dem Knochen werden mit autologer Spongiosa ausgefüttert. Speziell im Kragenanteil der Prothese soll ein enger Knochenkontakt geschaffen werden. Finden sich ausgedehnte Knochendefekte am proximalen Femurrohr, so müssen diese mit autologem Knochenmaterial ausgefüllt werden.

Die Halslänge der Prothese (28 mm, 34 mm, 40 mm, 44 mm) ist selbstverständlich den jeweiligen Verhältnissen anzupassen. Die Refixation des primär abgetrennten großen Trochanters erfolgt in einer konventionellen Art und Weise.

Resultate

Eine erste Nachkontrolle der sehr kurzen postoperativen Verläufe bei 10 Patienten sieht wie folgt auf:

Alle 10 Patienten sind durch die Operation wieder selbständig gehfähig geworden.

Die verbliebenen Restbeschwerden am operierten Hüftgelenk sind durchaus mit denen von Patienten vergleichbar, die beim Prothesenwechsel einen zementierten Schaft erhielten. Gleiches darf auch für die Beweglichkeit im operierten Hüftgelenk gesagt werden.

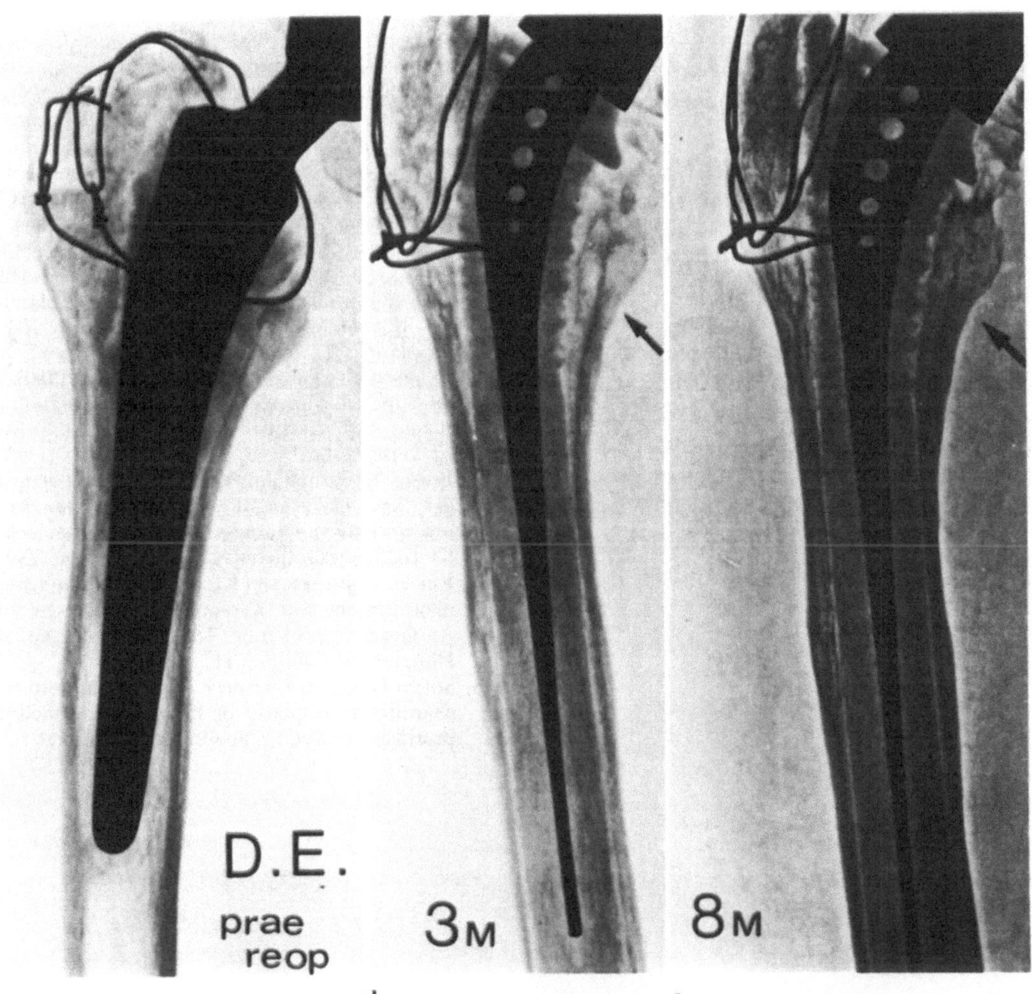

Abb. 3a–c. 73jährige Patientin (D.E.). **a** Schaftlockerung und Verdacht auf „low grade infection". **b** Schaftwechsel mit homologer Spongiosaplastik vor allem medialseitig (*Pfeil*). **c** 8 Monate nach dem Schaftwechsel guter Einbau des Transplantats (*Pfeil*)

Die Patienten, die wegen einer „low grade infection“ zum Wechsel kamen, zeigen bis zum heutigen Zeitpunkt keinerlei Anzeichen für das Aufflackern der Infektion.

Lediglich bei dem Patienten mit der primär schon sehr ausgedehnten Osteitis besteht immer noch eine Fistel. Mit Hilfe von wiederholten Kontrastmitteldarstellungen ließ sich jedoch eine deutliche Verkleinerung des präoperativ sehr ausgedehnten Fistelgangsystems am Femurschaft nachweisen.

Radiologisch zeigt sich bei praktisch allen 10 Patienten ein mehr oder weniger deutliches Nachsinken und Verklemmen der isoelastischen Schaftprothese im Markraum. Ebenso finden sich in den Röntgenbildern die Anzeichen der Normalisierung und Regeneration des präoperativ stark geschädigten Knochens am Femurtrichter selbst (Abb. 3).

Eine abschließende Beurteilung kann hier selbstverständlich noch nicht erfolgen, da wir bis dato noch über keine Langzeitresultate berichten können.

Soviel kann jedoch gesagt werden, daß in speziell gelagerten Fällen von Prothesenwechseln am Hüftgelenk das Einsetzen einer isoelastischen Schaftprothese aus Polyacetalharz eine Alternative zur konventionellen Zementtechnik darstellen kann, mit den Vorteilen:

1. Keine zusätzliche Schädigung einer prekären Knochensituation durch die teilweisen Nachteile des Knochenzements.
2. Möglichkeit eines knöchernen Wiederaufbaus des Femurrohrs um die Prothese herum.
3. Schaffung einer „third line of defense“ in punkto Knochenlager für einen weiteren Prothesenwechsel bei jüngeren Patienten.

Literatur

1. Bereiter H, Morscher E (1982) Spongiosaplastik des Pfannenbodens beim totalprothetischen Ersatz der Protrusionshüfte. Beitr Orthop Traumatol 29:408–416
2. Dick W, Morscher E (1982) Homologe Spongiosa als Werkstoff bei Problemfällen der Hüftchirurgie. In: Hackenbroch M, Refior J, Jäger M (Hrsg) Osteogenese und Knochenwachstum. Thieme, Stuttgart New York, S 226–230
3. Harris WH (1982) Allografting in total hip arthroplasty. Clin Orthop 162:150–164
4. Heywood AWB (1980) Arthroplasty with a solid bone graft for protrusio acetabuli. J Bone Joint Surg [Br] 62/3:332–336
5. Marti R, Besselaar PP (1981) Spanplastiken bei primärer Totalprothese und Totalprothesenwechsel. Z Orthop 119:711–714
6. McCollum DE, Nunley JA, Harrelson JM (1980) Bone-grafting in total hip replacement for acetabular protrusion. J Bone Joint Surg [Am] 62/7:1065–1073
7. Morscher E, Dick W (19[illegible]) Cementless fixation of “Isoelastic” hip endoprostheses manufactured in plastic materials. Clin Orthop 176:77–87
8. Morscher E, Dick W, Bombelli R (1982) Cementless fixation of the acetabular component in total hip arthroplasty. In: Winter GD, Gibbons DF, Plenk H Jr (eds) Biomaterials, 1980. Wiley, Chichester New York Brisbane Toronto Singapore
9. Parhofer R, Mönch W (1982) Erfahrungen über den Ersatz einzementierter, gelockerter Hüft-Totalendoprothesen durch zementlos implantierte Totalendoprothesen. Med Orthop Techn 102:49–52
10. Ranawat CS, Lawrence DD, Inglis AE (1980) Total hip arthroplasty in protrusio acetabuli of rheumatoid arthritis. J Bone Joint Surg [Am] 62/7:1059–1065
11. Rossak K, Brinkmann KE (1977) Erste Erfahrungen mit einer zementlos zu verankernden Keramikprothese zur Austauschoperation ausgelockerter Totalendoprothesen. Z Orthop 115:290–299
12. Rossak K, Brinkmann KE (1979) Erfahrungen mit dem Einsatz von Keramik-Totalprothesen zum Austausch gelockerter Totalendoprothesen des Hüftglenkes. Z Orthop 117:485–488
13. Sotelo-Garza A, Charnley J (1978) The results of charnley arthroplasty of the hip performed for protrusio acetabuli. Clin Orthop 132:12–18

Erfahrungen nach 3 1/2jähriger Erstimplantation von Lord-Totalendoprothesen und 1 1/2jähriger Erfahrung bei Austauschoperationen nach gelockerten zementierten Prothesen

O. Stampfel, W. Pommer, R. Trauner und V. Santner

Insgesamt wurden von Oktober 1978 bis Ende Mai 1982 171 Lord-Schäfte implantiert (Tabelle 1). Zu den ersten 5 implantierten Schäften verwendeten wir aus einer gewissen Skepsis – durch die schwierigere Operationstechnik bedingt – einzementierte Müller-Pfannen, 10mal verwendeten wir einen Keramikkopf von einer anderen Firma, der makroskopisch gut auf den konischen Hals des Lord-Schafts paßte. Nach einem Sturz kam es zur Fraktur des Keramikkopfes, worauf wir durch eine technische Überprüfung bestätigt bekamen, daß ein minimaler Unterschied zwischen Konus des Kopfes und dem des Halses besteht. Darauf verwendeten wir nur noch den dazupassenden Metallkopf. Die übrigen 9 implantierten Keramikköpfe sind inzwischen über 3 Jahre komplikationslos in Funktion. Seit dem Jahre 1979 verwenden wir ausschließlich den einschraubbaren Metallring mit dem Polyäthyleneinsatz und einen Metallkopf. Die zur Auswahl stehenden Pfannen und Schaftgrößen reichen bei Erstoperationen fast immer aus. Nur für sehr weite Markräume bei Erstoperationen und v.a. bei Austauschoperationen wäre ein größeres Schaftmodell nötig. Ebenso sollte für Austauschoperationen eine größere Pfanne als die derzeit größte (62 mm) vorhanden sein.

Für Extremfälle steht nun auch eine kleine Dysplasiepfanne und ein 22-mm-Kopf zur Verfügung, der auf jeden Hals aufgesetzt werden kann. Wir hätten sie in einem Fall gebraucht und haben sie auch 1mal verwendet.

Tabelle 1. Implantierte Lord-Prothesen

1978	3	
1979	18	
1980	34	
1981	68	
1982	48	
	171	
Erstoperationen		148
Austauschoperationen		23

Indikation

Anfänglich entschlossen wir uns zur Implantation einer zementlosen Prothese eher in Ausnahmefällen und nur bei biologisch jüngeren Patienten. Das Durchschnittsalter bei den ersten 32 Patienten war 60 Jahre, der jüngste Patient 37, der älteste 73.

Während die Indikation im jüngeren Lebensalter weiterhin sehr streng bleibt, so scheint uns das höhere Lebensalter nunmehr keine Kontraindikation. Grenzen sind gesetzt durch hochgradige Altersosteoporose und bei zu weitem Markraum, schon durch das Fehlen eines ausreichend großen Schaftmodells.

Im frühen Lebensalter sehen wir eine Indikation bei Patienten, die ständig starke Schmerzen bis zur Gehunfähigkeit haben und bei denen eine Doppelcupendoprothese nicht möglich ist. Ebenso läßt sich die Grenze in der Indikation zwischen Doppelcup und zementloser Prothese nicht in Jahreszahlen angeben. Sie wird erst nach ausführlicher Absprache und je nach Grundleiden und allgemeiner Verfassung (biologisches Alter) zu stellen sein.

Operative Technik und Problematik

Pfanne: Gegenüber der Technik bei der einzementierten Pfanne besteht prinzipiell der Unterschied, daß man beim Schraubvorgang einen geraden direkten Zugang braucht, da keine Kardanwelle vorhanden ist und man nicht wie beim Einzementieren „etwas um die Ecke“ arbeiten kann. Bei zu kleinem Zugang ist mit vermehrter Anteversionsfehlstellung und damit verbundener Luxationsneigung zu rechnen. Zusätzlich muß der Pfannenrand durch sorgfältige Entfernung der Kapsel und des Labrum acetabulare exakt freigelegt werden. Da die Lord-Fräse nicht stirnseitig schneidet, muß bei flacher Pfanne vorher mit einer anderen Fräse entknorpelt werden. Durch immer neues Probieren der Lord-Fräse muß die Pfanne mit anderen Fräsen oder Meißeln evtl. tiefer gemacht werden. Sonst kann es geschehen, daß die Pfanne nicht tief genug, jedoch trotzdem fest sitzt und nur sehr schwer herauszudrehen ist. Die ideale Lage ist gegeben, wenn die Pfanne kranial und ventral etwas den knöchernen Pfannenrand überragt und dorsal mit ihm gut abschließt. Bei einer Protrusionspfanne wiederum entfernt man vorsichtig überall den Knorpel auch im Pfannengrund, und gibt ihr dann mit der größten passenden Lord-Fräse die Form, um ein Einsinken des Pfannenrings und somit einen Druck auf den Pfannengrund zu vermeiden.

Als Vorteil hat sich erwiesen, daß der Gewindeschneider nicht nötig ist. Der Pfannenring besitzt ein ausreichend hohes und scharfes Gewinde, um überall gut selbst zu schneiden.

Merkt man bei der Pfannenzubereitung, daß wenig oder keine Kortikalis vorhanden und der Knochen etwas porös ist, so sollte bei lockerem Pfannensitz gleich die nächste Pfannengröße eingeschraubt werden, ohne die entsprechend größere Fräse vorher zu verwenden.

Schaft: Wegen des ausgesprochen valgischen Sitzes der Lord-Schaftprothese ist schon der Hautschnitt weniger nach kranial-ventral zu legen. Die Glutäalmuskulatur wird ventral eingekerbt. Der kraniodorsale Halsteil mit dem Trochanter major und der Fossa trochanterica müssen gut eingestellt werden. Die kleinen Außenrotatoren, insbesondere M. piriformis und M. obturatorius internus, sind an ihrem Ansatz abzulösen. Dadurch erscheint das proximale Femurende frei im Operationsfeld.

Der horizontale Sägeschnitt sollte etwas über dem Trochanter minor liegen, sonst kann der Prothesenhals zu kurz werden. Der vertikale Schnitt ist ausreichend lateral zu legen, da sonst beim Einschlagen der Prothese (die etwas valgischer zu liegen kommt als die zugehörige Raffelfräse) der ganze Trochanter major abbrechen kann. Um ein Ansägen in Richtung eines eventuellen Bruchspaltes zu vermeiden, legt man besser zuerst den vertikalen und dann den horizontalen Schnitt (Abb. 1).

Ziel ist eine möglichst große Kontaktfläche des Prothesenstiels an der inneren Kortikalis. Erreicht wird dieses durch Verwendung der größtmöglichen Raffelfräse. Läßt sich diese sehr schwer einschlagen, so muß zusätzlich mit dem Markraumbohrer erweitert werden. Die entsprechenden Prothesenmodelle sind etwas größer als die entsprechenden Fräsen, was bei zu großer Kraftaufwendung beim Einschlagen zum Schaftbruch oder zu einer Fissur führen kann. Schlecht ist jedoch sicher der einfachere Weg, nämlich ohne Aufzubohren den zu kleinen Schaft zu verwenden. Dies führt bei Belastung zu Schmerzen am lateralen Oberschenkel, die nach einer Fixation durch inneren Knochenanbau nach 1 Jahr verschwinden können, oder zur Lockerung.

In 1/3 der Fälle bohrten wir die Markhöhle auf. Gegenüber 2 Schaftfrakturen und einer Fissur in einem Kollektiv der ersten 32 Operationen, hatten wir bei den restlichen 139 auch nur noch 2 Schaftfrakturen und 2 Fissuren zu verzeichnen.

Abbrüche der Trochanterspitze haben wir nicht therapeutisch berücksichtigt, hingegen versorgten wir Abbrüche des gesamten Trochanter major mit Spickdrähten und Zuggurtung. Die Frakturen wurden mit Schrauben, Platten und 3- bis 4monatiger Entlastung behandelt, die Fissuren durch Cerclagen und 6- bis 8wöchiger Entlastung. Nachteile für den Prothesensitz haben wir dadurch nicht beobachtet.

Bei Beachtung dieser intraoperativen Schwierigkeiten und kleinen Kunstgriffe, wie sie in irgendeiner Form bei jeder zementlosen Pro-

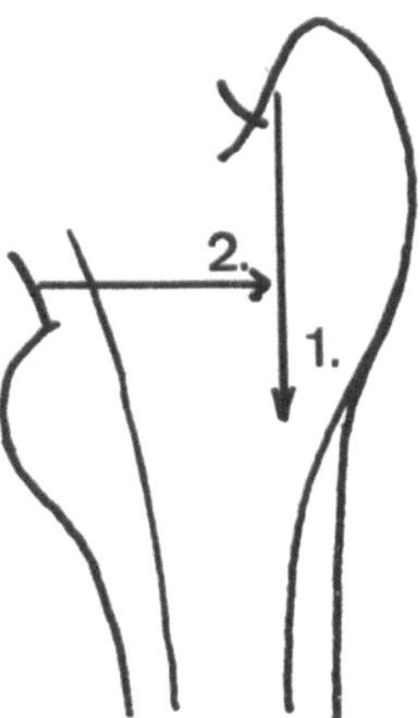

Abb. 1. Zubereitung des Trochantermassivs; *1, 2* = Osteotomie

these vermehrt (gegenüber zementierten) auftreten, lassen sich jedoch die Komplikationen auf ein Minimum senken.

Nachbehandlung

Anfangs hielten wir eine Entlastung des operierten Beins für 6–8 Wochen für günstig, sahen aber später keinen Grund mehr dazu. Treten doch auch bei der Übungsbehandlung (insbesondere das Heben des gestreckten Beins) sehr große Kräfte im Hüftgelenk auf. Aufstehen lassen wir die Patienten am 1. bis 3. postoperativen Tag. Gymnastische Übungen, längeres Gehen sowie Treppensteigen werden mit zunehmender Schmerzfreiheit gefördert. Ausnahmen beim Belastungszeitpunkt werden nur nach gewissen instabilen Austauschoperationen gemacht.

Postoperative Komplikationen

Die postoperativen Komplikationen sind in Tabelle 2 zusammengestellt.

Bei einem 67jährigen Patienten kam es 4 Wochen nach der Operation aufgrund eines Sturzes zuhause zu einer Luxation. Wegen der Schmerzen legte er sich ins Bett und kam erst 4 Tage danach in die Klinik. Bei einem Repositionsversuch in Allgemeinnarkose trat eine tödliche massive Lungenembolie auf.

Bei einem 48jährigen Patienten kam es wegen falscher Pfannenlage zur wiederholten Luxation, weswegen die Pfanne geändert wurde.

Nach einigen Monaten bildeten sich zunehmend schmerzhafte Verkalkungen. Bei der Reoperation nach einem Jahr zeigten sich Pfanne und Schaft vollkommen locker. Es fand sich Granulationsgewebe zwischen Metall und Knochen, jedoch kein Eiter. Keime konnten nicht nachgewiesen werden. Nach Anfrischen des Knochenlagers wurde jeweils ein größeres Modell eingesetzt. Bis jetzt (1/2 Jahr postoperativ) zeigen sich geringe Verkalkungen, jedoch keine Lockerungszeichen und kaum Beschwerden.

Bei einer 57jährigen Patientin (pcP, Diabetes) manifestierte sich ein eitriger Infekt 6 Wochen postoperativ; nach ausgiebiger Drainage wird das Gelenk täglich 2mal mit Beta-Isodonalösung gespült, 3 Abstriche in 2 Wochen waren negativ. Beim 4. Abstrich konnte Staphylococcus aureus nachgewiesen werden. Da der Infekt sich nicht besserte, wurde die Prothese 3 Monate nach der Erstoperation jedoch fest. Er konnte erst nach Anlegen eines ventrolateralen, 10 cm langen Schlitzes herausgeschlagen werden. Dabei wurde an mehreren Stellen festhaftender Knochen zwischen den Kügelchen der Oberfläche gefunden.

Von den 21 Patienten mit röntgenologisch starken Verkalkungen haben 12 Beschwerden mit Bewegungseinschränkung, jedoch ist z.Z. keiner zu einer Reoperation bereit.

Tabelle 2. Postoperative Komplikationen (n = 148, ohne Austauschoperationen)

Luxation mit nachfolgender tödlicher Lungenembolie	1
Infekt	1
Luxation plus Lockerung	1
Verkalkungen	32
Davon starke Verkalkungen	21
Geringe Verkalkungen	11
Tiefe Beinvenenthrombose	2
Nervenläsionen	0

Nachuntersuchungsergebnisse

Die ersten 32 Patienten konnten in einem Zeitraum von 2 Jahren postoperativ lückenlos nachuntersucht werden (24–44 Monate postoperativ).

Das Durchschnittsalter betrug, wie oben berichtet, 60 Jahre. Davon waren 18 Männer und 14 Frauen. Der durchschnittliche Klinikaufenthalt betrug 14 Tage (8–22 Tage), Grundleiden waren überwiegend schwere Arthrosen (Tabelle 3).

Die Hüftfunktionsbeurteilung nach den Kriterien von Merle d'Aubigné [7] und ihre Ergebnisse sind in Tabelle 4 zusammengestellt.

Nur bezüglich der Gehhilfen konnte bei den Kriterien keine Übereinstimmung gefunden werden. So gehen manche Patienten noch im-

Tabelle 3. Grundleiden (n = 32)

Arthrose	22
Kopfnekrose	2
pcP	3
Kongenitale Luxation	1
Posttraumatisch	2
St. nach Doppelcup	2

Tabelle 4. Funktion nach Merle d'Aubigné

	Präoperativ	Postoperativ
0	–	–
1	3	–
2	22	–
3	7	2
4	–	3
5	–	9
6	–	18
	32	32

Tabelle 5. Resultate

Sehr gut	(6)	18	84%
Gut	(5)	9	
Mäßig	(4)	3	
Schlecht	(3)	2	

mer mit Stützkrücken, weil sie entweder sehr ängstlich sind, oder diese wegen anderer Beschwerden (2mal andere Hüfte, 1mal schwere lumbale Veränderungen) benützten. 2 Patienten zeigten eine mäßige Funktion und zeitweise Beschwerden, benützen jedoch keinerlei Gehhilfe (Tabelle 5).

Subjektiv zufrieden sind 28 Patienten, 4 sind nicht zufrieden, obwohl sie objektiv und subjektiv gebessert sind. Eine Patientin klagte über starke Schmerzen im gesamten Bein, die jedoch nicht lokalisierbar und objektivierbar sind.

Röntgenologische Veränderungen

Es finden sich bei 8 Patienten Verkalkungen, die bei 6 Patienten gleich lokalisierbar sind und sich dorsal vom Trochanter major in einem dorsal konvexen Bogen zum Becken spannen. In Einklang mit Beschwerden sind diese Verkalkungen jedoch nicht immer zu bringen.

1. *Reaktionen am knöchernen Pfannenlager:* Im kranialen belasteten Teil kommt es zu einem diffusen Anbau an die Metallpfanne ohne jeglichen sichtbaren Saum (Abb. 2). Reste der Pfannenkortikalis verschwinden dort. Im kaudalen nicht so stark belasteten Abschnitt bleibt oft die Kortikalis erhalten. Bei Protrusionspfannen haben wir 1mal die bleibende Höhle mit Spongiosa aufgefüllt. In einem anderen Fall kam es spontan zum Anbau an die Pfanne (Abb. 3). Wichtig ist nur ein ausreichend großes Pfannenmodell zu wählen und den nichtbelasteten Teil der Protrusion mit einer kleinen Fräse vom Knorpel zu befreien, um die Kortikalis anzufrischen.

2. *Reaktionen am Schaft:* Ist ein ausgiebig breiter Kontakt des Schafts im Markraum mit der Kortikalis vorhanden, so sind die Reaktionen sehr gering (Abb. 2). Manchmal zeigt sich ein geringer Abbau der Kortikalis im Kalkar oder eine Abrundung der horizontalen Resektionsfläche über dem Trochanter minor. Einmal zeigte sich eine Abdeckung des Markraums um die Spitze, einmal konnten wir eine geringe Zunahme der Kortikalis um die Prothesenspitze beobachten. Bei nicht diffusem Sitz fanden wir die in den Abbildungen gezeigten Veränderungen, die jedoch keinerlei Analogien mit irgendwelchen klinischen Symptomen ergaben (Abb. 4a–f).

Ermutigt durch die guten klinischen Ergebnisse bei Erstoperationen versuchten wir den Wechsel von zementierten auf zementlose Prothesen (Tabelle 6).

Tabelle 6. Austauschoperationen seit Januar 1981 (n=23)

Nur Pfanne	2
Nur Schaft	1
Beidseits	5
Nach 2 Zementprothesen	5

Es schien uns dies insbesondere bei einigen verzweifelten Fällen angezeigt. Die ersten Patienten, die wir auf diese Weise operierten, hatten schon nach Erstoperationen einer zementierten Prothese eine Lockerung nach 2–4 Jahren, und nach Wechsel auf zementierte Langschaftprothesen wieder Lockerungen nach 1–2 Jahren bei hochgradigen Resorptionshöhlen im

Abb. 3. a Protrusionsarthrose bei 57jähriger Frau. **b** Lord-Prothese postoperativ, keine Spongiosaanlagerung am Pfannengrund. **c** 1 Jahr postoperativ. Guter Knochenanbau an die stabile, nur an den Schraubflächen belastete Pfanne

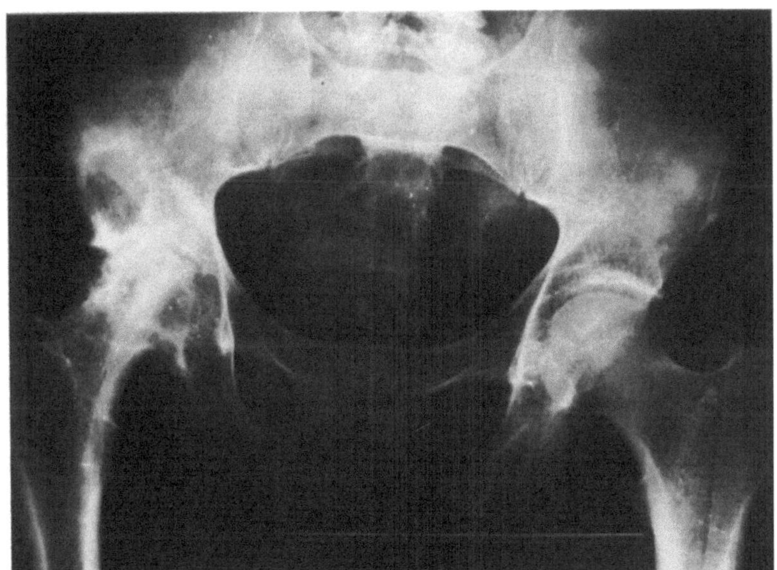

a

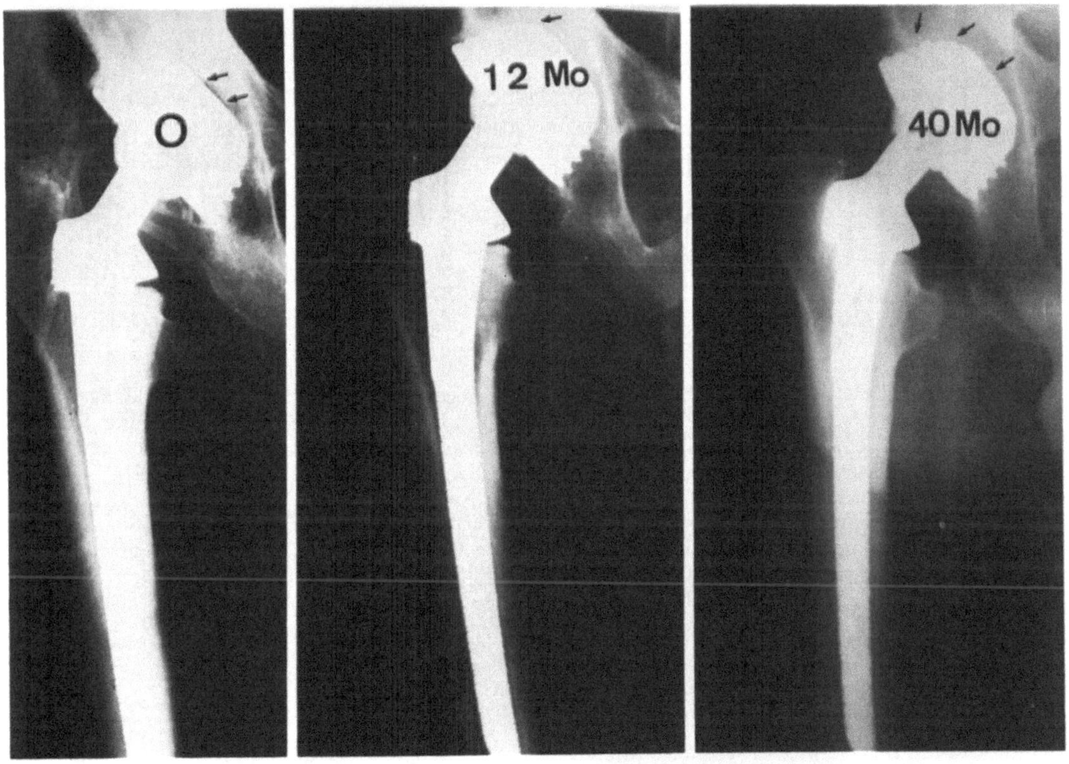

Abb. 2. a 62jähriger Mann, hochgradige Einschränkung der Hüftfunktion, fast ständige Schmerzen. **b** Lord-Prothese postoperativ, **c** 1 Jahr postoperativ, **d** 40 Monate postoperativ. Idealer Sitz, völlig homogener Anbau um die Pfanne, diffuser Sitz im Schaft

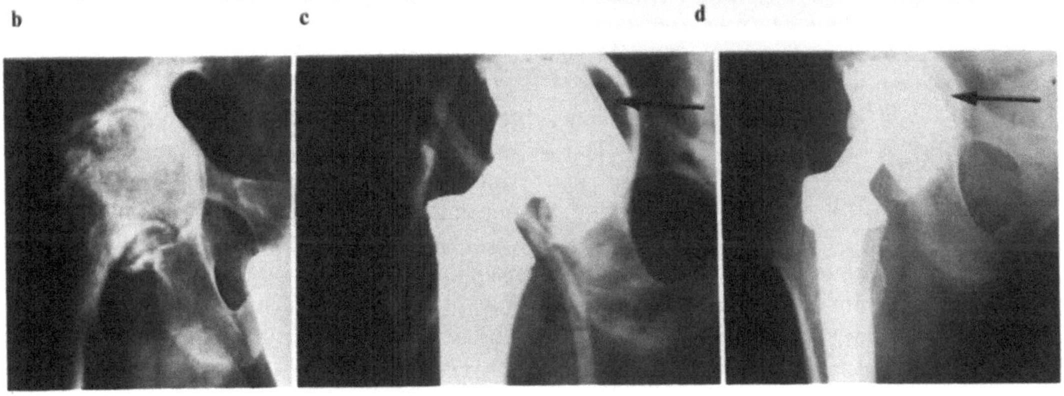

b c d

a b c

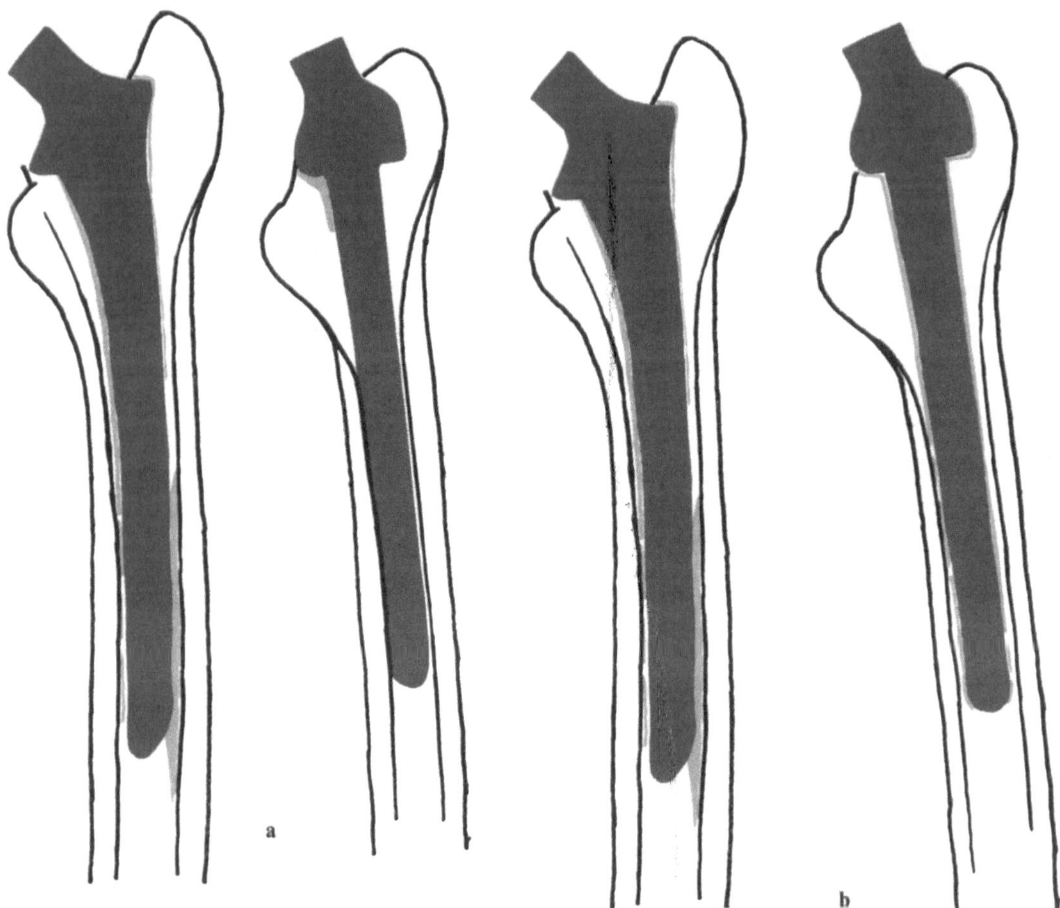

Abb. 4a–f. Reaktionen des Knochens bei nicht idealem Prothesensitz (mindestens 2 Jahre nach der Implantation). Abbau der Kortikalis und Spongiosierung (*schrägschraffiert*). Diffuse Fläche (*rot*): Dichter Kortikalisanbau. Intramedulläre Linien: Saumbildung entweder dicht am Schaft oder 1–3 mm entfernt. Sämtliche Anbaureaktionen nie vor 1 Jahr. Meistens nach 18–24 Monaten postoperativ beginnend. **a** Keine Lockerung (axial fester Sitz), Saumbildung medial. Immer gleicher Sitz der Prothese. **b** Primär kein fester Sitz. Schmerzen 1 Jahr lang. Saumbildung überall dicht am Knochen. **c** Primär kein diffuser Sitz. Nie Beschwerden. Anbau fest in Stielmitte zirkulär. Saum um Spitze nicht anliegend. **d** Relativ fester primärer Sitz. Nie Beschwerden. Diffuser Umbau der Kortikalis bis an die Prothese. **e** Primär kein fester Sitz. Saumbildung kranial dicht am Stiel, an der Spitze massiver Kortikalisanbau. **f** Relativ fester primärer Sitz. Zeitweise Beschwerden über 1 Jahr lang. Massiver Kortikalisanbau an der Spitze

Schaft und um die Pfanne. In solchen Fällen sahen wir nurmehr eine Chance in einer gut implantierten zementlosen Prothese, da wir bisher nie einen Abbau, sondern nur einen Um- oder Anbau bei den Erstoperationen gesehen haben.

Operationstechnik

Spongiosa wird immer vor der Hüftoperation vom Darmbeinkamm der gleichen Seite so viel wie möglich entnommen. Wichtig ist das exakte Entfernen von Narbengewebe. Die Muskelbäuche werden anatomisch freipräpariert. Das Pfannenbett wird mit dem scharfen Löffel von jeglichem Granulationsgewebe befreit. Das glatte Kortikalisgewebe wird mit einer kleinen Fräse überall angefrischt, jedoch kaum etwas vom Knochengewebe selbst entfernt. Spongiosa wird nur in solchen Fällen angelagert, wo das größte Pfannenmodell nicht allein festsitzt. Leider ist das größte vorhandene Modell (62 mm) manchmal zu klein, und auch der Schaft müßte bei Austauschoperationen manchmal größer sein.

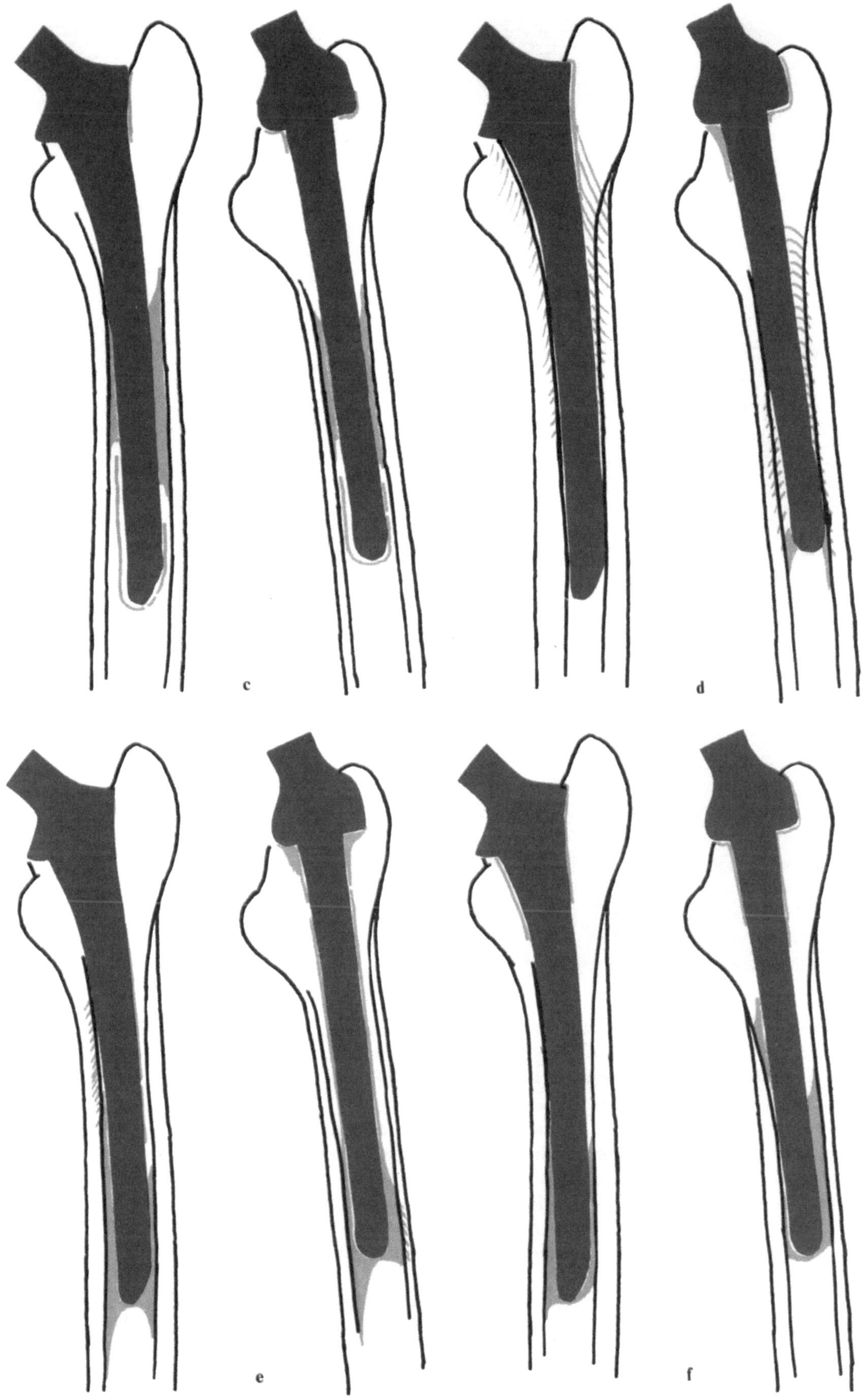
c
d
e
f

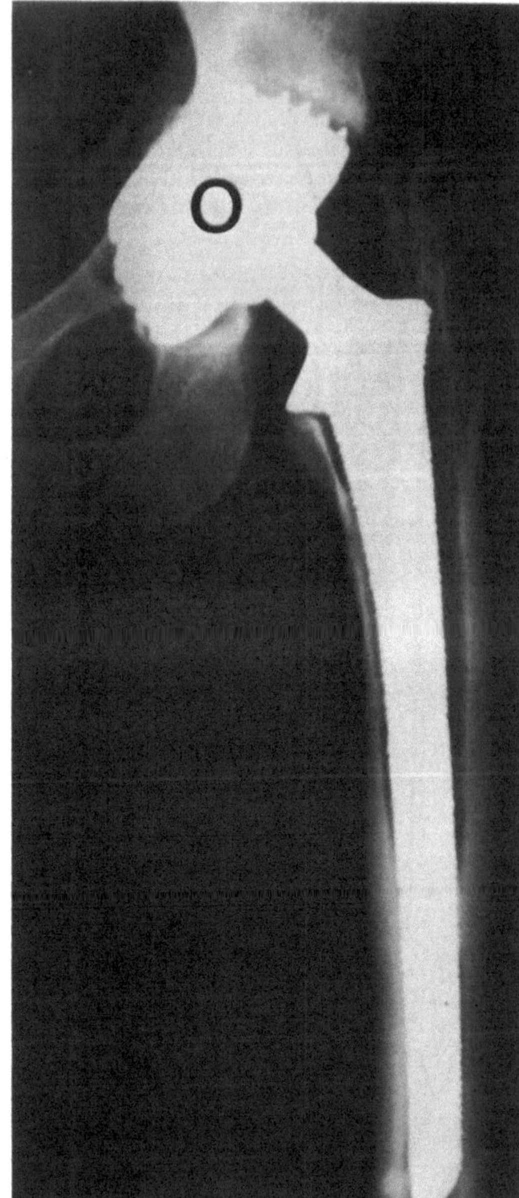

a

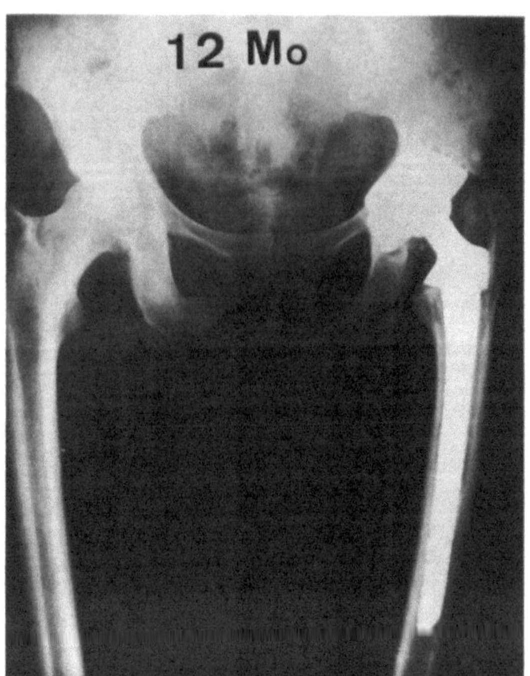

b

Abb. 5. a Zustand nach Wechsel einer 2mal einzementierten und wieder gelockerten Prothese. Postoperativ, Spongiosaanlagerung. **b** Guter Knochenanbau bei unverändertem Sitz 1 Jahr postoperativ

Tabelle 7. Intraoperative Komplikationen (n = 23)

Trochanterspitzenabbruch	2
Trochantergesamtabbruch	3
Schaftfraktur	1
Schaft zu klein	2
Pfanneninstabilität	1
(Wechsel in gleicher Narkose)	
Postoperative Luxationen	2

Auch im Schaft wird das glatte Lager mit Bohren, Fräsen oder mit dem Meißel möglichst angefrischt. Spongiosa wird immer verwendet. In der Hälfte der Fälle wurde Spongiosa mit Fibrinkleber gemischt und in die Höhle bei halbeingeschlagener Prothese eingebracht. Den Fibrinkleber verwenden wir hier, um 1. die Spongiosa zu vermehren (einige Male mußten wir auch homologe Spongiosa dazugeben), und 2. um freiliegende Spongiosa bei fehlender Kortikalis zu binden.

Neben den üblichen Komplikationen kam es 2mal vor, daß das größte Schaftmodell nicht ausreichte. In diesen beiden Fällen nahmen wir zur gut sitzenden Lord-Pfanne den größten zementlosen Zweymüller-Schaft, der gerade paßte.

Die intraoperativen Komplikationen sind in Tabelle 7 zusammengestellt.

Nachbehandlung

Im Gegensatz zur Erstoperation von Lord-Prothesen hängt es nach Austauschoperationen von

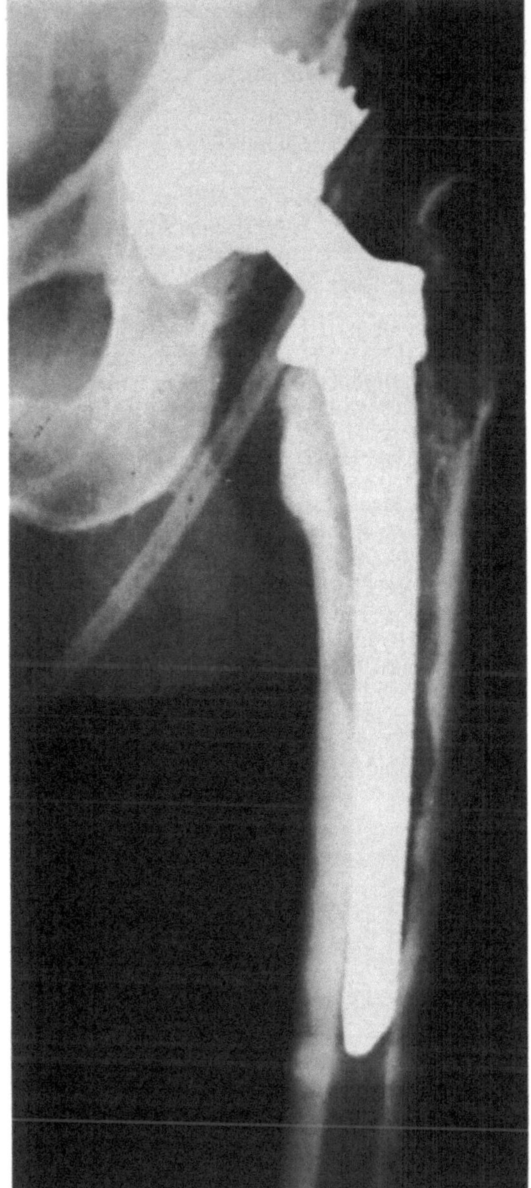

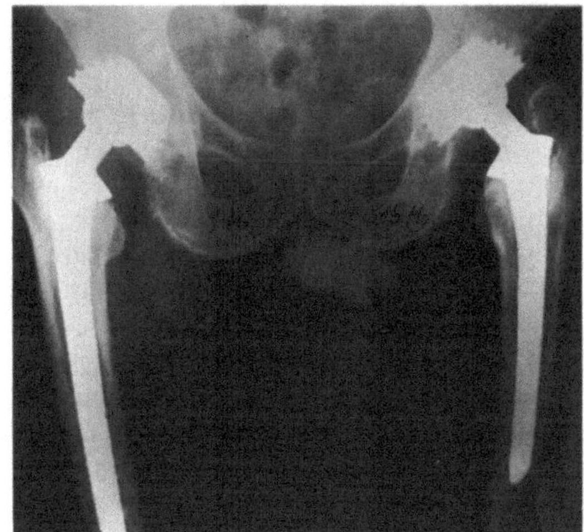

Abb. 6a, b. Zustand nach Wechsel einer gelockerten zementierten Prothese links. **a** Guter Sitz 15 Monate postoperativ, guter Knochenanbau. **b** 9 Monate postoperativ, ebenfalls nach Wechsel

Tabelle 8. Spätkomplikationen (n = 23)

Infekt	0
Lockerung	1 ?
Verkalkungen	2

Tabelle 9. Vorläufige Resultate (n = 23)

Sehr gut	5	48% (Sehr gut + Gut)
Gut	6	
Mäßig	9	
Schlecht	3	

der erreichten Stabilität und dem vorliegenden Knochengewebe ab, ob belastet werden darf. In der Mehrzahl der Fälle (70%) mußten wir auf einer Entlastung von 6–12 Wochen bestehen.

Über die endgültigen Ergebnisse läßt sich nach 1,5 Jahren noch nichts sagen (Tabelle 8 und 9). Einige schon über 1 Jahr zurückliegende Operationen zeigen jedoch durchaus positive Reaktionen des alten Knochengewebes sowie der implantierten Spongiosa (Abb. 5 und 6). Bisher sind die Resultate so, daß wir in dieser Richtung weitermachen werden. Ohne Endgültiges über ein Prothesenmodell bei Austauschoperationen aussagen zu können, glauben wir, daß die Zukunft in der Behandlung dieser verzweifelten Patienten sicher über eine zementlose Prothese in Verbindung mit auto- oder homologer Spongiosa führen wird.

Zusammenfassung

Berichtet wird über die Erfahrungen nach 171, von Oktober 1978 bis Ende Mai 1982, implantierten Lord-Totalendoprothesen. Wir verstehen darunter die Erinnerung an sämtliche Komplikationen, die dabei auftraten. Bei Berücksichtigung gewisser intraoperativer technischer Schwierigkeiten sind die Ergebnisse bis jetzt sehr zufriedenstellend.

Die ersten 32 Patienten konnten lückenlos nachuntersucht werden. Bei diesen liegt die Implantation der Prothese mindestens 2 Jahre zurück (24–44 Monate).

Nach den Kriterien von Merle d'Aubigné [7] finden sich dabei 84% sehr gute und gute Resultate.

Bei 32 Austauschoperationen von zementierten gelockerten auf zementlose Prothesen, die wir erst seit Januar 1981 durchführen (2mal nur Pfannenwechsel, sonst beide Teile), wird v.a. am Schaft immer Spongiosa angelagert. Das Fehlen großer Pfannenmodelle sowie auch eines größeren Schaftmodells ist einige Male von Nachteil gewesen.

Ohne Endgültiges sagen zu können, sind jedoch auch bei Austauschoperationen bis jetzt die Ergebnisse ermutigend.

Literatur

1. Huggler AH, Schreiber A (1978) Alloarthroplastik des Hüftgelenkes, 2. Aufl. Thieme, Stuttgart, S 122
2. Lord G (1980) Erfahrungsbericht über 400 zementlose Hüfttotalprothesen. Med Orthop Techn 1:39–43
3. Lord G, Marotte JH, Blanchard JP, Guillamon JL, Gory M (1978) Pour un ancrage biologique sans ciment des arthroplasties totales de hanche. Premier bilan de 200 prothèses madréporiques. Rev Chir Orthop [Suppl II] 64:5
4. Lord G, Marotte JH, Bancel P (1979) 300 arthroplasties totales de hanche par implants madréporiques. Mem Acad Chir 105:236–240
5. Lord G, Bancel M, Bancel P (1979) Risque de corrosion dans les prothèses métalliques. Comparaison entre les prothèses lisses et madréporiques. Rev Chir Orthop 65:317–326
6. Lord G, Hardy JJ, Kummer FJ (1979) An uncemented total hip replacement. Experimental study and review of 300 madreporique arthroplasties. Clin Orthop 141:2–16
7. Merle d'Aubigné R (1970) Cotation chiffrée de la fonction de la hanche. Rev Chir Orthop 56:481

Erfahrungen bei Austauschoperationen von bisher einzementierten Hüfttotalendoprothesen gegen zementlose Lord- und PM-Prothesen

R. Parhofer und W. Mönch

Ab Dezember 1978 haben wir unsere Austauschoperationen gelockerter Hüfttotalendoprothesen zementlos durchgeführt. Bisher sind 67 Austauschoperationen bei 63 Patienten vorgenommen worden (Tabelle 1), 59mal war es eine 1. und 8mal eine 2. Reoperation. Das Durchschnittsalter der Patienten betrug 68,2 Jahre. Aus Abb. 1 sind die Zunahme der Austauschoperationen in den letzten Jahren sowie die dabei verwendeten Prothesenmodelle ersichtlich. Am Anfang benutzten wir Lord-Prothesen. Diese haben wir aus verschiedenen Gründen zuerst bei den Primärimplantationen und dann auch bei den Austauschoperationen verlassen. In letzter Zeit haben wir nur noch PM-Prothesen eingesetzt. Die meisten Reoperationen waren nach 6–10 Jahren notwendig geworden. Mit 3 Ausnahmen haben wir in allen Fällen beide Prothesenkomponenten, also Pfanne und Schaft, gewechselt.

Tabelle 1. Nachuntersuchungsergebnisse von Wechseloperationen (Stand Juni 1982. Stadtkrankenhaus Memmingen)

Anzahl der durchgeführten Reoperationen	Reoperation 1	Reoperation 2	Alter der Patienten ∅
♂ 21	18	3	70,7
♀ 46	41	5	67,0
♂ + ♀ 67	59	8	68,2

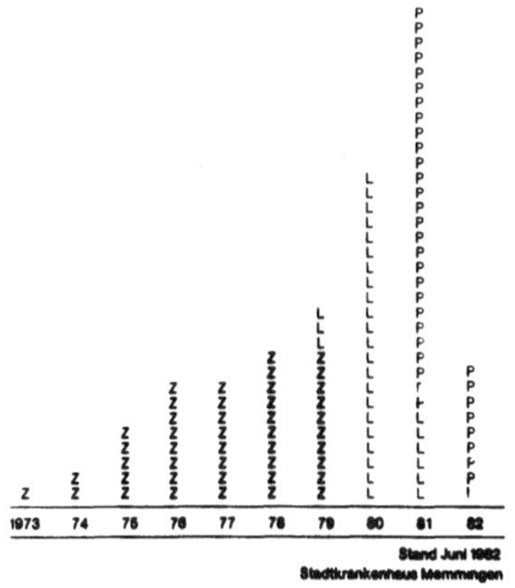

Abb. 1. Anzahl der durchgeführten Wechseloperationen. *z* Austauschoperationen unter erneuter Verwendung von Zementimplantation; *L* Zementlose Implantation, Modell Lord (Fa. How-Medica); *P* Zementlose Implantation, Modell PM (Fa. AESCULAP)

Wir versuchen heute, bei den Wechseloperationen wie bei der primären Implantation, eine möglichst kleine Hüftgelenkpfanne einzubauen. Die Rekonstruktion der von allen Zementresten und Granulationszysten sorgfältig gesäuberten Pfanne erfolgt mit einem aus dem kontralateralen Beckenkamm entnommenen großen Knochenspan. Es werden 2 möglichst große Knochenstücke auf 2 sich gegenüberliegenden Seiten der Pfanne ausgelagert. Diese werden durch das Schraubengewinde der konischen Pfanne an den Pfannenrand gepreßt und geben eine gute und genügend feste Verankerung für die neue Pfanne. Zusätzlich erfolgt rings um und am Pfannengrund eine Knochenunterfütterung. Der gewöhnlich schwer zerstörte Pfannenboden wird häufig an den Randbereichen etwas in die Tiefe verlagert, damit die Schraubenpfanne besser fassen kann.

Bei Austauschoperationen verwenden wir grundsätzlich keinen Gewindeschneider, sondern setzen sofort die endgültige selbstschneidende Pfanne ein, um bei einem festen Sitz nicht wieder lockern zu müssen.

Aufgrund unserer Erfahrungen bei inzwischen 368 zementlos implantierten Prothesen, davon 248 PM-Prothesen, achten wir auch bei Reoperationen auf einen sehr exakten Sitz des Schafts. Nur bei guter Schaftposition mit breitem Anliegen der Schaftfläche an der Kortikalis wird ein befriedigendes Ergebnis erreicht. Auf jeden Fall vermeiden wir eine Varusposition des eingesetzten Schafts. Bei gutem Sitz des Schafts sieht man sehr häufig wieder einen sehr guten knöchernen Anbau im Kalkarbereich.

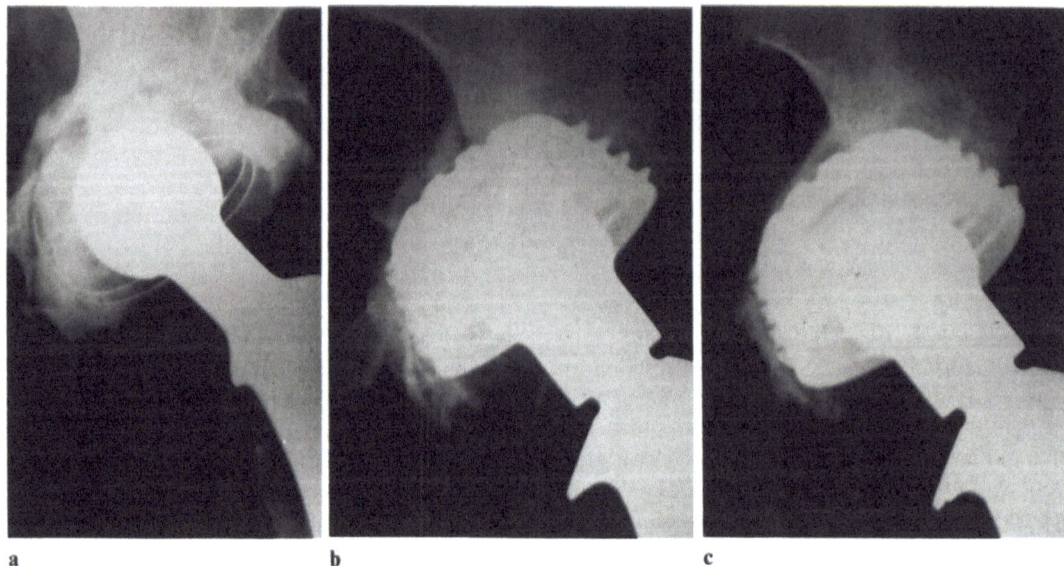

a b c

Abb. 2. a 80jährige Patientin, Erstoperation vor 4 Jahren, 0,5 Jahre später erste Reoperation wegen Infektion. **b** Kontrollangiogramm: Wanderung der Pfanne ins Becken. **c** 15 Monate nach einer erneuten Reoperation

Lord-TEP: Im Fall einer 80jährigen Patientin, die vor 4 Jahren zum erstenmal operiert wurde, mußte 0,5 Jahre später eine 1. Reoperation wegen eine Infektion durchgeführt werden (Abb. 2a). 3 1/2 Jahre später kam die Patientin mit schweren Fisteleiterungen zu uns. Nach einer Saug-Spül-Drainage Anfang Dezember 1980 wurde eine Lord-Prothese ohne Spaneinlagerung eingesetzt, um den Span bei erneutem Auftreten der Infektion nicht zu verlieren. Die Pfanne wanderte bei der geringsten Belastung ins Becken, wie auf dem Kontrollangiogramm zu sehen ist (Abb. 2b). Ende Januar 1981 wurde eine erneute Reoperation mit ausgiebigem Bekkenkammtransplantat durchgeführt, nachdem keinerlei neue Infektionszeichen aufgetreten waren. Die Abb. 2c zeigt den Einbau 15 Monate später. Das Bein ist wieder belastungsfähig.

PM-TEP: Um die überraschend schnelle Erholung des oft schwer zerstörten Knochens und den raschen Einbau der Prothese durch die Verfestigung des transplantierten Knochens zu zeigen, habe ich auch Verlaufskontrollen gezeigt, bei denen die Operation erst einige Monate zurückliegt (Abb. 3 u. 4).

In Tabelle 2 sind unsere Ergebnisse zu sehen. 55 Patienten mit 58 Austauschoperationen, die bis Ende letzten Jahres operiert worden waren, haben wir zur Untersuchung bestellt. 42 Patienten kamen zur Untersuchung. Von 8 haben wir telefonisch Auskunft – teilweise durch den

Tabelle 2. Nachuntersuchungsergebnisse (Stand Juni 1982. Stadtkrankenhaus Memmingen)

Einbestellt waren	55 Patienten mit	58 Auswechseloperationen
Erschienen sind	42 Patienten	44 Auswechseloperationen
Telefonische Auskunft	8 Patienten mit	9 Auswechseloperationen
Verstorben sind	2 Patienten	1 × Apoplex 28. Tg. po. 1 × Leberleiden einige Monate nach Operation
Nicht verwertbar	1 Patient	wegen erneuter Infektion Girdelstone-Hüfte
Unbekannt verzogen	2 Patienten	

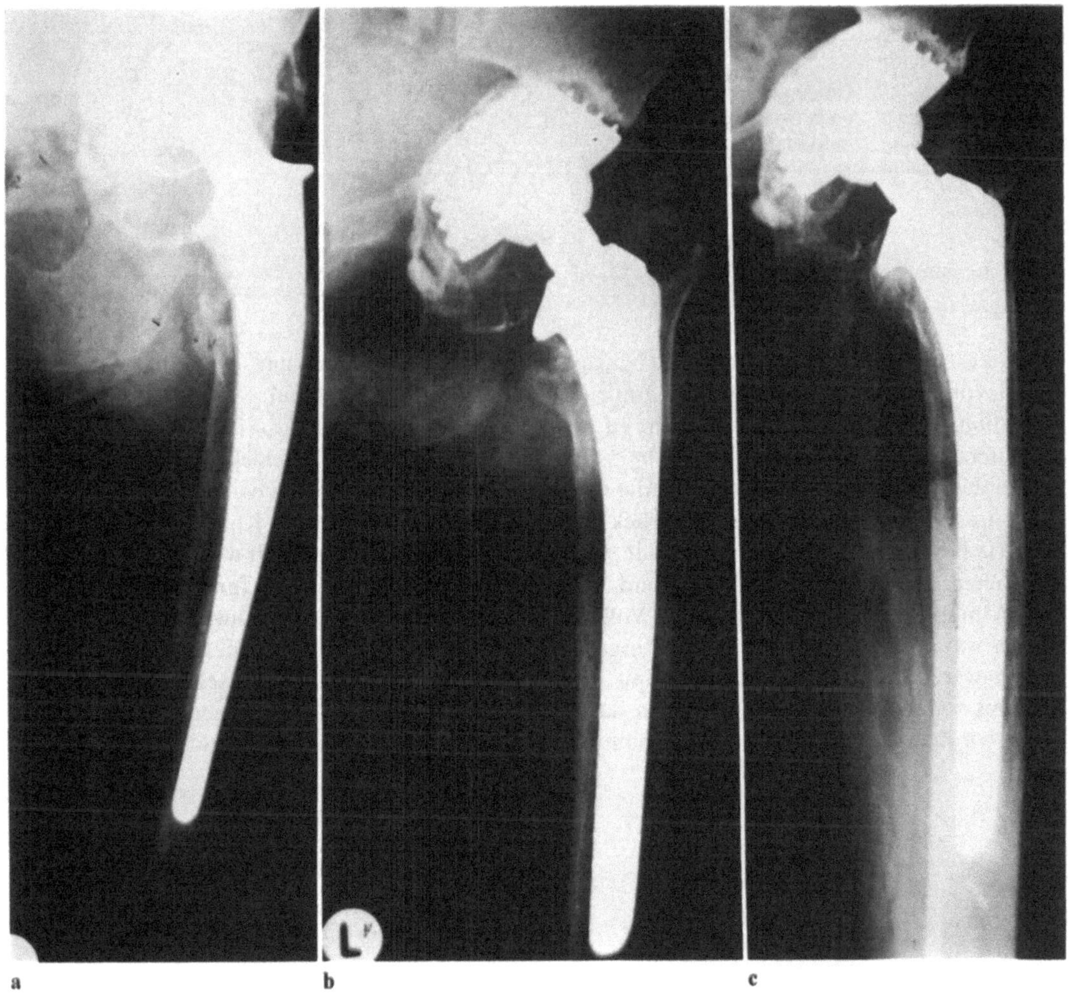

a b c

Abb. 3a–c. 70jährige Patientin, Erstoperation vor 9,5 Jahren. **a** Schwere Pfannenzerstörung (Oktober 1981), **b** Dezember 1981, 4 Wochen nach Reoperation, **c** 5 Monate postoperativ. Rascher Einbau des transplantierten Knochens

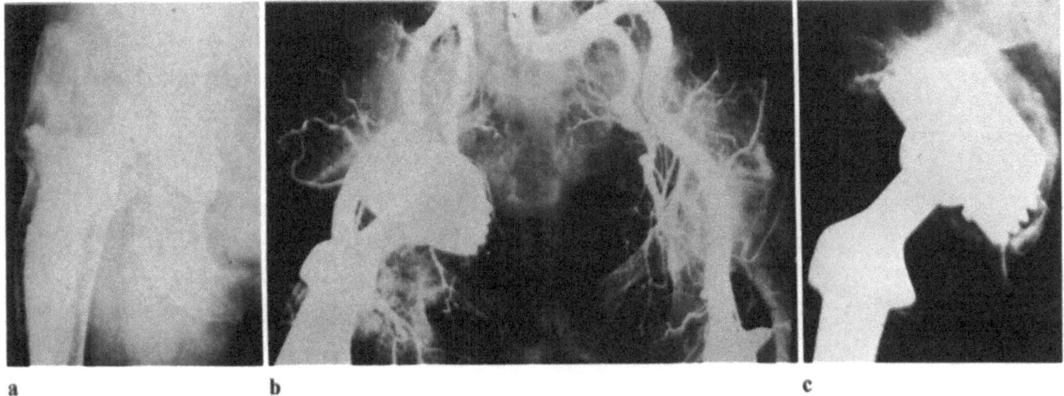

a b c

Abb. 4a–c. 80jährige Patientin, Erstversorgung vor 9 Jahren. **a** Pfannenzerstörung sowohl im Becken als auch im Randbereich. **b** 4 Wochen nach der Operation. **c** 6 Monate später. Leichtes Einsinken des Schafts mit einer Kalkarverfestigung. Die Verlaufskontrolle zeigt, daß rascher Knocheneinbau auch bei schlechter Knochenvorschädigung möglich ist

Tabelle 3. Nachuntersuchungsergebnisse von Wechseloperationen (50 Patienten mit 53 Operationen)

Patienten-Nachuntersuchungen davon 8 telef.	Untersuchung nach Operation in Monaten	Gehhilfen	Patient zufrieden
50	16,6	0 = 11 1 = 26 2 = 3	+ = 41 (+) = 6 0 = 3

Hausarzt – erhalten. 2 Patienten sind verstorben, davon einer ohne Zusammenhang mit der Operation. 2 Patienten erschienen nicht zu dieser Untersuchung.

Bei den untersuchten Patienten lag die Operation im Durchschnitt 16 Monate zurück (Tabelle 3). 11 Patienten konnten ohne jede Gehhilfe gehen, 36 benutzten einen Stock, und 3 Patienten mußten zwei Stöcke nehmen. Voll zufrieden waren 41 Patienten (82%). Bedingt zufrieden waren 12%, und unzufrieden mit dem Ergebnis waren 3 Patienten (6%). Einen davon haben wir inzwischen nachoperiert. Es handelte sich um eine Lockerung des Schafts bei einer schleichenden Infektion.

Zusammenfassend darf ich feststellen:

1. Eine Reoperation gelockerter Hüfttotalendoprothesen kann auch bei sehr alten Patienten und bei schwerer Knochenvorschädigung zementlos durchgeführt werden.
2. Wir wechseln immer Pfanne und Schaft.
3. Die Erholung des oft schwer vorgeschädigten Knochens mit Hilfe eines autologen Knochentransplantats erfolgt sehr rasch, der knöcherne Einbau der zementlosen Prothese überraschend schnell und gut.

Reoperation mit der verschraubten intramedullären Hüftprothese

G. Bousquet und F. Bornand

Es scheint uns nicht logisch, die Reoperation in derselben Technik zu wiederholen, welche zur Lockerung geführt hat. Deswegen schlagen wir vor, die Prothesenwechsel mittels verschraubter, nicht zementierter Prothesen durchzuführen.

Indikationen zum Prothesenwechsel. Folgende Gründe machten in unserem Patientengut den Prothesenwechsel notwendig:

- Starke Schmerzen im Bereich der Prothese
- septische Temperaturverläufe
- Blutsenkungsreaktion zwischen 20 und 60
- Röntgenaspekte im Sinne einer Lockerung der Prothese
- positive Szintigraphieresultate.

Die Szintigraphie ist ein wichtiges Hilfsmittel zur Beurteilung des Verlaufs bei Prothesen. Normalerweise zeigt die Szintigraphie während 6 Monaten eine vermehrte Anreicherung. Nach dieser Zeit ist jegliche diffuse Anreicherung als pathologisch zu betrachten. Eine lokalisierte Anreicherung spricht für eine Störung im Bereich der Prothese. Allerdings ist diese nicht spezifisch, und es kann zwischen Lockerung und Infektion nicht unterschieden werden.

Die gelockerten Prothesen

Wir unterscheiden 3 Lockerungstypen:

1. *Lytische Formen* (mit Lockerungssäumen) bereiten bei der Reoperation deshalb Schwierigkeiten, weil die Kortikalis sehr geschwächt ist. Die Säume sind mit Bindegewebe gefüllt. Die histologische Untersuchung ergibt Granulome mit Polyäthylen und Methylmetakrylattrümmern. Wird sämtlicher Zement entfernt, so kann sich um die verschraubte Prothese herum ein guter Knochen neu bilden.
2. *Beim hypertrophischen Typ* bleibt der Knochen von guter Qualität. Die Reoperation ist einfacher.
3. *Beim gemischten lytisch-hypertrophischen Typus* sind die Reoperationen ziemlich heikel, weil an den Übergangszonen zwischen resistenten und schwachen Abschnitten leicht Femurfrakturen entstehen können.

Grundsätze des Prothesenwechsels

Unser Ziel ist, den Wiederaufbau des Knochens zu erreichen, sowohl am Femur wie auch am Becken.

Dazu ist am Femur folgendes notwendig: Der Zement muß mit geeigneten Meißeln und mit Hilfe eines kleinen Gewindeschneiders, der die Fragmentierung des Zements ermöglicht, vollständig entfernt werden. Die Risiken, den Femur zu spalten oder zu frakturieren, sind groß, besonders bei den lytischen und gemischten Typen. Deshalb legen wir vor der Zemententfernung Cerclagen um den Femur an. Zum Schneiden des Gewindes werden am Femur 2 Zangen angesetzt. Danach wird die Knochenwand beurteilt. Ist sie zu dünn, so werden Knochenspäne in die Markhöhle eingelegt, sofern notwendig auch außen auf der Kortikalis des Femurs.

An der Pfanne werden die gleichen Prinzipien angewendet. Ein Knochenspan muß obligat eingelegt werden (Abb. 1 u. 2).

Wann soll bei Prothesenlockerung der Prothesenwechsel erfolgen? Es muß unbedingt einer ausgedehnten Zerstörung von Knochen vorgebeugt werden. Deshalb muß der Prothesenwechsel erfolgen, sobald eine Osteolyse festgestellt wird. Es hat keinen Sinn, länger zu warten. Das Knochenpotential muß soweit wie möglich erhalten bleiben. Das ist unser Grundprinzip.

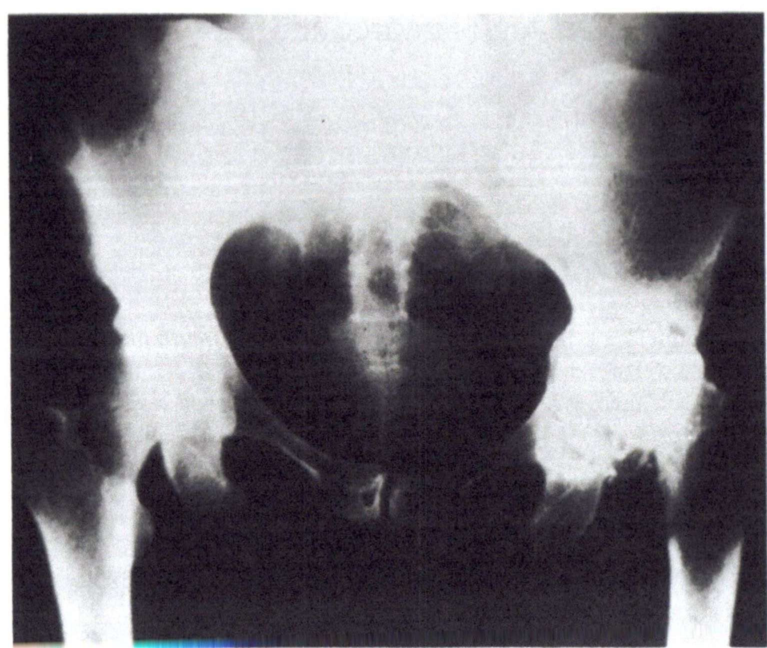

Abb. 1. Wagner-Doppelcup mit Protrusio

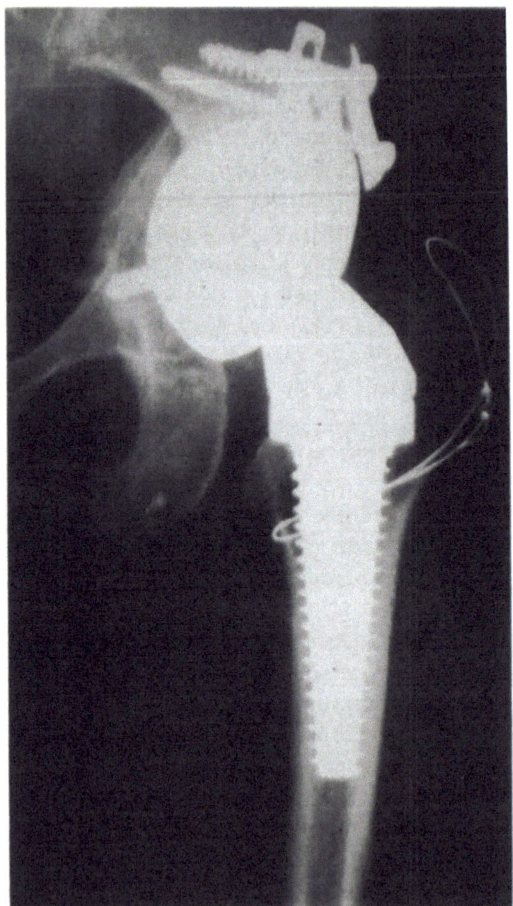

Abb. 2. Rekonstruktion durch Knochenspan und zementfreie Prothese

Die infizierten Prothesen

Bis jetzt haben wir 10 infizierte Prothesen mit über 1 Jahr Beobachtungszeit reoperiert. Der Prothesenwechsel erfolgte durchschnittlich 8 Monate nach Entfernung des Implantats.

Unsere Verfahrensweise ist folgende:

- Prothesenentfernung.
- Entfernung sämtlicher infizierter Gewebe.
- Einlegen von Septopalketten, sofern die Keime gemäß Antibiogramm empfindlich sind.
- Bei gentamycinunempfindlichen Keimen legen wir für ca. 3 Wochen eine Spüldrainage an. 3 bakteriologische Untersuchungen müssen negativ ausfallen, bevor wir die Drains entfernen.
- Während der ganzen Zeit wird eine Dauerextension angelegt.
- Zwischenzeitlich Mobilisation an einem Entlastungsapparat, welcher eine gute Hüftbeweglichkeit erlaubt.
- Antibiotikatherapie bis zur Normalisierung der Blutsenkung.
- Die neue Prothese wird erst eingesetzt, wenn die Blutsenkung unverändert bleibt.

Unter den bisher nach diesem Prinzip reoperierten Fällen mit über 1 Jahr Beobachtungszeit findet sich kein Mißerfolg.

Ergebnisse der Prothesenwechsel bei Lockerung

Wir haben 70 Reoperationen bei Prothesenlockerung durchgeführt, 19 Fälle wurden mehr als 1 Jahr beobachtet.

7 hiervon zeigen sehr gute Resultate mit einem ausgezeichneten Knochenaufbau, 1 Resultat ist mäßig ausgefallen. Bisher wurde kein Infekt beobachtet.

Unserer Ansicht nach gestattet die beschriebene Methode eine Erhaltung des Knochenlagers und einen Wiederaufbau des Knochens durch Kortikalisierung der Spongiosa.

Sachverzeichnis

R. Bombelli

Osteoarthritis of the Hip

Classification and Pathogenesis
The Role of Osteotomy as a Consequent Therapy

With a Foreword by M. E. Müller
2nd., revised and enlarged edition 1983.
374 figures, (partly in colour). XVII, 386 pages
Cloth DM 398,–. ISBN 3-540-11422-X

Renato Bombelli, Professor of Orthopedics at the University of Milan, has treated more than 1500 cases of primary and secondary osteoarthritis of the hip in the last 20 years. This book is the result of his clinical, radiological and surgical observations in the course of this distinguished career. In it, Prof. Bombelli details the biomechanics of the normal and diseased hip and shows that the natural healing process can be accelerated through changes induced by surgery on the forces acting on the hip.

Bombelli's intertrochanteric osteotomy subjects the superior capsule of the hip to tension to induce osteophyte formation along the superior lip of the acetabulum, forming a physiological "shelf" and thereby increasing the weight-bearing area of the hip. His procedure is shown to produce excellent results, particularly in young adults.

For this second, revised and enlarged edition, Prof. Bombelli has further refined his classification of osteoarthritis of the hip, his theory of hip biomechanics, and the indications for osteotomy. He has also included updated clinical statistics which lend credence to his conclusion that, whereas the best hip replacement has an unknown but certainly finite life, a hip healed after osteotomy will often last a lifetime.

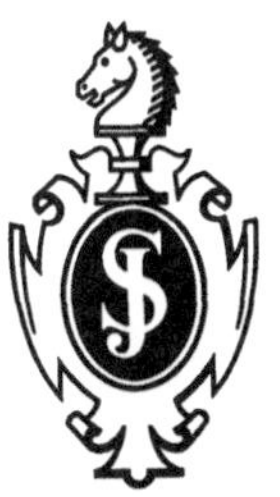

Springer-Verlag
Berlin
Heidelberg
New York
Tokyo